国家卫生健康委员会住院医师规范化培训规划教材

核医学

Nuclear Medicine

第2版

主　编　黄　钢　李亚明　李　方
副主编　王全师　石洪成　王　铁　安　锐

人民卫生出版社
·北　京·

图书在版编目（CIP）数据

核医学 / 黄钢，李亚明，李方主编 . —2 版 . —北京：人民卫生出版社，2021.7

国家卫生健康委员会住院医师规范化培训规划教材

ISBN 978-7-117-31058-1

Ⅰ. ①核… Ⅱ. ①黄…②李…③李… Ⅲ. ①核医学—职业培训—教材 Ⅳ. ①R81

中国版本图书馆 CIP 数据核字（2021）第 003837 号

人卫智网	www.ipmph.com	医学教育、学术、考试、健康，购书智慧智能综合服务平台
人卫官网	www.pmph.com	人卫官方资讯发布平台

核 医 学

Heyixue

第 2 版

主　　编：黄　钢　李亚明　李　方

出版发行：人民卫生出版社（中继线 010-59780011）

地　　址：北京市朝阳区潘家园南里 19 号

邮　　编：100021

E - mail：pmph @ pmph.com

购书热线：010-59787592　010-59787584　010-65264830

印　　刷：北京顶佳世纪印刷有限公司

经　　销：新华书店

开　　本：850 × 1168　1/16　　印张：20.5

字　　数：694 千字

版　　次：2016 年 4 月第 1 版　　2021 年 7 月第 2 版

印　　次：2021 年 8 月第 1 次印刷

标准书号：ISBN 978-7-117-31058-1

定　　价：80.00 元

打击盗版举报电话：010-59787491　E-mail：WQ @ pmph.com

质量问题联系电话：010-59787234　E-mail：zhiliang @ pmph.com

编者名单

编　　委（按姓氏笔画排序）

丁　虹　上海市第十人民医院
马庆杰　吉林大学中日联谊医院
王　铁　首都医科大学附属北京朝阳医院
王　辉　上海交通大学医学院附属新华医院
王全师　南方医科大学南方医院
王雪梅　内蒙古医科大学附属医院
王跃涛　苏州大学附属第三医院
石洪成　复旦大学附属中山医院
田　蓉　四川大学华西医院
冯　珏　河北医科大学第二医院
兰晓莉　华中科技大学同济医学院附属协和医院
安　锐　华中科技大学同济医学院附属协和医院
刘建军　上海交通大学医学院附属仁济医院
刘增礼　苏州大学附属第二医院
李　方　北京协和医院
李小东　北京大学国际医院
李亚明　中国医科大学附属第一医院
李林法　浙江大学医学院附属第一医院
宋少莉　复旦大学附属肿瘤医院
杨　志　北京大学肿瘤医院
吴　华　厦门大学附属第一医院
汪　静　空军军医大学附属西京医院
陈　萍　广州医科大学附属第一医院
林岩松　北京协和医院
武志芳　山西医科大学第一医院
徐　浩　暨南大学附属第一医院
黄　钢　上海健康医学院
韩星敏　郑州大学第一附属医院
程　旭　南京医科大学第一附属医院
缪蔚冰　福建医科大学附属第一医院
樊　卫　中山大学附属肿瘤医院

编写秘书　刘建军　上海交通大学医学院附属仁济医院

出版说明

为配合2013年12月31日国家卫生计生委等7部门颁布的《关于建立住院医师规范化培训制度的指导意见》，人民卫生出版社推出了住院医师规范化培训规划教材第1版，在建立院校教育、毕业后教育、继续教育三阶段有机衔接的具有中国特色的标准化、规范化临床医学人才培养体系中起到了重要作用。在全国各住院医师规范化培训基地四年多的使用期间，人民卫生出版社对教材使用情况开展了深入调研，全面征求基地带教老师和学员的意见与建议，有针对性地进行了研究与论证，并在此基础上全面启动第二轮修订。

第二轮教材依然秉承以下编写原则。①坚持"三个对接"：与5年制的院校教育对接，与执业医师考试和住培考核对接，与专科医师培养与准入对接；②强调"三个转化"：在院校教育强调"三基"的基础上，本阶段强调把基本理论转化为临床实践、基本知识转化为临床思维、基本技能转化为临床能力；③培养"三种素质"：职业素质、人文素质、综合素质；④实现"三医目标"：即医病、医身、医心；不仅要诊治单个疾病，而且要关注患者整体，更要关爱患者心理。最终全面提升我国住院医师"六大核心能力"，即职业素养、知识技能、患者照护、沟通合作、教学科研和终身学习的能力。

本轮教材的修订和编写特点如下：

1. 本轮教材共46种，包含临床学科的26个专业，并且经评审委员会审核，新增公共课程、交叉学科以及紧缺专业教材6种：模拟医学、老年医学、临床思维、睡眠医学、叙事医学及智能医学。各专业教材围绕国家卫生健康委员会颁布的《住院医师规范化培训内容与标准（试行）》及住院医师规范化培训结业理论考核大纲，充分考虑各学科内亚专科的培训特点，能够符合不同地区、不同层次的培训需求。

2. 强调"规范化"和"普适性"，实现培训过程与内容的统一标准和规范化。其中临床流程、思维与诊治均按照各学科临床诊疗指南、临床路径、专家共识及编写专家组一致认可的诊疗规范进行编写。在编写过程中反复征集带教老师和学员意见并不断完善，实现"从临床中来，到临床中去"。

3. 本轮教材不同于本科院校教材的传统模式，注重体现基于问题的学习（PBL）和基于案例的学习（CBL）的教学方法，符合毕业后教育特点，并为下一阶段专科医师培养打下坚实的基础。

4. 充分发挥富媒体的优势，配以数字内容，包括手术操作视频、住培实践考核模拟、病例拓展、习题等。通过随文或章节二维码形式与纸质内容紧密结合，打造优质适用的融合教材。

本轮教材是在全面实施以"5+3"为主体的临床医学人才培养体系，深化医学教育改革，培养和建设一支适应人民群众健康保障需要的临床医师队伍的背景下组织编写的，希望全国各住院医师规范化培训基地和广大师生在使用过程中提供宝贵意见。

融合教材使用说明

本套教材以融合教材形式出版，即融合纸书内容与数字服务的教材，读者阅读纸书的同时可以通过扫描书中二维码阅读线上数字内容。

如何获取本书配套数字服务？

第一步：安装 APP 并登录

扫描下方二维码，下载安装“人卫图书增值”APP，注册或使用已有人卫账号登录

第二步：扫描封底二维码

使用 APP 中“扫码”功能，扫描教材封底圆标二维码

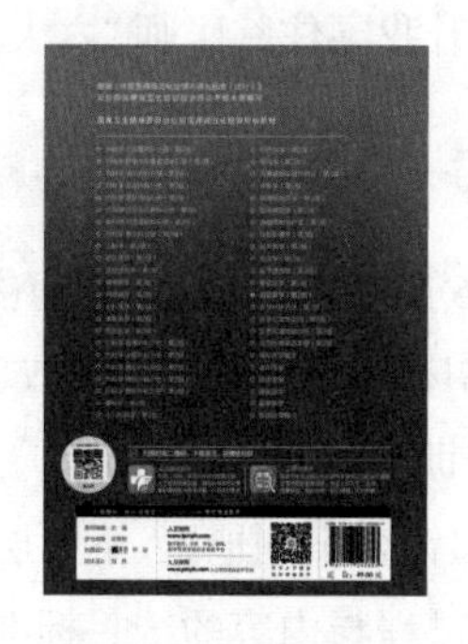

第三步：输入激活码，获取服务

刮开书后圆标二维码下方灰色涂层，获得激活码，输入即可获取服务

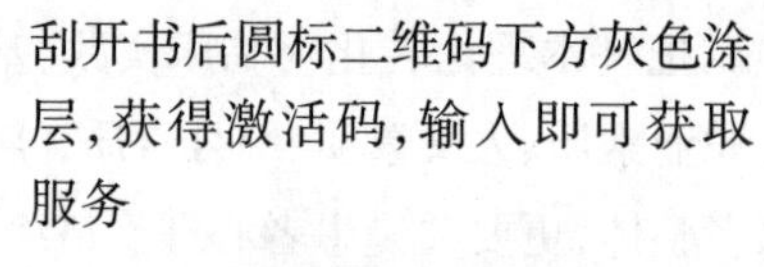

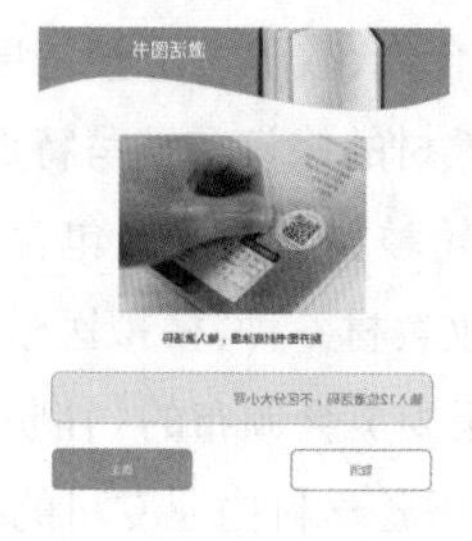

配 套 资 源

- **配套精选习题集：《核医学科分册》** 主编：王荣福
- **电子书：《核医学》** 下载“人卫电子书”APP 获取
- **住院医师规范化培训题库** 中国医学教育题库——住院医师规范化培训题库以本套教材为蓝本，以住院医师规范化培训结业理论考核大纲为依据，知识点覆盖全面、试题优质。平台功能强大、使用便捷，服务于住培教学及测评，可有效提高基地考核管理效率。题库网址：tk.ipmph.com。

主编简介

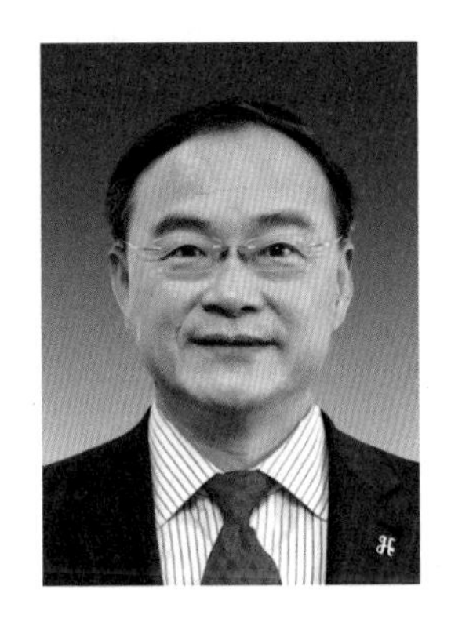

黄　钢

教授，博士生导师。兼任教育部医学技术类教学指导委员会副主任，教育部临床医学专业认证工作委员会副主任，亚洲大洋洲核医学和生物学联盟候任主席，中国医学模拟教学联盟理事长，中华医学会核医学分会第九届主任委员，中国医师协会核医学医师分会候任会长。

主持国家重点研发计划、国家自然科学基金项目与重大新药创制科技专项、973计划等课题；主编全国医学院校规划教材及专著20余部，英文专著3部；获国家级教学成果特等及二等奖、国家科学技术进步二等奖等十余项奖励。

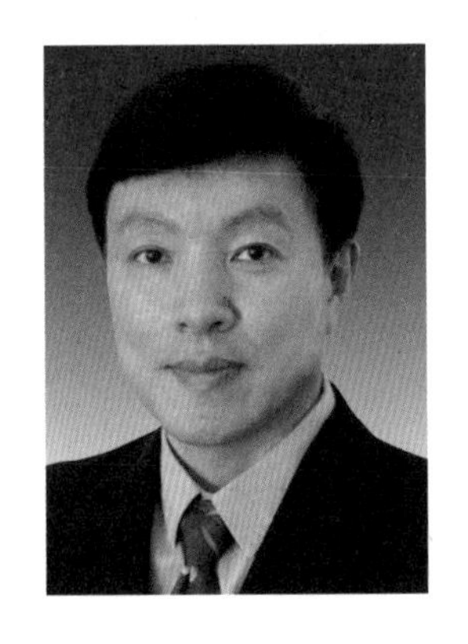

李亚明

教授，博士生导师。中国医科大学影像医学与核医学学科带头人，中国医科大学附属第一医院核医学科主任，中华医学会核医学分会前任主任委员。享受国务院政府特殊津贴专家，“国之名医”卓越建树获得者。

主持中华医学会教学改革课题、国家自然科学基金项目等；主持国际多中心核医学临床研究两项；牵头编写多部行业规范、指南、专家共识等。

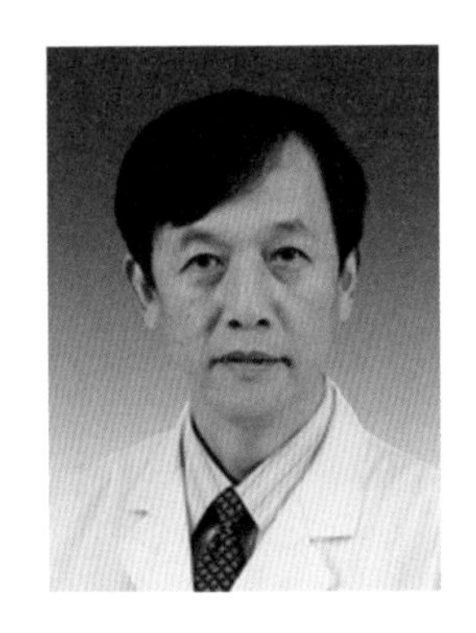

李　方

教授，博士生导师。中国医学科学院北京协和医院核医学科主任医师，核医学教研室主任，分子影像靶向诊疗北京市重点实验室主任。中国医学装备协会核医学装备与技术专业委员会主任委员，中国研究型医院学会甲状旁腺及骨代谢疾病专业委员会副主任委员。

承担课题有国家重点研发计划课题“数字诊疗装备研发”专项、国家自然科学基金项。近5年署名发表的学术论文逾60篇，其中SCI论文逾30篇，主编专著3部。先后获国家科学技术进步二等奖、教育部科学技术进步二等奖等多项荣誉。

副主编简介

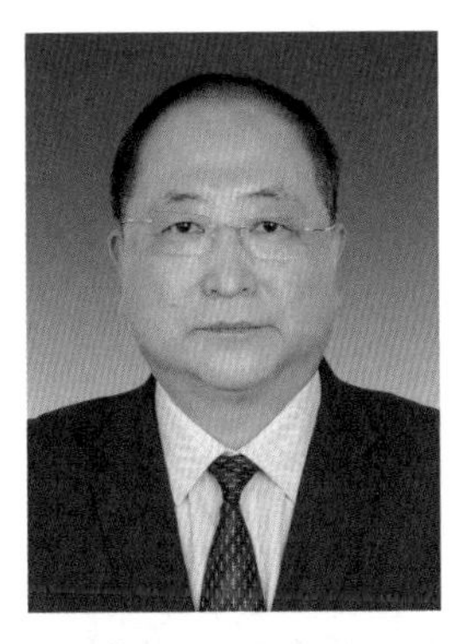

王全师

教授，博士生导师。曾任南方医科大学南方医院核医学科主任，中国医师协会核医学医师分会第 1~3 届常务委员，中华医学会核医学分会 7~9 届 PET 学组副组长，中国核学会核医学分会常务理事，中国医学影像技术研究会常务理事。

从事核医学临床及教学工作 35 年。研究方向为 PET/CT 诊断及分子影像研究，负责多项国家级和省部级课题，发表学术论文 100 余篇，其中 SCI 收录 20 余篇，主编和参编医学专著及国家级规划教材 20 余部。

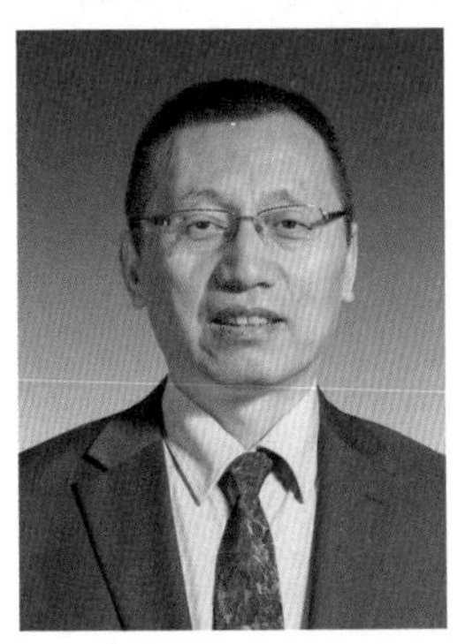

石洪成

教授，博士生导师。复旦大学附属中山医院核医学科主任，复旦大学医学院核医学研究所所长，上海市影像医学研究所副所长。兼任中华医学会核医学分会副主任委员。

承担国家自然科学基金项目、国家重点研发计划等课题多项。具有发明专利多项并成功转化。发表论文 190 余篇，其中 SCI 收录 97 篇。主编学术专著 3 部，多次参编国家级规划教材。

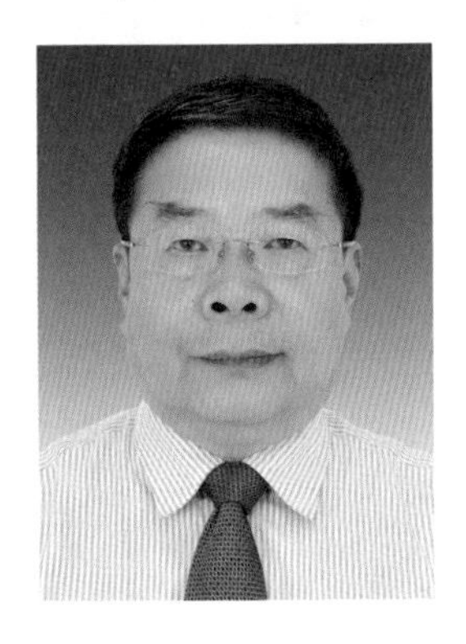

王　铁

教授，主任医师。中国医师协会核医学医师分会名誉会长；吴阶平医学基金会核医学专家委员会主任委员；中国医师协会核医学医师分会主任委员；中国医师协会毕业后医学教育专家委员会委员；《国际放射医学核医学杂志》副总编辑。

从事核医学临床及教学工作 40 年，主要研究方向为心肺及肿瘤核医学。公开发表论文 70 余篇，主编专著 7 部。获国家科学技术进步奖，北京市科学技术进步奖等，近五年承担多项国家级和省部级科研课题。

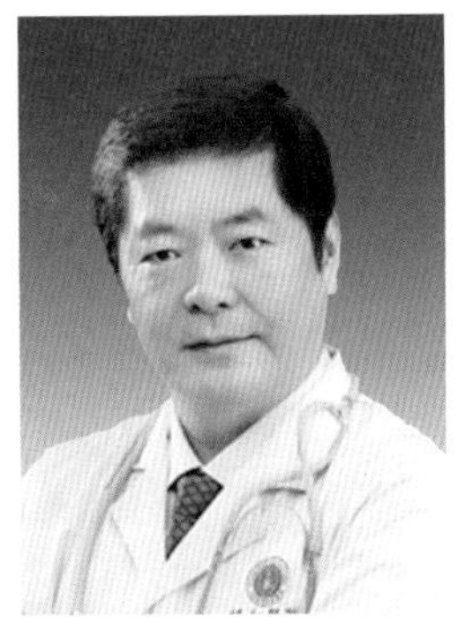

安　锐

教授，主任医师，博士生导师。就职于华中科技大学同济医学院附属协和医院，享受国务院政府特殊津贴专家。担任中国医师协会核医学医师分会会长，中国医学影像技术研究会副会长，中德医学协会副理事长等职务。

先后在国内外专业学术期刊上发表学术论文 80 余篇，参加 20 余部教材和大型专业参考书的编写工作。承担国家自然科学基金项目 6 项、省部级科研课题 5 项。

前言

2014 年，为配合全国住院医师规范化培训工作的全面开展，人民卫生出版社组织全国的专家编写并出版了本书第 1 版。在使用过程中，这本书得到了核医学医师及医学生、研究生的广泛好评。由于核医学技术临床应用的快速发展，《核医学》(第 2 版) 的修订对满足核医学住院医师的知识更新和发展需求具有重要意义。

本书的修订承接上版教材编写的指导思想，在坚持“三基”“五性”原则的基础上，强调临床思维能力、临床实践能力和解决问题的能力。同时根据核医学的学科特色，力求创新，突出临床实践常规，注重承前启后，上承本科教育，下接专科继续教育，并着重强调核医学技术操作规范化和临床应用指南化。希望本教材能够引导和帮助住院医师独立掌握临床核医学常规诊疗技术的操作和应用，为临床工作奠定扎实的基础。

本书前五章主要介绍了与核医学相关的仪器设备、显像药物及新技术研究进展等。第六章至第十八章主要介绍了临床核医学常规实践内容，包括神经、内分泌、心脏、肿瘤等各个脏器显像。第十九、二十章介绍了诊断操作和治疗规范。

本书主要针对的读者是住院医师规范化培训学员，也可以作为核医学研究生、核医学专科医师培训，以及核医学大型设备上岗证的辅助参考书。

本书的编写专家来自全国各地的高等医学院校，都具有核医学长期临床实践和教学经验。在编写过程中，我们力求达到普适性、统一性、权威性和规范性，以满足住院医师规范化培训制度建设和工作要求的发展需要。但受作者水平、时间和条件所限，难免存在不足或错误之处，恳请批评指正！

黄　钢　李亚明　李　方

2021 年 6 月

目 录

住培考典

模拟自测

第一章　核物理基础知识

核医学与分子影像学是应用放射性核素及其释放的射线对疾病进行诊断和治疗的一门学科。了解放射性核素及其释放的射线的物理特性和变化规律，对深刻理解和掌握核医学影像技术，充分发挥核医学影像技术在医学应用中的优势具有重要意义。

第一节　放射性与放射性核素

一、放射性和放射性核素

原子是组成物质的基本单位，主要由原子核和核外电子组成。原子核由质子和中子组成。在内部或外部因素的作用下，原子核中的质子数与中子数可以发生变化。对特定元素而言，其质子数是恒定不变的，而中子数是可以变化的，中子的数量决定了该原子核的稳定性。

放射性是1896年法国物理学家安东尼·亨利·贝克勒尔发现的一种自然现象。主要是指特定元素中不稳定的原子核自发释放射线，形成稳定元素后不再发射出射线的现象。由不稳定原子核释放的射线主要包括α粒子、β粒子和γ(X)射线等，这个过程我们也称为放射性衰变。

放射性核素是指能够自发放射性衰变，并发射出放射线[α粒子、β粒子和γ(X)射线]的核素，统称放射性核素(radioactive nuclide)，也称为不稳定性核素(unstable nuclide)。放射性核素转变为稳定性核素往往需要多次衰变才能完成，也称为递次衰变。放射性衰变转变成稳定性核素的过程均遵循质量和能量守恒定律。衰变后释放的α粒子、β粒子和γ(X)射线均具有固定的物理特性。

二、放射性核素计量

描述放射性核素的计量单位主要包括放射性活度、比放射性活度和放射性浓度。

(一) 放射性活度

放射性活度(radioactivity)是放射性核素最基本的计量单位。定义为单位时间内发生的核衰变次数。放射性活度的国际制单位是贝克勒尔(becquerel，Bq)，定义为每秒发生一次核衰变。衍生单位有千贝可(kBq)、兆贝可(MBq)和吉贝可(GBq)等。

$$1GBq=10^3MBq=10^6kBq=10^9Bq$$

常用单位是居里(curie，Ci)。衍生单位包括毫居里(mCi)和微居里(μCi)，它们的关系：

$$1Ci=10^3mCi=10^6\mu Ci$$

常用单位居里与国际制单位贝克勒尔的转换关系：

$$1Ci=3.7\times10^{10}Bq$$

(二) 比放射性活度和放射性浓度

比放射性活度(specific activity)是指单位质量物质内含有的放射性活度，简称比活度，单位是Bq/g或Bq/mol。放射性浓度(radioactive concentration)是指单位体积溶液内含有的放射性活度，单位是Bq/L。

三、放射性核素衰变规律

对于特定的不稳定原子核，放射性核素衰变的变化规律是恒定的，都遵守一种普遍的衰变规律，并不随温度、压力、磁场等理化性质而改变。

(一) 衰变定律

放射性核素发生衰变时,其原子数随时间作负指数函数而衰减。以公式表示:

$$N=N_o e^{-\lambda t}$$

N_o 为 t=0 时的放射性核素的原子核数

N 为经过一定时间 t 后的放射性核素的原子核数

e 为自然对数的底(e ≈ 2.718)

λ 为衰变常数(decay constant)是反映放射性核素衰变速率的特征性参数,是指每个原子核在单位时间内衰变的概率。表示为单位时间内某种放射性核素自发衰变的母核数和当时存在的母核总数之比。每一种放射性核素均有固定的衰变常数。

(二) 半衰期

由于放射性核素衰变规律主要是随时间呈负指数函数而衰减,常规使用半衰期代替衰变常数,对放射性核素衰变规律进行形象的描述。

1. 物理半衰期　放射性核素在自然衰变过程中,所有的原子数减少至一半所需要的时间称物理半衰期(physical half life, $T_{1/2}$),简称半衰期($T_{1/2}$)。这是放射性核素所特有的物理性质。半衰期与衰变常数的转换关系为:

$$T_{1/2}=0.693/\lambda$$

核医学常用的各种放射性核素的物理半衰期如表 1-1 所示。

表 1-1　各种常用放射性核素的物理半衰期

放射性核素	物理半衰期	放射性核素	物理半衰期
^{99m}Tc	6.0h	^{13}N	9.97min
^{201}Tl	3.0d	^{15}O	2.03min
^{67}Ga	3.3d	^{18}F	109.8min
^{131}I	8.02d	^{68}Ga	67.8min
^{111}In	2.8d	^{82}Rb	1.26min
^{11}C	20.3min		

2. 生物半衰期(T_b)　指进入生物体内的放射性核素经过生物排泄,放射性活度减少到原来一半所需要的时间。

3. 有效半衰期(T_{eff})　指放射性核素引入生物体内后,放射性活度在生物排泄和物理衰变双重作用下,减少到原来一半所需要的时间。

物理半衰期、生物半衰期和有效半衰期三者之间的关系为:

$$T_{eff}=(T_{1/2}\cdot T_b)\cdot(T_{1/2}+T_b)^{-1}$$

(三) 放射性核素衰变的类型

放射性核素衰变释放的射线主要包括 α 粒子、β 粒子及 γ(X)射线。根据释放的射线种类不同,放射性衰变的类型主要分为 α 衰变、β 衰变及 γ 衰变。发生放射性衰变前的原子核一般称为母核,发生衰变后的核称为子核。

1. α 衰变　α 粒子带有正电荷,相当于一个高速运动的氦原子核。α 粒子是由 2 个带正电子的质子和 2 个不带电荷的中子组成,具有能量高、电离能力强和射程短的特点。主要应用于核医学治疗。

α 衰变是指原子核中放射出一个 α 粒子的衰变类型,主要发生于 $Z>82$ 的核素。

$$^{226}_{88}R\alpha \rightarrow {}^{222}_{88}Rn+{}^{4}_{2}He+4.879MeV$$

2. β 衰变　β 粒子是带有高速的电子(β^-)或正电子(β^+),质量极小,容易受到电磁场影响。其穿透能力较 α 粒子稍强。主要适用于核医学治疗。

β 衰变指原子核中放射出一个 β 粒子的衰变类型,主要包括 β^- 衰变、β^+ 衰变和电子俘获三种衰变类型。

(1) β^- 衰变:是指不稳定原子核内一个中子转换成质子,放射出一个电子的衰变类型。主要发生于富中子放射性核素。β^- 衰变同时伴随着反中微子($\bar{\nu}$)的释放。

$$^{32}_{15}P \rightarrow ^{32}_{16}S + \beta^- + \bar{\upsilon} + 1.71MeV$$

(2) β^+ 衰变：是指不稳定原子核内一个质子转换成中子，放射出一个正电子(β^+ 粒子)的衰变类型。主要发生于贫中子核素。β^+ 衰变同时伴随着中微子($\bar{\nu}$)的释放。

$$^{18}_{9}F \rightarrow ^{18}_{8}O + ^{0}_{+1}e + \upsilon + 0.663MeV$$

(3)电子俘获(EC)：是指贫中子放射性核素中不稳定原子核吸收一个核外轨道电子，使核内的一个质子转变为中子和中微子的衰变类型。新产生的原子一般以不稳定激发态的形式存在，在跃迁到基态的同时可以释放 γ(X)光子。

$$^{55}_{26}Fe + ^{0}_{+1}e \rightarrow ^{55}_{25}Mn + \upsilon$$

3. γ 衰变　γ 光子是一种波长小于 0.2 埃的电磁波，具有穿透能力强、组织电离密度低等特点。主要适用于核医学显像。

γ 衰变是指激发态原子核回到基态或低能状态，放射出 γ 光子的衰变类型。

$$^{99m}_{43}Tc \xrightarrow{6.02h} ^{99}_{43}Tc + \gamma$$

激发态原子核有时可维持相当长的时间才退激，释放 γ 射线回到基态，这种原子核可看作是一种单独的放射性核素。此种衰变母核和子核的原子序数和质量数相同，仅是能级不同。

激发态原子核在由激发态向基态跃迁时，也可以将多余的能量直接传递给核外电子，使其获得足够的能量脱离轨道成为自由电子(free electron)，这一过程称为内转换(internal conversion)。内转换也是一种常见的 γ 衰变类型。

第二节　电离辐射与物质的相互作用

电离辐射是指所有具有足够能量使电子脱离原子轨道束缚的辐射的总称。主要包括高速带电粒子如 α 粒子、β 粒子、电子和质子，以及非带电粒子 X 射线、γ 射线和中子等。电离辐射与物质的相互作用是放射线探测和显像、放射性核素治疗等应用的基础。

一、带电粒子和物质的相互作用

(一) 电离

具有足够能量的带电粒子与原子中的轨道电子发生碰撞，使轨道电子获得足够的能量脱离原子，造成原子的电离，形成正负离子对，这个过程称电离(ionization)。

电离的强弱常用电离密度(ionization density)来表示，即带电粒子在单位路径上产生的离子对数。带电粒子的电荷量越大、运动速度越慢、所经过的物质密度越大，电离密度就越大。电离作用已广泛应用于多种粒子探测器，测定带电粒子的强度和速度，包括电离室、云室和核乳胶等。

(二) 激发

入射带电粒子所携带的能量不足，使原子内的轨道电子不能脱离原子，只能使低能级的轨道电子跃迁到高能级轨道上去，整个原子处于能量较高的状态的过程，这个过程称激发(excitation)。处于激发态的原子很容易自发跃迁回到基态，同时释放出特征 X 射线或俄歇电子，可以产生次级电离。

(三) 轫致辐射

高速带电粒子在原子库仑场的作用下，运动方向和速度发生变化，带电粒子的部分动能转化为连续能谱的电磁辐射，这种辐射称轫致辐射(bremsstrahlung)。产生轫致辐射的能量与带电粒子能量成正比，与原子序数 Z^2 成正比，与带电粒子的质量平方成反比。

(四) 散射

入射的带电粒子受到物质中原子核库仑电场的作用而改变速度和运动方向，但不辐射光子，也不激发原子核的过程称散射(scattering)。其中仅运动方向改变而能量不变者称弹性散射。α 粒子的质量较大，其径迹基本上是直线进行的，散射不甚明显；β 粒子的质量较小，其径迹是折线进行的，散射较为明显。

(五) 湮没辐射

湮没辐射(annihilation radiation)是指一个粒子与其反粒子发生碰撞时，其质量可能转化为 γ 射线的过程，如正电子湮没辐射。正电子的平均寿命仅有 10^{-9}s，它与物质相互作用并完全耗尽其动能前，与物质中的自由电子相结合，正负两个电子的静止质量可转化为方向相反、能量各为 0.511MeV 的两个 γ 光子。

（六）契伦科夫辐射

当高速带电粒子在透明介质中以大于光在这种介质中的传播速度运动时，带电粒子的部分能量以电磁波的形式辐射出来，这种现象即契伦科夫辐射。

二、光子与物质的相互作用

X(γ) 射线既是一种电磁辐射，也是一种粒子（光子）。与带电粒子相比，X(γ) 光子与物质相互作用时并不能直接引起物质原子电离和激发，而是首先把能量传递给带电粒子，继而发生光电效应、康普顿效应和电子对效应等作用。

（一）光电效应

光电效应是低能时 X(γ) 光子与物质相互作用的最主要形式。相对于水，光电效应发生概率占优势的能量范围为 10~30keV。具有一定能量的 X(γ) 光子和物质原子的轨道电子发生相互作用，把其全部能量传递给轨道电子，X(γ) 光子消失，获得能量的轨道电子脱离原子成为自由电子（光电子）；原子由于轨道电子的脱离处于激发态，继而发射特征 X 线或俄歇电子回到基态，这种过程称为光电效应（photoelectric effect）。随着原子序数的增加，光电效应发生的概率增加；X(γ) 光子的能量越大，光电效应发生的概率减少。

（二）康普顿效应

康普顿效应主要发生在 X(γ) 光子能量较大范围时。相对于水，康普顿效应发生概率占优势的能量范围为 30keV~25MeV。X(γ) 光子和物质原子内的轨道电子发生相互作用，部分能量传递给轨道电子，X(γ) 光子本身能量减少，运动方向发生改变；获得能量的轨道电子脱离原子成为自由电子（反冲电子）。这种过程称为康普顿效应。

（三）电子对效应

电子对效应仅发生在入射 X(γ) 光子能量高于 1.02MeV 时。相对于水，光电效应发生概率占优势的能量范围为 25~100MeV。当 X(γ) 光子从原子核旁经过时，在原子核库仑场的作用下形成一对正负电子，称为电子对效应。形成的正电子可继而在物质中与一个自由电子结合发生电子对湮没作用，产生湮没辐射。

三、电离辐射与物质相互作用的计量

（一）照射量

照射量（exposure）其定义是 X(γ) 光子在单位质量为 dm 的空气中释放的所有次级电子完全被空气阻止，形成的同一种符号离子的总电荷（dQ）。主要用于衡量 X(γ) 光子辐射在空气中的电离能力，用符号 *X* 表示。由于现有技术不能对能量很低和很高的 X(γ) 光子的照射量做精确的测量，因此，照射量仅适用于能量介于 10keV~3MeV 的 X(γ) 射线。

$$X=dQ\cdot dm^{-1}$$

照射量的国际单位为库仑·千克 $^{-1}$（$C\cdot kg^{-1}$）。曾用单位是伦琴（roentgen，R），$1R=2.58\times10^{-4}(C\cdot kg^{-1})$。

照射量率是指单位时间内的照射量增加量，其国际单位为库仑·千克 $^{-1}$·秒 $^{-1}$（$C\cdot kg^{-1}\cdot S^{-1}$），曾用单位为伦琴·分 $^{-1}$（$R\cdot min^{-1}$）。

（二）吸收剂量

吸收剂量（absorbed dose）是度量单位质量被照射物质所吸收辐射能量多少的一个值，用符号 D 表示。其定义为电离辐射给予质量为 *dm* 被照射物质的平均授予能（dE）。吸收剂量是计算辐射损伤效应最重要的一个计量，适用于任何类型、任何能量及任何照射物质。同样照射条件下，不同物质的吸收能力均不一样。因此，在论及吸收剂量时，应该明确辐射类型和物质特征。

$$D=dE\cdot dm^{-1}$$

吸收剂量的国际单位是戈瑞（gray，Gy），$1Gy=1(J\cdot kg^{-1})$。曾用单位为拉德（rad），1Gy=100rad。

单位时间内的吸收剂量增加量，称为吸收剂量率。单位为戈瑞·秒 $^{-1}$（$Gy\cdot s^{-1}$）。

（三）当量剂量

当量剂量是用于辐射防护剂量学的一个基本量，是一个严格意义的吸收剂量，用符号 H_T 表示。其定义

为某一组织器官 T 所接受的平均吸收剂量 $D_{T\cdot R}$，经辐射全重因子（W_R）加权处理的吸收剂量。

$$H_T = \sum_R W_R \times D_{T\cdot R}$$

当量剂量的国际单位是希沃特（Sv），1Sv =1（J·kg^{-1}）。

在吸收剂量相同的情况下，不同辐射类型所产生的生物效应的严重性各不同，为了便于比较，在辐射防护中引入辐射全重因子。辐射全重因子代表特定辐射在小剂量照射时诱发随机效应的相对生物效应数值。常用的辐射类型权重因子见表 1-2。

表 1-2　常用辐射类型的辐射权重因子

辐射种类与能量范围	辐射权重因子
X 射线 γ 射线电子或正电子	1
电子、正电子、和 u 介子，所有能量	1
中子：	
<10keV	5
10keV~100keV	10
>100keV~2MeV	20
>2MeV~20MeV	10
>20MeV	5
质子（不包括反冲质子），能量 >2MeV	2~5
α 粒子，裂变碎片，重核	20

（刘建军　李林法）

第二章　核医学仪器

核医学仪器是指在医学中用于探测、记录和显示放射性核素发出射线种类、能量、活度及随时间变化规律和空间分布等一大类仪器设备的统称，它是核医学工作的基本要素，也是核医学发展的重要标志。

核医学仪器主要由射线探测器和电子学线路组成。射线探测器实质上是一种能量转换装置，可将射线能转换为可以记录的电脉冲信号。电子学线路是记录、分析和显示这些电脉冲信号的电子学仪器。按探测原理的不同，核医学仪器可分为闪烁探测器（scintillation detectors）、电离探测器（ionization detectors）、半导体探测器（semiconductor detectors）和感光材料探测器（photosensitive material detectors）。在医学实践中，根据用途的不同，核医学仪器分为在体显像仪器、脏器功能测定仪器和体外射线测量仪器。在体显像仪器主要包括了γ照相机，单光子发射计算机断层仪（single photon emission computed tomography，SPECT）、正电子发射计算机断层仪（positron emission computed tomography，PET），以及目前临床应用广泛的多模态显像仪器，包括 SPECT/CT、PET/CT 和 PET/MRI。脏器功能测定仪器是利用探头从体表测定脏器中的示踪剂随着时间变化而发生的动态变化，从而对脏器功能进行探测的一类核医学仪器，如甲状腺功能测定仪、肾图仪等；体外射线测量仪器是对放射性样品或环境进行体外放射性计数分析的一类仪器，主要包括了体外样本测量仪器和辐射防护测量仪器等。

核医学仪器种类繁多，其中以显像仪器最为复杂，发展最为迅速，在临床核医学应用最为广泛。近十几年来，随着 PET/CT 的逐渐普及，实现了功能影像与解剖影像的同机融合，使多模态显像迅猛发展。同时，SPECT/CT 和 PET/MRI 的临床应用，也极大地推动了核医学显像技术的进展。

第一节　γ照相机和单光子发射计算机断层仪

一、γ照相机

γ照相机是一种可获取人体二维图像的核医学成像设备，于 1957 年由 Hal Anger 研制成功，因此也称为 Anger 型γ照相机。γ照相机可以显示放射性药物在机体内的分布和代谢状况，获取放射性药物在特定脏器或组织内的转运和分布信息，以二维图像的方式反映特定脏器或组织功能和代谢变化。

γ照相机主要由准直器（collimator）、闪烁晶体、光电倍增管（PMT）、X-Y 位置电路、总和电路和脉冲高度分析器（PHA）及显示或记录器件等组成（图 2-1）。

准直器只允许特定方向γ光子和晶体发生作用，屏蔽限制散射光子，以保证γ照相机的分辨率和信号定位的准确性。闪烁晶体的作用是将高能的γ光子转变成低能的荧光光子，从而被光电倍增管所捕获。NaI（Tl）晶体是目前应用最为广泛的γ照相机闪烁晶体。光电倍增管的作用是将入射的荧光光子转变成电压信号并放大输出。光电倍增管的数量多少与定位的准确性密切相关。数量多则探测效率和定位的准确性就高，图像的空间分辨率和灵敏度也高，图像质量就能得到很大的提高。准直器、晶体、光电倍增管矩阵等构成可单独运行的部分，四周有外壳和屏蔽层保护，称为探头。X-Y 位置电路、总和电路和脉冲高度分析器等是后续信号处理单元，完成对闪烁事件位置的计算与记录，能量甄别等任务，最后，计算机记录由位置信息的信号显示出来，得到放射性药物在人体内分布的二维图像。

γ照相机临床常用于静态显像和动态显像，若配备可移动检查床，则能进行全身显像，所用显像剂为发射单光子的放射性核素标记的化合物。除了通用型的γ照相机之外，临床上还有乳腺专用γ照相机。乳腺专用γ照相机的探头是采用两个互成 180° 的平板探测器组成，包括闪烁晶体探测器和近几年发展起来的碲

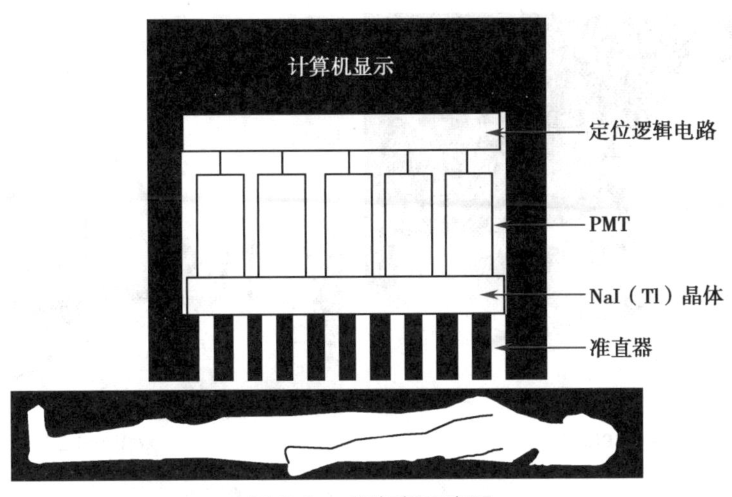

图 2-1　γ 照相机示意图

锌镉（cadmium-zinc-telluride，CZT）半导体探测器。由于设计和性能的改进，提高了设备的分辨率。临床应用结果显示，乳腺专用 γ 照相机对乳腺癌的检出灵敏度与钼靶 X 线机相近，可以弥补钼靶 X 线成像对高密度乳腺组织内肿瘤检出的不足，特异性高于钼靶 X 线机。

二、单光子发射计算机断层仪

在 γ 照相机的基础上，20 世纪 80 年代单光子发射计算机断层仪（SPECT）进入临床应用，SPECT 是 γ 照相机与电子计算机技术相结合发展起来的一种核医学显像仪器。在 γ 照相机平面显像的基础上，应用计算机技术增加了断层显像功能，就如同 X 线平片发展到 X 线 CT 一样。SPECT 是核医学显像技术的重大进步，该成像技术能够获得反映体内放射性示踪剂分布的三维图像信息，提高了病变显示的对比度，有助于探测到机体深部小病灶。

基于 NaI（Tl）晶体的 SPECT 基本结构与 γ 照相机相似，主要区别在于增加了探头旋转运动机架、断层采集及其图像重建软件系统，完成不同显像采集条件时探头所需的各种运动及其相应的信号传输与断层重建。旋转机架由机械组件、运动控制电路、电源保障系统、机架操控器和运动状态显示器等构成。根据探头的数量，SPECT 分为单探头、双探头和三探头（图 2-2）显像仪，目前应用最广泛的是双探头 SPECT 显像仪。

单探头 SPECT 只有一个可旋转采集的探头，患者显像检查原始数据的采集是由单个探头旋转或平移完成。结构简单、价格便宜，但断层显像和扫描速度慢，患者检查时间长。双探头 SPECT 有两个采集探头，根据两个探头的相对位置分为固定角和可变角两种。固定角 90° 是指两个探头相对位置为 90°，专门为心脏检查设计的机型。固定角 180° 指两个探头相对位置为 180°，主要用于全身扫描，如全身骨扫描和 SPECT 断层显像等。目前，SPECT 多设计为可变角，两个探头可设置成为 180°、90°、76° 或 102° 等不同角度，以满足不同脏器的显像检查。三探头 SPECT 由三个探头构成，三个探头的相对位置可变，多用于脑和心脏 SPECT 显像检查。另外，为了满足对特殊部位的检查需要，临床上还有心脏专用 SPECT，心脏专用 SPECT 的探头是采用半环状（180°）排列的 CZT 半导体探测器，进行心肌断层显像时，探头无需旋转就可进行动态断层和动态门控断层采集，提高了检查速度和仪器的性能，避免了运动伪影。

与单探头相比，主流的双探头 SPECT 明显提高了全身显像和断层显像的采集速度和工作效率。另外，为了拓展 SPECT 的使用范围，生产厂家对 SPECT 结构加以改进，并辅以其他技术，使其在满足常规单光子成像的同时，实现了部分高能正电子成像，达到一机两用的目的。基于符合探测原理的双探头 SPECT，具有单光子成像和部分正电子成像双功能，亦称为 SPECT/PET 或 hybrid PET。但是，在 PET 部分，采集时间长、分辨率低，并且不能绝对定量。利用 SPECT 是进行高能正电子核素显像的另一种方法，是将双探头均配置超高能准直器，同时进行高能和低能双核素显像。其缺点是超高能准直器极为笨重，探测灵敏度低，图像分辨率低。因此，符合线路 SPECT 显像虽然能够完成部分正电子显像（主要是 ^{18}F），但不能代替 PET 使用。

SPECT 常规要求每个月必须进行质量控制（quality control，QC），以确保仪器的性能和工作状态。SPECT 的质量控制包括：均匀性、空间分辨率、平面源灵敏度、空间线性、最大计数率、多窗空间位置重合性、

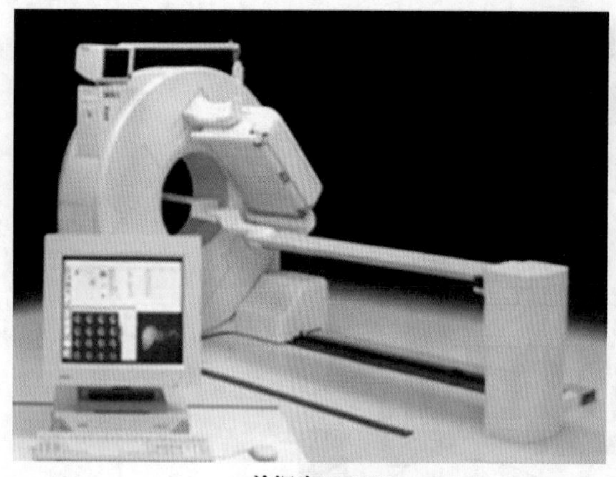

单探头SPECT

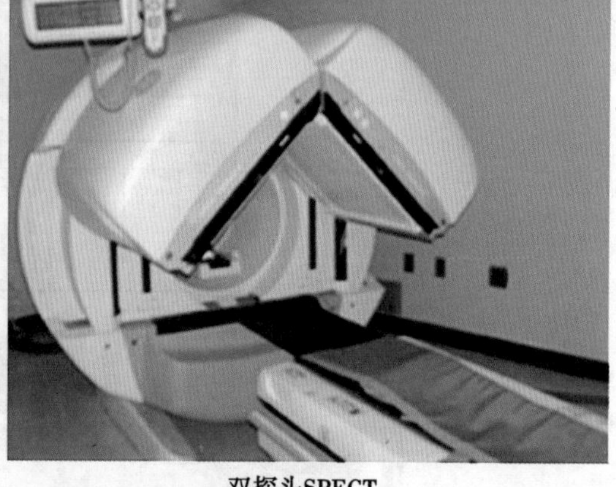

双探头SPECT

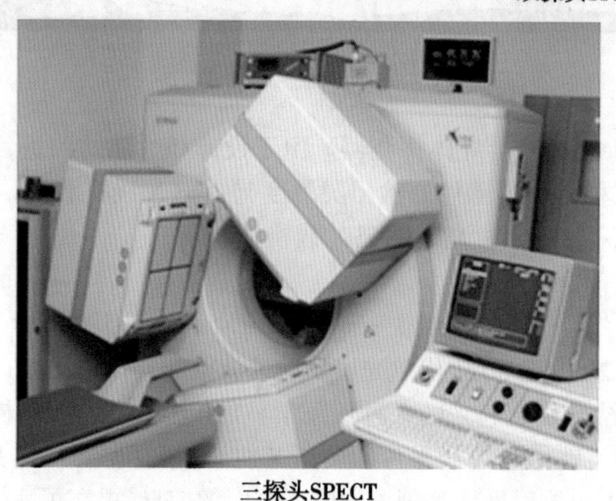

三探头SPECT

图 2-2　SPECT 的实物图

固有能量分辨率、旋转中心等。对于 SPECT 还应进行断层均匀性、空间分辨率、断层厚度、断层灵敏度和总灵敏度、对比度等质量控制，从而完成对显像系统综合评价。SPECT 质量控制最常用的测试标准为美国电器制造协会（NEMA）标准，其规定了性能测试的指标、条件、模型和设备、步骤和数据计算分析等。

第二节　正电子发射计算机断层仪

正电子发射计算机断层仪（PET）是一种利用放射性核素示踪原理显示活体生物活动的医学影像技术。与传统 SPECT 成像技术相比，PET 的显像剂用发射正电子的核素标记，常用的 ^{11}C、^{15}O、^{13}N 是组成人体最基本元素的同位素，^{18}F 的性质与氢核相似。这些核素置换生物分子中的同位素，制备得到的示踪剂保持了原有生物分子的生物学特性和功能，能够客观显示体内的生物代谢信息。PET 采用电子准直和符合探测技术定位正电子示踪剂的分布，显著提高了系统的灵敏度和空间分辨率，图像质量高。PET 是迄今为止核医学仪器最高水平的标志，也是当代医学高科技之冠。

一、PET 仪器显像原理（图 2-3）

正电子核素标记的显像剂被注入人体后，该核素因衰变发射的正电子穿过人体组织，在很短的距离内（约 1mm）与常规电子结合发生湮没作用，产生两个能量相等（511keV）、方向相反的 γ 光子。这一对 γ 光子几乎同时到达互呈 180° 位置的两个探测器，探测器晶体将 γ 光子转化为可见光，其产生数量与入射 γ 光子的能量成一定比例。晶体产生的可见光投射到与之

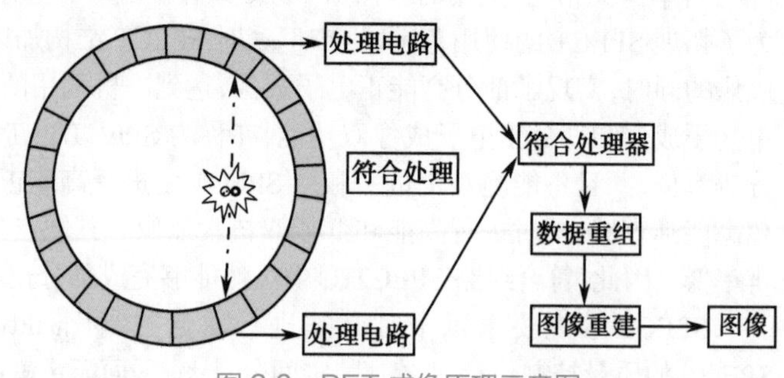

图 2-3　PET 成像原理示意图

紧密相连的光电倍增管上，通过光电效应转变为光电子，经逐级放大后以电信号的形式输出至后续电子线路系统。电子线路系统利用时间符合和能量符合技术进行甄别，记录有效的γ光子对，最后重建显示出放射性核素在体内的分布图像，从而得到PET的二维或三维图像。

二、PET仪器构成

PET扫描仪是由机架(gantry)、扫描床、电子柜、操作工作站、分析工作站和打印设备等组成(图2-4)，机架是PET扫描仪的最大部件，也是最关键的部件，由探测器环、棒源(pin source)、射线屏蔽装置、事件探测系统(event detection system)、符合线路(coincidence circuitry)和激光定位器等组成。

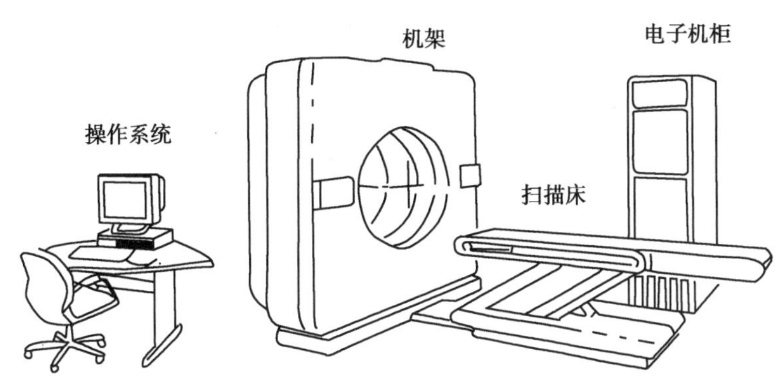

图2-4 PET扫描仪组成示意图

PET探测器采用高密度的晶体(如BGO、LSO或LYSO等)，并且切割成体积很小的方块。一个晶体组块(如6×6或8×8)和与其相连的光电倍增管组成一个探测器组块(detector block)。将多个探测器组块紧密排列组合成环状，若干个探测器环再排列成一个圆筒。探测器环数越多轴向视野越大，一次采集获得的断层面也越多。近年来，开发采用了基于硅光电倍增(Silicon photomultiplier，SiPM)器件的PET新型无磁探测器，一个SiPM内部包含数千至上万个微元，整个阵列共阴极，总输出信号相当于并行同时输出所有微元信号，SiPM的优点为探测效率高、工作电压低、体积小以及对磁场不敏感等。基于SiPM的PET探测器在时间和空间分辨率上均有显著提高，可结合飞行时间(time of flight，TOF)技术，对提高图像分辨率具有重要意义。

棒源的作用是对PET扫描仪进行质量控制和透射扫描进行图像衰减校正。棒源是将^{68}锗(^{68}Ge)均匀地封装在中空的小棒内，根据设备不同可有1~3个活度不同的棒源，也有采用半衰期较长的^{137}Cs棒源。射线屏蔽装置由位于探测器环两边的厚铅板构成，主要是为了屏蔽探测器外的射线。另外，位于探测器环与环之间有环状钨板，环状钨板将轴向视野分隔成若干环。其作用是屏蔽其他环视野入射的光子对，与准直器的作用相似。目前，3D采集模式的PET已经无隔板。事件探测系统的作用是采集探测器传来的电子信号，并将有效的γ光子事件传给符合线路。符合线路的作用为甄别从事件探测系统传来的γ光子对是否属于真符合事件，并确定其湮没事件的位置。激光定位器用于患者扫描定位。扫描床是承载检查对象，根据检查需要移动，将检查部位送到扫描野。电子柜主要由CPU，输入、输出系统和内外存储系统等组成。主要作用是进行图像重建，并对数据进行处理和储存。工作站主要由电子计算机和软件系统组成，它的作用主要是控制扫描仪进行图像采集、重建、图像显示和图像储存等。打印设备主要作用为输出图片或文字等资料。

三、PET仪器性能参数和质量控制

PET性能的基本参数有空间分辨率、成像灵敏度、计数特性等。此外，衰减校正、散射校正、随机符合校正和技术校正的准确度对PET图像质量的保证也十分重要。美国电器制造商协会(NEMA)、国际电工委员会(International Electrotechnical Commission，IEC)都对PET的性能指标和实验规则有着详细的规定和说明。2003年，我国颁布了《放射性核素成像设备、性能和试验规则(第Ⅰ部分)：正电子发射断层成像装置》(GB/T 18988.1—2003)。

PET的性能评价需要使用标准模型进行测试，测定结果与使用的模型有关，使用的模型不同，结果也有差异。目前，国际上多采用NEMA标准。PET性能参数测试主要包括空间分辨率、灵敏度、探测器效率、噪声等效计数率、时间和能量分辨率等。

第三节　多模态显像仪器

随着医学对疾病认识的深入，单一模态的影像难以满足对疾病的全面认识与诊断。常规的SPECT和PET属于功能影像的范畴，其结合特定的示踪剂，可以探测追踪生物体内的代谢功能变化。然而，SPECT和PET的空间分辨率远远不如CT和MRI等常规的结构显像。因此，多种模态显像方式的结合，取长补短，不仅可以获取病变的生理功能、分子水平信息，而且可以同时获得病变及其周围毗邻组织的形态学信息，极大丰富了临床对疾病的精准诊断。多模态显像仪器是在一台设备上获取多种模态的图像，这种方式更利于图像更好的配准和融合，促进了不同影像在诊断过程中的相互借鉴和参考。同时，改善SPECT和PET的图像质量也需要综合多种影像，如SPECT和PET的衰减校正和散射校正需要用到CT对组织密度的测量。目前，多模态显像仪器已经在临床进行了很好的应用与推广。

一、SPECT/CT

SPECT/CT是SPECT和CT两种成熟技术相结合形成的一种新的核医学显像仪器，实现了SPECT功能影像与CT解剖形态学影像的同机融合(图2-5)。一次显像检查可分别获得SPECT图像、CT图像和SPECT/CT融合图像，可以采用X线CT图像对SPECT图像进行衰减校正。

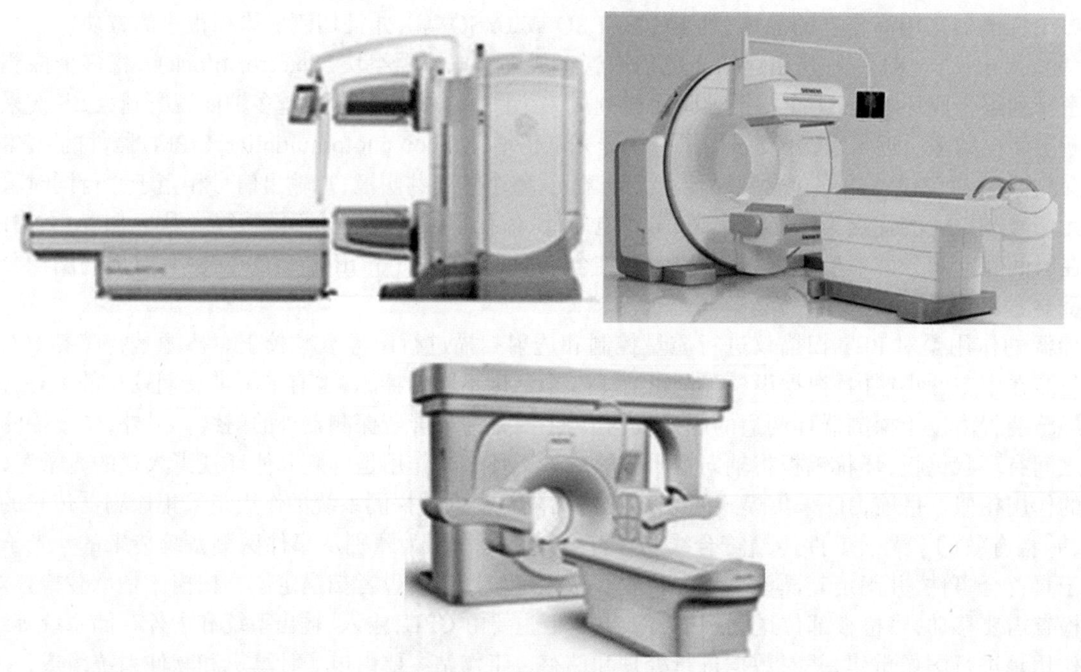

图2-5　SPECT/CT实物图

SPECT/CT中SPECT与CT的结合有两种设计方式，一种是在SPECT探头机架上安装一个X线球管，对侧安装探测器，也就是SPECT和CT位于同一机架；另一种是在SPECT机架后再并排安装一个高档螺旋CT，SPECT与CT位于不同的机架。

符合线路SPECT/CT中配备的是定位CT，其同样具有对SPECT图像进行衰减校正和解剖定位功能，但难以提供病灶的结构诊断信息。心脏专用SPECT/CT是采用CZT半导体探测器的心脏专用SPECT与64排(或更高)螺旋CT整合的SPECT/CT，提高了仪器的整体性能，可将SPECT心肌血流灌注显像信息与高端螺旋CT解剖形态信息，特别是冠状动脉是否狭窄及狭窄程度的结构信息相融合，可从冠状动脉和心肌血流灌注两个层面对心脏进行评价，为临床提供更全面的诊断信息。

二、PET/CT

PET/CT 实现了 PET 功能代谢影像与 CT 解剖结构影像的同机融合。一次成像即可获得 PET 图像、CT 图像及 PET 与 CT 的融合图像，使 PET 的功能代谢影像与螺旋 CT 的精细结构影像两种显像技术取长补短，优势互补，提高了诊断效能；同时采用 CT 采集的数据代替棒源透射扫描对 PET 图像进行衰减校正，大大缩短 PET 扫描时间。如图 2-6 所示，为 PET/CT 的实物图。

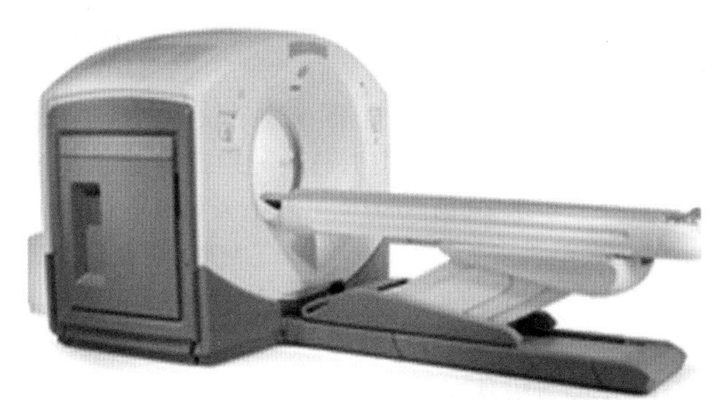

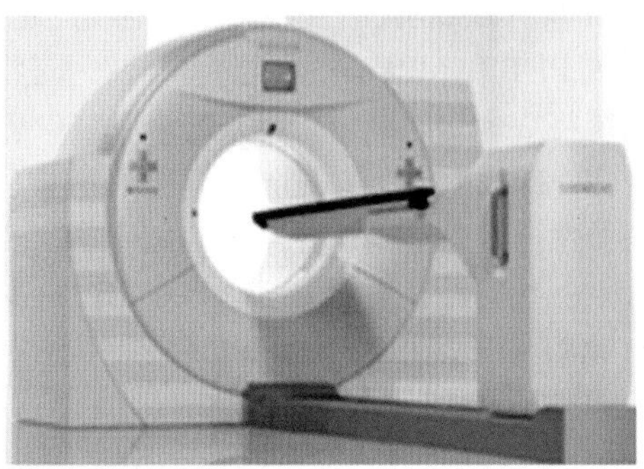

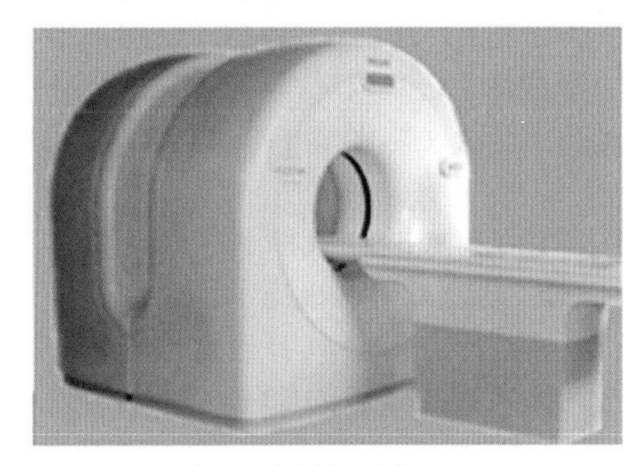

图 2-6 PET/CT 实物图

PET/CT 是将 PET 和 CT 融为一体的大型医学影像诊断设备。PET/CT 是由 PET 和多排螺旋 CT 组合而成，CT 与 PET 前后排列在同一成像轴上，在同一个机架内有 PET 探测器、CT 探测器和 X 线球管，共用一个扫描床、图像采集和图像处理工作站。受检者在 CT 和 PET 扫描期间体位保持不变，重建的 PET 和 CT 图像在空间上一致，从而保证了图像融合的精度与速度。同时 PET/CT 的整体结构设计仍能保证其中 PET 和 CT 各自独立的功能。

PET/CT 图像采集包括 CT 扫描和 PET 扫描，通常先进行 CT 图像采集，再进行 PET 图像采集。PET 图像采集中，应用 CT 对 PET 图像进行衰减校正，比同位素透射源（即棒源）衰减校正技术的精度高，时间节省 80%，明显提高了设备利用率。在 PET/CT 检查中，CT 扫描可以用于衰减校正、解剖定位和 CT 诊断。如果 CT 扫描仅用于衰减校正和解剖定位，可采用低剂量设置，以减少患者的辐射剂量。

PET/CT 仪器评价中，需要分别对 PET 和 CT 进行性能评价，再对 PET/CT 整体进行性能评价。PET 性能评价方法如前所述。CT 性能测试按我国国家质量技术监督局与国家卫生部于 1998 年 12 月 7 日颁布的《X 射线计算机断层摄影装置影像质量保证检测规范》（GB/T17589—1998）进行。检测项目共有 9 项，包括定位光精度、层厚偏差、CT 值、噪声、均匀性、高对比分辨率、低对比分辨率、CT 剂量指数、诊断床定位精度。PET/CT 整机的性能测试主要是采用 PET 图像与 CT 图像进行融合精度评价。目前，尚无权威机构制定的标准测试方法。

PET/CT 的发明是医学影像技术发展的一个里程碑，标志着对疾病进行准确定位、定性、定量、定期诊断时代的真正来临。特别在疾病的早期诊断，指导制订个体化治疗方案，肿瘤三维适型放疗和手术的精确定位等方面具有重要的价值和巨大的应用前景。

三、PET/MRI

磁共振成像（magnetic resonance imaging，MRI）是利用人体组织中自由水分子中氢质子的磁信号，在射频脉冲的激发下，产生共振，从而获取人体组织不同氢质子密度和弛豫特性对比的图像。与 CT 相比，MRI 具有更好的软组织对比度及空间分辨率，而且还能进行 T_1、T_2 等多参数多序列成像。除此之外，MRI 还能提供一些功能信息，如水弥散成像、灌注成像和磁共振波谱成像（magnetic resonance spectroscopy，MRS）等。因此，与 PET/CT 比较，PET/MRI 能够为临床提供更清晰的解剖信息和更全面的功能代谢诊断信息。

MRI 具有强磁场，而且必须保持磁场的稳定性和均匀性。为了保证 PET/MRI 之间互相不受干扰，PET/MRI 中的 PET 和 MRI 有 3 种组合模式：一是将 PET（或 PET/CT）和 MRI 设置在不同房间，采用一套运送和支持系统将 2 个房间的设备连接起来以减少患者在两次检查间的体位变化，图像通过软件进行融合。二是将 PET 和 MRI 以同轴方式分开置于两侧，中间设置一个可以旋转的共用扫描床，分别扫描 PET 和 MRI 后进行图像融合。以上 2 种组合模式的问题是 PET 和 MRI 分步采集，易产生体位变动，需要时间长，给临床和科研带来一些问题及不便。三是 PET/MRI 一体机，也是真正意义上时空一体化 PET/MRI，其克服了 PET 探测器与 MRI 强磁场相互干扰的技术难题，不仅结合了 PET 和 MRI 的两大影像学利器，而且真正意义上实现了时间和空间上真正同步扫描。

2006 年，西门子推出了头颅专用的一体化 PET/MRI，利用具有磁场兼容性的雪崩二极管（avalanche photon diode，APD），实现头颅一体化采集。2010 年，西门子公司推出全球第一款全身一体化 PET/MRI，将 64 环 PET 探测器和 3 Tesla 磁共振成像系统集成在一起，真正的全身一体化 PET/MRI 开始投入临床使用。2014 年，美国通用电气公司也推出了全身一体化 TOF-PET/MRI，采用具有磁场兼容性的 SiPM 器件的 PET 探测器。

与传统的光电倍增管相比，基于 APD 和 SiPM 的 PET 探测器都具有很好的磁场兼容性，但是两者对温度都较为敏感。基于 SiPM 的 PET 探测器具有极高量子效率和光子探测效率，促使 PET 系统灵敏度大幅提升。相比于其他的磁场兼容性探测器，SiPM 具有超快的时间响应性能，可结合飞行时间（TOF）技术，对湮没位点进行更为准确的定位，提高 PET 成像的信噪比和对比度，增加小病灶的检出率和诊断准确性。一体化 PET/MRI 在诊断神经系统病变、恶性肿瘤、心血管系统疾病时将分子水平代谢显像与 MRI 的高分辨率、多参数影像结合，对疾病诊断提供了更精准的信息。如图 2-7 所示为一体化 PET/MRI 的实物图。

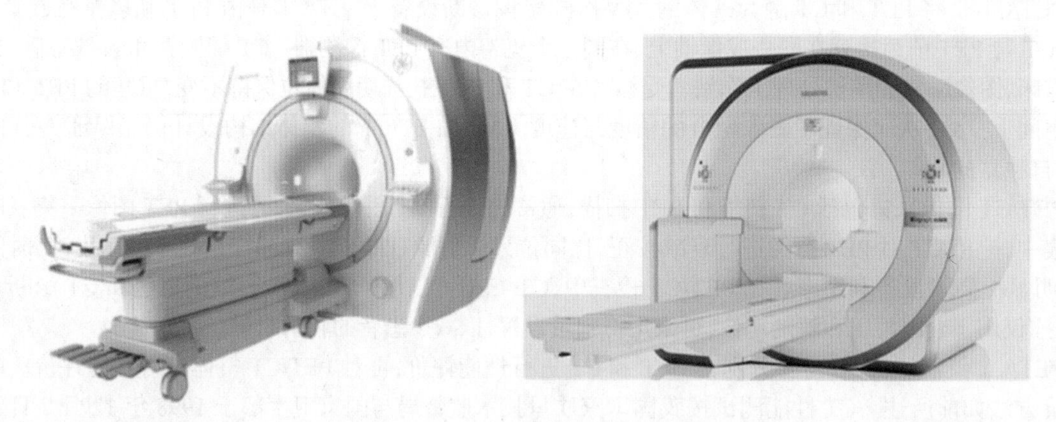

图 2-7　一体化 PET/MRI 实物图

虽然一体化 PET/MRI 中 PET 探测器与 MRI 强磁场相互干扰的问题基本上得到解决，然而其临床应用推广仍面临着很大的挑战。首先是 PET/MRI 中 PET 衰减校正是基于 MRI 的图像，而 MRI 图像并不是基于密度成像，因此其衰减校正仍然存在很大争议。其次，一体化 PET/MRI 可实现 MRI 和 PET 同步扫描，但 MRI 的扫描时间较长，而 PET 单床位的扫描时间设为 2min 左右即可满足临床需求，与 MRI 的扫描时间差别较大。PET/MRI 的扫描时间依赖于扫描时间较长的模态，因此整体上单个患者所需检查时间要比 PET/CT 长得多。再次，PET/MRI 的临床检查费用相对 PET/CT 更为昂贵，更多的病患可能更倾向于选择 PET/CT+MRI 的诊断方式，拓展一体化 PET/MRI 在临床和研究上的价值是亟待努力的方向，也是实现精准医学的基石。最后，PET 与 MRI 影像通常是分属核医学和放射学两个学科和医院的不同科室，因此在目前一体化 PET/MRI 系统处于临床应用的初级阶段，同时精通 MRI 和 PET 影像的技师、医生或专家较为稀少，PET/MRI 系统的临床推广还有赖于放射和核医学学科交叉的综合性人才培养。

第四节　脏器功能测量仪器

功能测定仪是采用 γ 闪烁探测器连接计数率仪或记录器组成，通过分析脏器的时间 - 放射性曲线判断脏器的功能。脏器功能测定仪主要有甲状腺功能测定仪、肾脏功能测定仪、多功能仪与 γ 探针等。

一、甲状腺功能测定仪

甲状腺功能测定仪简称为甲功仪，只有一个探头，主要由准直器、闪烁晶体、光电倍增管、前置放大器和定标器构成，多配有电子计算机。甲功仪的准直器为张口型，以限制探头视野屏蔽邻近组织的放射性干扰，并配有甲状腺探测的专用标尺（图 2-8）。甲状腺功能测定仪主要用于测定甲状腺吸碘率，评价甲状腺吸碘功能。

二、肾功能测定仪

肾功能测定仪也称肾图仪，一般有两个探头，分别固定在可以多个方向移动的支架上，设有双路测量系统。肾图仪的探头由配有铅屏蔽壳和准直器的 γ 闪烁探测器连接计数率仪或记录器及电子计算机组成。肾图仪的准直器有圆型，也有长方张口改进型，其特点是内侧壁和下壁增厚，其视野可包括肾脏，还能屏蔽对侧肾脏及膀胱放射性的干扰（图 2-9）。肾图仪主要探测并描记左、右肾脏放射性随时间变化的时间 - 放射性曲线，即为肾图。分析肾图曲线可以分别获得双肾血流灌注、分泌及排泄状况，对肾脏功能和上尿路的通畅情况进行评价。另外，也有肾图仪配有第三个探头，在测定肾脏功能时用于对准膀胱，可描记膀胱内放射性随时间的变化，可以评价双侧肾脏的尿液生成和排泄情况，为临床提供更多的诊断信息。

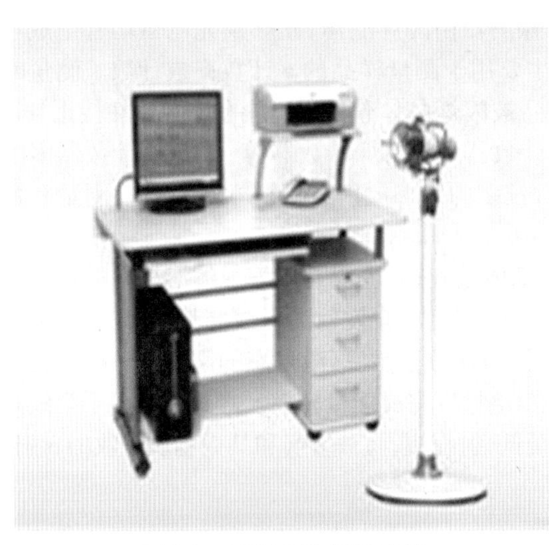

图 2-8　甲状腺功能测定仪

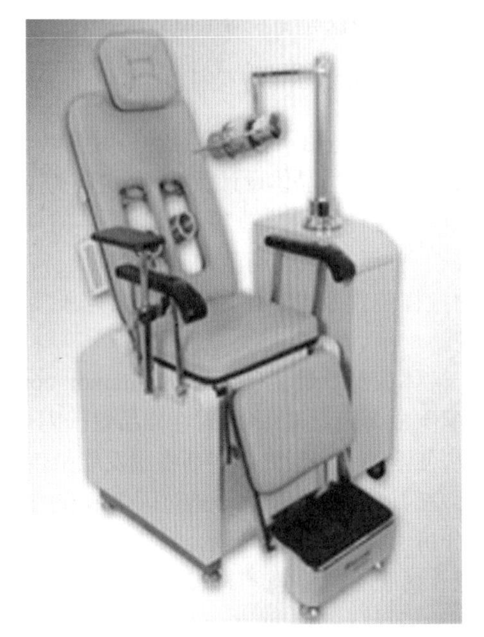

图 2-9　肾功能测定仪

三、多功能仪

多功能仪的结构与肾图仪类似，可配有 4~6 个探头，设有 4~6 路测量系统。多功能仪的探测器采用 γ 闪烁探头，晶体前分别装有张角型、聚焦型的准直器，张角型准直器配有甲状腺探测的专用标尺（图 2-10）。整套系统可进行肾脏功能、甲状腺功能、膀胱残余尿量、心脏及脑功能等多项测定，实现一机多用。

四、γ探针

γ探针是随着前哨淋巴结研究的进展而发展起来的一种小型便携式γ探测器(图 2-11)。通常是将淋巴结显像剂注入肿瘤内或肿瘤旁组织间隙,采用动态显像显示前哨淋巴结的位置、大小和分布。手术中,即可采用手持式γ探针探测前哨淋巴结,帮助外科手术医师有的放矢地清扫前哨淋巴结。

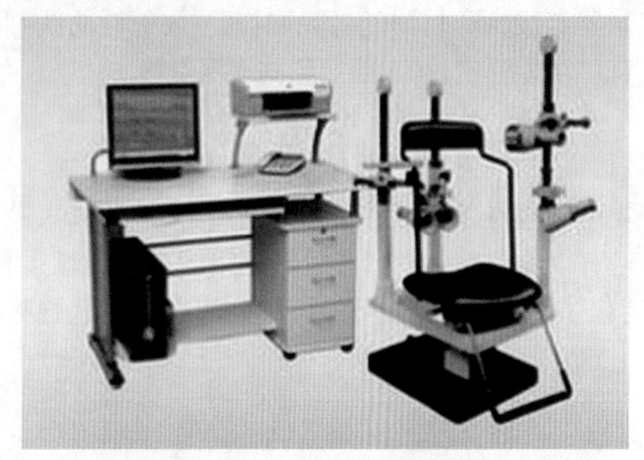

图 2-10 多功能仪

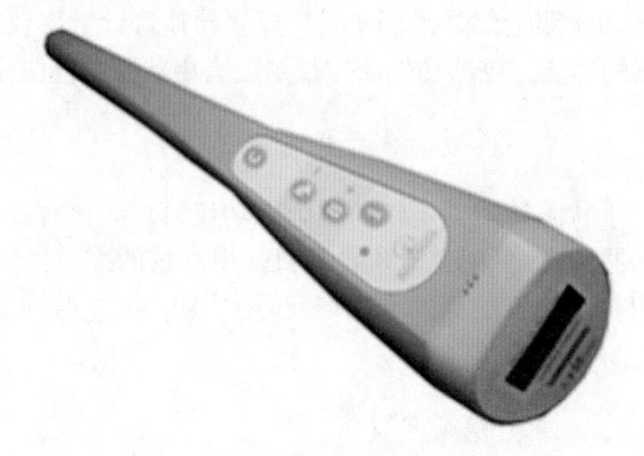

图 2-11 γ探针

第五节 体外射线测量仪器

体外射线测量仪器主要是对样品或环境中的放射性进行相对或绝对定量,用于体外放射分析、示踪实验研究及辐射剂量监测等。按照功能可分为体外样本测量仪器和辐射防护监测仪器。其中体外样本测量仪器包括了γ计数器、液体闪烁计数器和活度计等;辐射防护监测仪器按照用途主要包括场所辐射剂量监测仪、表面污染检测仪和个人剂量监测仪。

一、体外样本测量仪器

γ计数器是由γ射线探测器和后续电子学线路组成,探测器由闪烁晶体、光导及光电倍增管组成。通常探测器的闪烁晶体设计为井型,也称为γ井型计数器,主要用于测量样品的γ计数率或计数。测量时将含有放射性样品的试管置入闪烁晶体的“井中”,待测样品被闪烁晶体包围,探测的几何条件接近 4π,探测效率高,而且易于屏蔽,本底计数低。常用的有γ免疫计数器及γ闪烁计数器等。γ免疫计数器多配有自动换样装置及电子计算机进行数据采集和处理,可以对较多的体外放射分析样本进行自动测量和数据处理。

液体闪烁计数器(liquid scintillation counter)采用的闪烁体是液态,也就是将闪烁体溶解在适当的溶液中,配制成为闪烁液,将放射性样品置于闪烁液中进行测量。放射性核素发射的射线能量,首先被溶剂分子吸收,使溶剂分子激发。溶剂将激发能量传递给闪烁体,使闪烁体分子激发,激发态的闪烁体分子恢复到基态时发射出荧光光子,光子透过闪烁液和闪烁瓶壁,输入光电倍增管完成能量转换。经过后续电子学线路放大、分析后,加以记录和显示。液体闪烁计数器主要用于能量低,射程短,易被空气和其他物质吸收的α射线、低能β射线的测量(如 ^{3}H、^{14}C 等)。

活度计(radioactivity calibrator)是用于测量放射性药物或试剂所含放射性活度的一种专用放射性计量仪器。它主要由探测器、微电流前置放大器、放大处理电路、控制系统和软件平台等部分组成,其探头为封闭式井型电离室,采用弱电流测量系统组成的测量装置,用来测量放射源发出的射线所产生的电离电流。

二、辐射防护监测仪

场所辐射剂量监测仪是专门用于放射性工作场所的剂量监测装置,具有剂量率和累计剂量测量、超剂量声光报警、阈值记忆和多点扫描数据管理等功能。探测器安装在回旋加速器室或其他辐射剂量较高场所,通过电子计算机系统控制，可连接多路剂量监测，进行多点辐射剂量监控。

表面污染检测仪是用于检测放射性工作场所的工作台面、地板、墙壁、手、衣服、鞋等表面的放射性污染的仪器，可以分别测量α、β、γ放射性污染情况，多为便携式，也有固定式。测量结果以剂量率（mR/h、mGy/h）或每秒计数表示。

个人剂量监测仪按照其监测原理有热释光剂量仪和电离室剂量仪。热释光剂量仪是利用具有热致发光效应的晶体结构材料测量核辐射的装置。检测放射线照射具有晶格缺陷的特殊材料的时候，会形成电子（负电荷）和空穴（正电荷），被陷阱能级俘获而处于亚稳态。电子或空穴获得足够能量后从陷阱能级中逸出，与固体其他部分的异性电荷复合返回基态能级。在复合过程中的能量差即以光子形式释放出来。释放出的光子量或发光强度在一定范围内与放射线照射的剂量成正比。热释光剂量仪主要用于个人累积剂量的监测方法，具有体积小、重量轻、灵敏度高、量程范围宽、受环境的影响小，并可多次重复使用等优点。电离室剂量仪采用电离室探测技术，使用时充以电荷，当电离室受到射线照射时，引起空气电离，使电离室内电荷减少，电离室内电荷减少的量与射线的照射量成正比，从而实现对射线照射量的测量。

第六节　放射性技术统计规律

放射性核素的衰变总体上遵循负指数规律，但在衰变过程中，由于每个核素互不关联，故衰变是独立的随机事件。因此，不同时刻衰变的原子核数目不是一个固定的数值，总是围绕总体期望值上下波动，属于离散型随机变量，服从一定的概率分布。这就是核素衰变过程中的统计涨落特性，即放射性的统计性。放射性的统计性决定了放射性测量的统计误差不可避免，但可以通过提高测量计数、降低本底计数等方法加以控制。

一、放射性技术测量的基本概念

绝对测量（absolute measurement）是指对样品放射性活度进行直接测量的方法，常用方法包括4π立体角法、固定立体角法、符合法和量热法。由于影响测量因素较多，主要用于标准源或校正源测量。相对测量（relative measurement），是指通过仪器测得的脉冲计数多少来反映样品放射性活度大小的测量方法，生物医学实验中，大多采用此方法比较样品间的差异。

衰变率是指单位时间内放射性核素的原子核发生衰变的次数，为放射性活度的物理量，常用每秒衰变数（disintegrations per second，dps）或每分衰变数（disintegrations per minute，dpm）表示。计数率是指放射性测量仪器在单位时间内所测得样品的脉冲数，为相对测量常用的物理量。常用每秒计数（counts per second，CPS）或每分计数（counts per minute，CPM）表示。测量效率是指仪器所测样品的计数率与样品的衰变率之比，是衡量测量仪器质量的重要指标，可用于对相对测量结果进行放射性活度的校正。

本底（background）是指仪器在无放射性样品的条件下所测得的脉冲记数，其主要来源有宇宙射线、环境辐射和仪器本身的电子噪声等。本底计数是衡量仪器质量的重要指标，要求越低越好。

二、放射性计数测量的统计误差

放射性计数测量的统计误差是评价放射性测定值的离散范围或离散程度的物理量，分为标准误差（standard error）σ和相对误差（relative error）δ两类。标准误差是反映测量值与真值差别的指标，当样品的总计数为N时，根据Poisson分布规律，其标准误差$\sigma_N=\pm\sqrt{N}$，表示真值落在（$N-\sqrt{N}$，$N+\sqrt{N}$）区间内的概率为63.3%，真值落在（$N-2\sqrt{N}$，$N+2\sqrt{N}$）区间内的概率为95%。

若计数N通过t时间获得，则计数率$n=N/t$，计数率的标准误差：$\sigma_N=\pm\sqrt{N}/t=\pm\sqrt{n/t}$。当多次（$A$次）定时测量，每次计数分别为$N_1,N_2,N_3\cdots\cdots N_i$，总计数$N=\sum N_i$，平均计数（$\bar{N}$）为$\bar{N}=\dfrac{1}{A}\sum N_i$，总计数为$N=A\bar{N}$，其平均计数$\bar{N}$的标准误差$\sigma_{\bar{N}}$为$\sigma_{\bar{N}}=\sqrt{N/A}$，多次测量的计数率均值（$\bar{n}$）$\bar{n}=N/At$，其标准误差为$\sigma_{\bar{n}}=\sqrt{N/At}$。

相对误差是放射性标准误差与其测量值的百分比，用于鉴别和比较不同计数水平的误差大小。其计算方法即为标准误差除以测量值中的总计数。放射性测量一般要求相对误差控制在5%以内。

三、放射性计数测量统计误差的控制

相对误差随测量计数 N 的增加而减小。对于计数率确定的样品 S，可采用以下方法提高测量计数 N：延长测量时间 t，因为 $N=nt$，故测量时间越长，计数越高；适当增加测量次数（A），由于标准误差 $\sigma_{\bar{N}}$ 和相对误差 $\delta_{\bar{N}}$ 均与 A 的平方根成反比，因此，适当增加 A 可有效减少标准误差和相对误差；保持仪器处于最佳测量效率工作状态。放射活度一定的样品，其计数率随仪器测量效率提高而增加，相对误差越小。

放射性样品测量计数（N）是核素衰变产生的计数（净计数）与本底计数之和。若样品计数水平过低，其测定值将明显受本底计数的影响。因此，本底计数决定了探测仪器的灵敏度。控制本底计数影响的方法有两方面，一方面是控制样品最小可测量活度，对于本底计数为 B 的探测仪器，其统计误差为$\sqrt{B}$，能分辨样品的最小可测量活度应大于 $B+2\sqrt{B}$。因此，在规定的时间（t）内，要将样品测量的相对误差（δ_{ns}）控制在一定范围内，其最小可测量活度为：

$$\text{样品 S 的每分衰变数} = \frac{1/2\delta ns\sqrt{BT}}{E\times T\times Y\delta nsY^2} \tag{2-6-1}$$

式中 E 为测量效率，B 为本底。表明通过降低本底计数，提高系统探测效率，对于提高仪器的测量灵敏度极为重要。因此，目前常用品质因子（$Q=E^2/B$）来评价闪烁探测仪器的质量。另一方面，通过合理分配样品和本底的测量时间，也能够控制和减少低活度样品的放射性测量误差。合理安排测量时间有以下 2 种方式：一种是在规定时间（t）内，分配样品测量时间（t_s）与本底测量时间（t_b），将 $t=t_c+t_b$ 按 $t_s/t_b=\sqrt{n_s/n_b}$ 分配，所得测量误差最小。另一种是在限定的相对误差（δ_{ns}）范围内，合理分配样品测量时间（t_s）与本底测量时间（t_b）。若 $n_b/n_s<\delta_{ns}$ 时，

$$t_c\approx\frac{1}{n_s(\delta_{ns})^2} \tag{2-6-2}$$

确定 t_c 后，根据 $t_s/t_b=\sqrt{n_s/n_b}$ 计算 t_b。

（兰晓莉）

参 考 文 献

[1] 安锐，黄钢．核医学．3 版．北京：人民卫生出版社，2015.
[2] 黄钢，李亚明．核医学．北京：人民卫生出版社，2016.

第三章　放射性药物

第一节　放射性示踪基本原理

同位素示踪法（isotopic tracer method）是利用放射性核素作为示踪剂对研究对象进行标记的微量分析方法，示踪实验的创建者是 Hevesy。Hevesy 于 1923 年首先用天然放射性 ^{212}Pb 研究铅盐在豆科植物内的分布和转移。

放射性同位素示踪所利用的放射性核素及它们的化合物，与自然界存在的相应普通元素及其化合物之间的化学性质和生物学性质是相同的，只是具有不同的核物理性质。因此，就可以用同位素作为一种标记，制成含有同位素的标记化合物（如标记药物和代谢物质等）代替相应的非标记化合物。利用放射性同位素不断地放出特征射线的核物理性质，就可以用核探测器随时追踪它在体内或体外的位置、数量及其转变等。放射性同位素和稳定性同位素都可作为示踪剂（tracer），但是，稳定性同位素作为示踪剂其灵敏度较低，可获得的种类少，价格较昂贵，应用范围受到限制；用放射性同位素作为示踪剂不仅灵敏度高，测量方法简便易行，能准确地定量，准确地定位及符合所研究对象的生理条件等特点。

一、放射性同位素示踪的特点

（一）灵敏度高

放射性示踪法可测到 10^{-14}~10^{-18}g 水平，即可从 10^{-15} 个非放射性原子中检出一个放射性原子。它比目前较敏感的重量分析天平要敏感 10^{7}~10^{8} 倍，而迄今最准确的化学分析法很难测定到 10^{-12}g 水平。

（二）方法简便

放射性测定不受其他非放射性物质的干扰，可以省略许多复杂的物质分离步骤，体内示踪时，可以利用某些放射性同位素释放出穿透力强的 γ 射线，在体外测量而获得结果，这就大大简化了实验过程，做到非破坏性分析，随着液体闪烁计数的发展，^{14}C 和 ^{3}H 等发射 β 射线的放射性同位素在医学和生物学实验中得到越来越广泛的应用。

（三）定位定量准确

放射性同位素示踪法能准确定量地测定代谢物质的转移和转变，与某些形态学技术相结合（如病理组织切片技术，电子显微镜技术等），可以确定放射性示踪剂在组织器官中的定量分布，并且对组织器官的定位准确度可达细胞水平、亚细胞水平乃至分子水平。

（四）符合生理条件

在放射性同位素实验中，所引用的放射性标记化合物的化学量是极微量的，它对体内原有的相应物质的重量改变是微不足道的，体内生理过程仍保持正常的平衡状态，获得的分析结果符合生理条件，更能反映客观存在的事物本质。

二、核医学放射性药物简介

核医学就是这样一种利用标记有放射性核素的药物诊断和治疗疾病的学科，是医学现代化的产物，是核技术在医学领域的应用科学。放射性核素示踪技术是核医学的精髓，无论诊断还是治疗都和这项技术密切相关。相信大家都了解示踪技术。比如，在自然界观察海洋动物鲸鱼的生活习性就是利用的示踪技术。科学家捕获鲸鱼后，在它身上放上一个无线电发射器，科学家们在船上内通过仪器就可以探测到鲸鱼的行踪，那个无线电发射器就是一种示踪物。可以想象，作为示踪物，一定很轻、很小，不易被鲸鱼察觉，也不能影响和干扰鲸鱼的行为和功能。

在人体核医学检查中用的放射性核素也许是这个星球上最小、最轻、最不容易影响生理机制的示踪物了。将放射性核素连在某些化合物上，就成了放射性药物，把它引入体内，通过仪器就能在体外探测到放射性药物在人体内的分布、代谢情况。

第二节 放射性药物

放射性药物（radiopharmaceuticals）是指含有放射性核素，用于医学诊断或治疗目的的一类特殊制剂。放射性药物可以是放射性核素的无机化合物，如 $Na^{99m}TcO_4^-$、$Na^{18}F$ 等。但大多数放射性药物一般由标记的放射性核素和被标记化合物、抗生素、血液成分、生物制剂（多肽、激素和抗体等）两部分组成，如 ^{18}F-FDG、^{11}C-MET、^{68}Ga-Octreotide、^{99m}Tc-HSA 等。在我国，获得国家药品监督管理部门批准文号的放射性药物称为放射性药品。

放射性药物像其他药物一样，保证安全、有效是基本要求。此外，根据临床使用目的，对放射性核素的选择、被标记物的理化和生物学行为、标记方法及标记后的人体吸收、分布、代谢和清除有着不同要求。

放射性药物是一类特殊药物，与普通药物不同，它具有以下几方面的特点。

一、放射性

放射性药物中放射性核素发出的粒子或射线是医学诊断和治疗的应用基础，与普通药物的药理作用基础明显不同，且直接归核医学科管理。在实际工作中，这种放射性有着特殊的双重性评价：一方面，合理恰当的使用可以达到诊断或治疗疾病的目的，对患者不会造成明显的辐射损伤，这是放射性药物的有效性评价；另一方面则是危害性评价，即在放射性药物生产、制备或使用不当时，放射性会对生产人员、患者、医护人员等造成辐射损伤，乃至为环境带来放射性污染。因此，在制备、运输、贮存和使用过程中应严格执行国家制定的《放射性药品管理办法》等有关法规。

二、特定的物理半衰期和有效期

由于放射性药物中的放射性核素会自发进行放射性衰变，放射性的量会随时间增加而不断减少，其内在质量也可能改变。因此，大多数放射性药物的有效期比较短，不能长期贮存，且在每次使用时均需根据特定核素的物理半衰期作衰减校正。

三、特殊计量单位和使用量

放射性药物以放射性活度为计量单位，而不是采用化学量。与普通药物的一次用量（克或毫克水平）相比，放射性药物引入的化学量相对少得多，如 ^{99m}Tc 标记的放射性药物，一次静脉注射 370MBq，其中 ^{99m}Tc 的化学质量仅为 $10^{-10}\sim10^{-9}$ mol，因此几乎不会在体内引起化学危害。

四、不稳定性和辐射自分解

在贮存过程中，放射性药物中标记的放射性核素会脱离被标记物，致使放射化学纯度和比活度改变。另外，某些被标记物对射线作用较敏感，在射线的作用下可以发生化学结构变化或生物活性丧失，导致放射性药物在体内的生物学行为改变，这种现象称作辐射自分解（radiation self-decomposition）。发生辐射自分解的程度通常与放射性药物的放射性浓度或比活度成正比，还与放射性核素的射线种类、能量有关，放射性浓度、比活度越高，辐射自分解作用越明显；电离密度大而射线能量低、射程短的 β 射线辐射自分解作用越强。

第三节 放射性药物的制备

放射性药物制备通常包括放射性核素生产、被标记载体的合成、放射性核素标记载体三个步骤。对于单光子类显像剂和治疗类药物的制备，上述三个步骤比较明显，正电子类显像剂的制备，后两个步骤往往同时完成。

被标记载体的作用是携带放射性核素到达靶器官或组织，达到诊断或治疗的目的。因此，载体可以是一般的化学药物、生物活性物质，也可以是专门为核医学诊断或治疗而设计的物质。放射性药物的标记方法包括合成法（化学合成、生物合成）、交换法、络合法（直接、间接络合）等。现将常用放射性核素的生产及几种重要的放射性核素标记药物的制备介绍如下。

一、放射性核素的生产

天然放射性核素一般不适合医学应用。临床上使用的放射性核素多是通过人工方法获取，主要是通过放射性核素发生器（generator）淋洗、核反应堆和加速器生产。此外，也可从裂变产物中提取。

（一）放射性核素发生器生产核素

放射性核素发生器是从一种长半衰期的母体核素中分离短半衰期的子体核素的装置。每隔一段时间，分离一次子体，有如母牛挤奶，故又俗称“母牛”。它的出现，使得某些短半衰期的核素的应用成为可能，其使用方便，在临床上应用广泛。表 3-1 中列举了几种常用的医用核素发生器及其母核与子核的性质和洗脱剂。

表 3-1 用于临床核医学的部分放射性核素发生器

母体核素及半衰期		子体核素及半衰期		发生器洗脱剂
^{99}Mo	67h	^{99m}Tc	6.02h	0.9% NaCl
^{188}W	69.4h	^{188}Re	16.9h	0.9% NaCl
^{113}Sn	115d	^{113m}In	99.5min	0.05mol/L HCl
^{68}Ge	271d	^{68}Ga	68min	0.05~0.6mol/L HCl
^{81}Rb	4.6h	^{81m}Kr	13s	H_2O
^{62}Zn	9.3h	^{62}Cu	9.7min	2mol/L HCl
^{82}Sr	25.5d	^{82}Rb	75s	2mol/L HCl
^{90}Sr	28.8 年	^{90}Y	64h	5mmol/L EDTA

上述放射性核素发生器除 ^{188}W-^{188}Re 发生器，^{90}Sr-^{90}Y 发生器为治疗用核素发生器外，均为诊断用放射性核素发生器。

（二）回旋加速器生产的核素

尽管核素发生器可以提供部分核素，但大多医用放射性核素是由回旋加速器生产的。回旋加速器能够加速质子、氘核、α 粒子等带电粒子，这些粒子轰击各种靶核，引起不同的核反应，生成不同的放射性核素。医学中常用的回旋加速器生产的核素有 ^{11}C、^{13}N、^{15}O、^{18}F、^{123}I、^{64}Cu 等。

回旋加速器发明于 1930 年，其基本原理是：带电粒子在磁场中做圆周运动，采用变化电极的方法，使粒子在较低电压下通过多次加速获得高能。

由于回旋加速器每次生产一个品种的核素，整个加速器的消耗都要加到这个产品中，所以加速器生产的核素价格较为昂贵。

（三）反应堆生产的核素

反应堆放射性核素是将含有有关原子核的适当对象放入反应堆活性区，利用高注量中子来轰击（或叫辐照），使有关原子核发生核反应而产生的。被轰击的对象称为靶，做靶的材料叫作靶材料，靶材料的有关元素及其有关原子核称为靶元素和靶核。由于中子是电中性的，不受原子核库仑势垒的影响，它很容易进入被轰击的靶核，进而实现核反应，使该靶核转变为所需的放射性核素。其主要生产方法有 2 种：①通过慢中子轰击 ^{235}U 在反应堆中作短时间的辐照，就可以得到其中很有用的短半衰期核素如 ^{133}Xe、^{99}Mo 等常用核素都是这样生产的；②利用核反应堆强大的中子流轰击各种靶核，吸收中子后的靶核发生重新排列，变为不稳定的新核素（放射性核素），如 $^{31}P(n,\gamma)^{32}P$、$^{50}Cr(n,\gamma)^{51}Cr$ 和 $^{88}Sr(n,\gamma)^{89}Sr$ 等。

核反应堆生产放射性核素的优点：能同时辐照多种样品、生产量大、辐照操作简单等。缺点是：多为富中子核素，通常伴有 β^- 衰变，不利于制备诊断用放射性药物；核反应产物与靶核大多数属同一元素，化学性质相同，难以得到高比活度的产品。

二、放射性核素标记药物的制备

(一) 以 ^{99m}Tc 为代表的单光子放射性药物的制备

锝是过渡元素，原子序数为43，目前已有38个同位素。^{99m}Tc 发射单一能量的 γ 射线。^{99m}Tc 具备了单光子显像用放射性核素的所有优势，是目前临床核医学用途最广泛的显像用核素。

从 ^{99}Mo-^{99m}Tc 发生器用生理盐水淋洗得到的 ^{99m}Tc 的化学形式是高锝酸钠，高锝酸自身很稳定。临床上最常用含有亚锡离子的还原剂，将其还原成 ^{99m}Tc 的 +3、+4、+5 价态，此时具有活泼的化学性质，可与其他化学基团形成络合物和螯合物，成为新的放射性药物。

目前市售的 ^{99m}Tc 配套药盒，是将除 ^{99m}Tc 以外的一切材料，包括某被标记化合物、还原剂、络合剂等组装在一个密封瓶内，需要时加入 ^{99m}Tc 新鲜淋洗液，待反应完毕，即可使用。

(二) 以 ^{18}F 为代表的正电子放射性药物

氟的化学性质活泼，取代化合物分子中的氢后，化合物的生物学性质变化不大。^{18}F 通常由回旋加速器生产，其半衰期（$T_{1/2}$=110min），有利于标记较复杂化合物和临床应用，下面简单介绍常用 ^{18}F 标记的放射性药物。

1. 氟[^{18}F]化钠（sodium fluoride [^{18}F]，[^{18}F]-Na） 无载体的 $^{18}F^-$ 是用97%以上的 $^{18}O^-$ 水经核反应 ^{18}O(p,n)^{18}F 制得，经阴离子交换捕获，将靶水与 $^{18}F^-$ 分离后，再用适量的生理盐水淋洗即得无色、无菌、无热原、适合静脉注射的制剂，其 pH 4.5~8.0，放化纯度应大于95%。无载体的 $^{18}F^-$ 进入体内，99%以上被骨摄取，并不与血浆白蛋白结合，加上 PET 高分辨率，是理想的骨显像剂。

2. 氟[^{18}F]脱氧葡萄糖（[^{18}F]-FDG） 以1,3,4,6-四乙酰基-2-三氟甲磺酰吡喃甘露糖为起始原料，经亲核反应、水解和纯化三步合成制得。其 pH 4.5~7.5，放化纯度应大于90%。[^{18}F]-FDG 与天然葡萄糖（Glu）的结构十分相似，可以经葡萄糖转运蛋白主动运输进入细胞膜，而后在己糖磷酸激酶作用下磷酸化生成2-[^{18}F]氟-6-磷酸-脱氧葡萄糖。但与葡萄糖相比，其不能进一步在异构酶的作用下继续代谢，同时由于其带有负电荷不能自由通过细胞膜，只能滞留在细胞内，因此它可以使葡萄糖代谢旺盛的组织或器官（如肿瘤、脑灰质和心肌）显影，并由此计算出葡萄糖代谢率。其也是最重要的 PET 诊断剂，已广泛应用于肿瘤、中枢神经系统疾病和心脏疾病的诊断。

(三) ^{68}Ga 放射性药物

^{68}Ge-^{68}Ga 发生器是由母核 ^{68}Ge（$T_{1/2}$=287天）和子核 ^{68}Ga 组成。其使用如下所示。它具有母体半衰期长，便于长期使用，子核放射性 ^{68}Ga（$T_{1/2}$=68min；β^+：1.9MeV）是正电子发射核素，具有易标记，半衰期较适中，降低患者所受的辐射剂量等优点。FDA 已经批准 ^{68}Ga-（DOTA-Phe^1-Tyr^3）Octreotide 药物用于神经内分泌肿瘤的诊断。

1. ^{68}Ga-（DOTA-Phe^1-Tyr^3）Octreotide（^{68}Ga-奥曲肽） 在用于标记生长抑素类似物的正电子核素中，^{68}Ga 被研究的最为广泛和深入，目前较为成熟的有 ^{68}Ga-DOTATOC、^{68}Ga-DOTANOC、^{68}Ga-DOTATATE 等，并均取得了令人满意的结果。多数研究表明，^{68}Ga-奥曲肽的显像结果要优于 ^{111}In-奥曲肽（图3-1）。

ER-3-3-1 ^{68}Ga 标记奥曲肽

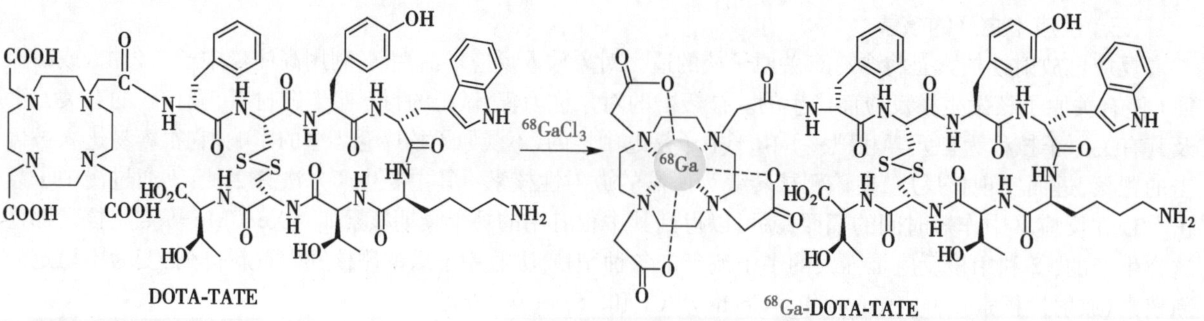

DOTA-TATE　$\xrightarrow{^{68}GaCl_3}$　^{68}Ga-DOTA-TATE

图 3-1　^{68}Ga-奥曲肽

抽取 0.05mol/L HCl 5ml 对锗-镓发生器进行淋洗，流速 1ml/min，收集淋洗液，每支 1ml 共5支。分别进行活度检测，选取活度最大的 2 支洗脱液合并至 2ml，直接加入预先制备的 DOTA-TATE（20~40μg）中。体系 pH 为 4.0 左右，控温 85℃，反应 15min。若放化纯度大于 96%，通过 0.22μm 微孔滤膜即可。若标记产率低于 95%，以 Sep-pak 柱进行分离，获得 ^{68}Ga-DOTATATE 注射液。Radio-TLC 测定，固定相：ITLC-SG；流动相：77g/L 醋酸铵水溶液与甲醇按 1∶1 混合后，再与 pH 为 5 的 0.1mol/L 柠檬酸按 1∶3 混合；^{68}Ga 胶体在原点（Rf=0.0）；^{68}Ga-DOTA-TATE（Rf=0.9~1.0）。

2. ^{68}Ga-DOTA-Glu-urea-Lys（^{68}Ga-PSMA-617）　前列腺特异性膜抗原（PSMA）是一种分子质量为 100kDa 的膜结合糖蛋白，该蛋白的表达程度与前列腺癌发展紧密相关，尤其在前列腺癌症晚期 PSMA 呈高度表达，不仅如此，PSMA 在前列腺癌转移灶的细胞中也具有特异性的高度表达，其成为前列腺癌的分子显像与靶向治疗的理想靶点。^{68}Ga-PSMA-617 是目前最为常用特异性前列腺癌 PET 显像探针（图 3-2）。

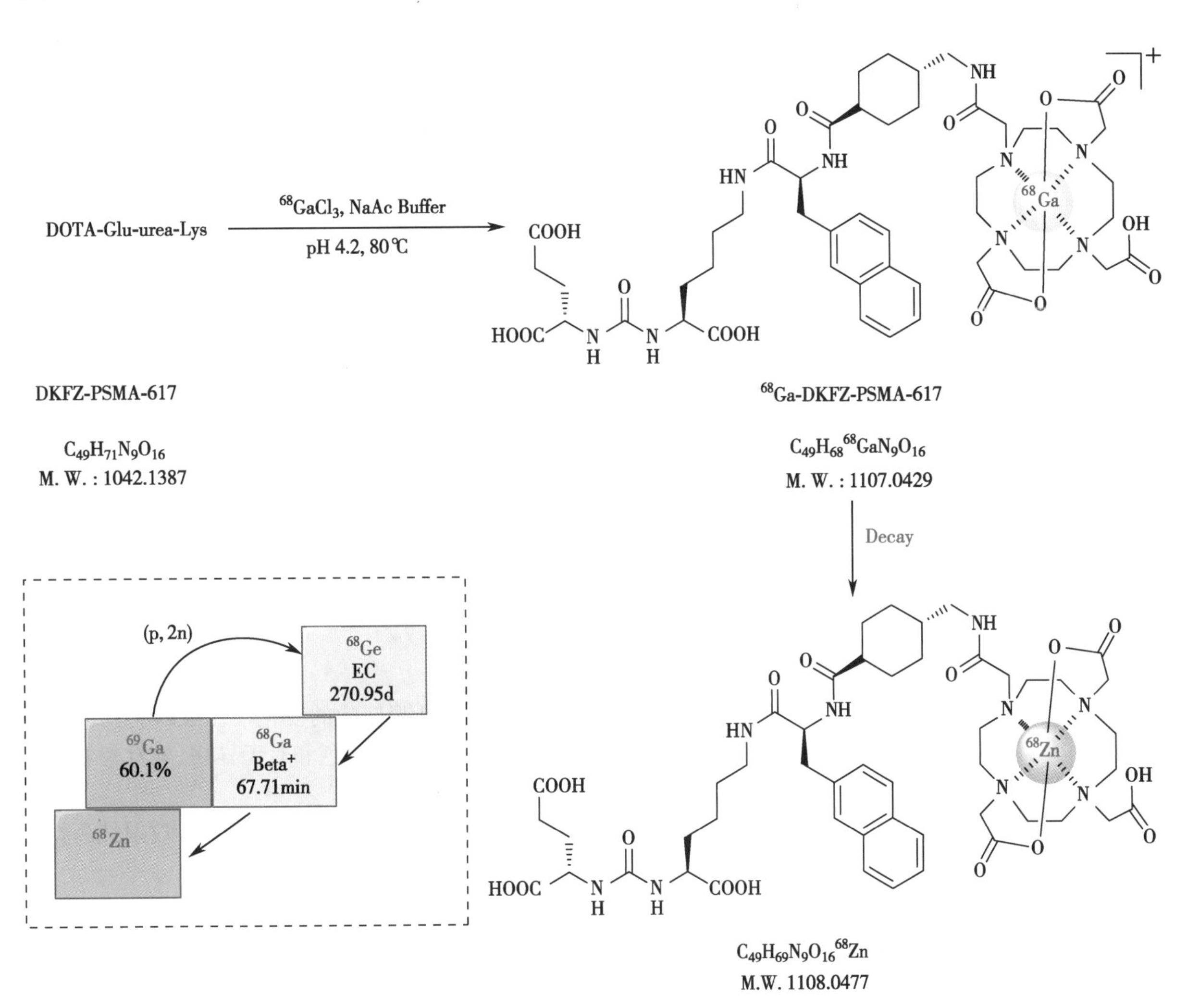

图 3-2　^{68}Ga-PSMA-617 的标记过程

抽取 0.05mol/L HCl 5ml 对锗 - 镓发生器进行淋洗，流速 1ml/min，收集淋洗液，每支 1ml 共 5 支。分别进行活度检测，选取活度最大的 2 支洗脱液合并至 2ml，直接加入预先制备的 PSMA-617（20μg）中。体系 pH 为 4.0 左右。控温 85℃，反应 15min，标记过程见上图。若放化纯度大于 96%，通过 0.22μm 微孔滤膜，即可。若标记产率低于 95%，以 Sep-pak 柱进行分离，获得 ^{68}Ga-PSMA-617 注射液。

（四）以 ^{64}Cu 为代表的新型固体靶核素标记的放射性药物

固体靶核素是指由固体靶材料经过回旋加速器轰击之后获得的核素。在制备过程中通常将靶材料镀在基板靶盒上。靶盒一般多为银或铌。固体靶轰击后可以多次使用。在固体靶中生产出的核素需要传送出来，进行分离、提取、纯化。铜一般为 $^{64}Cu^{2+}$ 的形态出现。^{64}Cu 的标记一般有 2 种标记方法。①直接标记：铜

的最稳定价态是 +2 价，可以与配位基团的分子络合，形成配位数为 4（ATSM）或者配位数位 6（EDTA）的稳定络合物；②间接标记：通过含有 DOTA、NOTA 结构双功能螯合剂进行标记，一般用于单克隆抗体与多肽的标记。

（五）以 ^{177}Lu 为代表的治疗用放射性药物

^{177}Lu 具有适宜的物理半衰期（6.7 天），发射平均能量为 133keV 的 β 粒子，在组织中的平均射程为 670μm，适合杀死肿瘤组织；同时发射能量为 113keV（6.4%）和 208keV（11.0%）的 γ 射线用于显像，可监测和指导治疗过程，对患者造成的辐射剂量也较少。^{177}Lu 可以通过反应堆辐照生产，其低成本和易得性的特点使其适用于生产放射性药物。因此，^{177}Lu 是近年来受到广泛关注的可用于肿瘤治疗的放射性核素。^{177}Lu 的标记主要通过间接合成法来实现，SCN-Bz-DOTA 是比较理想的双功能螯合剂，通过其与单克隆抗体的偶联获得标记前体。在较温和的条件下，可以实现较高的标记率。

2018 年，FDA 批准了 ^{177}Lu-DOTA-TATE（Lutathera）用于治疗影响胰腺或胃肠道的一类癌症，即胃肠胰腺神经内分泌肿瘤。

第四节　放射性药物的质量控制与质量检验

核医学使用的放射性药物，需引入人体内进行诊断与治疗。因此，为确保其安全有效，必须进行严格的质量控制与质量检验。

一、放射性药物的质量控制

质量控制是药品生产资料管理规范的一部分，它包括取样、质量标准、检验以及组织机构、文件系统和产品的发放程序等，它不仅局限于实验室内的检验，还涉及影响产品质量的所有决定。质量控制旨在确保产品符合既定标准要求之后，方可使用。

二、放射性药物的质量检验

放射性药物的质量检验是质量保证体系中的一个重要环节，它直接影响放射性药物在临床应用中的安全性、有效性和稳定性，必须根据国家制定的标准对放射性药物进行质量控制。主要包括物理检验、化学鉴定和生物学鉴定三个方面。

（一）物理检验

1. 性状　外观形状是对药品的色泽和外表感观的规定，药品外观性状的变化往往反映了药品质量的变化。在有防护措施的条件下，通过目视镜检查放射性药品物理状态、颜色和有无异物、异常絮状物或沉淀。

2. 放射性核素纯度　放射性核素纯度是指特定放射性核素的活度占总活度的百分数。放射性药物中如果混有放射性核杂质，不仅给受检者增加不应有的辐射危害，同时也会影响显像的质量。

3. 放射性活度　放射性活度是放射性药物的一个重要指标，使用前必须准确测定其活度。用药剂量不足会明显降低诊断质量或治疗效果，而剂量过高则会使患者接受额外辐射剂量或治疗过度。一般放射性药物质量标准中活度测定值均在标示值的 ±10%，治疗用放射性药物的活度测定值应控制在标示值的 ±5% 为佳。

（二）化学鉴定

1. pH　放射性药物绝大部分是注射液，特定的 pH 对保证放射性药物的稳定性非常重要。由于血液的缓冲能力强，放射性药物的 pH 允许在 3~9，但最理想的药物应为 pH 为 7.4 的等渗溶液。

2. 放射化学纯度　放射化学纯度是指以特定化学形式存在的放射性活度占总放射性活度的百分比。放射性药物中的放射化学杂质可以从制备过程中或药物的自身分解中产生。放射化学杂质可能对人体有害或影响放射性药物的体内分布，应对其进行控制，即放射化学纯度（radiochemical purity）不低于 90%~95%。

3. 化学纯度　化学纯度是指以特定化学形式存在的某物质的质量占总质量的比例，与放射性无关。化学杂质一般是生产过程带入的，过量的化学杂质可能引起毒副反应或影响进一步放射性药物的制备和使用。

化学纯度(chemical purity)的质控内容主要是控制化学杂质或载体含量。

(三) 生物学鉴定

1. 无菌和无热原　放射性药物必须是无菌和无热原的。无菌检查是药品安全重要检查项目之一,通常采用灭菌或除菌的方法,对于热稳定性好的制品,多选用灭菌方法,对于不宜灭菌或短半衰期需即时标记的放射性药物,多采用微孔滤过膜过滤法除菌。无菌检查的最大不足是花费时间长,不适合短半衰期放射性药物的检测。

2. 生物活性与生物分布　生物活性指放射性药物在体内的生物学特性。如受体显像中标记配体与受体的亲和力,放射免疫显像中标记抗体与抗原的免疫结合能力。此外,放射性药物在靶器官中的摄取量、浓聚程度及排泄速率应能反映靶器官的功能状态。生物分布在放射性新药研究中可作为阐明药代动力学的指标。

3. 毒性　放射性药物的毒性包括两方面,一是被标记药物的毒性,二是辐射安全性。被标记药物的一次性使用量很小,其化学毒性甚微。辐射安全性问题的评价指标为医用内照射量,估算体内辐射剂量值应符合国家有关法规。并通过异常毒性和急、慢性毒性实验。

第五节　放射性药物的使用和管理

一、放射性药物的使用

(一) 放射性药物的使用原则

对患者施用放射性药物前,首先要做正当性判断,即权衡施行放射性诊治对于患者的利弊;在保证诊疗效果的前提下,尽可能减少放射性药物的用量;采取必要的保护措施,如封闭某些器官或促排措施,减少不必要的辐射。

原则上妊娠期妇女禁用放射性药物,哺乳期妇女慎用放射性检查,对于育龄妇女进行放射性检查时,也要安排在妊娠可能性不大的月经开始后的 10 天内进行。由于儿童对辐射较为敏感,所以一般情况下,放射性检查不作为首选。若进行放射性检查时应根据年龄、体重或体表面积严格控制放射性活度。

(二) 不良反应和防治原则

放射性药物的不良反应是指注射了常规用量的放射性药物后出现的异常生理反应,由于使用不当造成的不良后果不包括在内。

放射性药物的不良反应与放射性本身无关,而是机体对药物中的化学物质(包括细菌内毒素)的一种反应。各种放射性药物不良反应发生率不尽相同,平均约万分之二。随着药物质量的提高,药品检测方法的完善,不良反应发生率逐年下降。放射性药物的不良反应表现多为变态反应,其次为血管迷走神经反应,少数为热原反应。症状可在用药后即刻至数小时内发生,多数不良反应可自行缓解。

防治措施中,应以预防为主。医务人员应了解放射性药物的不良反应,掌握处置原则。在放射性药物制备过程中,严格遵守操作规程,了解患者有无过敏史,注射前进行必要的解释。科室应备有急救措施,一旦出现不良反应,积极采取相应措施,并及时请有关科室协同救治。

二、放射性药物的管理

1. 放射性药物的法律法规　1984 年发布的《中华人民共和国药品管理法》第 39 条规定:放射性药品属特殊管理的药品,管理办法由国务院制定。1989 年 1 月《放射性药品管理办法》发布,且自发布之日起施行。《放射性药品管理办法》从研制、临床研究和审批、生产、经营和进出口、包装和运输、使用、药品标准和检验等几个方面对放射性药品制定了相应的管理规定,自此放射性药品进入了依法管理的时代。

2001 年 2 月通过的《中华人民共和国药品管理法》第 35 条规定:放射性药品属特殊管理的药品,管理办法由国务院制定。随着《中华人民共和国药品管理法》的修订和变化了的实际情况,需要对《放射性药品管理办法》进行修订,目前国家药品监督管理部门正在依据十多年的实施经验组织有关人员草拟修订稿。2002 年 9 月公布的《中华人民共和国药品管理法实施条例》自发布之日起施行。了解、熟悉药品、放射性药品管理法规,是每位临床核医药学工作者必须具备的能力。

2. 医疗机构制备和使用放射性药品的许可

(1)申请《放射性药品使用许可证》的条件:医疗机构申请《放射性药品使用许可证》,应符合“核发《放射性药品使用许可证》验收标准”相应等级所规定的条件。

医疗机构应持有环保部门核发的《辐射安全许可证》,应配备与制备和使用放射性药品相适应并具有一定资质的人员。应具备与制备和使用放射性药品相应的房屋及制备、质量控制及辐射防护仪器设备。制定与制备和使用放射性药品相关的一系列管理制度。

(2)许可证分类及相应许可范围:《放射性药品使用许可证》分为四类。

持有第一类的医疗机构可以使用体外诊断用各种含放射性核素的分析药盒。

持有第二类的医疗机构可以使用:①体内诊断、治疗用的一般放射性药品;②标记放射性药品生产企业提供的已配制完成的含锝[^{99m}Tc]注射液。

持有第三类的医疗机构可以从事:①第二类规定的放射性药品;②采用放射性核素发生器及配套的药盒自行配制和使用体内诊断及治疗用放射性药品;③采用市售自动合成装置自行制备和使用正电子类放射性产品。

持有第四类的医疗机构可以从事:①第三类规定的放射性药品;②可研制和使用放射性新制剂以适应核医学诊治新方法、新技术的应用。研制范围仅限国内市场没有或技术条件限制而不能供应的品种。

第六节　放射性药物的研究进展

一、放射性药物的设计

设计一个好的放射性同位素的示踪实验应从实验的目的性、实验所具备的条件和对放射性的防护水平三个方面着手考虑。

原则上必须从两个主要方面来设计放射性示踪实验:①必须寻求有效的、可重复的测定放射性强度的条件;②必须选择一个合适的比活度。

采用放射性同位素示踪技术来实现所研究课题预期目的全部或一部分,一般需经实验准备阶段、实验阶段和放射性废物处理三个步骤。

二、放射性药物的研究进展

近年来,随着显像技术的快速发展,人们对病理过程的认识逐步深入,一个新的生物医学研究领域——分子影像学应运而生。分子影像是指利用特异的分子显像探针,在分子或细胞水平上显示活体生物过程。从分子和细胞水平上揭示疾病的机理,而传统的诊断显像主要通过病理学进行疾病的诊断只能显示分子变化的最终结果。分子影像是现代分子生物学与先进医学影像技术有机结合的产物,是基础研究和临床应用相互沟通的有效桥梁,将成为转化医学(translational medicine)的重要工具和主要路径之一。

以放射性药物为化学探针,以活体内各类生物大分子如基因、激素、抗体、受体为靶目标,进行生物分子功能显像,将对疾病的定义、诊断、治疗和预后的评估等方面产生革命性的变化。目前,利用放射性药物进行疾病诊断和治疗的核医学也面临着革命性的转变:从器官/组织的功能显像发展到对细胞和分子水平上的变化进行探测。核素显像装置与其他显像方法的融合(如PET/CT,SPECT/CT等)大幅提高了诊断的精确性,为疾病的个性化治疗奠定了基础。近年来,放射性药物不仅可以为疾病的早期诊断和治疗提供灵敏的分子探针和治疗药物,而且在新药研发领域也发挥着越来越重要的作用。

三、中、美、欧放射性药物使用情况

随着放射性药物的发展,我国和欧美各国已批准了几十种放射性药物,用于多种疾病的诊断和治疗。其中部分药物已收录入各国药典,部分药物已通过了药监部门的审批,但由于时间等种种原因尚未收入药典。表3-2和表3-3着重汇集了中国、美国和欧盟放射性药物的情况。

表 3-2　中国国家食品药品监督管理局（SFDA）批准的放射性药物

中文名称	英文名称	参考资料	适应证
氙[^{133}Xe]注射液	xenon [^{133}Xe] injection	中华人民共和国药典 2005 版	主要用于脑局部血流量测定和肺通气显像等
邻碘[^{131}I]马尿酸钠注射液	sodium iodohippurate [^{131}I] injection	中华人民共和国药典 2005 版	肾及泌尿系统功能的检查
枸橼酸镓[^{67}Ga]注射液	gallium [^{67}Ga] citrate injection	中华人民共和国药典 2005 版	适用于肿瘤和炎症的定位诊断和鉴别诊断
胶体磷[^{32}P]酸铬注射液	colloidal chromium phosphate [^{32}P] injection	中华人民共和国药典 2005 版	用于控制癌性胸腹水和某些恶性肿瘤的辅助治疗
高锝[^{99m}Tc]酸钠注射液	sodium pertechnetate [^{99m}Tc] injection	中华人民共和国药典 2005 版	主要用于甲状腺显像、脑显像、唾液腺显像、异位胃黏膜显像及制备含锝[^{99m}Tc]放射性药品
铬[^{51}Cr]酸钠注射液	sodium chromate [^{51}Cr] injection	中华人民共和国药典 2005 版	用于标记红细胞，进行红细胞、血小板寿命、脾功能和血容量测定
氯化亚铊[^{201}Tl]注射液	thallous [^{201}Tl] chloride injection	中华人民共和国药典 2005 版	放射性诊断用药，心肌灌注显像剂。用于心肌梗死和心肌缺血的诊断和定位及治疗后随诊等
碘[^{131}I]化钠口服溶液	sodium iodide [^{131}I] oral solution	中华人民共和国药典 2005 版	主要用于诊断和治疗甲状腺疾病及制备碘[^{131}I]标记化合物
碘[^{131}I]化钠胶囊	sodium iodide [^{131}I] capsules	中华人民共和国药典 2005 版	用于诊断甲状腺疾病
锝[^{99m}Tc]亚甲基二膦酸盐注射液	technetium [^{99}Tc^{m}] Methylenediphosphonate injection	中华人民共和国药典 2005 版	主要用于全身或局部骨显像，诊断骨关节疾病、原发或转移性骨肿瘤病等
锝[^{99m}Tc]依替菲宁注射液	technetium [^{99m}Tc] etifenin injection	中华人民共和国药典 2005 版	用于肝胆系统的显像。对肝脏清除功能、胆道通畅的判断及肝性、胆性黄疸的鉴别，包括肝外胆管阻塞、胆囊炎、胆管炎、胆管闭锁、胆管囊肿及胆系手术后的观察有较大的诊断价值
锝[^{99m}Tc]植酸盐注射液	technetium [^{99m}Tc] phytate injection	中华人民共和国药典 2005 版	诊断用药。主要用于肝、脾和骨髓显像
锝[^{99m}Tc]喷替酸盐注射液	technetium [^{99m}Tc] pentetate injection	中华人民共和国药典 2005 版	肾动态显像、肾功能测定、肾小球滤过率测量和监测移植肾等
锝[^{99m}Tc]焦磷酸盐注射液	technetium [^{99m}Tc] pyrophosphate injection	中华人民共和国药典 2005 版	主要用于急性心肌梗死病灶显像，也用于骨显像
锝[^{99m}Tc]聚合白蛋白注射液	technetium [^{99m}Tc] albumin aggregated injection	中华人民共和国药典 2005 版	肺灌注显像，肺梗死及肺疾患的诊断和鉴别诊断
磷[^{32}P]酸钠盐口服溶液	sodium phosphate [^{32}P] oral solution	中华人民共和国药典 2005 版	用于治疗真性红细胞增多症、原发性血小板增多症等疾病，并可制成外用敷贴治疗皮肤病等
碘[^{125}I]密封籽源	iodine [^{125}I] brachytherapy source	SFDA 已批准，尚未收入 2005 版药典	本品源可长期、间歇作用于不可切除、未浸润、生长速率慢而对低、中度放射线敏感的肿瘤，通过射线杀伤植入周围的肿瘤细胞
碘[^{131}I]美妥昔单抗注射液及皮试制剂	iodine [^{131}I] metuximab injection	SFDA 已批准，尚未收入 2005 版药典	不能手术切除或术后复发的原发性肝癌，以及不适宜作动脉导管化学栓塞（TACE）或经 TACE 治疗后无效、复发的晚期肝癌患者
碘[^{131}I]肿瘤细胞核人鼠嵌合单克隆抗体注射液	iodine[^{131}I] tumor necrosis therapy monoclone antibody injection	SFDA 已批准，尚未收入 2005 版药典	试用于放化疗不能控制或复发的晚期肺癌的放射免疫治疗

续表

中文名称	英文名称	参考资料	适应证
锝[^{99m}Tc]替曲膦注射液	technetium [^{99m}Tc]tetrofosmin injection	SFDA已批准,尚未收入2005版药典	肾皮质显像剂,用于观察肾脏灌形态、大小、位置及功能
氟[^{18}F]-脱氧葡糖注射液	fludeoxyglucose [^{18}F]injection	SFDA已批准,尚未收入2005版药典	1. 用于肿瘤PET显像,评估疑似或确诊病例肿瘤的恶性程度 2. 用于冠状动脉疾病和左心室功能不全PET显像。与其他心肌灌注显像联用,用于评估左室功能不全病例左心室的心肌活性与心肌收缩功能的可恢复性 3. 用于确定与不正常葡糖代谢相关的癫痫患者的癫痫病灶
氯化锶[^{89}Sr]注射液	strontium [^{89}Sr]chloride injection	SFDA已批准,尚未收入2005版药典	本品为转移癌性骨痛的治疗剂,主要用于前列腺癌、乳腺癌等晚期恶性肿瘤继发骨转移所致骨痛的缓解,是转移癌性骨痛止痛的一种疗法
来昔决南钐[^{153}Sm]注射液	samarium [^{153}Sm]lexidronam injection	SFDA已批准,尚未收入2005版药典	用于治疗原发性骨癌及骨转移癌
锝[^{99m}Tc]甲氧异腈注射液	technetium [^{99m}Tc]methoxy isobutyl isonitrile injection	SFDA已批准,尚未收入2005版药典	1. 冠状动脉疾患(心肌缺血、心肌梗死)的诊断与鉴别诊断,并指导治疗,有助于了解溶栓治疗后的效果。采用门电路控制显像软件,可同时测定全心和局部射血分数,评估局部室壁运动,较全面地了解心脏功能 2. 甲状旁腺增生成腺瘤的定位诊断。甲状腺癌的定位(如髓样癌、淋巴瘤、Hurthle细胞癌)
锝[^{99m}Tc]双半胱乙酯注射液	technetium [^{99m}Tc]bicisate injection	SFDA已批准,尚未收入2005版药典	用于各种脑血管性疾病(梗死、出血、短暂性缺血发作等),癫痫和痴呆、脑瘤等疾病的脑血流灌注显像
锝[^{99m}Tc]双半胱氨酸注射液	technetium [^{99m}Tc]-1,1-ethylenedicysteine injection	SFDA已批准,尚未收入2005版药典	本品可用于诊断各种肾脏疾病引起的肾脏血液灌注、肾功能变化和了解尿路通畅性
锝[^{99m}Tc]二巯丁二酸盐注射液	echnetium [^{99m}Tc]dimercaptosuccinate injection	SFDA已批准,尚未收入2005版药典	肾皮质显像剂,用于观察肾脏灌形态、大小、位置及功能
放射性胶体金[^{198}Au]注射液	N/A	SFDA已批准,尚未收入2005版药典	用于肝扫描、控制癌性胸腹水

表3-3 美国、欧盟批准SFDA尚未批准的放射性药物

药品名称	活性成分	中文名称	剂型/市场状态/批准日期	适应证
ammonia ^{13}N	^{13}N-ammonia	N-13-氨	注射剂/使用中/2007/08/23	心脏病、脑血管疾病、肝病诊断
AN-sulfur Colloid	^{99m}Tc-sulfur colloid kit	^{99m}Tc-硫胶体	注射剂/使用中/1978/04/17	肝、脾、骨髓和淋巴显像,同时也可用于食道、胃食管反流病,肺吸入胃容物的诊断和下肢静脉分流显像
bexxar	tositumomab;iodine ^{131}I-tositumomab	^{131}I-美罗华抗体	Vial/使用中/2003/06/27	CD20阳性的淋巴瘤的放射免疫治疗、确定美罗华或美罗华化疗联合应用的治疗效果、不用于CD20阳性的淋巴瘤的首次治疗

续表

药品名称	活性成分	中文名称	剂型 / 市场状态 / 批准日期	适应证
breathtek Ubt for hpylori	^{13}C-urea	C- 尿素	口服液 / 使用中 /1996/09/17	用于与人胃中幽门螺杆菌有关的尿素酶的定性检测
cardiolite	^{99m}Tc-sestamibi	司他比锝	注射剂 / 使用中 /1990/12/21	心肌显像但不能区分心肌梗死和心肌缺血、乳腺癌诊断但不用于乳腺癌筛查不能替代生物活检
ceretec	^{99m}Tc-exametazime kit	锝[^{99m}Tc]依沙美肟	注射剂 / 使用中 /1998/12/30	脑部疾病诊断、脑血管疾病诊断
choletec	^{99m}Tc-mebrofenin kit	^{99m}Tc-BrIDA	注射剂 / 使用中 /1987/01/21	肝胆显像,也可用于胆管胆汁堵塞显像以区分是否由其他肝细胞疾病引起
^{111}In-oxyquinoline	^{111}In-oxyquinoline	^{111}In- 八羟基喹啉	注射液 / 使用中 /1985/12/24	炎症诊断、血栓诊断
iobenguane sulfate $^{123/131}$I	$^{123/131}$I-sulfate	$^{123/131}$I- 碘苄胍	注射液 / 使用中 /1994/03/25	神经母细胞瘤显像
MPI indium DTPA ^{111}In	^{111}In-pentetate disodium	^{111}In-DTPA	注射液 / 使用中 /1982/02/18	脑脊液流动障碍诊断
octreoscan	^{111}In-pentetreotide kit	^{111}In- 奥曲肽	注射液 / 使用中 /1994/06/02	脑肿瘤诊断、神经内分泌肿瘤诊断、甲状腺疾病诊断
pytest	^{14}C-urea	^{14}C- 尿素	胶囊 / 使用中 /1997/05/09	用于与人胃中幽门螺杆菌有关的尿素酶的定性检测
technescan	^{99m}Tc-oxidronate kit	^{99m}Tc-HDP	注射液 / 使用中 /1981/02/18	肾上腺髓质紊乱诊断
technescan MAG_3	^{99m}Tc-mertiatide kit	^{99m}Tc-MAG_3	注射液 / 使用中 /1990/06/15	肾上腺髓质紊乱诊断
technetium fanolesomab, neutrospec	^{99m}Tc-Fanolesomab, neutrospec	法索单抗锝	注射液 / 使用中 /2004/07/02	阑尾炎诊断
ultratag	^{99m}Tc-red blood cell kit	^{99m}Tc- 红细胞	注射液 / 使用中 /1991/06/10	血池显像包括心脏首过灌注显像和门平衡血池显像,确定胃肠道出血点
zevalin TM	ibritumomab tiuxetan	^{111}In-zevalin, ^{90}Y-zevalin	注射液 / 使用中 /2002/02/19	CD20 阳性淋巴瘤的放射免疫治疗
choline (^{11}C)	^{11}C-choline	^{11}C- 胆碱	注射液 / 使用中 2012/09/12	用于帮助检测复发的前列腺癌正电子发射断层扫描(PET)显像剂
amyvid	^{18}F-florbetapir	^{18}F-FLORBETAPIR	注射液 / 使用中 2012/04/10	用于阿尔茨海默病和其他认知下降患者 β- 淀粉样神经斑的显像
carbon monoxide (^{15}O)		^{15}O- 氧化碳	EUP 6.0	^{15}O 药物制备
chromium (^{51}Cr) edetate injection		^{51}Cr- 依地酸盐注射液	EUP 6.0	通过检测肾小球滤过速率诊断肾功能
cyanocobalamin (^{57}Co)		^{57}Co- 氰钴胺	EUP 6.0	诊断氰钴胺吸收障碍综合征
flumazenil (N-[^{11}C]methyl) injection		^{11}C- 氟马西尼碳	EUP 6.0	脑显像
fluorodopa (^{18}F) (prepared by electrophilic substitution) injection		^{18}F- 多巴	USP28	脑显像

续表

药品名称	活性成分	中文名称	剂型 / 市场状态 / 批准日期	适应证
human albumin injection, iodinated (^{125}I)		碘[^{125}I]人血清白蛋白	EUP 6.0	血液、血浆容积测定;血液循环时间和心输出量的测定
krypton (^{81m}Kr) inhalation gas		^{81m}Kr- 气体	EUP 6.0	肺部疾病显像
L-methionine ([^{11}C]methoxy) injection		^{11}C-L- 甲基 - 蛋氨酸	EUP 6.0	脑肿瘤成像、甲状旁腺成像
norcholesterol injection, iodinated (^{131}I)		碘[^{131}I]代甲基降胆甾醇注射液	EUP 6.0	肾上腺皮质或腺瘤显像
oxygen (^{15}O)		$^{15}O_2$	EUP 6.0	研究组织内血流,主要是脑、心脏和肿瘤等血流和肺血管外水量
raclopride ([^{11}C]methoxy) injection		^{11}C- 雷氯必利	EUP 6.0	脑显像
sodium acetate ([1-^{11}C]methoxy) injection		^{11}C- 乙酸盐	EUP 6.0	心肌血流显像,前列腺癌和肝癌显像
sodium fluoride (^{18}F) injection		^{18}F-NaF	EUP 6.0	骨显像,肾上腺功能紊乱
sodium iodohippurate ($^{123/131}$I) injection		$^{123/131}$I- 马尿酸	EUP 6.0	肾功能显像
thallous (^{201}Tl) chloride injection		^{201}TlCl	EUP 6.0	非特异性肿瘤成像、甲状腺肿瘤成像、心肌成像、甲状旁腺成像
water (^{15}O) injection		^{15}O-H_2O	EUP 6.0	研究组织内血流,主要是脑、心脏和肿瘤等血流和肺血管外水量

（杨　志）

参 考 文 献

[1] 潘中允 . 实用核医学 . 北京 : 人民卫生出版社 , 2014.

[2] 李亚明 . 核医学教程 . 北京 : 科学出版社 , 2007.

[3] SOLS A, CRANE R K. Substrate specificity of brain hexokinase. J Biol Chem, 1954, 210 (2): 581-595.

[4] VANDER H, Understanding the Warburg effect: the metabolic requirements of cell proliferation. Science, 2009, 324 (5930): 1029-1033.

[5] 国家药典委员会 . 中华人民共和国药典 (2005 版). 北京 : 化学工业出版社 , 2005.

第四章　电离辐射和放射防护

核医学是临床医学的重要组成部分，它与其他临床学科之间最大的区别在于“核”字上，是利用核射线进行疾病的诊疗及开展医学研究。核射线属于电离辐射，可以引起物质（包括生物机体）的电离和激发，产生相应的物理效应和生物学效应。这种物理效应和生物学效应是对射线探测（示踪）和开展核素治疗的基础，但如果使用不当或防护不利，会对患者和健康人群造成不必要的损伤。为此，国际辐射防护组织和我国政府制定了一系列相关文件，目的是既要允许进行那些有利于人类的、可能产生辐射照射的必要活动，又要保护患者、放射性工作人员及他们的后代乃至全人类的健康，确保在严格遵守操作规范、采取必要防护措施的前提下，现有放射实践对医务人员和患者而言都是安全的。在我国核医学日常诊疗实践中，工作人员和患者实际接受的辐射量均在国际辐射防护委员会（ICRP）和国家标准规定的剂量限制内。

第一节　电离辐射与辐射生物效应分类

辐射指的是能量以电磁波或粒子的形式向外扩散传递的方式，依其能量的高低和电离物质的能力分为电离辐射与非电离辐射。一般来说，非电离辐射（如光线和超声波）的能量较低，不足以改变物质的化学性质。相反，电离辐射（如X射线和γ射线）有足够的能量使原子中的电子游离而生成带电离子。这个电离过程通常会引起生物组织发生化学变化，进而对生物构成伤害。一般所指可引起伤害的辐射，就是电离辐射。

电离辐射作用于机体后，其能量传递给机体的分子、细胞、组织和器官后所造成的各种形态和功能的生物效应的总和，称为辐射生物效应。电离辐射引起的生物效应是一个非常复杂的过程。一方面，分子水平效应发生于辐射作用的瞬间，而机体的可见损伤和放射病临床症状的出现，可能需要经过相当一段时间；另一方面，由于各种细胞的放射敏感性不同，在相同的辐射剂量作用下，不同细胞所出现的损伤程度也不同。此外，由于机体具有自身修复能力和适应能力，一定限度的低剂量辐射还有可能诱导机体的适应性反应并增强机体免疫功能，这是低剂量辐射有益论的理论依据。

一、电离辐射分类和照射类型

（一）电离辐射分类

作用于人体的电离辐射可分为天然本底辐射和人工辐射两大类。

1. 天然本底辐射　天然存在的各种辐射源所产生的电离辐射称为天然本底辐射，其对人类的照射称为天然本底照射。天然本底辐射源主要包括来自大气层外的宇宙射线和来自地壳物质中存在的天然放射性核素。

2. 人工辐射　来自人工辐射源或加工过的天然辐射源的电离辐射称为人工辐射。人工辐射源主要有医疗照射、放射性核素的生产与使用、核能及其他能源的生产、核事故照射及核武器爆炸等。

（二）照射类型

1. 职业照射（occupational exposure）　指以放射性工作为职业的人员（如从事核医学、放射诊断、放射治疗的工作人员）在其日常工作中受到的所有照射。

2. 医疗照射（medical exposure）　指受检者与患者接受包含有电离辐射的医学检查或治疗而受到的照射。此外，还包括知情而自愿扶持帮助受检者与患者所受到的照射，以及生物医学研究中志愿者所受的照射。

3. 公众照射（public exposure）　除职业性放射工作人员以外的其他社会成员所受的电离辐射照射，但不包括职业照射、医疗照射。

职业照射、医疗照射和公众照射均属于人工照射范畴，不包括天然本底照射。

(三) 电离辐射的作用方式

1. 外照射(external exposure) 是指体外辐射源对人体的照射。放射源虽置于体内，但既不被组织吸收也不参与代谢过程，仅仅是其释放出的射线作用于机体的照射，也属于外照射。

2. 内照射(external exposure) 是指进入人体内的放射性核素作为辐射源对人体的照射。绝大多数放射性核素进入体内后都会分布于组织或器官中，参与机体的代谢过程。

3. 混合照射(mixed exposure) 内照射和外照射同时作用于机体的照射称为混合照射。

二、辐射生物效应的分类

根据辐射生物学效应的作用机制、出现的时间或空间特点，有以下几种分类。

(一) 确定性效应和随机性效应

1. 确定性效应(deterministic effect) 指有剂量阈值的一类电离辐射生物效应，其严重程度取决于受照剂量的大小。一般来说，确定性效应只在剂量超过一定阈值时才可能发生，并且剂量愈高效应的严重程度愈大，因此这类效应的发生经过努力是可以避免的。

2. 随机性效应(stochastic effect) 指其发生概率(而非其严重程度)与受照剂量大小有关的一类辐射生物效应。假定此类效应发生的概率正比于剂量，且在辐射防护感兴趣的低剂量范围内不存在剂量的阀值，即便是小于剂量限值的照射也不能完全排除发生随机效应的可能。

(二) 近期效应和远期效应

1. 近期效应(short-term effect) 指机体受到高剂量、高剂量率照射后数小时至几周内出现的、临床上可以观察到的效应，如急、慢性放射病。

2. 远期效应(long-term effect) 指机体受到一次大剂量照射出现的急性损伤未得到恢复而延续下来，或在受照当时未出现，经过数月至数年后才出现的效应，如放射性白内障、白血病等致癌效应等。

(三) 躯体效应和遗传效应

1. 躯体效应(somatic effect) 指辐射诱发机体的生物效应显现在受照者本人身上的有害效应。躯体效应发生于体细胞，其影响时间不超过个体的寿命期限。

2. 遗传效应(genetic effect) 指辐射损伤受照者生殖细胞的遗传物质而在其后裔身上表现出的有害效应。这种效应发生于胚胎细胞，所引起的基因突变或染色体畸变导致其后代出现遗传性疾病。

第二节　放射防护的基本原则和措施

一、放射防护的目的和基本原则

(一) 放射防护的目的

防止有害的确定性效应，限制随机性效应发生的概率，使之达到被认可的水平。

(二) 放射防护的基本原则

1. 辐射实践的正当化(justification) 对于任何电离辐射的实践活动都要经过论证，只有在考虑了社会、经济和其他相关因素之后，其对受照个人或社会所带来的利益足以弥补其可能引起的辐射危害时，该实践才是正当的。

2. 放射防护的最优化(optimization) 在考虑了经济和社会因素后，个人受照剂量的大小、受照射的人数以及受照的可能性均保持在可合理达到的最低水平。主要手段包括：进一步改善防护条件、优化操作流程、使辐射源的利用达到合理的水平等。

3. 个人剂量限值(dose limitation) 针对个人规定的受照辐射剂量的具体量化标准，包括个人在任何一年受到的外照射所产生的有效剂量与在这一年内摄入的放射性核素所产生的内照射累积有效剂量两者之和。个人剂量的限值不是“安全”与“危险”之间的一条分界线，它是不允许接受剂量的下限值，而非可接受剂量的上限值。

实践的正当性是由负责全面工作的政府和有关部门进行判断的，个人剂量限值已有国家强制性标准，因此在实际工作中，主要需要研究的是放射防护最优化。

（三）剂量限值

在我国《电离辐射防护与辐射源安全基本标准》（GB18871-2002）中，明确规定了辐射相关工作人员和公众的剂量限值。

1. 职业照射　①应对任何工作人员的职业照射水平进行控制，使之不超过下述限值：连续5年的年平均有效剂量，20mSv；任何一年的有效剂量，50mSv；眼晶体的年当量剂量，150mSv；四肢及皮肤的年当量剂量，500mSv。②对于年龄为16~18岁的实习人员，应控制其职业照射使之不超过下述限值：年有效剂量，6mSv；眼晶体的年当量剂量，50mSv；四肢及皮肤的年当量剂量，150mSv。③从事放射性工作的育龄妇女所接受的照射，应严格按均匀的月剂量率加以控制；未满16岁者，不得参加放射性工作。

2. 公众照射　公众人员的照射不得超过下列剂量限值：年有效剂量，1mSv；在特殊情况下，如果5个连续年的年平均剂量不超过1mSv，则某一单一年份的有效剂量可提高到5mSv；眼晶体的年当量剂量，15mSv；皮肤的年当量剂量，50mSv。

上述剂量限值不包括医疗照射和天然本底照射，其中医疗照射没有个人剂量限值，代之以剂量指导水平。

（四）不同射线的防护原则

对于不同射线的防护原则，主要是基于射线的物理学特征及其与物质相互作用的特点。

1. α 射线　α粒子具有质量大、电荷多、初速度小的特点，电离能力极强，在物质中射程极短，因此对其防护主要是防止发射α射线的核素进入人体引起严重的内照射损伤（患者治疗目的的应用除外），不用考虑外照射防护的问题。

2. β 射线　β粒子主要用于内照射治疗，其电离能量比α粒子弱，但穿透力比α粒子强，要同时注意内照射防护和外照射防护。

3. γ 射线　γ射线不带电荷，电离能力弱但穿透力强，是外照射防护重点要考虑的对象。γ射线、湮没辐射、韧致辐射和特征X射线等，都是核衰变过程中产生的，虽然它们的起源不一、能量大小不等，但都属电磁辐射，防护要求是相同的。

（五）外照射的防护原则

外照射的防护原则包括时间防护、距离防护和屏蔽防护。

1. 时间防护　外照射累计剂量与照射时间成正比。因此，在保证工作质量的前提下，应尽量缩短受照射的时间；除非工作需要，应避免在电离辐射场中作不必要的逗留。

2. 距离防护　点状放射源的辐射剂量与受照距离的平方成反比，即当距离增大一倍，辐射剂量减少到原来的四分之一。在实际工作中，采用适当的远距离操作器械，可在一定程度上降低机体接受的剂量。

3. 屏蔽防护　是指在放射源和人体之间设置适当的屏蔽物，借助物质对射线的吸收作用，减轻或消除射线对人体的危害。屏蔽物质的选择应依据射线的种类和能量而定：α射线和低能β射线因射程短，不需要特殊设置屏蔽；β射线可用铝、有机玻璃或塑料制品等；能量较高的β射线，还应注意防护韧致辐射；γ射线和X线可用铅、铁等高原子序数高密度的金属材料或混凝土等通用建筑材料。

除此之外，辐射场内人员所受到的剂量大小还与辐射源本身的性质有关，因此控源防护也很重要，在满足工作需要的前提下，应尽量选用毒性低的核素，并降低辐射源的放射性浓度。

（六）内照射的防护原则

内照射防护的关键重在预防。应采取各种措施，防止放射性物质污染环境，控制环境污染程度，切断放射性核素侵入人体的各种途径，杜绝内照射损伤。内照射防护的基本方法有：围封隔离防扩散、除污保洁防沾染和个人防护防侵入。

1. 围封隔离　对于开放源及其工作场所必须采取层层“封锁隔离”的原则，把开放源控制在有限的空间内，防止它向环境扩散。围封隔离的方法很多，由简单的划分区域、各种类型的通风柜，到使用复杂的自动化“热室”，以达到围封防散的目的。

2. 除污保洁　操作开放型放射源、使用放射性核素，要完全不污染工作环境和周围环境是不可能的，重要的是随时清除工作环境介质的污染，监测污染水平，控制向周围环境的大量扩散，使环境介质的污染浓度尽量低于国家规定的限值。

3. 个人防护　遵守个人防护准则、合理使用防护用品，包括：①严格遵守放射性实验室的各项规章制度；②在开放型放射性工作场所中，禁止一切能使放射性核素侵入人体的行为和活动，如禁止饮水、进食、吸烟和化妆等；③合理配用各种个人防护用品，如口罩、手套、工作服、工作帽和铅防护衣和防护目镜等。

二、放射防护的措施

核医学属于开放型放射性工作，这决定了其放射防护的复杂性和特殊性，除了要注意放射性工作场所内部的合理布局，还需考虑对环境及公众的影响；除了外照射防护，更应注意内照射防护；除了应当注意工作场所的放射防护，还应注意对周围环境的保护；除了应当注意患者在诊疗期间、动物在实验期间的放射防护，还应注意患者在诊疗以后、动物在完成实验以后所需要的放射防护。因此核医学的放射防护要求远比一般放射学和放射治疗学复杂。

（一）核医学实验室管理

核医学实验室包括放射性药物的生产、制备、贮存区域，SPECT 检查室，PET 检查室，体外实验室及核素治疗病房等。

1. 预防性措施

(1) 准入制度：对开展放射性工作的单位和场所施行准入制度，在报建、方案论证、施工、验收等过程，严格按照国家有关规定执行，取得辐射安全许可证、放射性药物使用许可证、放射诊疗许可证、大型医用设备配置许可证等证件后，方可投入使用。

(2) 设计要求：开放性放射工作场所的选址及平面布局、通风、排水等，都有特殊的设计要求。

1) 选址：应选择在建筑物的一层或一端，最大限度地使各项活动的放射源集中在一个较小范围，不应与哺乳室、托儿所、食堂、宿舍和食品仓库等设在一起。

2) 平面布局：放射性工作区与非放射工作区应严格区分开来。根据管理需要，核医学工作场所一般分为 3 区，控制区是需要和可能需要专门防护手段或安全措施的区域，如制备分装放射性药物的操作室、注射室、给药后患者候诊室、治疗患者的病床区等；监督区是通常不需要专门的防护手段或安全措施，但需要经常对职业照射条件进行监督和评价的区域，如使用放射性核素的标记实验室、显像室、测量室、诊断患者的床位区、放射性核素或药物的贮存区、放射性废物贮存区等；非限制区是除去控制区和监督区以外的区域，如工作人员休息区、办公室、登记室、给药前患者候诊室等。

3) 通风与排水：室内人工通风系统的气流方向应由低放射性区流向高放射性区，应有专门的排水管道，其流向应从低放射性水平到高放射性水平，并有专用的放射性废水处理装置。

4) 应有辐射源及放射性废物的专用储存库。

5) 各种工作台面、地面、墙面等宜采用易于除污染或更换的材料覆盖。

6) 操作放射性药物的房间、注射后患者候诊室及扫描室，均需进行 6 面辐射防护。

(3) 限制区域：放射性操作必须在指定的区域或范围内进行，放射性物品必须储藏在有屏蔽的地方或是固定的储藏仓库内，以尽量避免实验场所及环境的污染。放射性通风柜是放射性实验室内操作开放型放射性核素工作的固定专用设备，有专门的水电供应系统，其主要作用除了限制放射性污染区和排放放射性气体之外，还起着有效屏蔽外照射的作用。

(4) 定期监测：对放射性工作场所（室内本底水平、空气中放射性浓度、表面污染等）、个人剂量和周围环境的放射性污染情况进行定期监测。

2. 放射源的运输与保管

(1) 放射源的运输：任何形式的运输都应当办理相应的交接手续，并有安全监测与适当的防护。必须注明放射源的名称、放射性比活度，在明显位置张贴放射性标志。运输过程中要选用合适的运输工具及专门容器，保证做到在运输过程中不出现放射性物质盛放容器的滑动、破损，取放容器的内容物时，不应污染容器。严禁任何单位和个人随身携带放射源乘坐公共交通工具。在实验室内转移运送少量放射性物质时，应将容器当放在铺有吸水纸的托盘中。

(2) 放射源的保管：须有专人负责保管放射源，并有专门的放射源贮存场所。运输单位按照规定要求办理交接手续，保证放射源出入库的名称一致、数量一致、设备完好无泄漏。放射源的领用需有健全的登记制度和明细表。源库周围要有警示标志并加装防盗装置，切实做好放射源的存放安全。

3. 放射性废物的处置　在核医学工作当中，会产生许多含有放射性的废弃物，它们不能以普通废弃物的方法进行处理，通常需要根据废物的性状、体积，以及所含放射性核素的种类、半衰期、放射性比度等选择相应的处理方法，不使放射性物质对人员、环境造成危害。放射性废物处理的基本途径，一是浓缩贮存，二是稀释排放。

(1) 固体放射性废物：包括被放射性核素污染的试纸、敷料、废旧器械、安瓿瓶、实验动物尸体、患者的衣物及用品等。对短半衰期（$T_{1/2}<15$ 天）的固体废物主要采用放置法处理，一般经过集中放置 10 个半衰期后，即可作为非放射性废物处置。存放时应注意外照射防护；如系易于腐败变质的有机废物，如动物尸体、生物样品等，需加用防腐剂处理。长半衰期核素废物则应定期集中送交区域废物库最终处置，主要处理方法是焚烧法或埋存法。

(2) 液体放射性废物：包括放射性核素的残液、患者的排泄物、用药后的呕吐物及清洗器械的洗涤液、污染物的洗涤水等。核医学领域多为半衰期较短的放射性核素，废液量不大，放射性活度也不太高，因而废液处理多采用稀释法和放置法。对于量不多且浓度不高的废液，且本单位的总用水量又比较大的，可采用稀释排放处理；对于浓度很高但量不大的废水以实验室存放为宜；浓度不太高而体积大的废液可排入放射性衰变地中，利用分格结构存放衰变。

(3) 气载放射性废物：包括放射性碘蒸汽、放射性气溶胶、呼出的 ^{133}Xe 等。放射性碘蒸汽、放射性气溶胶，经高效过滤后排入大气，排风口须在直径 50m 范围内高出最高建筑 3m 以上。滤膜定期更换，并作为固体放射性废物处理。^{133}Xe 应用特殊的吸收器收集，放置衰变，不得直接排入大气。

比活度 $\leq 7.4\times10^4$Bq/kg，或经过存放衰变后比活度降低到 7.4×10^4Bq/kg 以下的医用废物可直接作非放射性废物处理。

4. 放射性事故的应急处理　临床核医学日常工作中最常见的放射性事故是放射性物质污染的一般辐射事故，应及时进行去污处理。所谓清除放射性污染，并不能消灭放射性，而只是将物体表面上的放射性转移到安全场所，以利于放射防护。

(1) 少量放射性液体撒落的处理：立即用吸水纸、干的棉纱布等自外而内螺旋形吸水，换用吸水纸或棉纱布自外而内擦干，在此基础上用温水仔细清洗污染处。在经辐射防护人员用探测器探测，认定引发放射性危害的可能性可以接受之后方可结束，否则要在防护人员指导下作进一步去污。用过的吸水纸、棉纱布等视为放射性废物。

(2) 少量放射性粉末撒落的处理：立即用潮湿的棉纱布自外而内作内螺旋形擦拭，至少重复 2 遍，在此基础上用温水仔细清洗污染处。同样，经辐射防护人员探测认定引发的放射性危害的可能性达到可以接受的水平方可结束。用过的棉纱布等视同为放射性废物。

(3) 手部皮肤沾染放射性核素的处理：立即用温水、软毛刷、普通肥皂反复清洗，清洗不宜超过 3 次。

(4) 严重污染事故时的应急处理：①立即通知在场的其他人员；②迅速标出污染范围，以免其他人员误入；③污染的衣物，尽快脱掉留在污染区；④污染区人员在采取防止污染扩散措施后，立即离开污染区；⑤体表受到沾染，立即清洗，可疑体内污染，尽快找专业医师急救促排；⑥尽快通知防护负责人和主管人员；⑦详细记录事故发生的经过和处理情况。

5. 工作场所的防护监测

(1) 放射性核素操作人员的防护用具，活性区和病房的清洁人员及护理人员的防护用具，以及患者的卧具都要进行常规监测。

(2) 实验室、病房、洗涤室、给药间等工作场所的地面、家具，以及仪器的表面、门把手，都应用监测仪进行表面污染常规监测。

(3) 在使用挥发性或放射性气体的操作区，进行气体和气溶胶活性浓度常规监测。

(4) 在验证放射防护屏障效果时应进行工作场所及周围外环境的外照射水平监测。

(5) 多项监测结果应记录在案，包括地点、日期、使用仪器型号和监测人员姓名。

(6) 应当在使用 γ 核素治疗的患者的病房门口安装探测 γ 报警器，以防止患者离开病房。

（二）工作人员的防护

1. 个人健康管理　对从事放射性工作的人员，必须进行健康管理和医学监护，建立个人健康档案，以评价放射性工作人员的健康状况，确保在开始就业前和在工作以后都能适应他们的工作，同时提供就业前原始健康状况的资料，便于发生事故或职业病时作比较。放射性工作人员的健康管理包括就业前体检、定期体检和受特殊照射人员的医学观察。定期体检中的两次检查时间间隔不应超过 2 年。怀孕、可能怀孕的妇女应减少甚至脱离与放射线相关的接触。

2. 防护知识培训　凡从事放射性工作的人员上岗前必须接受放射防护知识培训，掌握有关辐射防护、事故预防与处理等相关知识，经考核合格并取得放射工作人员证后方可从事相应的放射性工作。上岗后，每 2 年参加一次防护知识复训。

3. 遵守操作规程　严格执行安全操作规程，遵守实验室安全管理制度，掌握处理事故的原则，一旦发生事故能迅速及时处理。熟悉所从事的放射性工作性质、操作程序和各个细节，并达到熟练的程度，正式操作前要做好充分的准备工作。新工作人员需进行见习、冷试验，考核合格后方可上岗；从事多年放射性工作的人员，在开展新的工作时，也需要进行冷试验。用移液管取放射性液体时严禁口吸，不在活性区存放个人物品（尤其的食物）及进食、饮水。

4. 穿戴防护用品　在进入控制区工作时，应佩戴好个人防护用品及个人剂量计。除常规穿戴工作服、帽子、口罩、手套等之外，进行药物注射或床边操作时，还应佩戴铅玻璃眼镜、穿铅防护裙；洗涤放射性物品时，应穿戴橡胶围裙和袖套。操作 β 核素时要戴有机玻璃眼镜。

5. 使用防护器具　从事放射性液体的开瓶、分装、煮沸、烘干、蒸发等操作，或产生放射性气体、气溶胶和粉尘的操作，必须在有通风设备的通风柜或手套箱内进行封闭式操作，并在铺有吸水纸的不锈钢、玻璃或瓷盘内操作，以防止污染扩散及便于去污。合理使用移动式或固定式防护屏，并充分利用各种长柄镊子和钳子进行交替操作来增加操作距离，尽量避免用手直接接触放射源的容器。移动放射源时应置于铅防护套内并放在托盘上，严防滑落和溅洒。

6. 个人剂量监测　是工作人员防护的重要环节，由具备资质的技术服务机构承担。外照射个人剂量监测主要依靠个人剂量计，常规佩戴于胸前，用于测量 γ 射线或能量较高的 β 射线的累积受照剂量。体内污染 γ 核素的监测可通过体外测定估计内污染水平，内污染 α、β 核素时主要通过分析排泄物或生物样品，然后作出估算。个人剂量监测的周期最长不应超过 90 天，同时相关机构需建立并终生保存个人剂量监测档案。

（三）工作人员的职责

1. 申请核医学检查与治疗的总原则

（1）在确定核医学诊断或治疗程序前必须首先作出正当性判断，以确保根据临床需要拟使用的核医学诊疗技术的预期利益将超过医疗照射可能带来的潜在危险。申请医师必须掌握各种医学影像诊断技术的特点及其适应证，在比较可供选择的各种检查技术之后，根据实际情况选用危险较小的方法。

（2）应当避免一切不必要的辐射照射（包括重复性检查）。有正当理由施予临床核医学患者的医疗照射剂量，不要超过为提供必要的诊断信息或达到治疗目的所需要的数值。

（3）必须加强临床核医学的质量保证，从仪器设备、设施、放射性药物、诊治技术、操作和管理等各环节确保活动区最佳诊疗效果。

（4）对儿童、哺乳妇女、孕妇及育龄妇女等患者尤应注意加强防护。

（5）所有核医学工作人员和有关医务人员，除具备相应专业技能外，还必须掌握核医学防护知识。核医学医师、物理人员和技术人员必须把质量保证要求认真贯彻于本职工作中。

2. 申请医师的职责

（1）申请医师应根据患者的病史、体格检查和实验室化验结果等进行正确的临床判断，在比较可供选择的各种诊治技术之后，决定是否提出相应申请。

（2）申请医师应在申请单上写明患者的现病史和既往史及其他的诊治结果、建议采用核医学诊治的项目和目的等。

（3）对育龄期女患者应注意其怀孕的可能性，并在申请单上做必要说明。

3. 核医学医师的职责

（1）当要求作核医学诊治的申请单提供的信息不完备或资料不足以表明进行核医学诊治的必要性时，核医学医师有责任同申请医师联系，要求补充有关信息，并洽商加以妥善处理。

（2）经评价核定必须进行的核医学诊治，核医学医师应针对具体临床问题逐例计划，并选取物理化学特性等合适的放射性药物及恰当的诊治程序和技术。

(3) 核医学医师有责任及时将新的或改进了的核医学技术通告其他临床科室的医师，以便采用现有的最好方法处理临床问题。

(4) 如果患者近期做过核医学检查，特别是做过和本次申请相同的检查时，核医学医师应对该次检查残存的活度是否会干扰本次申请检查的诊断质量作出判断，并采取必要措施。

(四) 患者防护与安全要求

《临床核医学的患者防护与质量控制规范》(GB 16361-2012)从正当性判断、放射防护最优化、医疗照射指导水平、有关剂量约束、异常医疗照射的调查与处理、记录保持这 6 个方面对患者防护与安全提出明确要求，简单归纳为以下几点。

1. 在确定核医学诊疗前应首先作出正当性判断，以确保按临床需要得到的诊疗预期利益将超过该诊疗可能带来的潜在危险。

2. 临床核医学医师应掌握相应医学影像诊断技术的特点及其适应证，使用时应严格控制其适应证范围。用放射性药物诊断时，应参考有关医疗照射指导水平，采用能达到预期诊断目的所需要的最低放射性核素施用量，并且避免不必要的重复检查。

3. 对哺乳和怀孕妇女施用诊断性放射性药物，应特别注意进行正当性判断。为了避免对胎儿和胚胎造成意外辐射照射，应对患者是否怀孕进行询问、检查和评估，并将有关说明张贴在醒目的位置。妇女在施用放射性药物期间应避免怀孕。

4. 仅当有明显的临床指征时才可以对儿童实施放射性核素显像检查，并应根据患儿的体重、身体表面积或其他适用的准则尽可能减少放射性药物施用量，还应选择半衰期尽可能短的放射性核素。

5. 放射性药物的治疗通常应在结束怀孕和哺乳期后进行。除非是挽救生命的情况，孕妇不应接受放射性药物的治疗，特别是含 ^{131}I 和 ^{32}P 的放射性药物。为挽救生命而进行放射性药物治疗时，若胎儿接受剂量不超过 100mGy，可以不终止怀孕。

6. 核医学工作人员应对已施用放射性药物的患者提供书面和口头的指导，以便他们在出院后还能有效地限制其护理人员和公众所受的照射，减少与其家庭成员如未成年人和孕妇，特别是与其配偶的接触。

7. 在实施诊断后，尤其是在检查后的短时间内，应鼓励患者(特别是儿童)多饮水、多排泄，以加快肾脏排出放射性药物。必要时，可以酌情使用利尿剂或利胆剂。

8. 应确保给每例患者施用的放射性药物的活度与处方量一致，并在服药时记录。在治疗的程序中，应对每次治疗剂量进行计算并予以记录。

9. 接受放射性药物诊断或治疗的患者，通常的公众剂量限值不适用于其探视者或家庭成员所造成的照射。探视者和家庭成员在患者的诊断或治疗期间所受的剂量不超过 5mSv，探视已食入放射性药物的患者的儿童所受剂量不超过 1mSv。

10. 对接受放射性药物治疗的住院患者，仅当其家庭成员中的成人所受剂量不可能超过 5mSv、其家庭成员中的婴儿和儿童以及其他公众所受剂量不可能超过 1mSv 时，才能允许患者出院。接受了 ^{131}碘治疗的患者，其体内放射性活度降至低于 400MBq 之前不得出院。

第三节　辐射防护相关法规

为了既充分利用电离辐射造福人类，又保护放射工作人员、公众及其后代的健康和安全，并提高放射防护措施的效益，很早以来人们就十分重视电离辐射防护标准的制定。国际上最早研究防护标准的权威学术团体是 ICRP，ICRP 发表的一些基本标准建议书和相关出版物，为各国制定本国的防护标准提供权威性指导。

我国 1974 年首次颁发了《放射防护规定》，1983 年成立放射卫生防护专业委员会后制定了 100 多种标准，我国政府也制定了一系列法规。这些法规与标准构成了我国放射卫生防护体系，对促进核科学与电离辐射技术的发展及其在各领域的广泛应用具有重要作用。下面简要介绍几个与核医学工作关系最为密切的法规和标准。

一、放射性药品管理办法

《放射性药品管理办法》(国务院令第 25 号)于 1989 年 1 月 13 号由国务院发布并实施，2017 年 3 月 1 日重新修订。该办法明确指出，非核医学专业技术人员未经培训，不得从事放射性药品使用工作，无《放射性药品使用许可证》的医疗单位不得临床使用放射性药品。《放射性药品使用许可证》由所在地的省、自治区、直辖市药品监督管理部门核发，许可证有效期为5年，期满前6个月，要重新申请，经审核批准后，换发新证。

二、电离辐射防护与辐射源安全基本标准

《电离辐射防护与辐射源安全基本标准》(GB 18871-2002)于2002年10月8日发布，2003年4月1日实施。该标准是我国电离辐射与辐射源安全领域的顶层标准，规定了对电离辐射防护和辐射源安全的基本要求，其适用范围几乎覆盖了涉及电离辐射照射的所有生产活动、实际应用、生活环境和事故应急中人员所受电离辐射照射的防护和辐射源的安全，是一项基础性的防护与安全标准。

三、放射性同位素与射线装置安全和防护条例

《放射性同位素与射线装置安全和防护条例》(国务院令第449号)于2005年12月1日起施行，共有七章六十九条。条例规定，国家对放射源和射线装置实行分类管理。根据放射源、射线装置对人体健康和环境的潜在危害程度，从高到低将放射源分为Ⅰ类、Ⅱ类、Ⅲ类、Ⅳ类、Ⅴ类；将射线装置分为Ⅰ类、Ⅱ类、Ⅲ类。生产、销售、使用放射性核素和射线装置的单位，应当依照本章规定取得许可证。条例还规定，应当对直接从事生产、销售、使用活动的工作人员进行安全和防护知识教育培训，并进行考核；考核不合格的，不得上岗。应当严格按照国家关于个人剂量监测和健康管理的规定，对直接从事生产、销售、使用活动的工作人员进行个人剂量监测和职业健康检查，建立个人剂量档案和职业健康监护档案。

四、临床核医学放射卫生防护标准

《临床核医学放射卫生防护标准》(GBZ 120-2006)于2006年11月3日发布，2007年4月1日起实施，GBZ 120-2002同时废止。该标准规定了临床核医学诊断和治疗实践中有关工作人员以及工作场所的放射卫生防护要求，适用于临床核医学应用放射性药物诊断与治疗实践。在临床核医学工作场所的放射防护要求方面提出，一般临床核医学的活性实验室、病房、洗涤室、显像室等工作场属于GB 18871规定的乙级或丙级非密封源工作场所。依据计划操作最大量放射性核素的加权活度，把工作场所分为Ⅰ、Ⅱ、Ⅲ三类。Ⅰ类：加权活度>50 000MBq；Ⅱ类：加权活度50~50 000MBq；Ⅲ类：加权活度<50MBq。加权活度=(计划的日操作最大活度 × 核素的毒性权重因子)/操作性质修正因子，其中放射性核素的毒性权重因子分为A、B、C三类，根据操作方式和地区，将操作性质修正因子分为四种，并对不同类别核医学工作场所的室内表面及装备结构提出明确要求。此外，对放射性药物操作和临床核医学治疗也明确规定了详细的放射防护要求。

五、中华人民共和国放射性污染防治法

《中华人民共和国放射性污染防治法》(主席令第6号)由中华人民共和国第十届全国人民代表大会常务委员会第三次会议于2003年6月28日通过公布，自2003年10月1日起施行。该法共分八章六十三条，规范了放射性核素的应用管理、放射性废物的排放管理。明确放射性核素应当单独存放，不得与易燃、易爆、腐蚀性物品等一起存放，其贮存场所应当采取有效的防火、防盗、防射线泄漏的安全防护措施，并指定专人负责保管。贮存、领取、使用、归还放射性核素时，应当进行登记、检查，做到账物相符。生产、销售、使用、贮存放射源的单位，应当建立健全安全保卫制度，指定专人负责，落实安全责任制，制定必要的事故应急措施。发生放射源丢失、被盗和放射性污染事故时，有关单位和个人必须立即采取应急措施，并向公安部门、卫生行政部门和环境保护行政主管部门报告。必须加强临床核医学的质量保证，从仪器设备、设施、放射性药物、诊治技术、操作和管理等各个环节，确保获取最佳效果。核医学医师、物理人员和技术人员必须把质量保证要求认真贯彻于本职工作中。必须制定核医学质量保证计划，建立健全包括加强患者防护在内的质量管理制度。

六、中华人民共和国职业病防治法

《中华人民共和国职业病防治法》于2001年10月27日经第九届全国人大常委会第二十四次会议通过发布，2002年5月1日起施行，2011年12月31日重新修订，共分七章七十九条。在总则中确定职业病，是指企业、事业单位和个体经济组织等用人单位的劳动者在职业活动中，因接触粉尘、放射性物质和其他有毒、

有害因素而引起的疾病，明确指出放射性物质为三种职业病危害因素之一。职业病防治工作坚持预防为主、防治结合的方针，实行分类管理、综合治理。国务院卫生行政部门统一负责全国职业病防治的监督管理工作。国家对从事放射性、高毒等作业实行特殊管理。

七、临床核医学的患者防护与质量控制规范

《临床核医学的患者防护与质量控制规范》(GB 16361-2012)于2012年6月29日发布，2012年10月1日起实施，代替原标准《临床核医学中患者的放射卫生防护标准》(GB 16361-1996)。该标准将原标准第3章～第7章的内容整合、归纳成现标准的第4章和第5章，并有较多补充和修改。增加了第6章有关质量控制的要求，附录由2个增加到8个。本标准规定了临床核医学患者防护的基本要求、患者防护与安全以及质量控制要求，其中在患者防护与安全上，从正当性判断、放射防护最优化、医疗照射指导水平、有关剂量约束、异常医疗照射的调查与处理、记录保持6个方面提出了明确要求。本标准适用于将放射性核素用于临床核医学的诊断与治疗，但不包括粒子源植入的情况。

(安　锐)

第五章　核医学诊断概论

随着医疗技术的快速发展，医学临床实践已经从感官主导的传统诊疗模式进入由解剖影像主导的现代诊疗模式，并将逐渐进入到由分子影像主导的未来诊疗模式。在分子影像研究领域中，应用放射性示踪技术建立起来的核医学分子影像是最为成熟的分子影像技术。核医学成像技术通过将放射性核素标记的特异性靶分子（分子探针）引入到体内，根据其在生物机体内的分布反映出疾病发生发展过程中病理信息，从而指导临床对疾病的诊断与治疗。在临床实践中选择核医学诊断技术时，不仅需要了解如何去运用核医学成像技术，还需要熟知分子探针在疾病的发生发展和诊疗中的作用，然后才能正确解读和理解核医学图像。

第一节　核医学成像技术

核医学成像技术是根据放射性核素示踪原理，利用显像剂在体内分布的特殊规律，从体外获得脏器和组织的功能或代谢状态的影像技术。核医学成像至少有两个关键部分，即显像剂和成像设备。根据成像设备的不同、采集图像方法的不同及显像剂性质的不同，核医学成像技术可以分为以下几种类型。

一、单光子成像和正电子成像

根据显像设备和图像采集原理的不同，核医学成像技术可以分为单光子成像和正电子成像。

（一）单光子成像（single photon emission tomography）

通过γ相机或 SPECT 显像设备对显像剂发出的γ光子进行采集，经计算机处理后成像。单光子成像是临床最常用的核医学显像方法。目前单光子成像中应用最普遍的核素是 ^{99m}Tc，能量为 140keV。

（二）正电子成像

通过 PET 或符合线路 SPECT 显像设备及符合采集原理，对发生正电子衰变的显像剂产生湮灭辐射时发出的一对能量相同（511keV）、方向相反的γ光子进行同时采集的成像技术。目前，正电子成像应用最普遍的显像剂是 ^{18}F-FDG。

二、平面显像和断层显像

（一）平面显像（planar imaging）

指成像设备采集某一特定方向的γ光子并形成二维图像的显像技术，具有成像快捷的优势，在临床核医学中运用广泛。但由于平面显像是靶器官各处显像剂分布在某一平面上的叠加，因此无法准确评价病灶位置，导致定位困难；亦有可能掩盖脏器内局部的显像剂分布异常，不易发现较小、较深的病灶。

（二）断层显像（tomographic imaging）

通过成像设备对γ光子进行多平面采集，再采用计算机重建技术进行处理，最终获得横断面、冠状面、矢状面及其他任意方向断层图像的成像技术。断层显像弥补了平面显像的不足，能够准确定位病灶位置，亦有助于发现较小、较深的显像剂异常分布。但断层显像需要多平面采集，因此采集时间比平面显像更长（图 5-1）。

三、局部显像和全身显像

（一）局部显像（regional imaging）

成像设备仅采集身体某一部位或某一脏器的显像剂分布情况的成像技术。局部显像一般使用较大的采集矩阵，获得的信息量大，图像清晰，分辨率高。

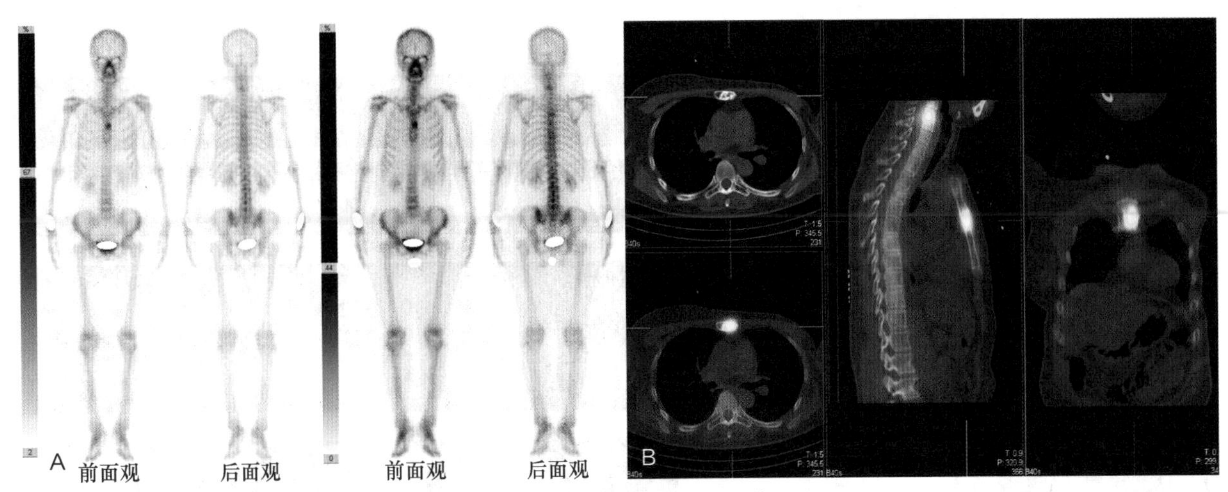

图 5-1　平面显像和断层显像

（A. 骨全身显像为平面显像，约胸骨处可见局灶性显像剂浓聚影，但无法对病灶准确定位；B. 断层显像提示显像剂浓聚影位于胸骨体，CT 见相应部位高密度影）

（二）全身显像（whole body imaging）

成像设备从头到足依序采集全身各部位的显像剂分布情况，并将其合成为一幅完整影像的成像技术。其优势在于观察病灶范围大且全面，常用于骨显像、肿瘤显像等（图 5-2）。

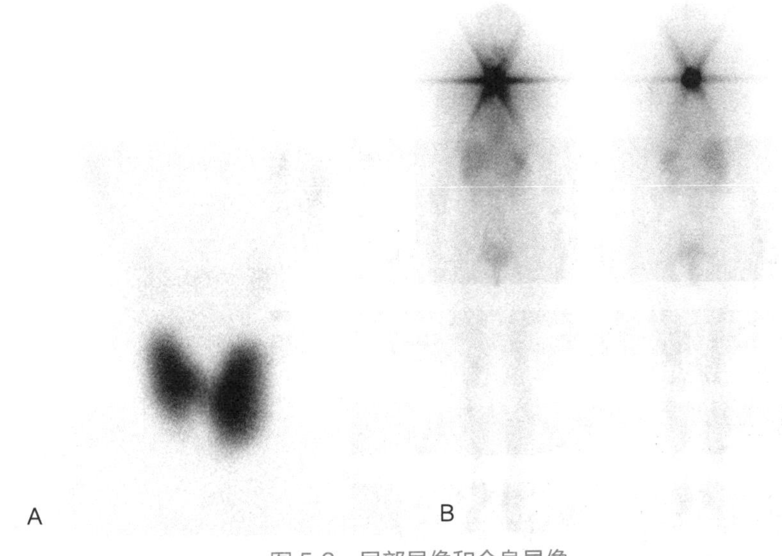

图 5-2　局部显像和全身显像

（A. 局部显像：$^{99m}TcO_4^-$ 甲状腺显像仅采集颈部及其周围影像；B. 全身显像：^{131}I 显像从头至足采集影像）

四、阳性显像和阴性显像

根据病灶是否摄取显像剂分为阳性显像和阴性显像（图 5-3）。

（一）阳性显像（positive imaging）

又称为热区显像（hot spot imaging），指显像剂主要被病灶摄取，正常组织不摄取或摄取较少，在静态影像上表现为病灶的显像剂摄取高于正常组织而呈“热区”改变。阳性显像主要应用于反映具有异常功能的病灶。

（二）阴性显像（negative imaging）

又称为冷区显像（cold spot imaging），指显像剂主要被有功能的正常组织摄取，而病灶基本不摄取，在静态影像上表现为正常组织显像剂分布均匀，而病灶呈显像剂分布稀疏或缺损。阴性显像主要应用于反映脏器功能及血流灌注等方面。

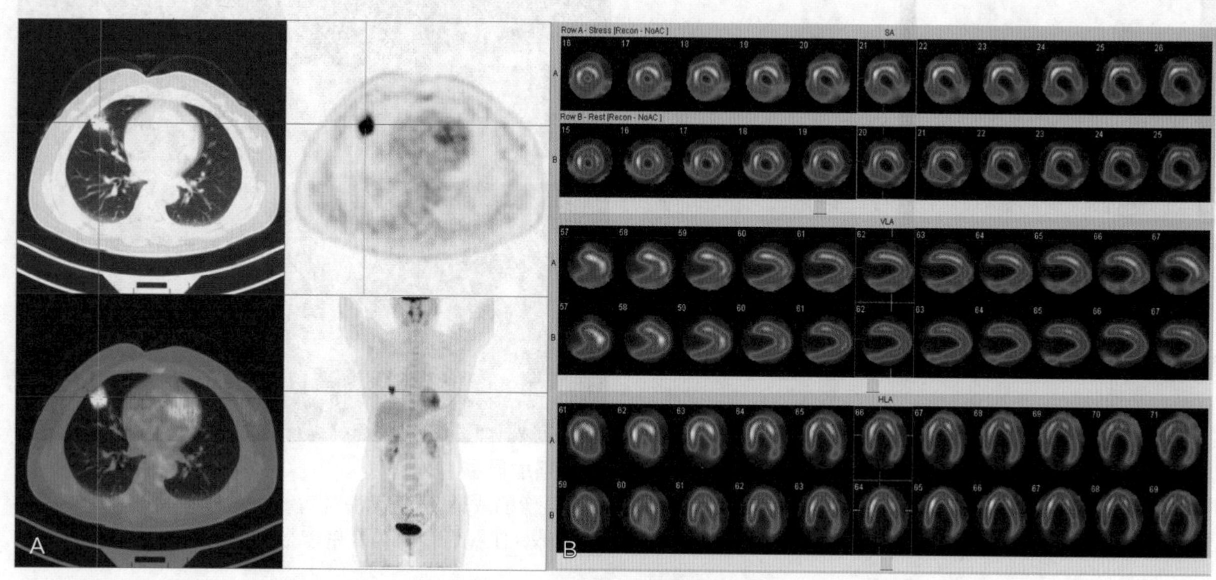

图 5-3　阳性显像和阴性显像

（A. 阳性显像：^{18}F-FDG 显像，肺内病灶显像剂摄取高于周围正常组织；B. 阴性显像：心肌血流灌注显像，左心室部分下壁及后侧壁显像剂分布较周围组织稀疏，提示灌注明显减低）

五、静态显像和动态显像

根据影像获取的状态分为静态显像和动态显像（图 5-4）。

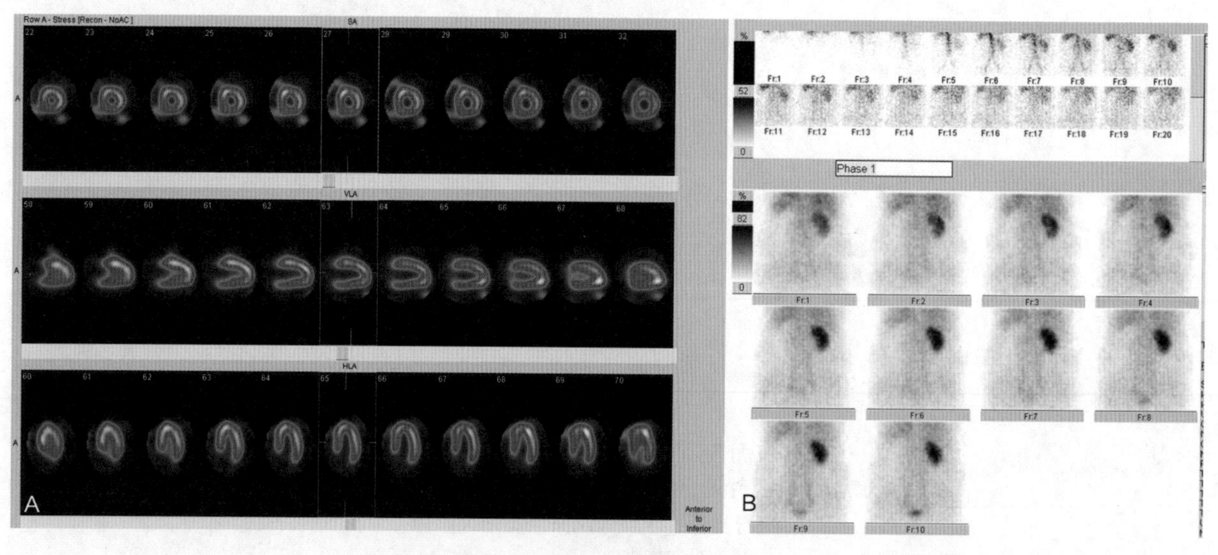

图 5-4　静态显像和动态显像

（A. 静态显像：心肌血流灌注显像，显像剂在心肌内稳定分布后采集图像；B. 动态显像：肾动态显像，注射显像剂后即刻动态采集腹主动脉及肾脏的多帧连续影像或系列影像）

（一）静态显像（static imaging）

显像剂在靶器官或靶病灶内的浓度处于稳定状态时进行的显像称为静态显像。静态显像可以采集足够的显像剂分布信息用于成像，故图像清晰可靠，分辨率高。

（二）动态显像（dynamic imaging）

显像剂引入体内后，在一定的时间内连续多帧采集靶器官或靶组织的系列影像，称为动态显像。动态显像可以反映显像剂在靶器官或靶组织内随时间变化而摄取和洗脱的动态变化，可建立时间 - 放射性曲线，并据此定量分析脏器和组织的功能情况。

需要注意的是，静态显像和动态显像可以联合进行，先进行动态显像获得局部血流灌注和血池影像，之后再进行静态显像。如静脉注射 ^{99m}Tc-MDP 后可先进行动态显像获得局部骨骼血流灌注及病变部位血池影像，于 2~4h 后再进行骨静态显像，即为三相骨显像。因此，动态显像和静态显像联合应用可获得更多的诊断信息，有助于提高诊断的准确性。

六、早期和延迟显像

根据影像获取的时间分为早期显像和延迟显像（图 5-5）。

（一）早期显像（early imaging）

显像剂引入体内后第一个时间点进行显像称为早期显像。显像的时间点与显像剂的显像原理相关。

（二）延迟显像（delay imaging）

显像剂引入体内第一个时间点进行显像后，经过一定时间后再次进行显像称为延迟显像。延迟显像的目的是改善早期显像对于病灶性质判断的不足。有时，由于靶组织摄取显像剂速度及周围非靶组织清除显像剂的速度较缓慢，早期显像的靶 / 非靶比值（T/NT）较低，病灶显示不清，易漏诊病灶。通过一定时间后行延迟显像，靶组织摄取显像剂的数量增加、非靶组织内残留显像剂的数量随时间的延长而减少，从而提高了靶 / 非靶比值，病灶得以显示，使病灶的阳性检出率得以提高。

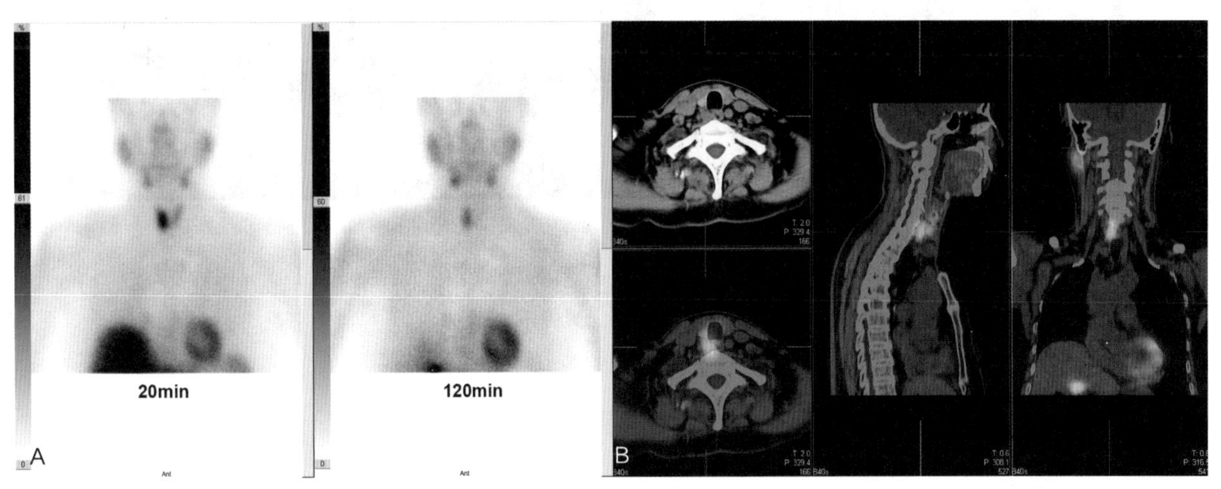

图 5-5 甲状旁腺双时相显像

〔A. 注射 ^{99m}Tc-MIBI 20min 后行第一次显像，即早期显像，此时甲状腺显像剂分布较浓，甲状旁腺无法明确显示；B. 120min 后行第二次显像，即延迟显像，由于甲状腺组织对显像剂洗脱速率高于甲状旁腺腺瘤，此时甲状旁腺腺瘤显像剂分布高于甲状腺，甲状旁腺腺瘤得到清晰显示（断层显像提示显像剂浓聚灶位于甲状旁腺）〕

七、静息显像和负荷显像

根据注射或引入显像剂时机体的状态分为静息显像和负荷显像（图 5-6）。

（一）静息显像（rest imaging）

指受检者在没有受到生理性刺激或药物干预的基础状态下进行的显像。核医学绝大部分成像均为静息显像。

（二）负荷显像（stress imaging）

指受检者在药物、生理性刺激或运动介入状态下进行的显像。负荷显像用于判断脏器储备功能，可以检测出静息显像不能显示的病变。

需要注意的是，上述分类方法是为了描述核医学显像技术的不同特点，仅具有相对意义。一种显像从不同角度可以归为不同类型的显像，如静脉注射 $^{99m}TcO_4^-$ 20min 后进行的甲状腺显像，根据不同的角度进行分类，它既是平面显像，又是静态显像、局部显像和静息显像。

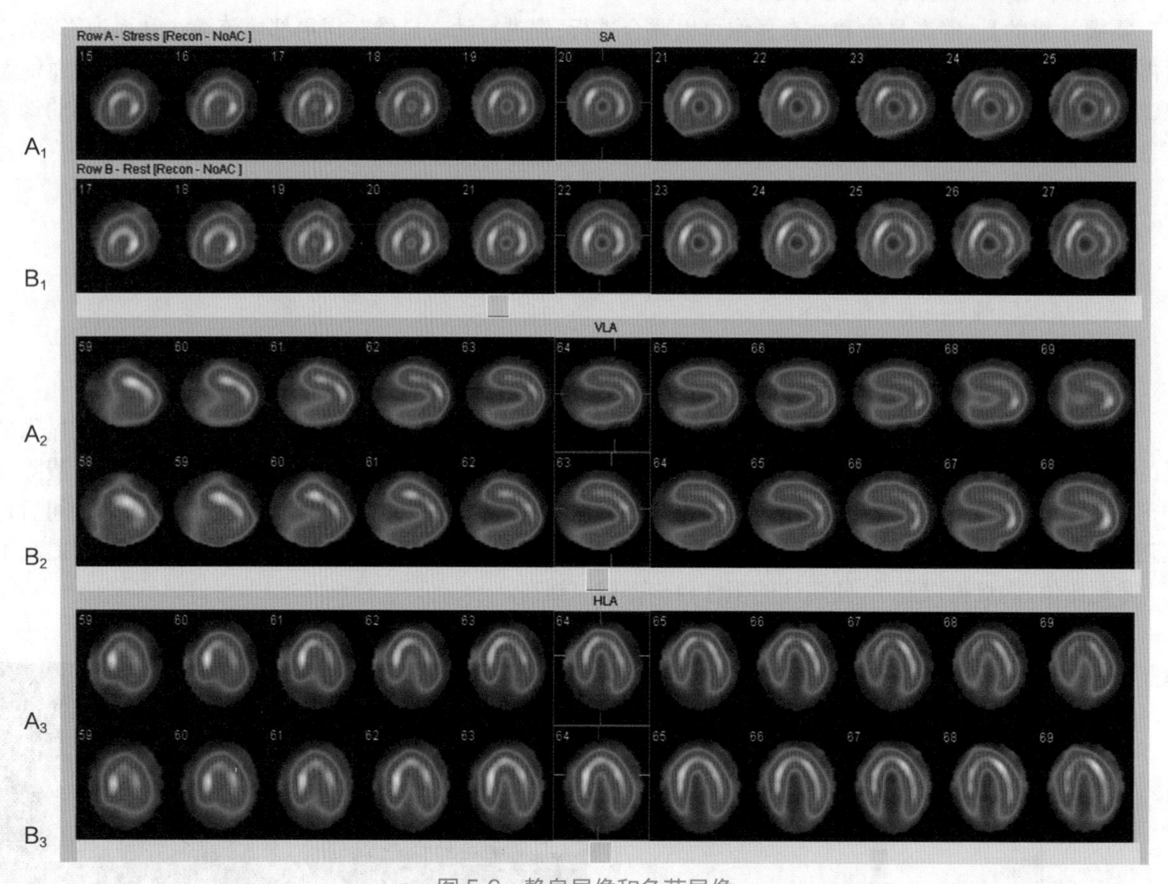

图 5-6　静息显像和负荷显像
（A 为运动负荷心肌血流灌注显像，提示左心室下壁显像剂分布缺损；B 为静息心肌血流灌注显像，提示左心室下壁无显像剂充填）

第二节　核医学图像处理与分析

真实而清晰的核医学图像是进行准确分析和定量的基础，也是准确诊断疾病的基础。要获得一幅高质量的核医学图像，需要各个环节的质量控制，包括对显像目的确认，患者检查前的准备、显像药物的选择、图像采集和处理参数的选择等。

一、显像目的确认

核医学显像是针对某一疾病或特定的组织、器官的特异性显像技术，检查前需明确临床医师申请显像检查的目的，选择恰当的核医学成像技术，才会有的放矢的解决临床医生所关注的问题。例如，对于冠心病患者，如果评价心肌是否存在缺血，则需要行心肌血流灌注显像；如果评价心肌是否存活，则需要行心肌代谢显像。

二、检查前准备

核医学显像前进行充分、规范的准备有助于排除各类干扰因素，以获得满意的图像，因此是核医学检查过程中不可缺少的部分。基本的准备工作包括询问病史、评估受检者基础状态、移除受检者携带的金属物体等。需要注意的是，在询问病史过程中，需要了解受检者是否服用了影响显像结果的药物或食物。如在负荷心肌灌注显像前，应尽可能地停用所有可能影响受检者心率或心肌血流灌注的药物及食物，如 β 受体阻滞剂、氨茶碱类药物、含咖啡因类饮料等。另外，根据不同的显像技术及目的，准备工作有所不同。如 ^{18}F-FDG PET/CT 进行肿瘤显像前，为了使病灶能够更多的摄取 ^{18}F-FDG，需要受检者空腹 4~6h 保持血糖在正常水平；

而使用 ^{18}F-FDG PET/CT 进行存活心肌显像前，多采用糖负荷法提高受检者血胰岛素水平，以增加心肌对葡萄糖的摄取，从而使存活心肌充分摄取 FDG。

三、显像药物的选择

特异性的放射性示踪剂是核医学成像的基本条件，因此选择合适的显像药物对于核医学显像十分关键。一般而言，应选择具有适宜的 γ 射线能量，靶本比高、具有稳定的靶组织滞留时间的显像剂。如 ^{201}Tl 和 ^{99m}Tc-MIBI 均可以进行心肌灌注显像，但由于 ^{201}Tl 能量较低，半衰期较长，获得的心肌灌注图像质量较 ^{99m}Tc-MIBI 差。因此，目前临床主要采用 ^{99m}Tc-MIBI 进行心肌灌注显像。

四、图像采集参数的选择

采集足够的显像剂分布信息是获得优良核医学图像的关键因素之一。为了获得满意的图像，成像过程中必须控制好每一个环节，合理选择每一项参数。

（一）准直器

准直器的作用是让一定方向入射的 γ 光子通过，吸收或阻挡其他方向入射的 γ 光子，从而按照一定规律把 γ 光子的分布投影到 γ 照相机探头的晶体上。根据应用要求，有不同类型和性能的准直器，如针孔型、平行孔型、汇聚孔型、发散孔型。每一种准直器又有高能、中能、低能之分，以适合于各种能量的核素。每种能量的准直器又有通用型、高分辨型、高灵敏型供选择。在临床实际操作中，需综合考虑采集图像方式、放射性核素释放的光子能量等因素来选择合适的准直器。

需注意的是，PET 通过符合探测技术来判断所探测的两个 γ 光子是否为一个正电子湮灭辐射所产生。用符合探测技术确定湮灭地点方位的方法称为电子准直。电子准直无需使用传统的铅制准直器，大幅度提高了探测灵敏度及空间分辨率。传统核医学显像的准直器吸收或阻挡了来自受检者体内的大部分 γ 光子，能通过准直器的有效光子量仅占万分之一，导致灵敏度降低；也制约了传统核医学显像的分辨率。准直器的几何参数（孔数、孔径、孔间壁厚度）决定了空间分辨率和灵敏度，分辨率的提高会导致灵敏度降低，灵敏度的提高又会限制分辨率，需根据显像目的选择适宜的准直器，如甲状腺显像可选择针孔型准直器提高图像分辨率，断层显像可采用平行孔通用型准直器提高灵敏度。PET 采用电子准直则很好地解决了这一问题。

（二）矩阵

矩阵是一组数字阵列，是用于储存图像中所有像素值的数字储存空间，它由一组二维像素组成，常用的矩阵有 512×512、256×256、128×128 和 64×64 等。像素是数字图像组成的最基本单位，它的大小取决于两个因素，即探测视野的大小和所选定的矩阵大小。假设探头视野的大小约 500mm×500mm，选用 512×512 矩阵，那么 500/512≈1mm，像素的尺寸为 1mm，以此类推，256×256 矩阵的像素为 2mm，128×128 矩阵的像素为 4mm，64×64 矩阵的像素为 8mm。像素尺寸越小，组成一幅图像的像素就越多；像素尺寸越大，组成一幅图像的像素就越少。大矩阵采集的总计数必须高于小矩阵采集。大矩阵图像的像素多，它的图像分辨率比小矩阵图像好，但是在相同图像信噪比的前提下，大矩阵图像采集的总计数高于小矩阵，因而采集时间更长。

选择矩阵的前提是以不降低图像分辨率为原则，通常像素尺寸不超过仪器的分辨率（即半高全宽度，FWHM）的 1/2。假设仪器探测视野边长为 500mm，分辨率为 8mm。选取矩阵时需考虑像素尺寸≤ 1/2 仪器的分辨率，即 8/2=4mm，用仪器探测视野边长除以像素尺寸，即 500/4=125，取近似值即 128×128 矩阵。

动态采集时，由于要求在极短时间内生成一幅图像，且连续成像，首先要考虑到灵敏度，故选择 64×64 或 128×128 小矩阵。静态采集时，因为有足够的成像时间，除了考虑到不丢失分辨率以外，还要保证图像达到足够高的信噪比。比如 128×128 矩阵的像素在 3~4mm，可以满足通常仪器的分辨率要求，但仍建议选用更大的矩阵（如 256×256 矩阵或 512×512 矩阵）以改善图像质量。

（三）采集计数

组成一幅图像需有合适的计数量，而计数量取决于像素的数量，矩阵越大则像素越多，需要的总计数也越多。随着矩阵的扩大，采集计数需要相应增加，增加的倍数是新设定矩阵除以原设定矩阵，如 512×512 矩阵采集计数是 256×256 矩阵的 4 倍（512×512=262 144，256×256=65 536，262 144/65 536=4），如果选用 256×256 矩阵时一个视野采集计数是 600k，那么选用 512×512 矩阵时采集计数应增加至 600k×4=2 400k，选用 128×128 矩阵则采集计数是 600k/4=150k。

（四）断层显像相关采集参数

断层显像时，探头需要旋转采集若干帧图像，设置每一帧图像的采集角度时应遵循以下原则，即每一帧采集角度的弧长≤ 1/2 仪器的分辨率。假设仪器的分辨率为 8mm，探头旋转半径为 80mm，采集角度的弧长应≤ 8/2=4mm，半径 80mm 圆的周长约 480mm，因此总采集帧数为 480/4=120 帧，每一帧采集角度为 360°/120=3°。

放大系数（zoom）是断层显像时选取有效视野中的局部区域，采集时将设定的矩阵用于缩小的视野范围上，通过插值使局部得到放大。比如 128×128 矩阵的像素大小为 4mm，如果选择 zoom 系数为 2，最终的像素大小为 4/2=2mm。

断层采集时，原则上每一帧的采集计数越多越好，采集计数越多，图像的信噪比越高。但在临床实际应用中，还需考虑受检者能否耐受过长的采集时间，一旦受检者在采集过程中出现移位，将对图像质量产生巨大影响。

断层采集时有两种运行方式，即步进式和连续式。步进式采集在每帧采集时探头都处在静止状态，而探头在两帧之间转动时不会进行采集。连续式采集时，探头于转动中亦可采集，因此每切换一帧可节约大约 2s 的采集时间，采集 120 帧图像则可节约 4min，但会对图像质量有一定影响。为了兼顾图像质量和节省时间的目的，可在小角度采集时选用连续式，在大角度采集时选用步进式。

五、图像处理参数的选择

核医学成像目前常用的图像重建方法是滤波反投影法和迭代法。

（一）滤波反投影法

其原理是经过两次傅里叶转换（幅值域转换到频率域和频率域逆转换到幅值域），将得到的投影数据重建成图像数据。为消除星状伪影和高频噪声，在重建过程中需要加以必要的滤波功能。其中根据滤波曲线形状的变化，可将其分为高通滤波和低通滤波，而每一种滤波本身又含有从高到低不同的截止频率来控制图像平滑与锐化的程度，低截止频率使图像趋向平滑，高截止频率使图像趋向锐化。滤波反投影重建图像中的高频部分，代表着高分辨率或细微结构显示良好的图像，低频部分代表着低分辨率或低噪声的较平滑图像。

（二）迭代法

迭代法是一种逐步逼近的数学计算方法，它首先将欲重建图像的所有像素值设定为某一相同数值，然后将此假设图像在各个方向的投影数值与实际采集的投影数值进行比较，计算出每个像素的修正量，对初始图像进行修正。然后再根据新修正的图像估计值计算理论投影数值，与实际采集的投影数值进行比较，并再次修正。重复上述步骤，只要修正方法正确，每次迭代都能更加逼近正确的图像，当由修正图像求得的投影数值与实测投影数值的差异小到某种程度后，结束迭代过程。

迭代过程中有两个参数可以影响重建图像的质量，即子集数目和迭代次数。子集越大，重建图像的质量越好；迭代次数增加，重建图像质量也会相应改善。但迭代次数过多时不但对提高重建图像质量没有帮助，还会增加图像噪声，并降低重建速度。一般来说，扩大一倍子集和增加一次迭代次数，其效果是相同的，但增加一次迭代次数所花费的重建时间远比增加一倍的子集大得多。

对断层图像修正的目标和准则各种各样，所以迭代方法种类繁多，如代数重建技术（algebraic reconstruction technique，ART）、加权的最小平方（weighted-least squares，WLS）、共轭梯度法（conjugate gradient method）、最大似然函数 - 期望值最大法（maximum likelihood-expectation maximization，ML-EM）及有序子集最大期望值法（ordered subsets expectation maximization，OSEM）等。这些方法各有所长，有的算法简单，有的收敛速度快，有的抗统计干扰性好。由于从断层图像计算投影值时，容易把各种因素和系统误差的影响都考虑进去，因此迭代法重建的图像质量高、伪影少。但是迭代法运算量大，重建时间长，对计算机的要求高。

六、图像分析参数的选择

图像分析方法主要包括视觉分析法、半定量分析法和绝对定量分析法。

（一）视觉分析法

视觉分析是最简单的图像分析方法，指临床医师通过目测观察核医学图像中靶器官或靶病灶摄取放射性药物的分布，以及与周围组织的对比情况。该方法主观性强，不能进行定量评估。

（二）半定量分析法

半定量分析方法主要是通过勾画感兴趣区对靶器官或靶病灶的放射性摄取程度进行分析。包括靶病灶/非靶组织的放射性摄取比值和标准摄取值（standardized uptake value，SUV）两种方式。其中 SUV 是目前 ^{18}F-FDG PET 显像临床应用最广泛的半定量分析法。

（三）绝对定量分析法

根据放射性药物在体内的清除特征，建立房室模型，进行动态采集，可以在体内进行组织内示踪剂放射性活度的绝对测量。如 ^{18}F-FDG 在体内清除规律符合三房室四参数模型，通过动态采集后可以获得靶器官的绝对葡萄糖代谢率，并能够观察葡萄糖代谢的不同环节，如葡萄糖运转、磷酸化与去磷酸化等。但由于绝对动态定量分析需要动态采集模式，显像所能够覆盖病灶的区域也只有一个床位（15~20mm），还需要有创采集动脉血样，因此在临床实践中受到限制。

第三节　核医学与其他影像技术的比较

核医学影像与 X 线、CT、MRI 和超声成像的基本原理与方法不同，但最终都是通过图像分析来对疾病进行诊断和鉴别诊断。因此，了解各种影像技术的优劣势，对综合应用影像技术提高疾病的诊断效能具有重要的临床意义。

核医学显像原理是以器官组织血流、功能和代谢变化为基础的，而 CT、MRI、超声等影像技术则以解剖结构变化为基础。因此，核医学显像相比其他影像技术，有以下显著特点。①高特异性：核医学使用核素标记的特异性靶分子显像剂，并利用其释放出来的 γ 射线进行成像，因此具有极高的特异性。②早期发现病灶：核医学影像所使用的显像剂，多为生物体组成的基本元素，可以反映组织细胞内分子水平的化学及代谢改变，从分子水平诊断病变，因此常在疾病尚未发生形态结构改变的早期即表现出图像异常，有助于疾病的早期诊断。如肿瘤发生骨转移后，早期出现的骨质形成活跃状态即可被核素骨显像发现并表现为病变部位的显像剂浓聚，而 CT 检查往往要在数月后转移灶出现骨质密度异常时才能发现病灶。③可用于定量分析：核医学影像能够通过动态采集技术和定量分析技术，获得定量或半定量参数，这些数值能客观地评价病灶部位的病理生理变化，更为精确地分析病变性质，亦可用于准确评价靶器官或靶组织的功能变化。④安全无创：核医学显像一般采用静脉注射显像剂，随后进行体外显像，属于无创性检查；显像剂的含量极低，极少发生过敏及其他副反应；受检者辐射吸收剂量亦低于同部位 CT 检查，因此是一种安全无创的显像方式。⑤空间分辨率较低：核医学用于成像的光子通量较低，因此成像信息量少，图像分辨率低，对细微结构的精确显示不及 CT、MRI 和超声。

第四节　分子影像技术的融合——多模态显像将成为趋势

核医学显像、CT、MRI、超声等影像技术各有优势和不足，而彼此优势的融合与互补是分子影像发展的必然趋势。PET/CT 和 SPECT/CT 一体机就是双模态显像最成功的范例，利用 CT 反映脏器或组织的解剖形态，弥补了 PET 和 SPECT 图像分辨率低、定位不精确的缺点；利用 PET 或 SPECT 反映相应部位的代谢、功能或血流变化，弥补了 CT 不能很好反映组织功能和代谢的缺点，最后应用计算机将 PET 或 SPECT 与 CT 进行图像融合。这一革命性技术真正实现了双模态显像“1+1>2”的独特优势，已成为临床最常用的双模态分子影像手段。

随着 2010 年第一台全身一体化 PET/MRI 的研发成功，PET/MRI 作为新型的多模态显像技术，越来越受到关注。PET/MRI 不但大幅降低了检查的辐射剂量，还能够发挥 MRI 极好的软组织对比度及功能和代谢显像能力，通过结合 PET 的功能、代谢和分子显像以及 MRI 的功能解剖显像、弥散成像、波谱成像等技术于一体，可极大地发挥多模态显像优势。相信在不久的将来，PET/MRI 将更为广泛地应用于临床。

此外，随着科学的发展，SPECT 和 PET，将可能与 CT、MRI、超声、光学显微图像，荧光显像和生物发光显像等多种显像技术进行信息互补和影像融合，为在体研究提供更多实时多维信息，实现真正意义上的多模态实时分子显像设备。

（王跃涛）

第六章　肿瘤与炎症显像

肿瘤（tumor）是危害人类健康和生命的常见病，发病率有明显的上升趋势。肿瘤的预防和治疗已成为医学亟待解决的重大难题之一，而核医学显像是肿瘤早期诊断、疗效评价和预后评估的重要手段之一，特别是随着正电子发射计算机断层显像（PET）的发展及其与 CT、MRI 图像的同机融合（PET/CT、PET/MRI），核医学显像在肿瘤的临床应用中起到越来越重要的作用。

炎症（inflammation）是指具有血管系统的活体组织应对损伤因子所发生的防御反应。外源性和内源性损伤因子均可引起机体细胞和组织发生各种各样的损伤性变化，同时机体的局部和全身也发生一系列复杂的反应，以局限和消除损伤因子，清除和吸收坏死组织和细胞，并通过实质和间质细胞的再生修复损伤。利用放射性核素及其标记物显示机体局部这种损伤和对损伤的复杂反应状况的方法称为炎症显像。目前，临床常用的炎症显像剂有 ^{67}Ga，放射性核素标记人白细胞、人免疫球蛋白（hIgG）、抗人粒细胞单克隆抗体等。

第一节　^{18}F-FDG PET/CT 显像

PET 是正电子发射型电子计算机断层（positron emission computed tomography）的缩写。PET 对恶性肿瘤的诊断是基于核素示踪原理，利用恶性肿瘤细胞的一些特有的生物学、生理学及生物化学代谢特点进行诊断。如恶性肿瘤增殖快、代谢旺盛，具有高度的糖酵解能力，以及蛋白质、DNA 合成明显增加等；有些恶性肿瘤，如乳腺癌、前列腺癌、神经内分泌肿瘤等肿瘤细胞某些受体或抗体高表达。利用恶性肿瘤这些病理生理改变，采用正电子核素标记脱氧葡萄糖（^{18}F-FDG）、氨基酸、核苷酸、受体的配体和抗体等为显像剂，经 PET 显像以解剖图像方式、从分子水平显示机体及病灶组织细胞的代谢、功能、血流、细胞增殖和受体分布状况等，为临床提供更多的生理和病理方面的诊断信息。正电子显像剂的种类很多，但目前临床应用最广泛、也最成熟的显像剂为 ^{18}F-FDG。

PET/CT 是将 PET 和 CT 两个已经相当成熟的影像技术相融合，实现了 PET 和 CT 图像的同机融合。使 PET 的功能代谢影像与 CT 解剖形态影像两种显像技术的优点融于一体，形成优势互补，一次成像既可获得 PET 图像，又可获得相应部位的 CT 图像和 PET/CT 的融合图像，既可准确地对病灶进行定性，又能准确定位，PET 和 CT 影像可以相互印证，相互补充，使 PET/CT 的诊断效能和临床实用价值更高。X 线 CT 扫描数据可用于 PET 图像的衰减校正，大大缩短了 PET 检查时间（表 6-1）。

表 6-1　^{18}F-FDG PET/CT 显像相关内容

项目	内容
显像原理	^{18}F-FDG 是葡萄糖的类似物，静脉注射后，在葡萄糖转运蛋白的作用下通过细胞膜进入细胞，细胞内的 ^{18}F-FDG 在己糖激酶的催化下磷酸化，生成 6-PO_4-^{18}F-FDG，由于 6-PO_4-^{18}F-FDG 中的 ^{18}F-FDG 与葡萄糖的结构不同（2- 位碳原子上的羟基被 ^{18}F 取代），不能进一步代谢，而且 6-PO_4-^{18}F-FDG 不能通过细胞膜而滞留在细胞内。恶性肿瘤细胞具有高代谢特点，尤其是糖酵解作用明显增强。因此，肿瘤细胞内可积聚大量 ^{18}F-FDG，经 PET/CT 显像可显示肿瘤的部位、形态、大小、数量及肿瘤内的放射性分布

续表

项目	内容
适应证	1. 肿瘤的良恶性鉴别诊断 2. 肿瘤的分期 3. 评价疗效 4. 监测复发及转移 5. 肿瘤残余和治疗后纤维组织形成或坏死的鉴别 6. 寻找原发灶 7. 指导临床活检 8. 指导放疗计划 9. 非肿瘤学应用 10. 禁忌证：^{18}F-FDG PET/CT 显像检查无明确禁忌证
显像剂与显像方法	1. 显像剂：^{18}F-FDG 2. 受检者准备 3. 采集病史 4. 静脉注射 ^{18}F-FDG 5. 图像采集 6. 确定扫描范围 7. 早期显像和延迟显像 8. 图像重建 9. 图像融合
图像分析	1. 正常图像 2. 异常图像 3. 定量分析
临床应用	恶性肿瘤的诊断及鉴别诊断，分期与再分期，疗效评价，监测复发与转移，评估预后，寻找肿瘤原发灶，指导活检及放疗靶区勾画等
注意事项	1. ^{18}F-FDG PET/CT 对不同类型肿瘤的检出灵敏度不同 2. 注意区分 ^{18}F-FDG 的生理性摄取与正常变异 3. 正确认识 ^{18}F-FDG 常见的假阳性和假阴性的表现及原因 4. 尽量避免一些生理性影响因素，难以避免的影响因素在图像分析时注意加以鉴别，必要时可采用药物干预

一、头颈部肿瘤

头颈部肿瘤是指从颅底到锁骨上、颈椎以前这一解剖范围的肿瘤，以恶性肿瘤为主。包括头面部软组织、耳鼻咽喉、口腔、唾液腺、颈部软组织、甲状腺等部位的肿瘤，而不包括颅内、颈椎和眼内肿瘤。头颈部肿瘤主要有鼻咽癌、喉癌、甲状腺癌、上颌窦癌、口腔癌和唾液腺癌等。头颈部肿瘤最常见的病理类型为鳞癌（>90%）；其次为腺癌，肉瘤少见。头颈部肿瘤的治愈率为 40%~70%，以甲状腺癌、腮腺癌、喉癌疗效较好，下咽食管癌最差。

^{18}F-FDG PET/CT 显像在头颈部肿瘤诊断和临床分期方面的灵敏度和特异性高，在美国头颈部肿瘤 ^{18}F-FDG PET 显像较早便列入医保支付范畴。国内的临床应用研究也显示 ^{18}F-FDG PET/CT 在头颈部肿瘤的显像和诊断方面具有重要的临床实用价值。

（一）鼻咽癌

1. 概述　鼻咽癌（nasopharyngeal carcinoma）是鼻咽部上皮组织发生的恶性肿瘤。本病在世界各地均有发生，但以我国南方各省（广东、广西、江西、湖南、福建、中国台湾地区、海南等地）发病率最高，具有明显的地域聚集性、种族易感性和家族倾向性。如广东省四会市男性发病率为 34.01/10 万人；女性发病率为 11.15/10 万人，居世界首位；男性发病率约为女性的 2~3 倍，30~59 岁为高发年龄组。鼻咽癌的病因与遗传因素、EB

病毒(Epstein-Barr virus)感染和环境因素等有关。鼻咽癌95%以上是鳞癌,少数是腺癌、囊腺癌、黏液表皮样癌或恶性多形性腺瘤。鳞癌中85%以上是低分化癌,不足10%是高分化癌,5%左右是未分化癌。最常发生于鼻咽顶部,其次是外侧壁和咽隐窝,发生于前壁最少。也可见到原发肿瘤病灶在两个部位(如顶部和侧壁)同时出现。鼻咽癌可呈结节型、菜花型、浸润型和溃疡型四种形态,其中以结节型最常见,其次为菜花型。早期局部黏膜粗糙,轻度隆起。浸润型鼻咽癌黏膜可完好,癌组织在黏膜下浸润生长,以致在原发癌未被发现前,已发生颈部淋巴结转移。鼻咽癌可直接蔓延向上侵犯并破坏颅底骨,以卵圆孔处被破坏最为多见。晚期可破坏蝶鞍,通过破裂孔侵犯Ⅱ~Ⅵ对脑神经,出现相应症状。肿瘤向下可侵犯口咽、腭扁桃体和舌根,向前可侵入鼻腔和眼眶,向后侵犯颈椎,向外侧可侵犯耳咽管至中耳。鼻咽癌可经淋巴道转移,鼻咽黏膜固有层有丰富的淋巴管,因此早期即可发生淋巴道转移,约半数以上鼻咽癌患者以颈部淋巴结肿大就诊。先转移到咽后壁淋巴结,再到颈深上及其他颈部淋巴结,极少转移到颈浅淋巴结。颈部淋巴结转移常为同侧,其次为双侧,极少仅为对侧。血行转移常转移到骨、肝、肺,其次为肾、肾上腺和胰腺等。

2. 临床表现、诊断以及治疗

(1)临床表现:鼻咽癌生长在鼻腔后方的鼻咽部、其位置较隐蔽,早期常无明显症状,容易被忽视。大部分患者是因发现颈部肿块或其他转移症状后才被确诊,从而失去治疗的最佳时机。因此,要做到早期诊断,及时治疗,需警惕鼻咽癌的早期信号。鼻咽癌早期可出现鼻出血。随着肿瘤不断增大可引起一侧或两侧鼻塞,如果肿瘤阻塞或压迫咽鼓管口可出现耳鸣、耳闷塞、听力下降等耳部症状。肿瘤破坏颅底骨质,累及三叉神经,进入颅内侵犯脑神经可引起头痛及脑神经症状。临床上约有40%的鼻咽癌患者以颈部包块为首发症状,60%~80%患者初诊时即可触及颈部包块。转移灶一般位于上颈自乳突下至锁骨上区,常以胸锁乳突肌为中心分布。晚期患者可有腋下、纵隔或腹膜后,甚至腹股沟等淋巴结转移。鼻咽癌多在放疗后1~2年出现血行转移,其中以骨转移最多见,其次是肺、肝转移,脑转移较少。40%~60%患者死于远处转移。颈部淋巴结转移针吸或切取活检会导致血行转移高发,应尽量减少。

(2)诊断:鼻咽镜检查可见相应部位小结节状或肉芽肿样隆起,表面粗糙不平,易出血;有时表现为黏膜下隆起,表面光滑。EB病毒血清学检查可作为鼻咽癌诊断的辅助指标;电子纤维鼻咽镜或纤维鼻咽镜或鼻内镜检查有利于发现早期微小病灶。CT、MRI表现为鼻咽部肿块并向深部浸润,颈部淋巴结肿大,颅底骨质破坏或颅内侵犯。

(3)治疗:以放射治疗为首选。一般低分化癌淋巴结转移(下行型)多见,对放疗敏感;高分化腺癌颅底浸润多见而广泛,多数对放疗抵抗;未分化癌淋巴结转移及远处转移均多见,对放疗敏感。放疗是目前最有效的治疗方法。5年生存率为32%~53%,早期病变可达60%~80%。

3. PET/CT影像表现　CT和MRI诊断鼻咽癌的依据主要是鼻咽部软组织增厚或软组织肿块,鼻咽腔形态改变,左右不对称,咽隐窝变浅或消失等。但部分鼻咽慢性炎症也可出现鼻咽部软组织增厚,甚至表现为鼻咽部软组织肿块,因此单纯依据形态改变缺乏特异性,另外部分较小的鼻咽癌可隐藏在黏膜下或鼻咽部正常软组织内而易出现假阴性。因此,单独依靠CT和MRI进行鼻咽癌的定性诊断仍存在一定程度的不足。PET/CT显像是近年来发展起来的一种先进的影像技术,一次检查可同时获得PET和CT图像,并能将PET所见的高代谢病灶与CT图像进行同机图像融合,整合两种先进的影像技术,优势互补,相互印证,在鼻咽癌诊断、鉴别诊断方面具有明显优势。

鼻咽癌原发灶^{18}F-FDG PET/CT显像PET表现为高代谢病灶,SUV增高,CT于相应部位可见软组织肿块或组织增厚。鼻咽癌原发病灶PET的影像可表现为结节状、团块状或厚片块状高代谢病灶;CT可表现为鼻咽部软组织增厚或软组织肿块,鼻咽腔形态改变,病灶位于侧壁者,常可同时见同侧咽隐窝和/或咽鼓管内口狭窄,甚至消失。PET/CT融合图像将高代谢病灶在鼻咽部CT上进行融合对位显示,能较CT清楚地显示病灶及病灶的侵犯位置及范围,对精确立体放疗有重要的指导价值。

鼻咽癌治疗后明确有无肿瘤残余、复发,对确定进一步治疗方案十分重要。由于治疗后肉芽增生、瘢痕形成,可导致鼻咽部软组织明显增厚,CT在鉴别肿瘤残余、复发和瘢痕方面存在较大的困难。以鼻咽部组织增厚作为CT诊断鼻咽癌复发、残余的标准,假阳性高、特异性差。PET/CT综合PET和CT所见,除获得鼻咽部形态改变的解剖信息外,还可获得病灶的代谢信息,其诊断鼻咽癌残余、复发的特异性和准确性均明显高于CT,因为复发的肿瘤组织的代谢率明显高于治疗后形成的纤维瘢痕。PET/CT在诊断鼻咽癌残余和复发方面的临床实用价值明显高于CT,而且适用于CT、MRI难以定性者。

4. **基于病例的实战演练**

【病例】

(1)病史摘要:患者,男,47 岁。反复涕中带血 1 年,加重伴左耳闷塞感 1 个月。曾服中药治疗,症状无缓解。查体咽部黏膜无充血,左侧鼻咽部可见新生物,表面光滑,色淡红;EB 病毒阳性;耳鼻咽喉镜提示鼻咽部左侧壁新生物;CT 检查见鼻咽左后壁增厚,提示鼻咽癌可能,建议活检定性。

(2) PET/CT 所见:^{18}F-FDG PET/CT 显像于鼻咽左侧壁见 1 个结节状显像剂浓聚灶,大小为 1.5cm × 1.2cm × 2.0cm,SUVmax 为 15.3,SUVave 为 8.1 ;CT 于鼻咽左侧壁见软组织增厚,咽鼓管开口及咽隐窝狭窄(图 6-1)。

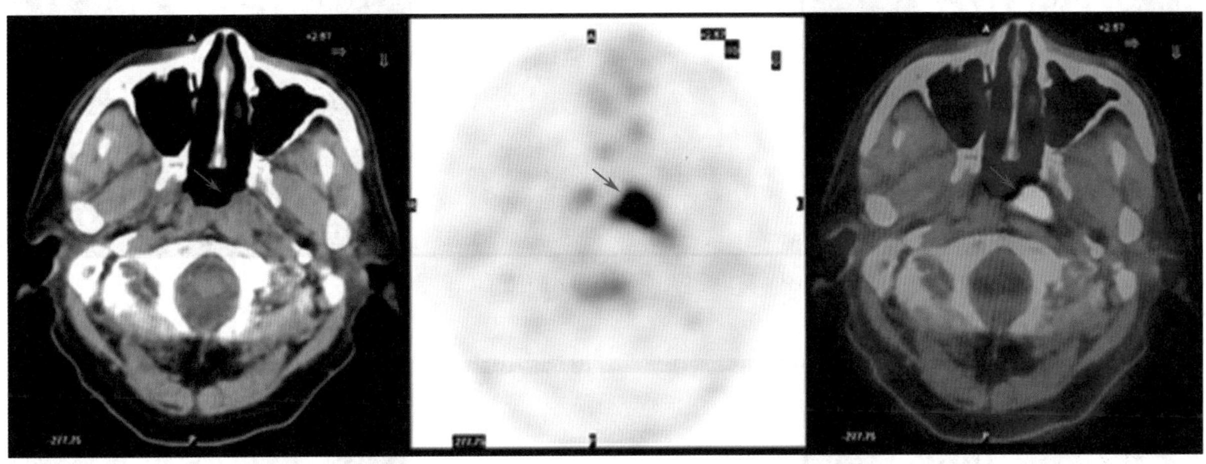

图 6-1　鼻咽癌 ^{18}F-FDG PET/CT 显像图

(3) PET/CT 拟诊:鼻咽癌。

(4)病理诊断:鼻咽部活组织病理学诊断为非角化未分化型癌。

(5)诊断要点:^{18}F-FDG PET/CT 显像见鼻咽部结节状、团块状或厚片块状高代谢病灶;CT 于相应部位见软组织增厚或软组织肿块,鼻咽腔形态改变,病灶位于侧壁者,常可同时见同侧咽隐窝和 / 或咽鼓管开口狭窄,甚至消失;^{18}F-FDG PET/CT 融合图像可清楚显示病灶的侵犯范围。若见颅底骨质破坏或典型的咽后淋巴结转移灶则对诊断具有重要价值;典型的临床表现、血清 EB 病毒抗体阳性也有助于鼻咽癌的诊断。

(6)鉴别诊断:鼻咽癌需与鼻咽部炎症、腺样体肥大、鼻咽部淋巴瘤相鉴别。

1)鼻咽部炎症:鼻咽部炎症 PET 也可表现为浓聚影,但多数形态与鼻咽癌不同。一般可表现为双侧咽隐窝对称性细片状浓聚影,呈“八”字形分布,或表现为单侧咽隐窝区单侧细片状浓聚影,或表现为鼻咽顶及相邻双侧壁呈厚弧形浓聚,或表现为鼻咽顶壁呈厚片块状浓聚。对于厚片块状浓聚与鼻咽癌鉴别较困难,必要时可进行局部活组织病理学检查;其他类型浓聚影的形态与鼻咽癌的 PET 图像不同,鉴别相对容易。通常鼻咽炎症,CT 多数无明显软组织增厚。因此鼻咽癌的 PET/CT 诊断除应注意分析病灶的浓聚程度外,还应仔细进行形态分析,并综合 PET 和 CT 影像所见十分重要。

鼻咽部炎症一般分布较弥漫,PET 可表现为鼻咽一侧或双侧对称性浓聚,形态一般为条形,也可表现为弥漫、对称性 ^{18}F-FDG 轻、中度摄取影像,SUV 较鼻咽癌低。同机 CT 未见鼻咽部形态异常、咽隐窝变窄或消失(图 6-2),如果鉴别较困难,可抗感染治疗后复查鼻咽部 ^{18}F-FDG PET/CT,如果浓聚影消失或浓聚程度明显下降则为炎症。但是如果炎症较局限或鼻咽癌较弥漫时 PET/CT 鉴别困难,需要进行活组织病理学检查确诊。

2)腺样体肥大:腺样体为顶后壁交界区淋巴组织,自幼年起逐渐增大,但是在 10 岁以后开始萎缩。如果儿童鼻咽顶后壁交界区腺样体 ^{18}F-FDG PET 显像表现为局限性放射性浓聚影,多为生理性改变。如果腺样体因炎症刺激可发生病理性增生,称为腺样体肥大(adenoid hypertrophy),常见于青少年。CT 见增生的腺样体边界光滑,与周围组织界限清楚;^{18}F-FDG PET 显像表现为局限性放射性浓聚影(图 6-3)。本病单纯在影像上与鼻咽癌鉴别较困难,需结合年龄、临床症状综合判断,必要时需进行活组织病理学检查明确诊断。

3)鼻咽部淋巴瘤:淋巴瘤好发于青年人,如果原发肿瘤较大,常有较重鼻塞及耳部症状,该病不仅局限在颈部,全身多处淋巴结均可受累,脑神经的损伤不如鼻咽癌多见,最后需要病理确诊。

鼻咽部淋巴瘤是起源于黏膜下层的淋巴组织，常可累及整个咽淋巴环，大多数为双侧对称性、均匀性发生；PET/CT 显像可呈弥漫性、对称性、均匀性浓聚，形态呈膨胀性、浸润性改变（图 6-4）。本病常伴有全身多处淋巴结受累，而颅底骨质破坏罕见。当鼻咽部淋巴瘤表现为一侧软组织肿块时，与鼻咽癌鉴别困难，需要活组织病理学检查明确诊断。

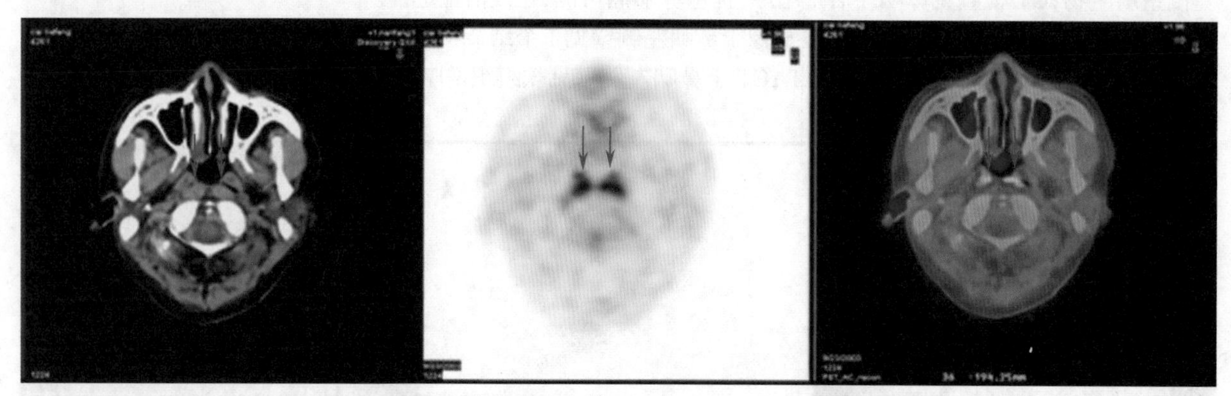

图 6-2 鼻咽部炎症 ^{18}F-FDG PET/CT 显像图

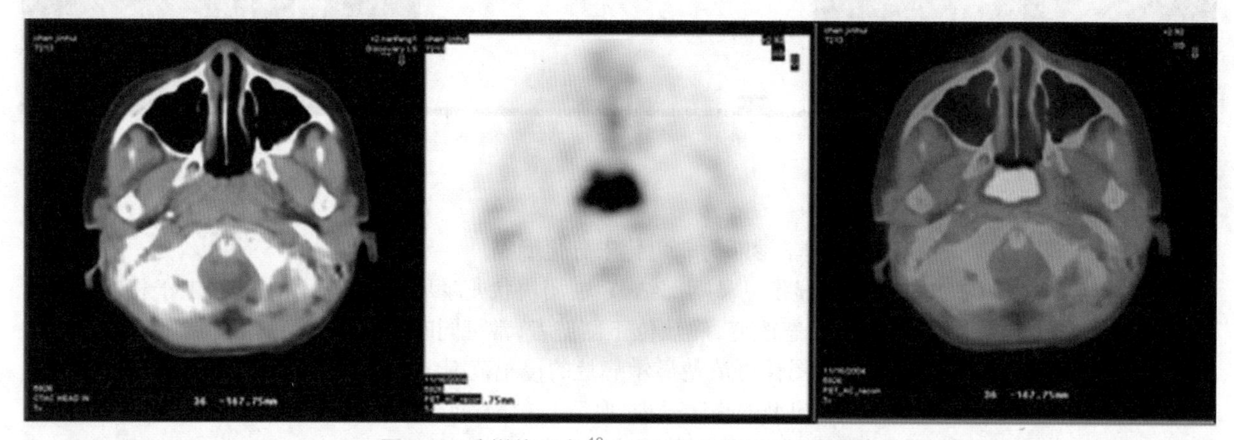

图 6-3 腺样体肥大 ^{18}F-FDG PET/CT 显像图

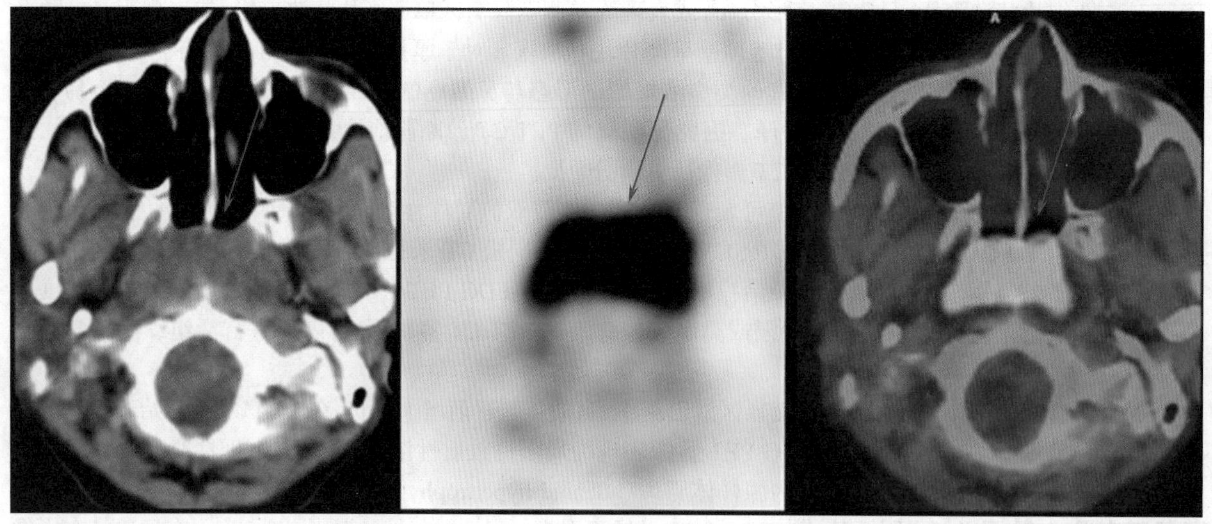

图 6-4 鼻咽部淋巴瘤 ^{18}F-FDG PET/CT 显像图

5. PET/CT 在鼻咽癌治疗中的应用 鼻咽癌转移灶与原发灶具有相似的代谢特点，而且 PET/CT 检查注射一次显像剂，就能方便地进行全身扫描，获得全身信息，不仅能早期检出原发病灶，而且能全面直观地显示病变全身的累及范围，明确临床分期（图 6-5），为选择合理的治疗方案提供客观依据。研究证明 ^{11}C- 胆碱与 ^{18}F-FDG 相结合可提高 PET/CT 对局部进展型鼻咽癌 T 分期诊断的准确性。

（1）评价疗效：鼻咽癌对放疗、化疗有效的反应首先表现为代谢降低，肿瘤的增生减缓或停止，随后才出现肿瘤的体积缩小或消失。PET/CT 显像可同时提供功能代谢和解剖结构信息，可在治疗的早期显示肿瘤组织的代谢变化（图 6-6）。因此，可在 CT 或 MRI 出现病灶体积变化之前获得疗效信息，及时调整治疗方案，免除不必要的治疗，减少副作用，使患者收到最大的治疗效果。

（2）监测复发及转移：鼻咽癌治疗后早期发现肿瘤复发及转移直接影响患者的预后。由于复发的肿瘤病灶对 ^{18}F-FDG 高摄取，PET/CT 显示明显的高代谢影像，易于发现隐匿性复发病灶（图 6-7），同时 ^{18}F-FDG PET/CT 全身扫描有利于发现局部及远处转移灶。

（3）在放疗定位中的应用：放射治疗是鼻咽癌的主要治疗手段，为了彻底杀灭肿瘤，治疗前对病灶进行准确定位确定肿瘤累及范围是治疗的关键。PET/CT 能将 PET 所见的高代谢病灶在 CT 上进行定位，兼顾了 PET 功能代谢和 CT 的解剖形态优点，在指导精确放疗方面具有明显的优势。

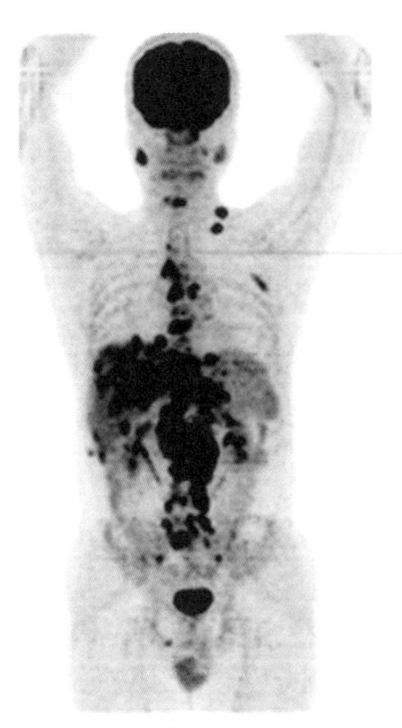

图 6-5 鼻咽癌多发转移 ^{18}F-FDG PET/CT 显像图

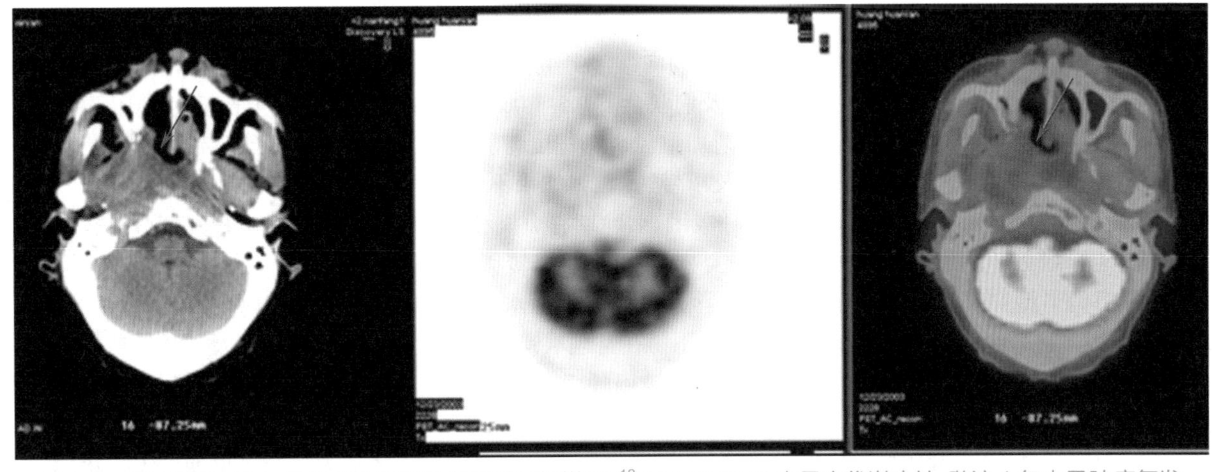

图 6-6 鼻咽癌放疗后，同机 CT 平扫示鼻咽部组织增厚，^{18}F-FDG PET 未见高代谢病灶，随访 1 年未见肿瘤复发

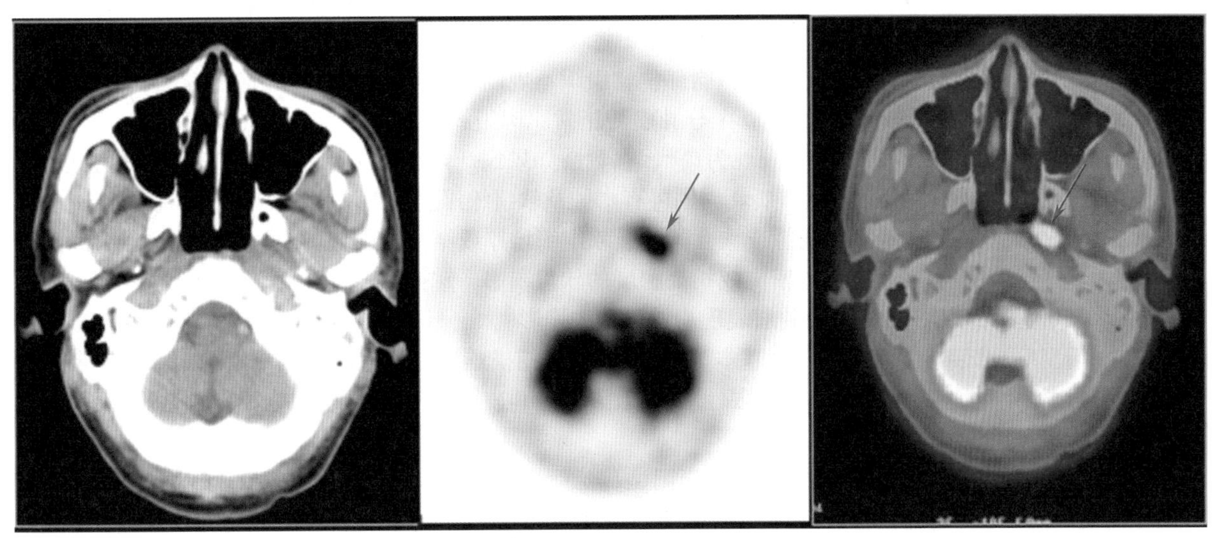

图 6-7 鼻咽癌放疗后，^{18}F-FDG PET/CT 显像发现隐匿性复发病灶

（二）喉癌

1. 概述　喉癌（laryngeal carcinoma）是喉部最常见的恶性肿瘤，在美国多发，在我国东北地区发病率最高，好发年龄为50~70岁，男多于女。发病原因与吸烟、酗酒、环境污染、长期吸入有害物质、乳头状瘤或喉黏膜白斑及病毒感染有关。病理研究证明喉癌中鳞状细胞癌占93%~99%，而且多数分化较好（Ⅰ~Ⅱ级）。腺癌、未分化癌等极少见。喉癌中声门区癌约占60%，声门上型癌约占30%，声门下型癌约占6%。喉癌易循黏膜表面或黏膜下浸润直接扩散；也可以经淋巴道及血行转移。一般淋巴结转移率声门上型癌为20%~50%，声门区癌为4%~10%，声门下型癌为10%左右；远处转移约30%，以肺、纵隔淋巴结、肝、骨多见。

喉镜检查喉癌形态可表现为菜花型、溃疡型、结节型和包块型。CT检查表现为喉部不规则软组织肿块，声带受累，周围软组织浸润，喉软骨破坏，颈部淋巴结转移。MRI检查T_1WI肿瘤表现与肌肉相似的等信号或略低信号，坏死区信号更低；T_2WI肿瘤为稍高信号，坏死区信号更高。增强后肿瘤呈不同程度强化。MRI多平面成像可清晰显示各型肿瘤的范围及侵犯情况，有利于发现颈部增大的淋巴结。MRI显示早期喉癌及其侵犯的范围较CT清楚，但显示软骨破坏不如CT。喉癌的治疗包括手术、放疗、化疗和免疫治疗等。通常根据肿瘤的范围和扩散情况选择合适的治疗方案。

2. 临床表现　喉部解剖结构及功能具有其特殊性，喉癌患者的症状出现早且典型，因此，初诊的患者有相当一部分为早期。喉癌的临床表现与肿瘤发生的部位有关，根据肿瘤发生的部位，可有以下特有的症状和体征。

(1)声门上型：是指原发于声带以上部位的癌肿，包括会厌喉面、杓会厌皱襞、劈裂、假声带（室带）和喉室等。早期感觉喉部异物感，咽部不适。稍晚可出现咽痛，吞咽时加重，可放射到头部及同侧耳内，严重时影响进食。如果癌肿表面溃烂，常有咳嗽，伴脓血臭痰，甚至咯血。由于声门上区空间较大，早期无呼吸困难，而且肿瘤离声带较远，多无声嘶，表现为发声不清晰。晚期肿瘤侵及声带时，则有声嘶、呼吸困难等。此型癌肿分化较差，发展较快。由于该区淋巴管丰富，常易向颈深上组位于颈总动脉分叉处淋巴结转移。

(2)声门型：声门区包括声带，前、后联合及前联合下0.5~1.0cm范围内区域。肿瘤生长于声带上，以前、中1/3处较多。该型患者早期就有声嘶，并逐渐加重。声嘶程度与肿瘤的部位有关，位于声带边缘者即使肿瘤很小，声嘶已很明显；位于声带表面尚未侵及声带边缘者，如果不影响声带闭合，即使肿瘤较大，声嘶却不严重。肿瘤增大时，阻塞声门，可出现喉鸣和呼吸困难，晚期有血痰和喉阻塞症。声门型喉癌一般分化较好，属Ⅰ、Ⅱ级。发展较慢，由于声带淋巴管较少，不易向颈部淋巴结转移。

(3)声门下型：声门下区是指声门区以下至环状软骨下缘水平。肿瘤发生于声带以下，环状软骨下缘以上部位。因该区较为隐匿，早期无明显症状，也不易在常规喉镜检查中发现。如果肿瘤侵及环杓关节或声带，则出现声嘶、咳嗽，甚至咯血。晚期，由于声门下区被癌肿堵塞，常有呼吸困难。亦可穿破环甲膜，侵入甲状腺、颈前软组织，或沿食管前壁浸润。

(4)声门旁型：声门旁型癌亦称贯声门癌，是指原发于喉室的癌肿。该区甚为隐蔽。早期可无症状，甚易向外侧声门旁间隙扩散。声嘶为首发症状，常先有声带固定，而未窥及肿瘤。其后随癌肿向声门旁间隙扩展，浸润和破坏喉软骨时，可有咽喉痛。若侵及一侧甲状软骨翼板和环甲膜时，于该侧可摸到喉软骨支架隆起感，并有刺激性干咳。一般常发展至两个区时才能确诊。

3. PET/CT表现　喉癌CT扫描可见肿瘤部位软组织不规则增厚或肿块，以及相应的喉腔变形，由于肿瘤与正常肌肉组织均为中等密度，CT难以区分肿瘤与正常肌肉组织。肿块表现为边界不清，形态不规则的等密度或高密度灶，^{18}F-FDG PET显像表现为高代谢病灶；如果病灶内出现坏死、液化CT表现为低密度影，^{18}F-FDG PET表现为放射性分布降低。病灶周围可有水肿及软组织浸润，CT增强扫描有不同程度的强化。

(1)声门上型癌：表现为会厌游离缘或杓会厌皱襞软组织增厚或结节样肿块。会厌前间隙和喉旁间隙受侵，表现为低密度脂肪消失，代之以等密度或稍高密度的软组织影。室带及喉室肿瘤表现为低密度区被高密度肿瘤组织取代。^{18}F-FDG PET显像肿瘤表现为放射性浓聚影。

(2)声门型癌：声带与肿瘤组织密度基本一致，因此，CT扫描难以区分肿瘤与声带组织。部分声带癌仅表现为两侧声带不对称，患侧声带略呈局限性隆起或增厚。^{18}F-FDG PET显像表现为显像剂浓聚灶，但是如果肿瘤太小，PET则难以分辨。

(3)声门下型癌：声门下型癌较少见，多为声门型蔓延而来。除了有声门型PET/CT表现之外，可在声带下见等密度或高密度影，可伴有局部环状软骨破坏。^{18}F-FDG PET显像于相应部位见放射性浓聚影。

(4)声门旁型癌：声门旁型癌亦称为贯声门癌，为喉癌晚期表现，CT可见肿瘤累及声门区及声门上区。

声带和室带多同时受侵,并伴有周围软组织广泛浸润及淋巴结肿大。^{18}F-FDG PET 显像于相应部位见放射性浓聚影。

4. 基于病例的实战演练

【病例】

(1)病史摘要:患者,男,71 岁。喉部异物感、咽下疼痛数月,加重伴声嘶 1 个月。无发热、咳嗽、呼吸困难等症状。喉镜检查见左侧声门上区包块型新生肿物。

(2)PET/CT 所见:^{18}F-FDG PET/CT 显像于声门上区见 1 个块状浓聚影,大小为 3.3cm × 2.8cm × 3.4cm,SUVmax 为 16.5,SUVave 为 10.4,CT 于相应部位见软组织肿块,^{18}F-FDG PET/CT 融合图像示该病灶累及相邻会厌、左侧声带和联合部。左侧下颈部见 1 个结节状异常浓聚影,大小为 0.9cm × 1.0cm × 0.9cm,SUVmax 为 5.4,SUVave 为 3.5,CT 于相应部位见淋巴结稍增大(图 6-8)。

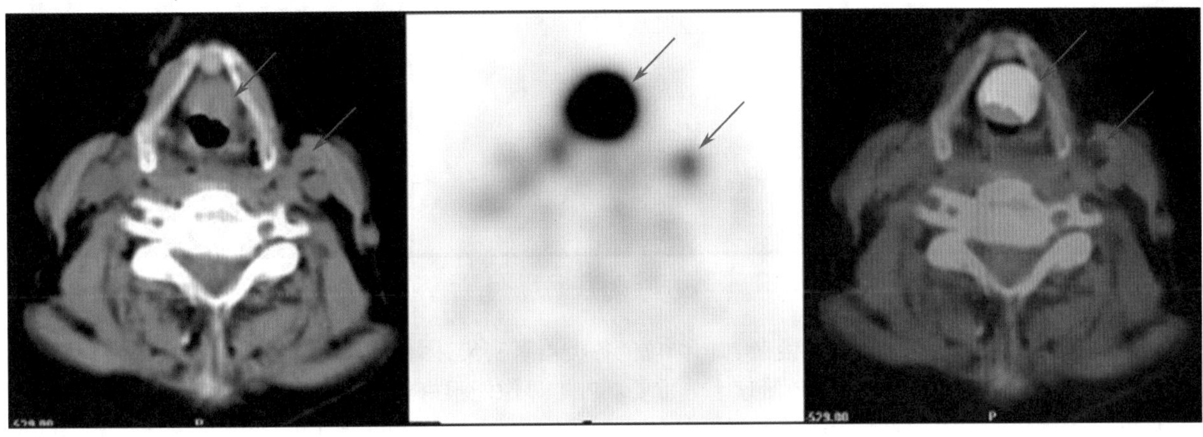

图 6-8　声门上区喉癌 ^{18}F-FDG PET/CT 显像图

(3)PET/CT 拟诊:声门上区喉癌伴左颈部淋巴结转移。

(4)病理诊断:手术病理学诊断为喉中分化鳞状细胞癌伴左颈部淋巴结转移。

(5)诊断要点:喉癌多为鳞状细胞癌,^{18}F-FDG PET/CT 典型表现喉部结节状、团块状 ^{18}F-FDG 高摄取病灶;CT 显示软组织增厚或软组织肿块,喉腔形态改变;^{18}F-FDG PET/CT 融合图像可清楚显示病灶的侵犯范围。若见喉软骨骨质破坏,则对喉癌的诊断具有重要价值。喉镜检查可以在直视下观察喉癌的肿瘤病灶形态,并可同时进行活检,病理学检查结果可确诊。PET/CT 显像主要用于了解肿瘤的累及范围和分期,为临床选择治疗方案提供依据。

(6)鉴别诊断

1)喉部炎症:^{18}F-FDG PET/CT 显像可表现为喉部双侧对称性浓聚,形态一般为环形,CT 于相应部位无明显异常表现(图 6-9)。如果鉴别较困难,可建议进行喉镜检查。

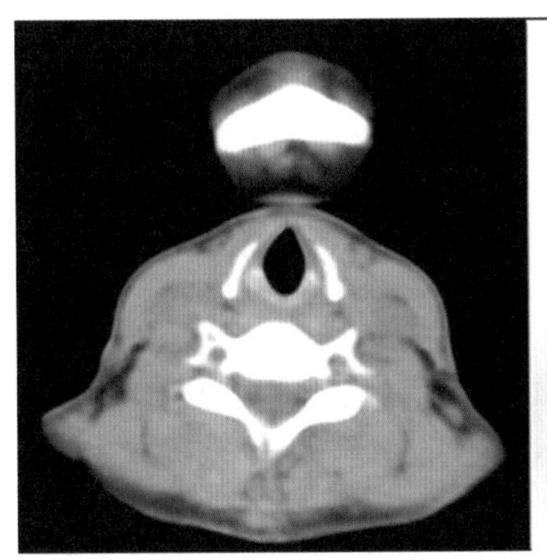
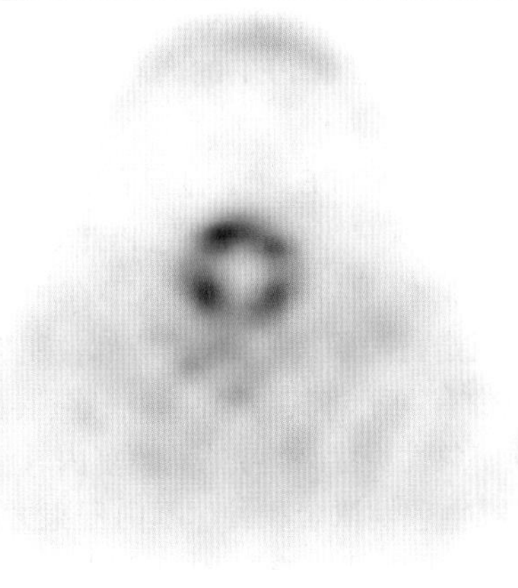
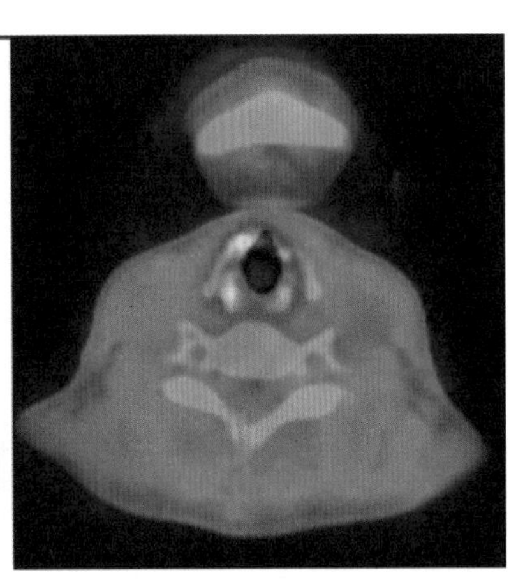

图 6-9　喉部炎症 ^{18}F-FDG PET/CT 显像图

2）声带息肉：常发生于声带外伤或慢性炎症后，位于声带的边缘部，多为突出于黏膜表面的小结节影，边界清楚，较少浸润。较小的声带息肉CT难以发现，^{18}F-FDG摄取不高，需要进行内镜检查明确诊断。

3）生理性摄取：声带的生理性^{18}F-FDG摄取常见于2种情况。①注射^{18}F-FDG后说话过多，可出现喉部放射性浓聚影，CT于相应部位无明显异常表现，患者一般无喉部不适感，这种情况较易鉴别；②单侧声带麻痹时，健侧声带代偿过度振动发声，可出现健侧声带放射性浓聚影（图6-10），仔细询问病史有助于与喉癌相鉴别。

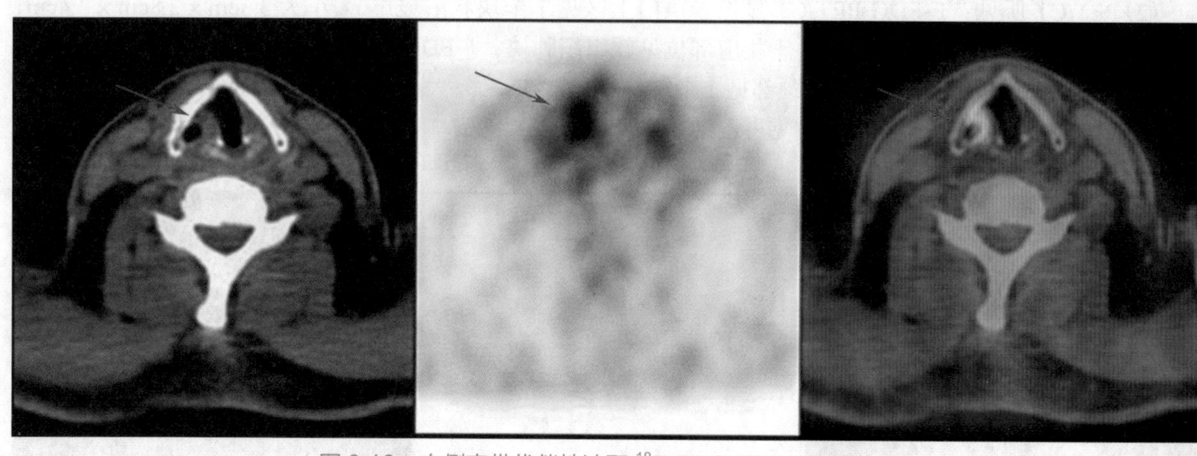

图6-10 右侧声带代偿性浓聚^{18}F-FDG PET/CT显像图

5. 临床评价 头颈部解剖结构复杂、血管丰富、各类器官密集，因此准确地对病灶进行解剖定位、精准地显示肿瘤的侵犯范围对诊断及指导治疗十分重要。PET显像能很好地显示头颈部肿瘤，但无法提供准确解剖定位，因此在诊断和指导临床治疗方面仍存在明显的不足。非同机PET和CT、MRI图像融合曾尝试应用于临床，但对位的准确性难以完美地满足临床需求。PET/CT实现了PET功能代谢影像与CT解剖形态影像的同机融合，对PET显示的高代谢病灶进行准确定位，弥补了PET显像的不足。

6. PET/CT在头颈部肿瘤诊断中的优势

（1）定位准确：准确显示头颈部肿瘤的位置、病灶的边界及其对周围组织的侵犯，对局部组织活检、手术治疗和精准放射治疗均有重要的临床价值。临床研究结果证明，PET/CT在鼻咽癌病灶的定位、病灶边界的确定及显示病灶对周围组织的侵犯方面优于单独的PET和CT，特别是当病灶较小或鼻咽癌同时伴有慢性炎症时，PET/CT定位准确性更加明显。

（2）PET与CT结果相互印证、优势互补：PET/CT显像可同时获得PET和CT的图像，两者影像信息相互印证、优势互补，可提高对恶性肿瘤病灶定性诊断的准确性，增强阅片医师的诊断信心。综合分析PET/CT显像中PET和CT所提供的诊断信息，并进行细致的形态分析，对头颈部肿瘤的鉴别诊断有较大帮助。

（3）CT架起了临床医师与PET之间的“桥梁”：PET/CT有助于临床医师“读懂”PET。由于PET缺乏精细的解剖结构及定位，临床医师在理解时感到困难，因此无法单纯根据PET图像来进行诊断和决定进一步医疗干预，而PET/CT可从PET和CT的角度同时显示病灶，并进行图像融合，CT架起了临床医师与PET之间的“桥梁”，临床医师借助CT图像可更好地理解PET的内涵和准确性，从而提高临床对PET/CT诊断的信任度和认可程度。

（4）PET/CT有助于分辨生理性浓聚和炎症：PET/CT显像有时会出现头颈部肌肉或棕色脂肪生理性浓聚干扰诊断，特别是在情绪紧张的患者和寒冷天气发生率较高。PET/CT有助于生理性浓聚与肿瘤病灶的鉴别。脂肪生理性浓聚，PET/CT显像可见浓聚影位于脂肪间隙内，CT在相应部位无软组织影。肌肉生理性浓聚，PET/CT显示浓聚影位于肌肉处，形态及走行与肌肉一致，相应部位肌肉形态及密度正常，而有助于与恶性肿瘤鉴别。对部分急性炎症，PET/CT显像有助于将其与恶性肿瘤鉴别，如牙槽炎，浓聚影相应部位CT常可见有牙齿缺如，牙槽密度改变等；如上颌窦急性炎症，常可见上颌窦内软组织或液体充盈，PET所见浓聚影明显小于CT所见病灶等征象。在鉴别眼肌生理性浓聚和肿瘤眶内侵犯方面，CT可提供重要的鉴别信息。注射显像剂时说话过多，声带及其周围常可出现生理性浓聚，CT于相应部位常无形态异常，PET/CT能较PET更容易地将其明确为生理性浓聚而非急性炎症或肿瘤。

7. ^{18}F-FDG PET/CT 的不足　在进行全身显像时，很难完全避免体位轻微移动导致的对位偏差，于全身显像结束后加扫头颈部肿瘤所在区一个床位，有助于减少体位移动所致的病灶对位图像融合偏差。

^{18}F-FDG PET/CT 显像脑组织 ^{18}F-FDG 高摄取，在显示肿瘤对颅底骨及脑组织侵犯时对比度小，难以显示病灶侵犯的边界。^{11}C- 胆碱 PET/CT 显像可弥补 ^{18}F-FDG 的不足，由于正常脑组织不摄取 ^{11}C- 胆碱，PET/CT 显像正常脑组织本底低，肿瘤颅底骨及脑组织侵犯病灶表现为 ^{11}C- 胆碱高摄取，T/NT 比值高，有助于病灶的显示及病灶边缘的确定。

（三）甲状腺癌

1. 概述　甲状腺癌（thyroid cancer）是最常见的头颈部恶性肿瘤，约占全身恶性肿瘤的 1%~1.5%，包括乳头状癌、滤泡性癌、髓样癌和未分化癌四种病理类型。其中 90% 以上为分化型甲状腺癌，包括乳头状癌和滤泡性癌，以主动摄碘、分泌甲状腺球蛋白（thyroglobulin，Tg）和依赖促甲状腺激素（thyroid-stimulating hormone，TSH）生长为主要分子生物学特征。

近年来，国内外甲状腺癌发病率快速攀升，全球表现出相同的趋势，而其在不同地区、种族、性别、体重等方面的增长速度表现出明显的差异。女性发病较多，男女发病比例为（1∶2）~4。任何年龄均可发病，但以青壮年多见。关于甲状腺癌的发病机制较复杂，目前尚未达成共识。一方面，与放射性辐射、碘摄入量异常、遗传与 *BRAF*、*p53*、*hMLH1*、*hMSH2* 基因的改变有关；另一方面，体检甲状腺超声的普及、CT 的应用使甲状腺微癌检出率明显提高，都可能导致甲状腺癌发病率升高。

2. 临床表现　一般良、恶性结节的症状和体征无明显区别，极易误诊。最初临床表现为无痛性的甲状腺结节或肿块，质地硬而固定、表面不平是各型癌的共同表现。腺体在吞咽时上下移动性小。而未分化癌可在短期内出现上述症状，除肿块增长明显外，还伴有侵犯周围组织的特性。晚期可产生声音嘶哑、呼吸、吞咽困难、交感神经受压引起 Horner 综合征及侵犯颈丛出现耳、枕、肩等处疼痛和局部淋巴结及远处器官转移等表现。颈淋巴结转移在未分化癌发生较早。髓样癌由于肿瘤本身可产生降钙素和 5- 羟色胺，从而引起腹泻、心悸、面色潮红等症状。

3. PET/CT 影像学表现　超声检查是目前应用最广泛、临床依赖程度最高的鉴别诊断甲状腺结节的影像学方法。美国甲状腺学会（American Thyroid Association，ATA）甲状腺结节和分化型甲状腺癌诊治指南推荐对所有甲状腺结节行颈部超声检查，进行恶性分层；并建议手术前、后进行超声检查，评估是否有颈部淋巴结转移。超声引导下的甲状腺穿刺活检术则被认为是术前鉴别甲状腺结节良、恶性最准确的方法。^{18}F-FDG PET/CT 尚未被常规应用于甲状腺结节的良恶性诊断，主要原因在于：①价格昂贵；②尚缺乏大样本研究证实其提供的辅助信息可改变治疗决策。

SUVmax 是 PET 诊断中重要的半定量指标，多数研究提示其在甲状腺结节良恶性鉴别中的界值为 3.5~5.0，但其诊断价值有限。虽然多数甲状腺癌的 SUVmax 较良性结节为高，但两者之间仍存在交叉现象。如分化较好的甲状腺乳头状癌、滤泡性癌等，可表现为 ^{18}F-FDG 的低代谢，而腺瘤等则可出现显著的 ^{18}F-FDG 摄取增高。尽管如此，近来 Meta 分析的数据仍提示 ^{18}F-FDG PET/CT 在细针穿刺无法明确的患者中具有较高的诊断灵敏度和特异性，尤其是 >1.5cm 的结节，若 PET 为阴性，可基本排除甲状腺癌的诊断；而 PET 阳性者，其恶性概率从 25.8% 上升至 38.7%。

4. 基于病例的实战演练

【病例】

（1）病史摘要：患者，男，46 岁。吞咽困难半月余，无声音嘶哑、饮水咳呛、呼吸困难，不伴心慌、乏力、发热、消瘦，二便正常。查体，颈软，气管居中，无颈静脉怒张，颈前区右侧可及一枚结节，直径约 2cm，质硬，界清，表面光滑，活动度一般，无压痛，可随吞咽上下活动。超声提示右侧甲状腺囊实性结节，部分伴钙化及结晶（TI-RADS：4A）。甲状腺功能：Tg 90.32ng/ml（3.5~77ng/ml）；FT_3、FT_4、sTSH、TPOAb、TgAb、CT 均属正常范围。

（2）PET/CT 所见：甲状腺右叶可见大小约 1.5cm × 1.3cm 的略低密度灶，边界欠清，内伴细小钙化，放射性摄取异常增高，SUVmax 为 6.2，SUVave 为 5.3（图 6-11）。

（3）PET/CT 拟诊：甲状腺癌。

（4）病理诊断：甲状腺乳头状癌。

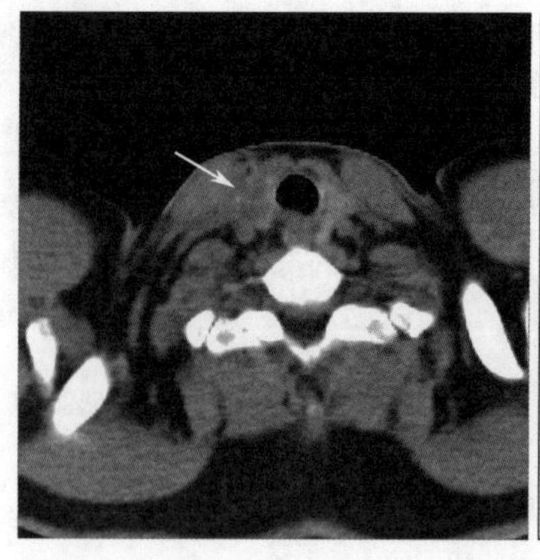
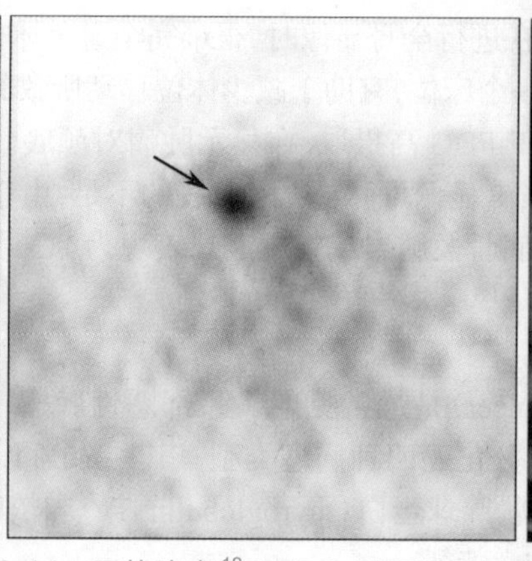
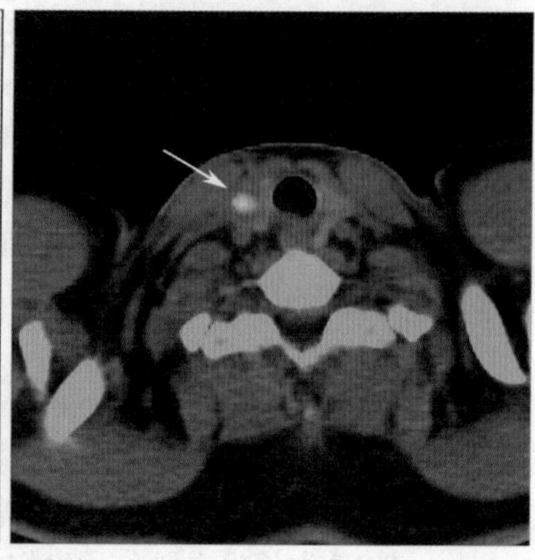

图 6-11　甲状腺癌 ^{18}F-FDG PET/CT 显像图

(5) 诊断要点：PET/CT 图像上可见甲状腺右叶边界欠清的低密度影，内伴细小钙化，且为 ^{18}F-FDG 高代谢，无论是 CT 的解剖图像，还是 PET 的功能影像，均为典型的恶性征象。

(6) 鉴别诊断：甲状腺癌需与结节性甲状腺肿、甲状腺腺瘤、甲状腺淋巴瘤相鉴别。

1) 结节性甲状腺肿：一般病程较长，多数是在单纯性弥漫性甲状腺肿基础上，由于病情反复进展，导致滤泡上皮由弥漫性增生转变为局灶性增生，部分区域则出现退行性变，最后由于长期的增生性病变和退行性病变反复交替，腺体内出现不同发展阶段的结节。其病变实际上是单纯性甲状腺肿的一种晚期表现。约 5%~8% 可出现毒性症状，即 Plummer 病或称毒性结节性甲状腺肿。^{18}F-FDG PET/CT 可表现为甲状腺弥漫性肿大，内部密度不均，放射性摄取不均匀性轻度增高。一般结合病史、实验室检查和超声等均可鉴别。但值得注意的是，少数结节性甲状腺肿患者由于上皮细胞的过度增生，亦可发展成甲状腺癌，故需密切随访。

2) 甲状腺腺瘤：甲状腺腺瘤是起源于甲状腺滤泡细胞的良性肿瘤，是甲状腺最常见的良性肿瘤。病程缓慢，多为单发，表面光滑，边界清楚，质地韧实，与周围组织无粘连，无压痛，可随吞咽上下移动。虽然部分甲状腺腺瘤亦可表现为 ^{18}F-FDG 的高代谢（图 6-12），但在 CT 上多表现为边界清楚的结节，钙化较少见，结合病史、超声等一般可鉴别。

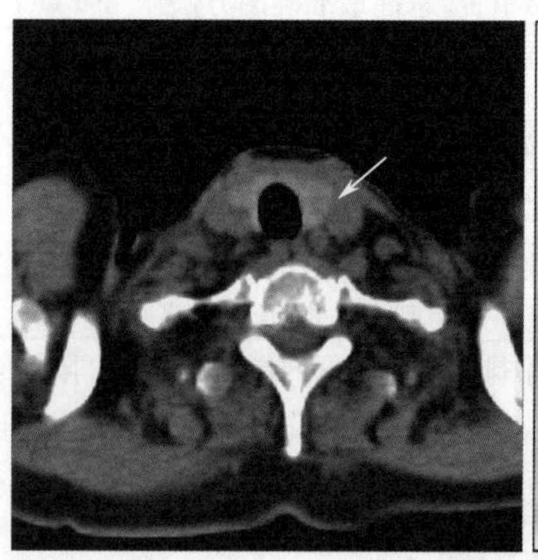
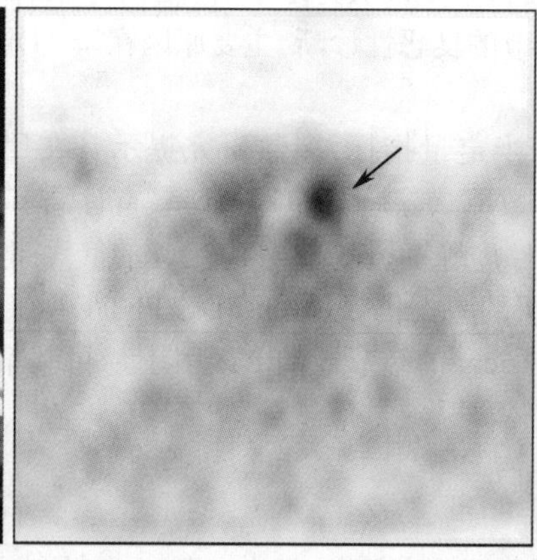
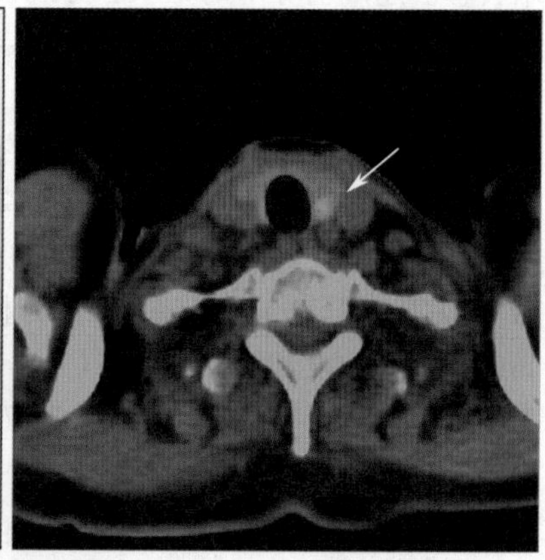

图 6-12　甲状腺左叶腺瘤 ^{18}F-FDG PET/CT 显像图

3) 甲状腺淋巴瘤：较少见，常发生于中老年人，可能与病毒感染、免疫缺陷等因素有关。病情进展较快时，可出现气管、喉部受压症状。患者可伴发热、盗汗、消瘦等症状。多数患者就诊时可触及甲状腺肿块，肿块大小不等、质地硬实，常固定，活动度差。^{18}F-FDG PET/CT 可表现为弥漫性放射性摄取增高，SUVmax 甚至可达 20~30 以上（图 6-13），确诊需依靠病理学诊断。

5. 临床评价　^{18}F-FDG PET/CT 对甲状腺结节良恶性鉴别诊断的价值有限，但仍可参考 CT 等征象，结合临床综合评价。目前，其应用场景主要为：①细针穿刺仍不明确的患者。②甲状腺偶发瘤的检出和诊疗策略制定。③甲状腺癌的分期、再分期和预后判断；尤其是病灶对 ^{131}I 治疗的反应及碘难治状态的判断：^{18}F-FDG 阳性的分化型甲状腺癌转移灶 ^{131}I 治疗反应常较差。当病灶 SUVmax>4.0 时则可预测病灶的 ^{131}I 难

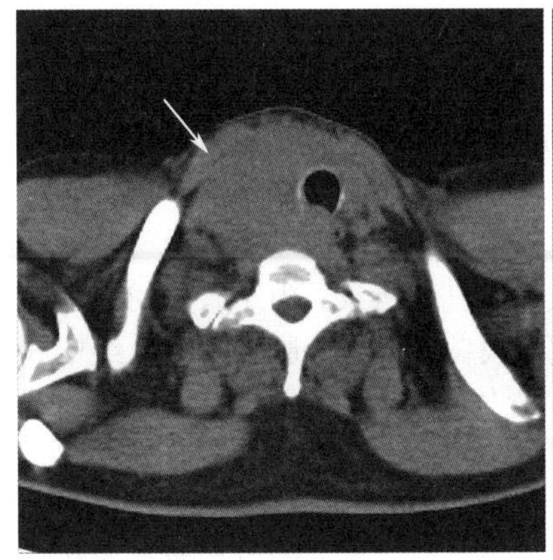
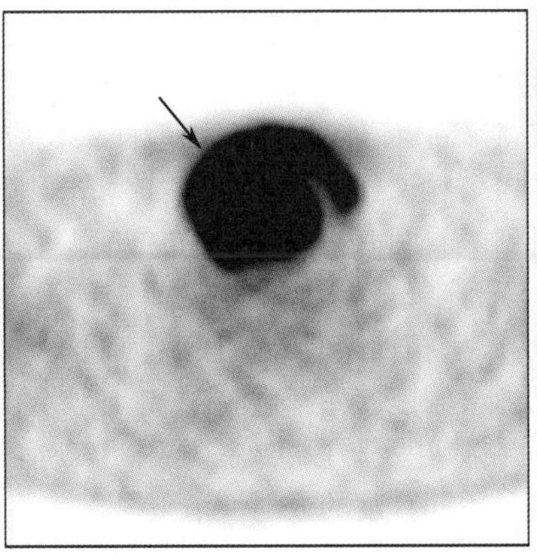
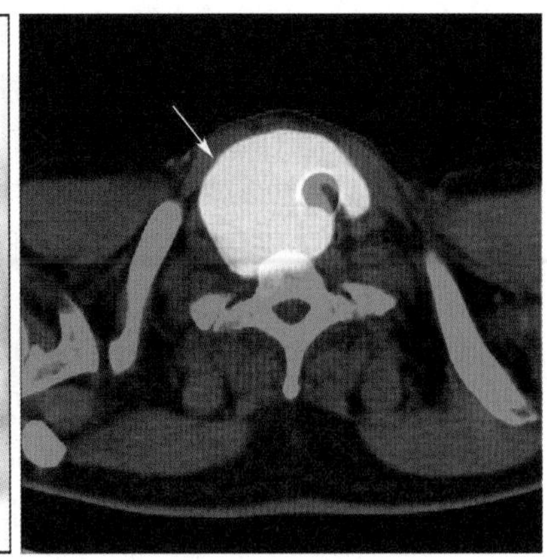

图 6-13　甲状腺淋巴瘤 ^{18}F-FDG PET/CT 显像图

治状态，可为及时避免无效的 ^{131}I 治疗提供循证医学证据。④对持续 / 复发及转移性分化型甲状腺癌病灶的诊断，ATA 指出 ^{18}F-FDG PET/CT 对甲状腺切除术后 Tg 阳性而 ^{131}I 扫描阴性者是最具价值的检查手段。

二、胸部肿瘤

（一）肺癌

1. 概述　肺癌（carcinoma of the lung）是常见的恶性肿瘤之一。近几十年来，全世界许多国家和地区肺癌的发病率和死亡率呈上升的趋势。患病年龄多在 40 岁以后，发病高峰年龄在 40~70 岁，男性发病率明显高于女性。肺癌的病因复杂，目前认为与吸烟、大气及空气污染、职业因素等有关。吸烟是公认的导致肺癌发生的最危险因素。此外，EB 病毒、人乳头状病毒（HPV）与肺癌发生的关系也日益受到重视。

肺癌绝大多数起源于支气管黏膜上皮，少数起源于支气管的腺体上皮或肺泡上皮细胞。因此，肺癌实质是支气管源性癌，也称为支气管癌。主要包括鳞状细胞癌、腺癌、小细胞和大细胞癌。肺癌根据肿瘤发生的部位分为中央型、周围型和弥漫型。

孤立性肺结节（solitary pulmonary nodule，SPN）是指单个、球形的、直径≤ 3cm 的肺内占位性病变，而且周围的肺组织正常，不伴肺不张和肺门异常。一般直径 >3cm 的称为肿块。

2. 临床表现　肺癌的临床表现取决于组织学类型、生长方式、发生的部位及进展情况。早期肺癌可无明显症状，多在体检时发现。肺癌常见的症状有咳嗽、咯血、发热、胸痛、胸闷等呼吸道症状，很容易忽略。肿瘤直接蔓延或经肿大的转移淋巴结压迫或侵犯邻近组织出现相应的临床症状及体征，也可出现肿瘤副征（paraneoplastic syndrome）。肺癌远处转移常见部位依次是骨、肝、脑、肾、肾上腺、皮下组织等，肺内转移也较常见。

3. PET/CT 影像表现

（1）中央型肺癌：中央型肺癌的 CT 表现包括直接征象和间接征象两方面。直接征象主要为肺门区肿块、支气管壁增厚、支气管狭窄和截断支气管。^{18}F-FDG PET 显像病灶表现为放射性浓聚影，即高代谢病灶。间接征象主要为支气管阻塞征，表现为继发的阻塞性肺炎与肺不张，单纯的肺不张 ^{18}F-FDG PET 显像无异常放射性浓聚影，当合并炎症时 ^{18}F-FDG PET 显像表现为片状放射性浓聚影。

（2）周围型肺癌：周围型肺癌 CT 表现为孤立性结节或肿块，周围肺组织多较清晰，除了肺结核基础上发展为瘢痕癌外，一般无卫星灶。早期周围型肺癌需要薄层 CT 检查，结节的密度有实性结节、磨玻璃样结节、实性和磨玻璃混合密度结节。一般 >0.8cm 的实性结节或高度摄取 ^{18}F-FDG 的 <0.8cm 的结节，^{18}F-FDG PET 显像可表现为放射性浓聚影，而磨玻璃样结节，^{18}F-FDG PET 显像多无明显的放射性浓聚；对于 >0.8cm 的实性和磨玻璃混合密度结节，根据两者的比例 ^{18}F-FDG PET 显像可表现为放射性浓聚或不浓聚。病灶边缘不光滑，主要表现为棘状突起和短毛刺，毛刺往往较密集，周边均有分布，两者是由于肿瘤侵及肺泡表面或小叶间隔及淋巴管形成的；有别于炎症性肿块的边缘毛刺，炎症性毛刺表现较长和稀疏，一般只有 2~3 条，是由于慢性炎症过程中的纤维化所致。病灶形态欠规则，结节病灶可表现为数个结节堆聚，这是癌组织以一个中心向周围多个腺泡浸润生长所致，由于肿瘤组织生长不均衡，中间有残余肺泡组织形成小泡征。肿块生长的同时遇有血管或支气管的阻碍形成切迹即分叶，在分叶之间可见血管影。肿瘤周围可见胸膜牵拉征。对于肺内肿块，CT 表现肿块轮廓呈深分叶或多个浅分叶伴短毛刺，肿块胸膜侧呈切迹征或胸膜凹陷征，肿块胸膜侧呈模糊绒毛征、血管集束征，胸膜外脂肪线消失呈软组织肿胀、偏心空洞或空洞内壁结节、空泡征，瘤体平扫与增强 CT 值差值 >20Hu，有助于肺癌诊断，瘤体呈斑点、棉絮样钙化应高度怀疑肺癌。晚期出现转移时可见肺门及纵隔淋巴结肿大。^{18}F-FDG PET 显像病灶表现为放射性浓聚影，即高代谢病灶。

(3) 弥漫型肺癌：弥漫型肺癌是指肿瘤在肺内弥漫性分布，此型一般为细支气管肺泡癌。弥漫型肺癌的 CT 表现为肺叶实变、肺段上可见支气管充气征，因肺泡实变而支气管内仍有气体所致。由于肿瘤的侵犯及肺间质的异常，含气的支气管不规则狭窄、扭曲及具有僵硬感，细小分支消失截断。由于肿瘤细胞沿细支气管及肺泡伏壁生长蔓延，细支气管及肺泡内残存的气体在 CT 上显示出含气影，所以在病变内可见大小不一的气体密度腔隙。CT 增强扫描时在肺叶及肺段实变病变中出现血管强化的影像，称为“血管造影征”。^{18}F-FDG PET 显像在病灶相应部位可见不同程度的放射性浓聚影。

4. 鉴别诊断　肺孤立性病变需与结核球、炎性假瘤及错构瘤相鉴别，弥漫型肺泡癌需要与粟粒性肺结核相鉴别。

(1) 肺结核球：肺结核球好发于肺尖后段及背段，边缘光滑清楚，密度较高，可有点状或斑片状钙化及卫星灶；CT 薄层扫描有助于发现小的钙化灶，CT 增强扫描一般不强化或仅有周边轻度强化。^{18}F-FDG PET 显像根据结核的活动程度可表现为不同程度的放射性浓聚影。

(2) 炎性假瘤：炎性假瘤病变多位于肺周边，呈圆形、椭圆形，密度较均匀，呈软组织密度，边缘较模糊，CT 增强扫描可有显著强化或重度强化，强化方式呈迅速上升型。^{18}F-FDG PET 显像可表现为不同程度的放射性浓聚影。

(3) 错构瘤：错构瘤边缘光滑清楚，邻近胸膜或叶间胸膜，有时可有浅分叶或无分叶，病灶内出现爆米花样钙化及脂肪密度为其特征性表现，CT 增强扫描无明显的强化。PET 显像一般无明显 ^{18}F-FDG 高摄取。

(4) 粟粒性肺结核：粟粒性肺结核的 CT 表现是“三个一致”，即大小一致、密度一致、上中下肺叶分布一致；^{18}F-FDG PET 显像可见肺内均匀一致的放射性浓聚影。弥漫性肺泡癌表现为弥漫性粟粒状病灶，密度中等，分布均匀，疏松，易趋于融合，结节虽然较小，但仔细观察对比结节多为大小不等，结节之间有网状阴影，病灶分布以双肺中下肺野及内侧带较多，双肺上叶特别是肺尖较少；^{18}F-FDG PET 显像可表现为不均匀的弥漫性放射性浓聚影，其内有时可见小片块状放射性浓聚影。综合分析患者的临床资料有助于两者的鉴别诊断。

5. 临床评价

(1) 假阳性问题：部分增殖快、代谢高的良性病变，如活动性肺结核、隐球菌性肉芽肿、肺脓肿、结节病等也可出现 ^{18}F-FDG 高摄取，导致假阳性结果。尤其我国肺结核患者较多，应注意排除活动性肺结核的干扰。这也是 ^{18}F-FDG 在肺内病变良恶性鉴别的局限性所在，研制新的显像剂有助于克服这一问题。

(2) 假阴性问题：临床工作中恶性肿瘤对 ^{18}F-FDG 低摄取并不多见，但有时也会出现假阴性结果。受仪器空间分辨率及肺脏呼吸运动的影响，对于微小病灶 PET 难以检出，而且小于 PET 空间分辨率的小病灶的放射性浓聚程度常被低估。对于一些生长及代谢缓慢的恶性肿瘤，如类癌、结节型细支气管肺泡癌、部分高分化腺癌可出现假阴性结果。另外，糖尿病患者血糖水平过高也有导致假阴性的可能。

(3) 综合分析：肺部孤立性结节或肿块的良、恶性鉴别对临床十分重要，它直接关系到患者的治疗及预后。在进行鉴别诊断时，SUV 是一个重要的半定量分析指标，但由于少部分肺部良性病变的 SUV 与肺癌有部分交叉，因此，必须结合病灶的位置、大小、形态及病灶内的放射性分布进行定性分析，同时要了解患者的病史、临床症状、体征及其他客观检查结果，进行全面综合分析，特别应当重视同机 CT 提供的影像学信息。另外，^{18}F-FDG PET/CT 显像从分子水平显示肿瘤组织的葡萄糖代谢情况，属于肿瘤阳性显像，为肿瘤的良、恶性鉴别提供科学依据；同时，由于肿瘤阳性显像可以明显突出肿瘤病灶，对于纵隔、肺门等解剖结构复杂部位淋巴结转移灶的检出具有明显的优势，特别是对 CT、MRI 难以检出的小淋巴结转移灶更有重要的临床价值。而且一次静脉注射 ^{18}F-FDG，常规进行全身显像，对于了解肺癌病变的全身累及范围、准确进行分期具有重要意义，为临床确定治疗方案的决策提供科学依据。

6. 基于病例的实战演练

【病例 1】

(1) 病史摘要：患者，男，63 岁。间断性胸闷、气短半月余，左侧胸部疼痛 4 天。胸部 CT 检查见左肺上叶占位性病变，伴阻塞性肺炎、肺不张。肿瘤标志物：CA19-9 199.60IU/ml，TPS 292.40IU/L，CEA 96.20ng/ml。

（2）PET/CT 所见：^{18}F-FDG PET/CT 显像于左上肺前段近肺门处见 1 个块状浓聚影，大小为 2.1cm × 2.7cm × 3.1cm，SUVmax 为 15.0，SUVave 为 8.5，CT 于相应部位见软组织密度影；病灶远端肺不张，PET 于相应部位未见异常浓聚影；该病灶与左肺动脉分界模糊（图 6-14）。

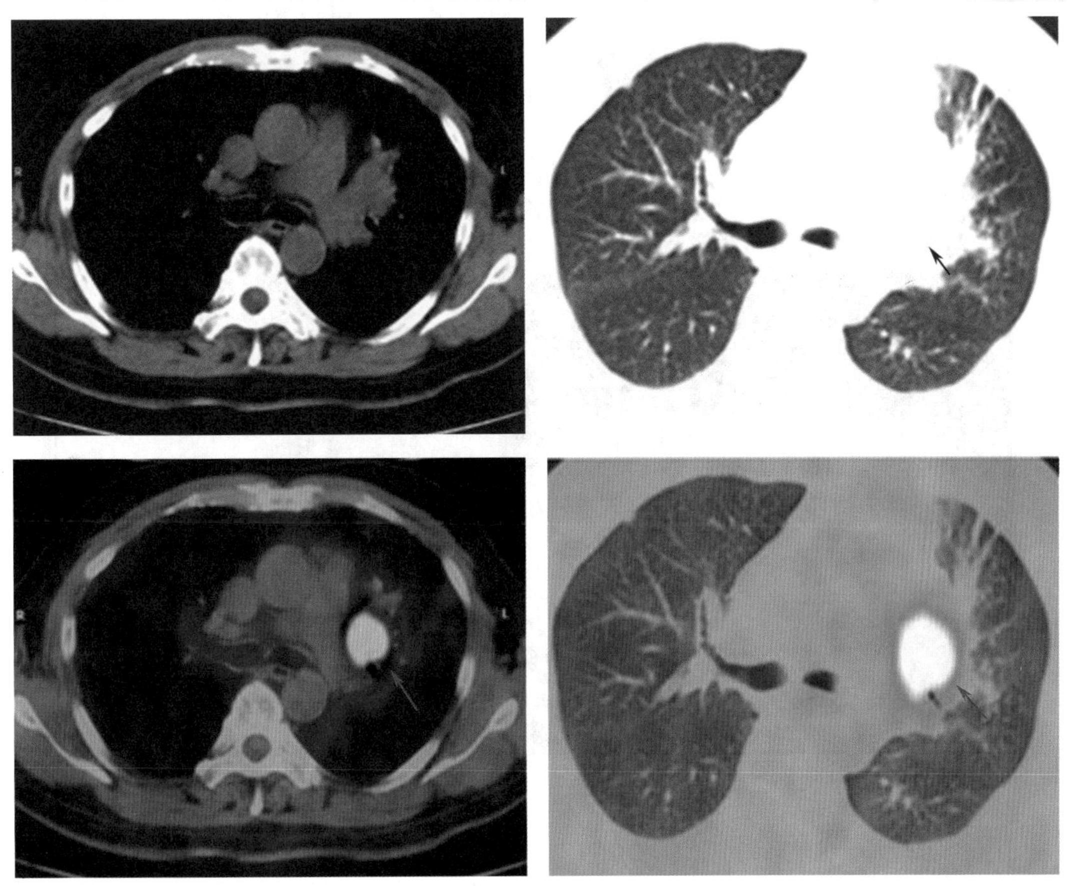

图 6-14 左肺中央型肺癌 ^{18}F-FDG PET/CT 显像图

（3）PET/CT 拟诊：左肺中央型肺癌。

（4）病理诊断：经支气管镜活组织病理学检查诊断为左肺上叶中 - 低分化腺癌，局部呈鳞状细胞癌分化。

（5）诊断要点：中央型肺癌 ^{18}F-FDG PET/CT 表现包括直接征象和间接征象两方面。直接征象主要为肺门区肿块、支气管壁增厚、支气管狭窄及截断支气管征；^{18}F-FDG PET 显像病灶表现为放射性浓聚影，即高代谢病灶。间接征象主要为支气管阻塞征，表现为继发的阻塞性肺炎与肺不张，单纯的肺不张 ^{18}F-FDG PET 显像无异常放射性浓聚影，当合并炎症时 ^{18}F-FDG PET 显像表现为片状放射性浓聚影。

【病例 2】

（1）病史摘要：患者，女，48 岁。体检发现右肺结节影 1 月余。患者无咳嗽、咳痰、痰中带血，无发热、胸痛、气促等不适。

（2）PET/CT 所见：^{18}F-FDG PET/CT 显像于右肺见 1 个结节状浓聚影，大小为 1.8cm × 1.8cm × 1.7cm，SUVmax 为 9.2，SUVave 为 4.0，CT 于相应部位见软组织结节影，呈分叶状；PET 显像见肝脏内、全身骨骼及多处淋巴结高代谢病灶，CT 也可见到相应改变（图 6-15）。

（3）PET/CT 拟诊：右肺周围型肺癌伴全身多发转移。

（4）病理诊断：手术病理学检查诊断为中分化腺鳞癌。

（5）诊断要点：肺孤立性结节的良恶性鉴别一直是影像学诊断的一个难点，PET/CT 对于肺孤立性结节的诊断具有较高的临床价值。目前，最常用的显像剂是 ^{18}F-FDG，PET/CT 对病灶的定性诊断主要依据病灶对 ^{18}F-FDG 的摄取程度，一般 >0.8cm 的实性结节或高度摄取 ^{18}F-FDG 的 <0.8cm 的结节，^{18}F-FDG PET 显像可

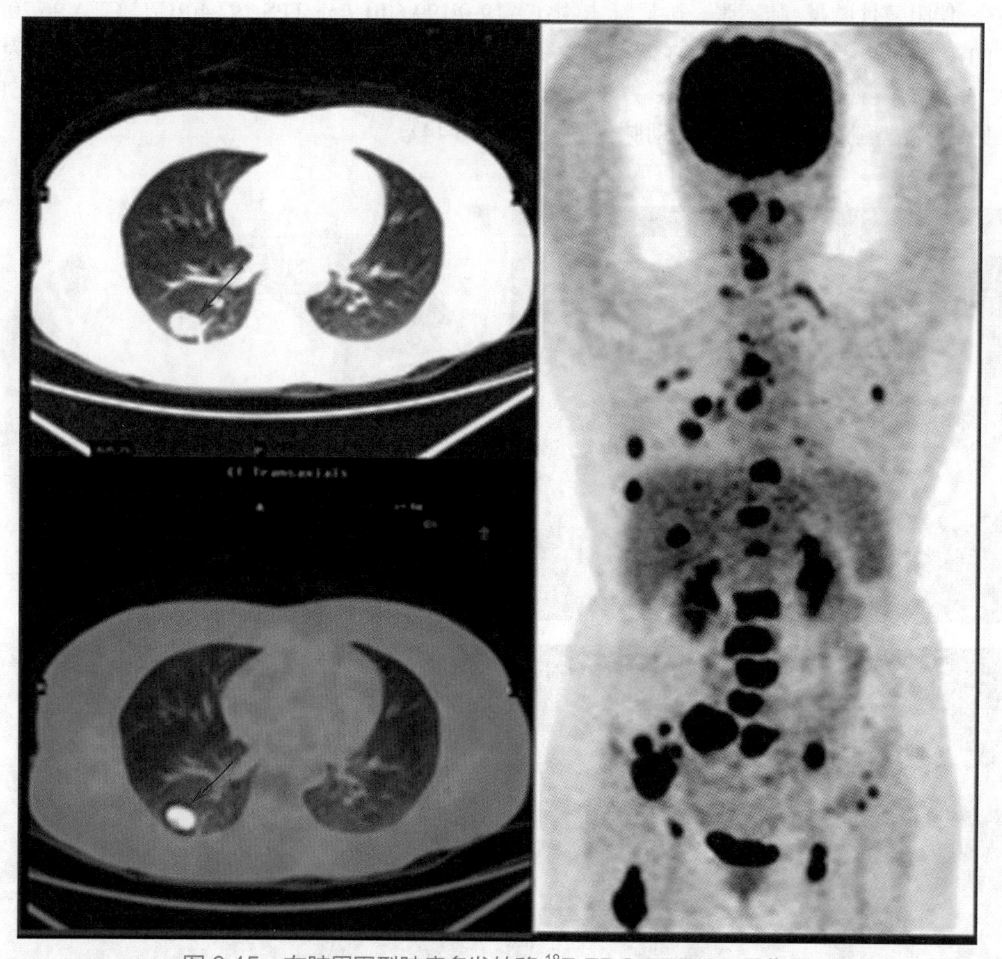

图 6-15　右肺周围型肺癌多发转移 ^{18}F-FDG PET/CT 显像图

表现为放射性浓聚影，而磨玻璃样结节，^{18}F-FDG PET 显像多无明显的放射性浓聚，对于大于 0.8cm 的实性和磨玻璃混合密度结节，根据两者的比例 ^{18}F-FDG PET 显像可表现为不同程度的放射性浓聚或无浓聚。同机 CT，特别薄层 CT 可提高诊断准确性，肺癌 CT 上可有空泡征、分叶征、毛刺征、血管集束征及胸膜牵拉征。

【病例 3】

(1) 病史摘要：患者，男，53 岁。反复咳嗽、咳痰半年余，加重伴气促、消瘦 3 个月。痰为白色黏液状，无黄色脓性痰、痰中带血、咯血。予抗感染、对症治疗，症状无明显缓解。并予四联抗结核药物治疗，服药后咳嗽、咳痰未减轻，并出现气促，活动后呼吸困难，消瘦、乏力。CT 检查发现双肺弥漫性病变，伴部分实变，左侧胸腔少量积液。

(2) PET/CT 所见：^{18}F-FDG PET/CT 显像可见双肺内呈弥漫性分布的阴影，部分肺组织内可见实变影；PET 显像于双肺内可见与 CT 所见阴影分布一致的轻度浓聚影，其中右中肺实变部分 ^{18}F-FDG 浓聚程度较高，并于部分实变组织内见结节状高代谢病灶，SUVmax 为 6.7，SUVave 为 5.1（图 6-16）。

(3) PET/CT 拟诊：弥漫型肺泡癌。

(4) 病理诊断：痰中查到肺泡细胞癌细胞。

(5) 诊断要点：弥漫型肺泡癌的 CT 表现为肺叶实变、肺段上可见支气管充气征，是因肺泡实变而支气管内仍有气体所致。由于肿瘤的侵犯及肺间质的异常，含气的支气管不规则狭窄、扭曲及具有僵硬感，细小分支消失截断。由于肿瘤细胞沿细支气管及肺泡伏壁生长蔓延，细支气管及肺泡内残存的气体在 CT 上显示含气影，所以在病变内可见大小不一的气体密度腔隙。CT 增强扫描可在肺叶及肺段实变病变中出现血管强化的影像，称为血管造影征。^{18}F-FDG PET 显像在病灶相应部位可见不同程度的放射性浓聚影，实变明显部位 ^{18}F-FDG 摄取程度高。

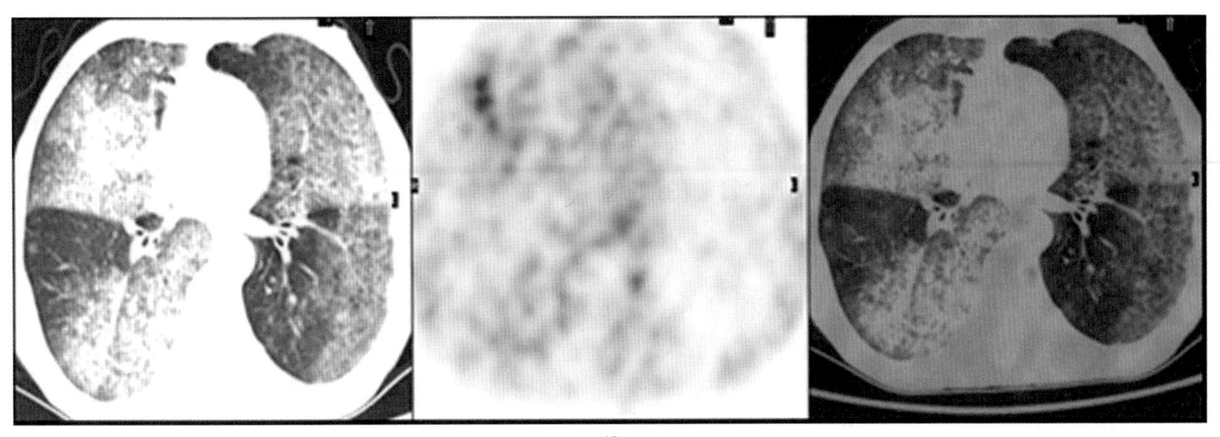

图 6-16　弥漫型肺泡癌 ^{18}F-FDG PET/CT 显像图

（二）食管癌

1. 概述　食管癌（carcinoma of esophagus）是指发生于下咽部到食管与胃的结合部之间的起源于鳞状上皮和柱状上皮的恶性肿瘤，其中鳞状细胞癌约占 90%，腺癌约占 10%。食管癌是临床常见的恶性肿瘤之一，全世界每年约有 30 万人死于食管癌。食管癌的发病率各国差异很大，我国属于世界食管癌高发地区之一，每年因食管癌死亡的患者约 15 万人。在我国，食管癌发病率以河南省为最高，江苏、山西、河北、福建、陕西、安徽、湖北、山东和广东等省均为高发区。食管癌的发病原因尚不完全清楚，可能与饮食习惯、化学因素、生物因素、遗传因素、癌前病变及其他疾病因素、营养和微量元素等有关。

临床上多将食管的解剖分段分为颈段和胸段，其中颈段是指从食管入口到胸骨柄上缘的胸廓入口处；胸段又分为上、中、下三段。胸上段是从胸廓上口至气管分叉平面；胸中段是从气管分叉平面至贲门口全长的上一半；胸下段是从气管分叉平面至贲门口全长的下一半。通常将食管腹段包括在胸下段内。胸中段与胸下段食管的交界处接近肺下静脉平面处。食管癌在食管上、中、下三段均可发生，以中段最常见（57.2%），下段次之（29.6%），上段较少见（13.1%）。

2. 临床表现

(1) 食管癌的早期：早期症状多不明显，主要表现为胸骨后不适、烧灼感、针刺样或牵拉样疼痛；在吞咽粗硬食物时有不同程度的不适感，包括食物滞留的感觉或轻度哽噎感。

(2) 食管癌的中晚期

1) 进行性吞咽困难：是绝大多数患者就诊时的主要症状，也是本病的较晚期表现。先是不能咽下固体食物，继而半流质，最后水和唾液亦不能咽下。

2) 食物反流：由于食管梗阻的近段扩张与潴留，可发生食物反流，反流物含黏液，混杂宿食，可呈血性或可见坏死脱落组织块。

3) 咽下疼痛：是由癌糜烂、溃疡、外侵或近段伴有食管炎所致，进食时，特别是进食热或酸性食物后更明显，疼痛可涉及颈、肩胛、前胸和后背等处。

4) 其他表现：长期摄食不足导致明显的慢性脱水、营养不良、消瘦与恶病质。有左锁骨上淋巴结肿大，或因肿瘤侵犯、转移引起的相应表现，如压迫喉返神经所致的声嘶、骨转移引起的疼痛、肝转移引起的改变等。当肿瘤侵及相邻器官并发生穿孔时，可发生食管支气管瘘、纵隔脓肿、肺炎、肺脓肿及主动脉穿破大出血，导致死亡。

3. PET/CT 影像学表现　临床用于食管癌诊断的方法主要有食管 X 线钡餐、CT、食管镜及食管腔内超声（EUS）等方法。食管镜检查是最可靠的诊断方法，可直接观察病灶的形态，并可在直视下做活组织病理学检查，以明确诊断。内镜下食管黏膜染色法有助于提高早期食管癌的检出率。食管腔内超声可应用于早期诊断，能准确判断食管癌的壁内浸润深度及对周围器官的浸润情况。但对于淋巴结及远处转移的诊断具有明显的局限性。

食管 X 线钡餐检查可观察食管的蠕动状况、管壁的舒张度、食管黏膜改变、食管充盈缺损及梗阻程度。早期食管癌 X 线钡餐检查的主要表现：①黏膜皱襞增粗、迂曲及中断；②食管边缘毛刺状；③小充盈缺损与小龛影；④局限性管壁僵硬或有钡剂滞留。中晚期患者可见病变处管腔不规则狭窄、充盈缺损、管壁蠕动消失、黏膜紊乱、软组织影及腔内型的巨大充盈缺损。

CT 检查可清晰显示食管与邻近纵隔器官的关系，食管癌 CT 可显示食管壁增厚，但难以发现早期食管癌病灶。PET/CT 将解剖形态和功能影像融为一体，在显示解剖结构的同时提供病灶的功能代谢状况，对于食管癌诊断及分期具有明显的优势。食管癌原发灶对 ^{18}F-FDG 高摄取，PET 显像原发灶表现为高代谢病灶，CT 表现为相应部位食管壁增厚，有利于食管癌的诊断。

4. **基于病例的实战演练**

【病例 1】

（1）病史摘要：患者，女，56 岁。进食梗阻感 3 个月，加重一周。食管吞钡 X 线检查发现钡流至胸段（第 6~9 胸椎处）见一长约 7.0cm 狭窄段，钡流呈窄条状缓慢通过，狭窄段以上食管稍扩张；黏膜皱襞见增粗、紊乱、中断现象；见多个大小不等充盈缺损影及斑点、斑片状之斑钡影；管壁僵硬，舒缩功能消失。

（2）PET/CT 所见：^{18}F-FDG PET/CT 显像于中下段食管内见 1 个条块状浓聚影，大小为 2.7cm × 1.8cm × 6.2cm，SUVmax 为 16.9，SUVave 为 8.5，CT 于相应部位见软组织肿块影，肿瘤呈全层浸润，病灶与相邻心包及胸主动脉界限模糊（图 6-17）。

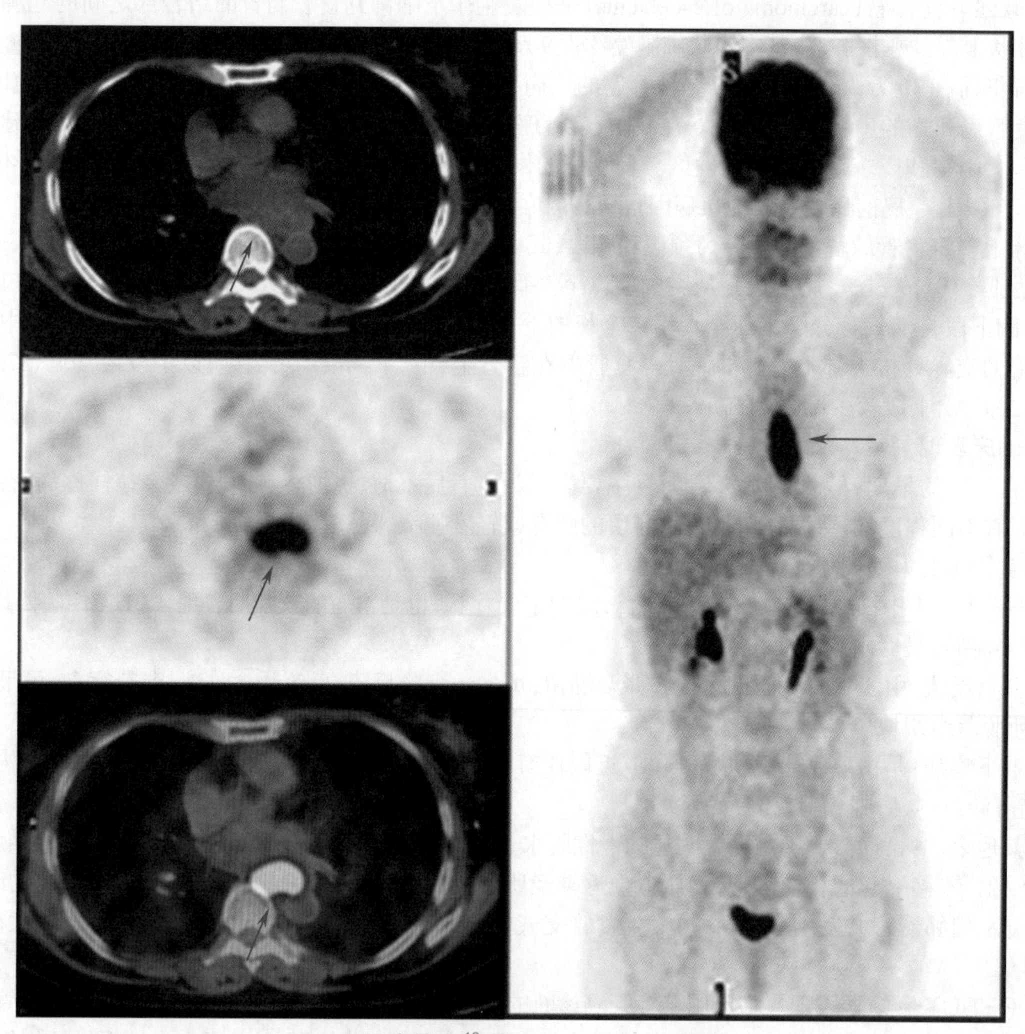

图 6-17　食管癌 ^{18}F-FDG PET/CT 显像图

（3）PET/CT 拟诊：食管癌，呈全层浸润，病灶侵犯相邻心包及胸主动脉。

（4）病理诊断：手术病理学检查诊断为食管中段鳞状细胞癌。

（5）诊断要点：食管癌 90% 为鳞状细胞癌，10% 为腺癌，食管癌病灶对 ^{18}F-FDG 呈高摄取，PET/CT 显像表现为放射性浓聚影。食管吞钡 X 线检查发现食管中段狭窄；黏膜皱襞增粗、紊乱、中断；管壁僵硬。

^{18}F-FDG PET/CT 融合图像可清楚显示条块状浓聚影，侵犯相邻心包及胸主动脉。

【病例 2】

（1）病史摘要：患者，男，59 岁。吞咽后哽噎感进行性加重一月余。电子喉镜检查未见异常。胃镜检查见食管中上段菜花状肿物，表面溃烂凸凹不平，胃镜不能通过。无咯血、呕血、黑便史。

（2）PET/CT 所见：^{18}F-FDG PET/CT 显像于食管中下段内见 3 个结节状浓聚影，大小分别为 2.7cm × 2.4cm × 4.4cm、2.8cm × 1.2cm × 2.4cm、2.3cm × 1.4cm × 4.6cm，SUVmax 分别为 14.3、7.6、7.3，SUVave 分别为 5.3、3.5、3.2，最上方的病灶上缘平主动脉弓，最下方病灶接近贲门，CT 于相应 3 个部位均见食管管腔狭窄，管壁明显增厚呈肿块状。于右侧锁骨上窝见 1 个结节状异常浓聚影，大小为 2.3cm × 1.3cm × 1.5cm，SUVmax 为 6.4，SUVave 为 2.9，CT 于相应部位见淋巴结增大影（图 6-18）。

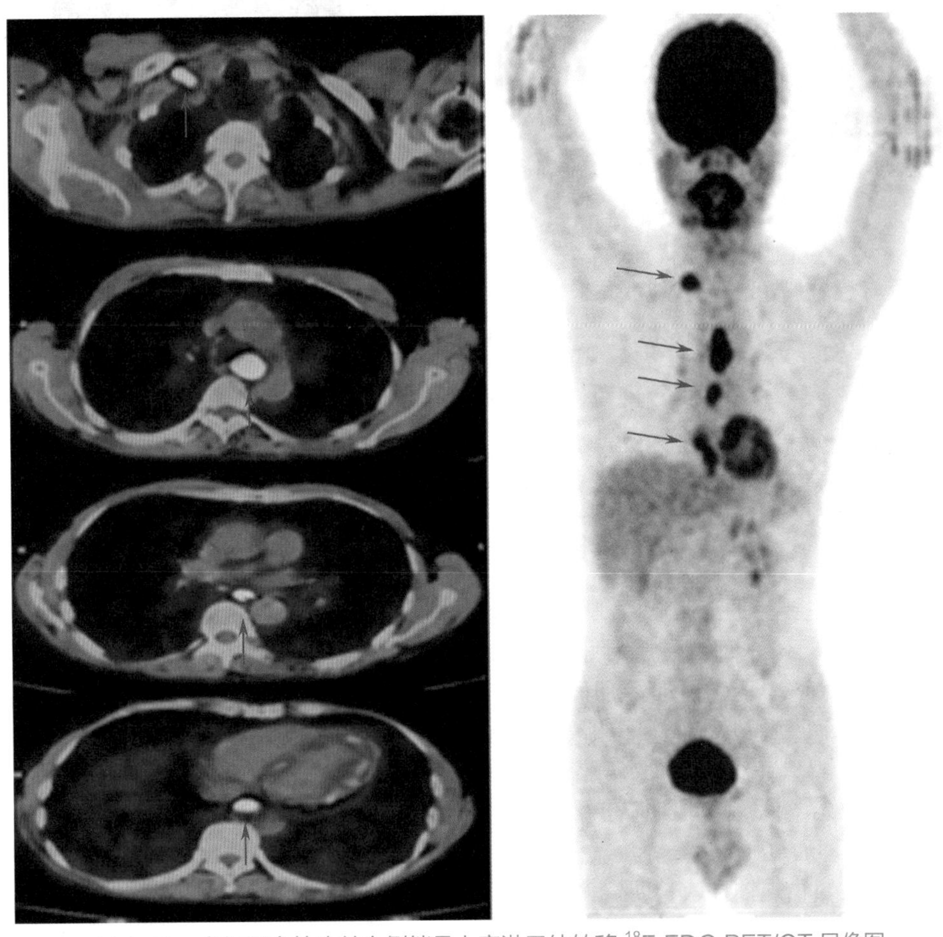

图 6-18　多起源食管癌并右侧锁骨上窝淋巴结转移 ^{18}F-FDG PET/CT 显像图

（3）PET/CT 拟诊：多起源食管癌，并右侧锁骨上窝淋巴结转移灶。

（4）病理诊断：食管高 - 中分化鳞状细胞癌。

（5）诊断要点：食管癌 90% 为鳞状细胞癌，10% 为腺癌，食管癌病灶对 ^{18}F-FDG 呈高摄取，PET/CT 显像表现为放射性浓聚影。CT 于相应部位可见食管壁增厚、周围脂肪间隙消失、邻近脏器受侵犯（包括支气管、主动脉及心包），并可检出远处淋巴结、脏器转移病灶。^{18}F-FDG PET/CT 融合图像可清楚显示食管癌对纵隔内侵犯范围和转移情况。

（6）鉴别诊断

1）胃食管反流：是由胃十二指肠内容物反流入食管所致。临床可表现为胸骨后灼热感、吞咽疼痛或吞咽困难。^{18}F-FDG PET/CT 显像可见相应节段食管呈长条状放射性浓聚影，但 CT 于相应部位无食管壁增厚（图 6-19）。食管镜检查可有黏膜炎症，糜烂或溃疡，经活组织病理学检查可明确诊断。

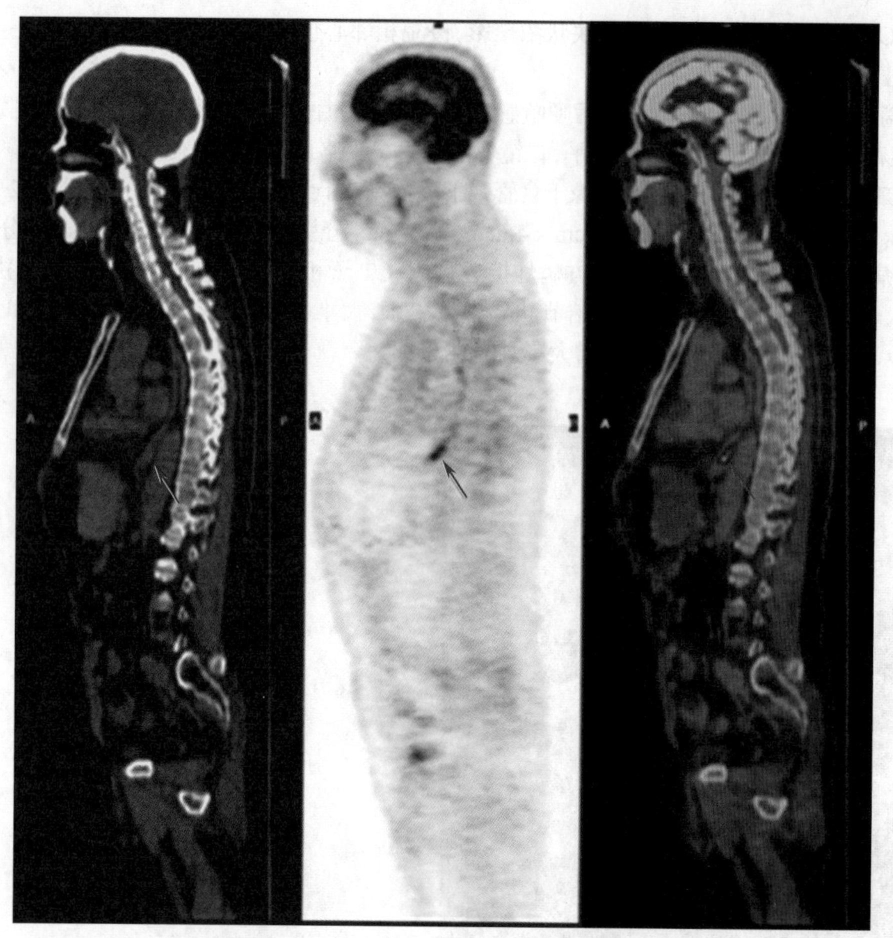

图 6-19 反流性食管炎 ^{18}F-FDG PET/CT 显像图

2）食管良性肿瘤：主要为平滑肌瘤，吞咽困难较轻，进展慢，病程长。^{18}F-FDG PET/CT 显像 CT 可见食管壁软组织密度影，PET 于相应部位通常无明显 ^{18}F-FDG 高摄取。经食管镜活组织病理学检查可确诊。

3）食管贲门失弛缓症：由于食管神经、肌间神经丛等病变引起食管下段括约肌松弛障碍所致的疾病。临床表现为间歇性吞咽困难、食物反流和下端胸骨后不适或疼痛，病程较长，多无进行性消瘦。^{18}F-FDG PET/CT 显像无典型的局限性 ^{18}F-FDG 高摄取病灶，CT 于相应部位也无食管壁增厚。X 线吞钡检查见贲门梗阻呈漏斗或鸟嘴状，边缘光滑，食管下段明显扩张，吸入亚硝酸异戊酯或口服、舌下含化硝酸异山梨酯 5~10mg 可使贲门弛缓，钡剂随即通过。

4）食管良性狭窄：可由腐蚀性或长期胃食管反流所致的反流性食管炎引起，也可因长期留置胃管、食管手术或食管胃手术等引起。^{18}F-FDG PET/CT 显像食管可出现不同程度的 ^{18}F-FDG 摄取，但无典型的局限性 ^{18}F-FDG 高摄取病灶，CT 于相应部位也无食管壁增厚。食管镜检查可明确诊断。

5）食管周围器官病变：指纵隔肿瘤、食管周围淋巴结肿大、左心房明显增大、主动脉瘤等，均可造成食管不同程度的狭窄，从而产生吞咽困难。^{18}F-FDG PET/CT 显像可于食管外相应部位显示压迫食管病灶，病灶 ^{18}F-FDG 摄取情况与病变本身有关。

（三）乳腺癌

1. 概述 乳腺癌（breast cancer）是世界范围内女性最常见的恶性肿瘤之一，也是女性因癌致死的主要原因之一。乳腺癌的发病机制尚未完全阐明，其危险因素包括：①家族遗传因素；②生育和激素因素，如月经史长（月经初潮早，<12 岁；绝经迟，>55 岁），未婚，未育，晚育，未哺乳，近期使用口服避孕药等；③乳腺腺体致密；④超重或肥胖（绝经后乳腺癌）；⑤绝经后使用激素治疗（雌激素和孕激素），缺乏锻炼和饮酒等。

乳腺钼靶检查是乳腺癌筛查的金标准，可在治疗有效并有可能治愈的早期阶段发现乳腺癌。但在致密型乳腺、假体植入及手术后瘢痕形成的乳腺中，其灵敏度较低。超声检查也是目前乳腺癌最常用检查方法之一，因其经济、简便、无创、快捷，且无放射性、无检查盲区，可引导穿刺活检等优势，已成为年轻女性首选的乳腺检查手段。但超声检查对微小钙化的检出率低，其灵敏度和特异性受操作者的影响较大，故不适于日常筛查，而仅可作为钼靶的补充手段。MRI 检查可双乳同时成像，且无电离辐射危害，对病变组织学特点显示较好，可提高多中心、多灶性病变的检出率，对观察胸壁侵犯情况及乳房根部、腋窝、胸骨后、纵隔淋巴结转移的显示均较敏感。但其对磁场均匀性要求高，且价格昂贵，使其应用受限。

2. 临床表现　乳腺癌最常见的临床症状和体征为局部触及肿块，时间可从数天至数年，平均 2 年。由于乳腺位于体表，肿块易被发现，其中 80% 以上是患者自己偶然发现。肿块绝大多数位于乳腺外上象限，其次为内上象限上方及中央区，以单侧单发最常见，少数可单侧多发或累及双侧乳腺。肿块呈进行性生长，多为单发、质硬、边缘不规则、表面欠光滑。多数乳腺癌为无痛性肿块，仅少数伴有不同程度的隐痛或刺痛。其他症状还包括：①乳头溢液：多为单侧乳房、单个乳导管口的自发性溢液，多数为血性，少数可为浆液性、浆液血性、乳汁样或水样液；②皮肤改变：当癌瘤侵及乳房悬吊韧带，使其缩短，并向内牵拉皮肤造成局部凹陷，形成酒窝，成为酒窝征。当癌瘤进一步向外累及表面皮肤，造成皮肤局限水肿、微红及增厚，外观似橘皮样，成为橘皮征；③乳头、乳晕异常：肿瘤位于或接近乳头深部，可引起乳头回缩。肿瘤距乳头较远，乳腺内的大导管受到侵犯而短缩时，也可引起乳头回缩或抬高。乳头湿疹样癌，即乳腺 Paget 病，表现为乳头皮肤瘙痒、糜烂、破溃、结痂、脱屑、伴灼痛，以致乳头回缩；④转移灶的表现：乳腺癌可通过淋巴道或血行转移至淋巴结、肺、胸膜、骨、肝、脑、肾上腺、卵巢及皮肤等处而出现相应的临床症状和体征。

3. PET/CT 影像学表现　乳腺内局限性 ^{18}F-FDG 高代谢，CT 相应部位为软组织密度影，是乳腺癌原发灶的基本表现。^{18}F-FDG PET/CT 对乳腺癌的诊断灵敏度为 68%~96%，特异性为 84%~97%，上述数据与钼靶、乳腺超声和 MRI 比较并无显著优势。其局限性如下：①分辨率有限，通常无法检出直径小于 1.0cm 的肿瘤；② ^{18}F-FDG 摄取程度和病理类型有关，无法检出分化良好的肿瘤等。因此，肿瘤大小和核分级对 ^{18}F-FDG PET/CT 原发灶的检出影响甚大。此外，由于正常组织的 SUV 和年龄、乳腺密度等有关，因此对于乳腺较致密的年轻患者，由于其乳腺本底较高，更易出现漏诊的情况。

4. 基于病例的实战演练

【病例】

(1) 病史摘要：患者，女，49 岁。发现右乳肿块 1 年余。患者无意间发现右乳外侧一小结节，无红肿、疼痛。近一年来该病灶呈进行性增大。

(2) PET/CT 所见：右乳外上象限见一 ^{18}F-FDG 浓聚灶，SUVmax 为 12.2，SUVave 为 10.6；CT 示相应部位软组织肿块，呈分叶状，内部密度不均，大小约 3.8cm × 1.5cm（图 6-20）。

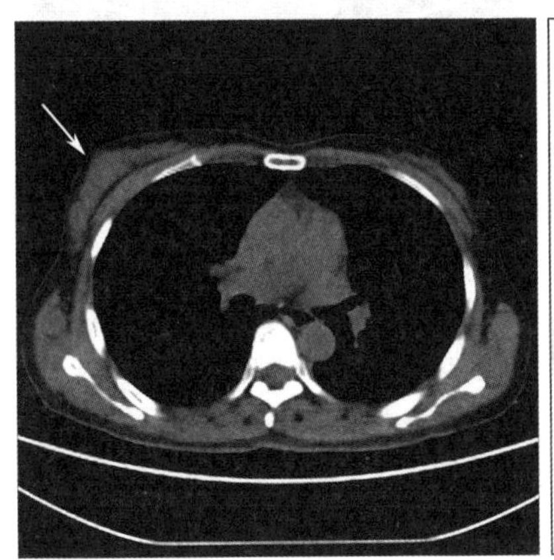
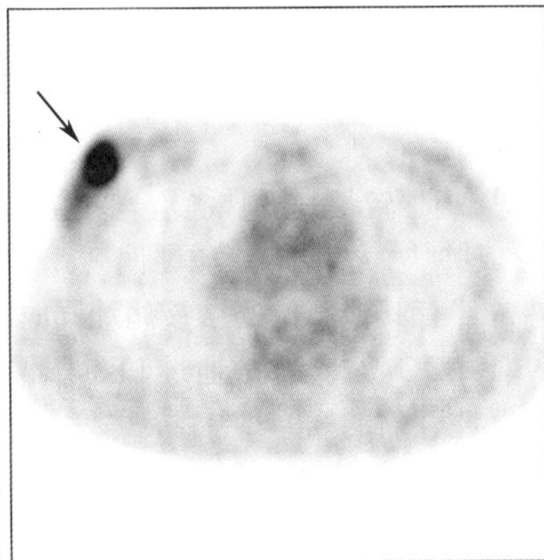
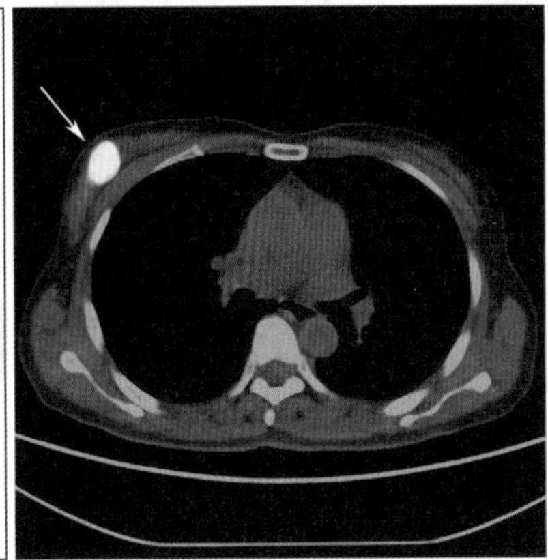

图 6-20　乳腺癌 ^{18}F-FDG PET/CT 显像图

(3) PET/CT 拟诊：右乳癌。

(4) 病理诊断：右乳穿刺病理诊断为浸润性导管癌，ER 90%(+)，PR 70%(+)，*HER2*(++)，FISH(+)。

(5) 诊断要点：右乳软组织肿块，^{18}F-FDG 高代谢，结合病史进行性增大，考虑恶性。

(6) 鉴别诊断：乳腺癌需与乳腺纤维腺瘤、增生性疾病、结核、淋巴瘤和分叶状肿瘤等相鉴别。

1) 乳腺纤维腺瘤：好发于内分泌旺盛而调节紊乱的年轻女性，发病年龄多为 20~30 岁。肿块明显，多位于乳腺外上象限，圆形或扁圆形，一般在 3cm 以内。单发或多发，质坚韧，表面光滑或结节状，分界清楚，无粘连，触之有滑动感。肿块无痛，生长缓慢。一般无明显 ^{18}F-FDG 摄取，故结合病史、影像学检查一般可进行鉴别（图 6-21）。

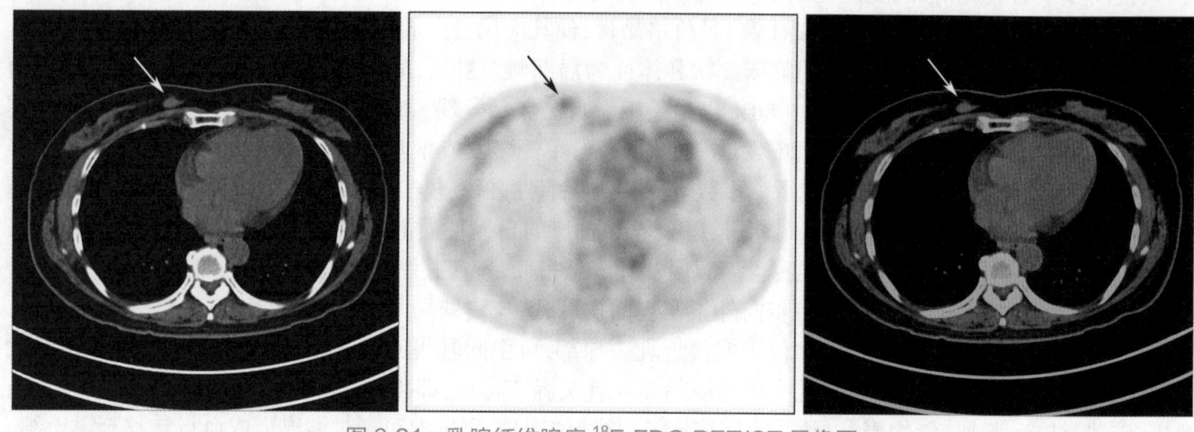

图 6-21　乳腺纤维腺瘤 ^{18}F-FDG PET/CT 显像图

2）乳腺增生性疾病：多见于中青年女性，特点是周期性乳腺胀痛；乳腺腺体局部增厚或呈肿块样，与周围乳腺组织分界不明显。^{18}F-FDG 摄取程度与正常腺体组织近似或略高，呈弥漫性，结合病史较易进行鉴别（图 6-22）。

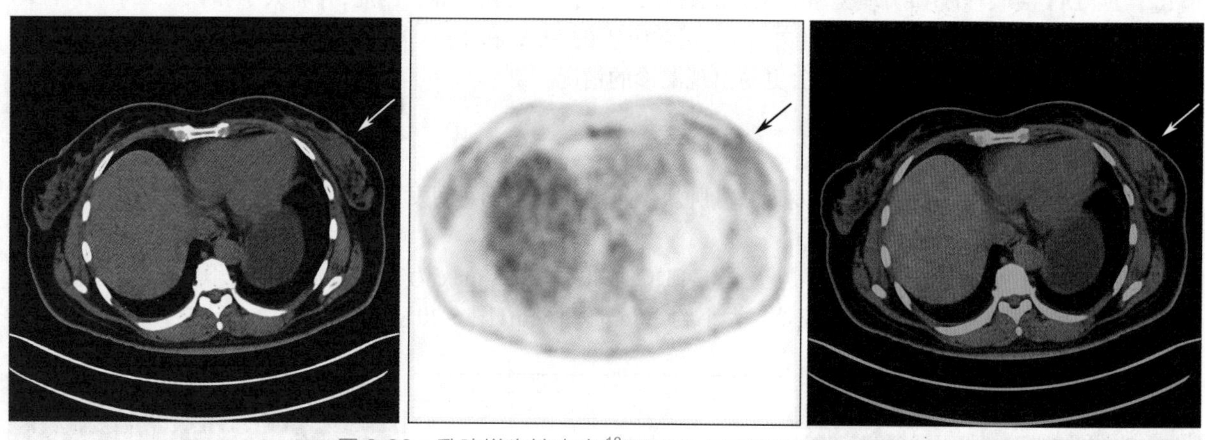

图 6-22　乳腺增生性疾病 ^{18}F-FDG PET/CT 显像图

3）乳腺结核：好发于中青年，较少见，病程较长，发展缓慢。多为胸壁结核蔓延而来，可溃破，并流出干酪样脓液。临床表现为炎症性病变，可形成肿块，大小不一，质硬偏韧，部分区域可有囊性感，境界可不清，活动度受限，可伴局部疼痛，但无周期性。常伴有其他部位的结核病灶同时存在。部分患者可有结核中毒症状，如发热、盗汗、乏力等。结核病灶可见 ^{18}F-FDG 高摄取，故通过 PET 影像较难鉴别，需结合病史综合考虑。

4）乳腺淋巴瘤：较罕见，仅占乳腺恶性肿瘤的 0.04%~1%。好发年龄为 50~60 岁。临床缺乏特异性症状和体征，常以肿块就诊，伴或不伴疼痛，有时可占据整个乳房，肿块呈巨块或结节状、分叶状，边界清楚，质坚，有弹性，与皮肤及乳房等无粘连。肿块巨大时表面皮肤菲薄，血管扩张，并引起破溃。多发结节、肿块可互相融合，但仍境界较清；当表现为弥漫性侵犯时，可见坏死，并累及后方脂肪间隙，但"乳头凹陷症"少见。根据淋巴瘤病理类型不同，^{18}F-FDG 摄取程度不一，但多表现为异常浓聚，SUVmax 可达 20~30 以上（图 6-23），与乳腺癌有时较难鉴别，故确诊需依靠病理。

5）乳腺分叶状肿瘤：较罕见，仅占乳腺肿瘤的 0.3%~0.9%。各种年龄均可发病，但以 40 岁左右女性多见。多为单侧发生单一肿块。肿瘤切面呈实性、灰褐色，并可出现裂隙样结构或囊腔。^{18}F-FDG 摄取程度差异较大，与乳腺其他恶性肿瘤较难鉴别，确诊需依靠病理。

（7）临床评价：^{18}F-FDG PET/CT 可显示乳腺癌，区分生理性和病理性 ^{18}F-FDG 浓聚，但不同组织学类型对 PET/CT 显像准确率会造成一定的影响：①一些缓慢生长的肿瘤（如小叶原位癌）和非侵袭性的肿瘤（如

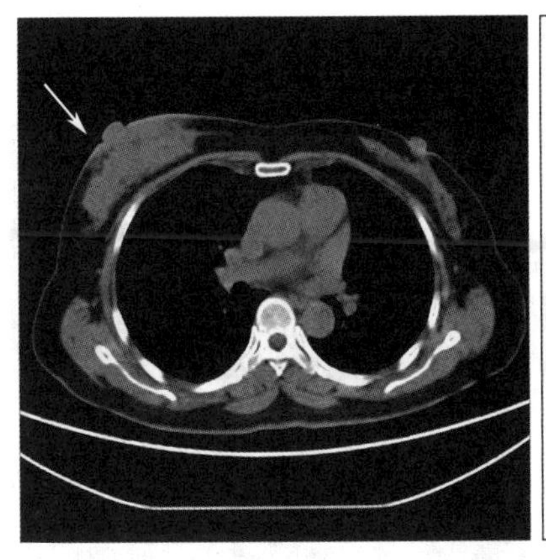
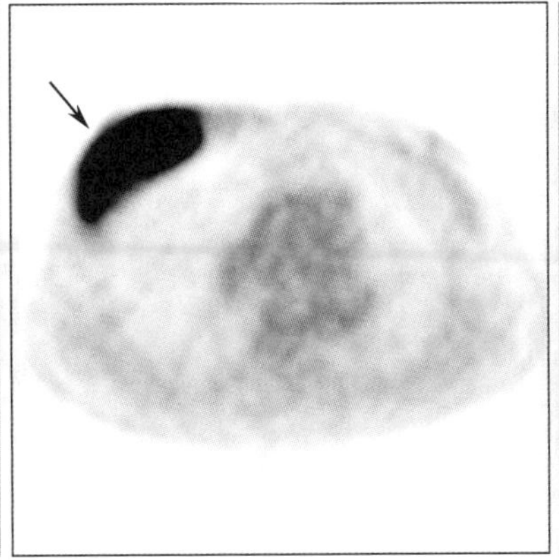
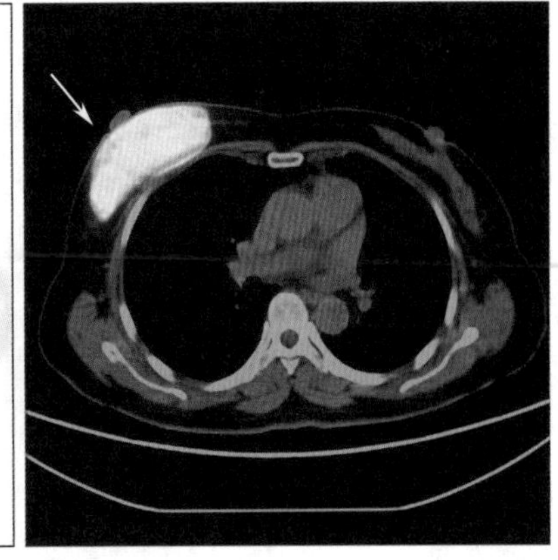

图 6-23　乳腺淋巴瘤 ^{18}F-FDG PET/CT 显像图

导管内癌）有时与良性病变较难鉴别；② PET/CT 显像检出乳腺浸润性导管癌的灵敏度高于浸润型小叶癌，且 ^{18}F-FDG 摄取也明显高于后者；③恶性程度高的肿瘤要比恶性程度低的肿瘤摄取 ^{18}F-FDG 高；④ *p53* 水平高者 ^{18}F-FDG 摄取要高于水平低者；⑤浸润性生长方式肿瘤的 SUV 明显高于边界清晰的肿瘤。根据美国国家综合癌症网络（National Comprehensive Cancer Network，NCCN），欧洲肿瘤医学学会（European Society for Medical Oncology，ESMO）等指南的推荐，^{18}F-FDG PET/CT 显像可用于 CT 或 MRI 上提示可疑病灶的局部晚期乳腺癌患者，尤其是伴有腋下淋巴结者。此外，^{18}F-FDG PET/C 还可用于监测复发转移、疗效预测等。

三、腹部肿瘤

（一）胰腺癌

1. 概述　胰腺癌（pancreatic cancer）是发生在胰腺外分泌部分腺体的癌症，是胰腺恶性肿瘤中最常见的一种，占发生率全身各种癌肿的 1%~4%。占消化系统恶性肿瘤的 8%~10%。发病年龄多在 40~70 岁，男性多于女性。胰腺癌可发生于胰腺的头、体、尾或累及整个胰腺，但以胰头部最多见，分别为 60%、15% 和 5%，弥漫性累及整个胰腺者占 20%。胰腺癌多属于腺癌，大多起源于腺管上皮细胞，为白色多纤维易产生粘连的硬癌；少数发生于胰腺腺泡细胞的髓样癌，质地较软，易出血坏死；其他如腺样鳞状细胞癌、胰腺囊腺癌、胰岛细胞癌等很少见。胰腺癌恶性程度较高，生长迅速，侵袭性强，早期可发生转移，预后差。胰腺癌的发病原因与发病机制迄今尚未阐明。流行病学调查资料提示，其发病可能与长期大量吸烟、饮酒、饮咖啡、饮食、环境、内分泌及遗传因素有关。

2. 临床表现　上腹部不适及隐痛是胰腺癌最常见的首发症状；体重减轻、食欲减退和消瘦是胰腺癌常见的临床表现；梗阻性黄疸是胰头癌的突出表现；胰头癌除致梗阻性黄疸外，亦常致胆囊肿大，可在右上腹清楚扪及肿大的胆囊，晚期胰腺癌者可出现上腹固定的肿块，腹水征阳性；进一步可有恶病质及肝、肺或骨骼转移等表现。

3. PET/CT 影像学表现　胰腺癌 CT 表现为胰腺局部增大、肿块形成。CT 平扫肿块与正常胰腺组织等密度，如果病灶较大内部有液化坏死时可出现不规则的低密度区。胰腺癌是少血管肿瘤，CT 增强扫描时，病灶密度增加不明显，而正常胰腺组织强化明显使肿瘤显示清楚。CT 扫描可见胆管梗阻扩张或胰管扩张。CT 是诊断胰腺癌最常用的影像学方法，可显示肿瘤与周围组织脏器的毗邻关系，判断有无大血管和邻近器官受累。^{18}F-FDG PET/CT 显像是以 ^{18}F-FDG 为显像剂进行的显像检查。胰腺癌与其他恶性肿瘤细胞的共同特点是糖酵解增加，需葡萄糖的过度利用，导致 ^{18}F-FDG 在细胞内积聚明显增多，病灶部位显示放射性浓聚影像。经 PET/CT 显像，可以显示肿瘤的位置、大小、形态，并根据病灶对 ^{18}F-FDG 的浓聚程度鉴别良恶性。

4. 基于病例的实战演练

【病例】

（1）病史摘要：患者，女，59 岁。上腹痛 3 年，偶向腰背部放射。伴腹胀、反酸、嗳气、恶心、呕吐，与进食无关，无腹泻，无呕血、黑便，无巩膜、皮肤黄染，无吞咽困难，无发热畏寒，未予规律治疗。超声胃镜检查示胰腺占位性病变，胰腺囊腺瘤与胰腺癌相鉴别。肿瘤标志物：CEA 5.04ng/L，CA19-9 2838.74IU/ml。

（2）PET/CT 所见：胰腺体尾部 ^{18}F-FDG 高摄取，表现为高代谢病灶，CT 于相应部位见胰腺体尾部增大，内见稍低密度影。病灶大小为 3.8cm × 3.3cm × 3.2cm，SUVmax 为 9.9，SUVave 为 6.3（图 6-24）。

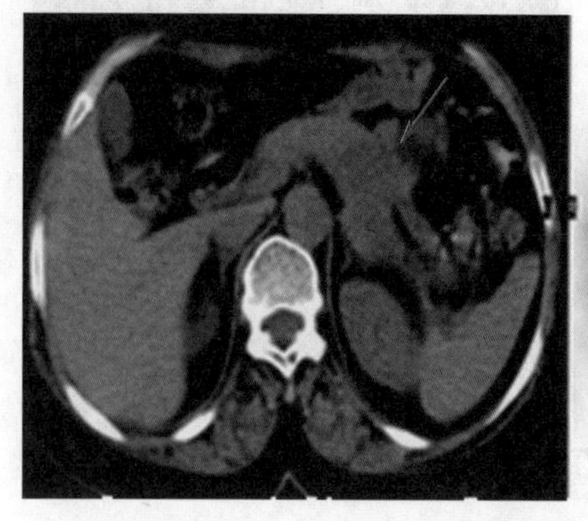
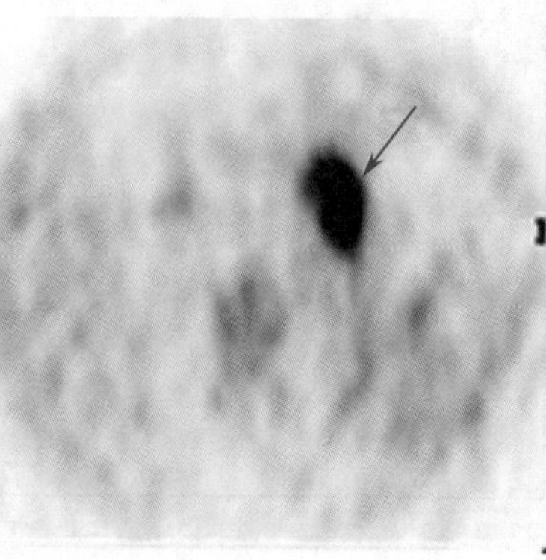
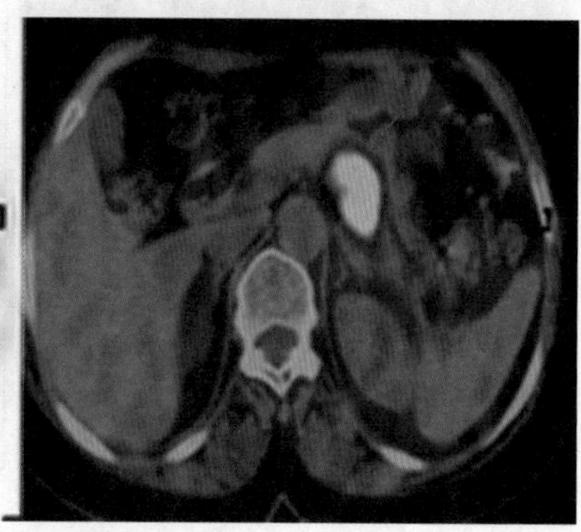

图 6-24　胰腺体尾部癌 ^{18}F-FDG PET/CT 显像图

（3）PET/CT 拟诊：胰腺体尾部癌。

（4）病理诊断：手术病理学诊断为胰腺体尾部高分化导管腺癌。

（5）诊断要点：胰腺癌起源于腺管或腺泡细胞，为灰白色的硬性肿块，60% 左右位于胰头。80% 表现为局灶性肿块，20% 表现为弥漫性生长或多灶分布，大多数癌肿周围有炎症渗出，致使肿瘤边界多不清晰。平扫 CT 难以发现小癌灶，只有当病灶的大小足以改变胰腺的轮廓时才发现。胰腺癌 CT 检查表现为胰腺局部增大、肿块形成。CT 平扫肿块与正常胰腺组织等密度，如果病灶较大内部有液化坏死时可出现不规则的低密度区。胰腺癌是少血供肿瘤，CT 增强扫描时，病灶密度增加不明显，而正常胰腺组织强化明显使肿瘤显示清楚。CT 扫描可见胆管梗阻扩张或胰管扩张。PET/CT 显像示肿瘤病灶对 ^{18}F-FDG 高摄取，表现为高代谢病灶。PET/CT 融合图像可以显示肿瘤的位置、大小、形态及对周围组织的侵犯及转移等。

（6）鉴别诊断

1）急性胰腺炎：急性胰腺炎表现为胰腺 ^{18}F-FDG 高摄取，CT 表现胰腺增大，密度降低，上述表现大多为弥漫性改变，但也可以局限于胰腺的某一部分。CT 于胰腺周围常见炎性渗出，导致胰腺轮廓不清，邻近的肾前筋膜增厚，这些征象结合临床鉴别并不困难。

2）慢性胰腺炎：慢性胰腺炎 ^{18}F-FDG PET/CT 显像可表现为不同程度的 ^{18}F-FDG 轻、中度摄取或无明显摄取；但是，在 CT 表现上胰腺癌常难以与慢性胰腺炎相鉴别，因为胰腺癌也可以并发于慢性胰腺炎，CT 胰腺癌和胰腺炎均可表现为胰头增大、胰体萎缩，分析 ^{18}F-FDG 摄取程度及其分布有助于两者的鉴别。另外，胰腺癌常出现邻近血管受侵犯或被包埋，并较早出现肝脏及腹膜后转移。

值得注意的是糖尿病、血糖增高的胰腺癌患者 ^{18}F-FDG PET 显像有时会出现假阴性结果。因此，对于合并糖尿病的胰腺癌患者进行 ^{18}F-FDG PET 显像时，应当十分谨慎。

3）活动性胰腺结核：活动性胰腺结核病灶对 ^{18}F-FDG 高摄取，PET/CT 显像表现为高代谢病灶，可出现假阳性结果，应当结合临床进行综合分析。

（7）临床评价：胰腺癌的影像学检查主要有超声、经十二指肠镜逆行胰胆管造影（ERCP）、超声内镜、MRI、CT 及 PET/CT 等。超声检查表现为胰腺局限性增大，边缘回声不整齐，典型的胰腺癌病灶边缘呈火焰状，回声光点减弱、增加或不均匀，声影衰减明显，胰管不规则狭窄、扩张或中断，胆囊肿大，肿瘤侵及周围大血管时表现血管边缘粗糙及被肿瘤压迫等现象。

ERCP 可直接观察十二指肠壁及壶腹有无肿瘤侵犯，插管造影胰腺癌主要表现为胰管受压，胰管阻塞，突然变细或中断，断端变钝或呈鼠尾状、杯口状，狭窄处胰管管壁僵硬等；还能显示主胰管充盈缺损、移位、瘤腔形成等。

超声内镜包括超声胃镜和超声腹腔镜，其中超声胃镜是在胃内进行检查，可见胃后壁外局限性低回声区，边缘不规整，内部回声不均匀；超声腹腔镜的探头可置于肝左叶与胃小弯处，或直接通过小网膜置于胰腺表面探测，并可进行活组织病理学检查。

胰腺癌在 MRI 检查可见胰腺局限性增大，相应部位轮廓不规则，T_1WI 上肿瘤信号稍低于正常胰腺和肝脏，其中坏死信号更低；T_2WI 上信号稍高且不均匀，坏死区信号更高。另外，胰管扩张及肝内外胆管扩张等间接征象也是诊断胰腺癌的重要依据。

^{18}F-FDG PET 显像受患者血糖的影响，糖尿病、血糖增高的胰腺癌患者 ^{18}F-FDG PET 显像有时也会出现假阴性结果，应当紧密结合临床综合分析。

（二）胃癌

1. 概述　胃癌(carcinoma of stomach)是胃黏膜上皮和腺上皮发生的恶性肿瘤，是消化道最常见的恶性肿瘤之一。胃癌的病理类型主要是腺癌（占 95%)，包括乳头状腺癌、管状腺癌、黏液腺癌，其他类型的胃癌有鳞状细胞癌、腺鳞癌、类癌、小细胞癌等。胃癌可发生于任何年龄，但以 40~60 岁多见，男女发病率之比为 2~(3：1)。

胃癌的好发部位依次为胃窦(58%)、贲门(20%)、胃体(15%)、全胃或大部分胃(7%)。早期胃癌是指肿瘤病灶限于黏膜层或黏膜下层，而不论其大小或有无转移。可分Ⅰ型：隆起型（息肉型），Ⅱ型：浅表型（胃炎型）和Ⅲ型：凹陷型（溃疡型）三型。进展期胃癌浸润深度超过黏膜下层，已经侵入肌层者为中期，已侵及浆膜层或浆膜外组织者为晚期，常有远处或近处的癌细胞浸润。Borrmann 最先将胃癌分为Ⅰ~Ⅳ型，这与现在病理学、影像学及内镜专家确定的进展期胃癌类型相一致。Ⅰ型：也称为蕈伞型或息肉样型，约占晚期胃癌的 1/4；Ⅱ型：也称为溃疡型，约占晚期胃癌的 1/4；Ⅲ型：也称为浸润型溃疡；Ⅳ型：也称为浸润型，肿瘤主要在胃壁内弥漫浸润性生长，导致胃壁弥漫性增厚。

2. 临床表现　胃癌早期症状常不明显，如捉摸不定的上腹部不适、隐痛、嗳气、反酸、食欲减退、轻度贫血等，部分类似于胃十二指肠溃疡或慢性胃炎症状。有些患者服用止痛药、抗溃疡药或饮食调节后疼痛减轻或缓解，因而往往被忽视而未做进一步检查。随着病情的进展，胃部症状渐转明显，出现上腹部疼痛、食欲下降、消瘦、体重减轻和贫血等。后期常有肿瘤转移、出现腹部肿块、左锁骨上淋巴结肿大、黑便、腹水及严重营养不良等。

3. PET/CT 影像学表现　早期胃癌主要依靠胃镜并经胃镜进行活组织病理学检查确诊。^{18}F-FDG PET/CT 显像由于仪器本身分辨率的限制，难以检出 <1.0cm 的小病灶，即使发现早期病灶也必须结合胃镜检查结果。

进展期胃癌的诊断方法主要有 X 线钡餐、纤维胃镜及超声检查（包括腹部超声和超声胃镜）。一般胃癌患者均可通过胃镜进行组织活检经病理学检查确诊。^{18}F-FDG PET/CT 对于进展期胃癌的主要临床价值在于肿瘤分期、确定治疗方案、评估疗效、监测复发与转移。为了提高 PET/CT 对胃癌的诊断效果，在进行 PET/CT 检查时可口服对比剂充盈胃，可采用低密度对比剂，如水或脂类；也可采用高密度对比剂，如低浓度泛影葡胺等，应当尽量使胃充盈，有助于胃壁病灶的观察。

正常情况下胃壁的厚度因扩张程度不同而异，足量对比剂填充、胃充分扩张时，正常胃壁厚度不超过 5mm，并且整个胃壁均匀一致。胃癌 CT 显像表现为大小不等的软组织肿块影固定于胃壁，主要表现为病变部位胃壁增厚、僵硬，可见结节或凸凹不平；^{18}F-FDG PET 显像见相应部位呈显像剂聚集，显示为高代谢影像。同时 PET/CT 可显示肿瘤向胃腔外累及和浸润程度，有无突破浆膜，与邻近脏器的关系，有无直接侵犯肝脏或胰腺，判断胃周围淋巴结转移情况等，有利于胃癌的临床分期。依据 PET/CT 表现可将胃癌分为四期。Ⅰ期：肿瘤限于胃腔，胃壁无增厚，无邻近或远处转移；Ⅱ期：胃壁厚度 >1.0cm，但肿瘤未超出胃壁；Ⅲ期：胃壁增厚，并直接侵及邻近器官，但无远处转移；Ⅳ期：出现远处转移。^{18}F-FDG PET/CT 显像胃癌原发灶及转移灶均表现为高代谢病灶，有利于对胃癌及其转移灶的检出。但是，部分胃印戒细胞癌及黏液腺癌由于细胞内含有黏液成分，对 ^{18}F-FDG 摄取能力降低，PET 显像可出现假阴性结果。研究发现肿瘤细胞内黏液成分的含量与 ^{18}F-FDG 摄取能力负相关，在分析 ^{18}F-FDG PET/CT 胃癌显像结果时应当特别注意 CT 表现，结合临床其他资料进行综合分析。

值得注意的是，在正常情况下，部分患者胃壁可出现 ^{18}F-FDG 较明显的生理性浓聚，对于可疑胃癌并出现胃壁局限性浓聚者，应当口服对比剂或进食充盈胃后进行延迟显像。胃充盈后延迟显像胃腔呈囊状放射性缺损影，如果胃充盈后胃壁相应部位仍有局限性浓聚影，CT 见相应部位胃壁增厚，是胃癌较典型的表现，应当进行胃镜检查以明确诊断。

4. 基于病例的实战演练

【病例】

(1)病史摘要：患者，女，25 岁。反复上腹部疼痛 3 月余，无夜间痛，无恶心、呕吐，无明显反酸、嗳气，无呕血、呕咖啡样物及黑便，无黏液脓血便，无畏寒、发热。查体上腹部可扪及横行条索状包块，边界不清，可活动，无压痛。肿瘤标志物：CEA 6.38ng/ml，CA19-9 167.9IU/ml。胃镜提示胃体巨大溃疡。

(2) PET/CT 所见：患者口服含泛影葡胺的对比剂后，PET/CT 显像于胃体部近胃角处见 1 个不规则形 ^{18}F-FDG 高摄取影，大小为 4.9cm × 3.0cm × 3.4cm，SUVmax 为 9.7，SUVave 为 6.0，CT 于相应部位见胃壁局限性增厚并凸向腔内，并可见腔内龛影（图 6-25）。

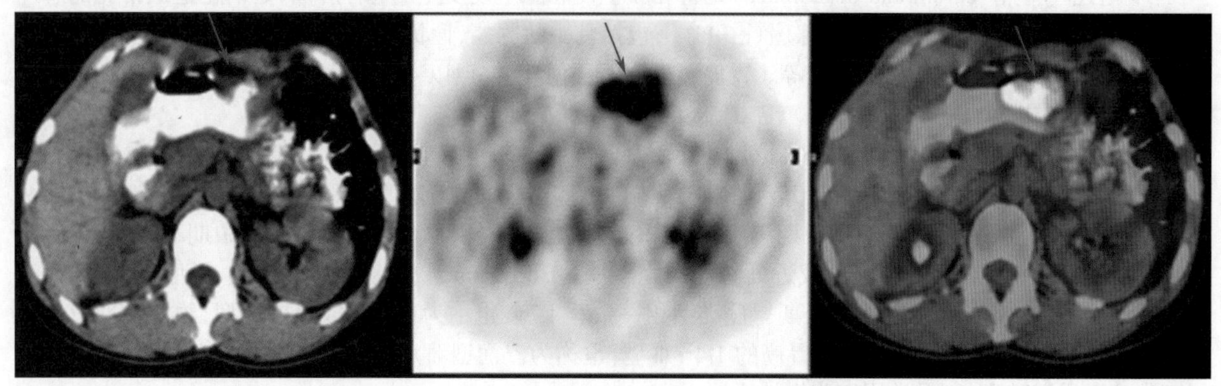

图 6-25　胃癌 ^{18}F-FDG PET/CT 显像图

(3) PET/CT 拟诊：溃疡型胃癌。

(4) 病理诊断：胃低分化腺癌。

(5) 诊断要点：^{18}F-FDG PET/CT 显像可见胃癌表现为大小不等的软组织肿块影固定于胃壁，CT 见病变部位胃壁增厚、僵硬，可见结节或凸凹不平；^{18}F-FDG PET 显像见相应部位呈放射性浓聚影，显示为高代谢影像。同时 PET/CT 可显示肿瘤向胃腔外累及和浸润程度，有无突破浆膜，与邻近脏器的关系，有无直接侵犯肝脏或胰腺，判断胃周围淋巴结转移情况等，有利于胃癌的临床分期。PET/CT 显像胃癌原发灶及转移灶均表现为高代谢病灶，有利于对胃癌及其转移灶的检出。但是，部分胃印戒细胞癌及黏液腺癌由于细胞内含有黏液成分，对 ^{18}F-FDG 摄取能力降低，PET 显像可出现假阴性结果。

值得注意的是，在正常情况下，部分患者胃壁可出现 ^{18}F-FDG 较明显的生理性浓聚，对于可疑胃癌并出现胃壁局限性显像剂浓聚者，应当让患者口服对比剂或进食充盈胃，进行延迟显像，可提高 PET/CT 对胃癌诊断的准确性。可采用低密度对比剂，如水或脂类；也可采用高密度对比剂，如牛奶中加入低浓度泛影葡胺等，应当尽量使胃充盈。口服对比剂或进食后延迟显像胃腔呈囊状放射性缺损影，如果胃充盈后胃壁相应部位仍有局限性浓聚影，CT 见相应部位胃壁增厚，是胃癌较典型的表现。

(6) 鉴别诊断：胃癌需与胃溃疡、胃间质瘤、胃淋巴瘤相鉴别。

1) 胃溃疡：从黏膜开始并侵及黏膜下层，常深达肌层。直径多为 0.5~2.0cm，深度 0.5~1.0cm。溃疡口呈炎性变水肿。胃溃疡多发生在胃小弯，由于溃疡病灶多数较小，CT 通常较难发现，^{18}F-FDG PET 显像有时可见轻度放射性浓聚。临床通过胃镜检查对胃溃疡的诊断并不困难。

2) 胃间质瘤：属于消化道非上皮性肿瘤，独立起源于胃原始间叶组织，具有多向分化潜能。是具有潜在恶性倾向的侵袭性肿瘤，如果肿瘤大于 5cm 或肿瘤内出血、坏死等可作为恶性肿瘤判断的依据。胃间质瘤多表现为圆形或类圆形软组织肿块，可向腔内或腔外生长，多数以腔外为主，恶性肿瘤易出现坏死，肿块密度不均匀，可出现大小不等的坏死区及囊变区，少数伴有坏死，钙化少见。恶性胃间质瘤 ^{18}F-FDG PET 显像可见高代谢病灶（图 6-26）。临床确诊需要通过活组织病理学检查。

3) 胃淋巴瘤：胃肠道淋巴瘤仅占胃肠道肿瘤的 0.9%，胃占胃肠道淋巴瘤的 51%，好发于两个年龄阶段，10 岁以下和 50 岁以上。胃淋巴瘤多表现胃壁的弥漫性增厚，增厚的范围常超过胃周径的一半以上，胃淋巴瘤起源于黏膜下层，胃黏膜常不破坏。这与胃癌不同，胃癌起源于黏膜组织，黏膜首先受到破坏，而且病灶多表现为胃黏膜的局限性增厚。PET/CT 显像胃淋巴瘤表现为 ^{18}F-FDG 高摄取（图 6-27）；仅有少数惰性淋巴瘤恶性程度较低，18F-FDG 摄取程度较低或无摄取。临床确诊需要通过活组织病理学检查。

(7) 临床评价：临床研究结果显示，部分印戒细胞癌、黏液腺癌 ^{18}F-FDG PET 易出现假阴性，印戒细胞癌细胞内含有较多黏液而实性组织较少，^{18}F-FDG 摄取量与细胞的黏液含量呈负相关，另外可能是由于肿瘤细胞膜上的葡萄糖转运体蛋白表达较低。因此，在临床工作中应当特别重视 CT 的征象，在胃腔充盈状态下，

CT 显示胃壁局限性或弥漫性增厚是诊断胃癌的重要征象。

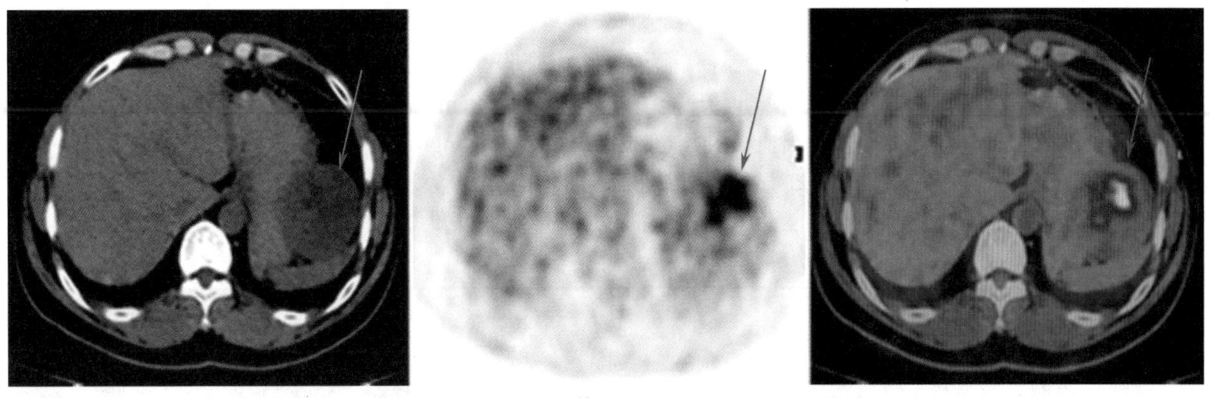

图 6-26　胃间质瘤 ^{18}F-FDG PET/CT 显像图

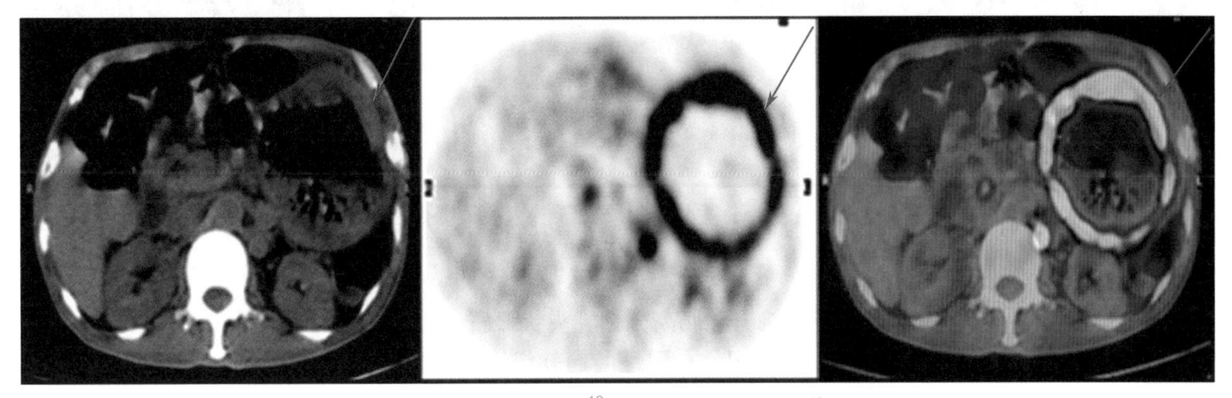

图 6-27　胃淋巴瘤 ^{18}F-FDG PET/CT 显像图

（三）结肠直肠癌

1. 概述　结肠直肠癌（colorectal carcinoma）是指发生于回盲部至肛门之间的恶性肿瘤，是常见的消化道恶性肿瘤。发病年龄在 40~50 岁最多，男性多于女性。结肠直肠癌的发病原因可能与饮食因素、遗传因素、息肉及慢性炎症刺激有关。结肠直肠癌主要为腺癌，包括管状腺癌、黏液腺癌、乳头状腺癌等，其余为未分化癌、腺鳞癌、鳞状细胞癌等。好发部位直肠最多，其次为乙状结肠，两者可占 2/3 以上。其余依次为盲肠、升结肠、降结肠及横结肠。大体病理分为增生型、浸润型及溃疡型。临床常见的是其中两种类型的混合，以其中一种类型为主。

2. 临床表现　结肠直肠癌起病隐匿，早期无明显症状，仅常见粪便隐血阳性。随着肿瘤的进行性增大可出现以下临床表现：①排便习惯及粪便性状改变；②腹痛；③腹部或直肠肿块；④进行性消瘦、恶病质、黄疸及腹腔积液等，晚期可发生肠梗阻、肠出血或穿孔、化脓性腹膜炎、结肠周围脓肿、直肠膀胱瘘等并发症。

3. PET/CT 影像学表现　钡剂灌肠、气钡双重造影是诊断结肠直肠癌的常用方法。CT 检查对于评估结肠直肠癌的累及程度、累及范围及肿瘤分期具有较高的临床价值。^{18}F-FDG PET/CT 为结肠直肠癌的诊断提供了新的方法。结肠直肠癌在 CT 上可表现为局限性腔内软组织肿块，肠壁局限性或全周性增厚；^{18}F-FDG PET 显像于相应部位可见显像剂聚集。一般 CT 显示肿瘤密度较均匀，如果肿瘤较大，可因缺血坏死而出现局灶性低密度影；病灶内的坏死区 ^{18}F-FDG PET 显像可见放射性缺损影，如果坏死区太小，则 ^{18}F-FDG PET 难以分辨。肿瘤常呈分叶状及不对称。如扫描平面与肠管长轴平行可见管状肠管有局限性肠壁增厚，与邻近正常肠管分界清楚。如管壁呈环形增厚，在横断面上呈“炸面包圈”样改变。黏液腺癌 CT 显示密度较低，肿瘤钙化相对多见；肿瘤对 ^{18}F-FDG 的浓聚程度与肿瘤细胞内的黏液含量有关，黏液成分越多，摄取 ^{18}F-FDG 的量越少，甚至 ^{18}F-FDG PET 显像无明显放射性浓聚。因此，部分结肠直肠黏液腺癌 ^{18}F-FDG PET 显像可出现假阴性。

4. 基于病例的实战演练

【病例】

(1)病史摘要:患者,女,67岁。下腹隐痛2个月。于2个月前无明显诱因出现下腹间歇性隐痛不适,解糊状稀便,每天2次以上,无黏液脓血,无黑便。无发热,无腹胀、腹泻与便秘交替,无里急后重感,白带无异常,门诊输液治疗,效果不明显。肠镜检查于升横结肠距肛门约60cm,见一环形菜花样肿物,肠腔狭窄,肠镜不能通过,肿物表面溃烂,质硬脆,易出血。肿瘤标志物:CEA 356.23ng/ml,CA19-9 2229.32IU/ml。

(2)PET/CT所见:^{18}F-FDG PET/CT显像于升结肠近回盲部见1个大块状浓聚影。大小为5.9cm×5.2cm×5.3cm,SUVmax为16.7,SUVave为9.8,CT于相应部位见肠壁明显增厚,肠腔明显缩窄(图6-28)。

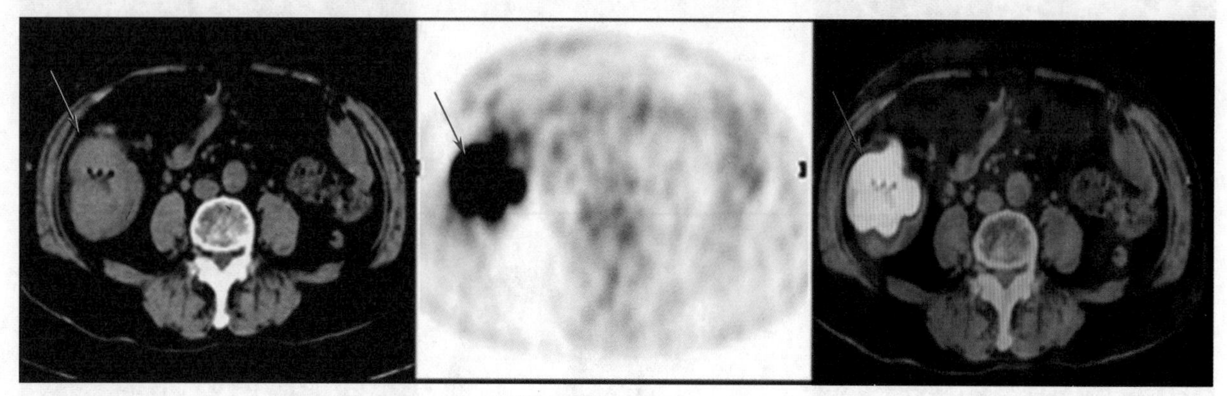

图6-28 升结肠癌 ^{18}F-FDG PET/CT显像图

(3)PET/CT拟诊:升结肠癌。

(4)病理诊断:手术病理学检查诊断为升结肠高分化乳头状腺癌。

(5)诊断要点:结直肠癌在CT上可表现为局限性腔内软组织肿块影,肠壁局限性或环形增厚;^{18}F-FDG PET显像于相应部位可见放射性浓聚影。一般CT显示肿瘤密度较均匀,如果肿瘤较大可因缺血坏死而出现局灶性低密度影;病灶内的坏死区^{18}F-FDG PET显像可见放射性缺损影,如果坏死区太小,则^{18}F-FDG PET难以分辨。肿瘤常呈分叶状及不对称。如扫描平面与肠管长轴平行可见管状肠管有局限性肠壁增厚,与邻近正常肠管分界清楚。如管壁呈环形增厚,在横断面上呈炸面包圈样改变。黏液腺癌CT显示密度较低,肿瘤钙化相对多见;肿瘤对^{18}F-FDG的浓聚程度与肿瘤细胞内的黏液含量有关,黏液成分越多,摄取^{18}F-FDG的量越少,甚至^{18}F-FDG PET显像无明显放射性浓聚。

(6)鉴别诊断

1)结肠淋巴瘤:原发于结肠的淋巴瘤较少见,一般累及回盲部等,大体病理上根据其受累肠壁的不同而不同,起自黏膜层者表现为腔内的息肉样肿块,沿肠壁生长者表现为肠壁的弥漫性增厚,与周围组织的脂肪间隙比较清晰,后一种情况较常见。当表现为局限性肿块时,^{18}F-FDG PET/CT显像鉴别诊断较困难。但是,结肠淋巴瘤大多表现为肠壁弥漫性增厚伴肠腔的瘤样扩张,^{18}F-FDG PET/CT显像可见肠壁弥漫性增厚、肠腔扩张无明显狭窄,PET显像见相应部位^{18}F-FDG高摄取,这是结肠淋巴瘤的典型表现(图6-29)。

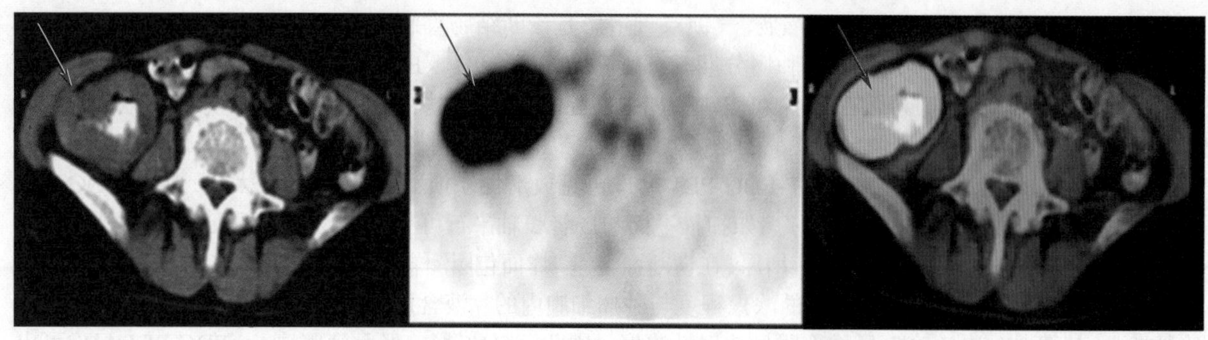

图6-29 结肠淋巴瘤 ^{18}F-FDG PET/CT显像图

2）肠道息肉或腺瘤：如果肠道息肉或腺瘤较小，^{18}F-FDG PET/CT 显像较难发现病灶，当病灶较大时，可表现为突向腔内的软组织结节或肿块，边缘光滑，部分可带蒂。通常肠道息肉或腺瘤 PET 显像无 ^{18}F-FDG 高摄取，但是，有少部分病灶 PET 显像可表现为 ^{18}F-FDG 高摄取（图 6-30）。对于 ^{18}F-FDG 高摄取的肠道息肉或腺瘤的鉴别，需要经过肠镜活组织病理学检查确诊。

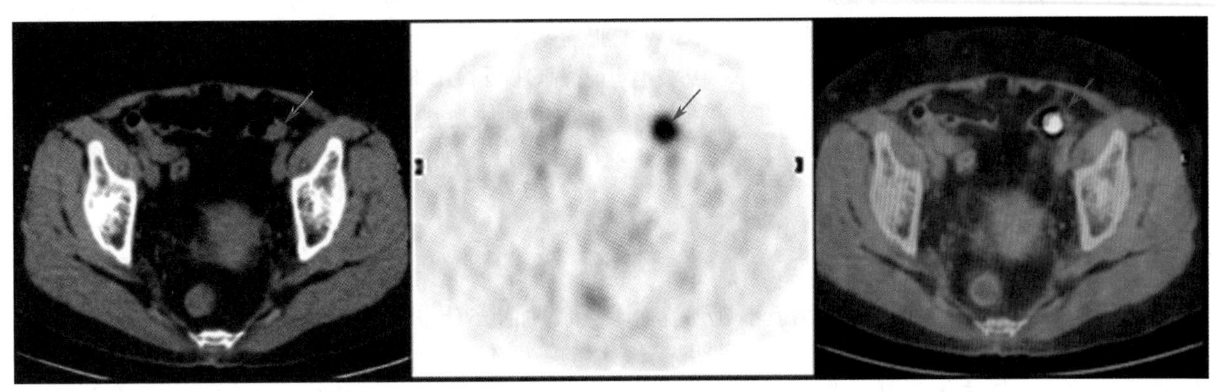

图 6-30 乙状结肠管状腺瘤 ^{18}F-FDG PET/CT 显像图

（7）临床评价：结肠直肠癌原发灶的诊断，临床首选纤维结肠镜检查，可在直视下观察病变情况，并且能同时活检获得病理学检查结果。^{18}F-FDG PET/CT 显像对结肠直肠癌原发灶的检出灵敏度高，但 ^{18}F-FDG PET/CT 全身显像的主要临床应用价值在于能同时评价肿瘤与周围组织的关系，局部有无淋巴结转移，其他脏器有无浸润破坏或转移，全面了解病变的累及范围，进行准确的肿瘤分期，为临床选用合理的治疗方案提供科学依据。

值得注意的是，病灶太小、部分黏液腺癌、囊腺癌及印戒细胞癌等可出现假阴性结果；增生活跃的结肠腺瘤、肉芽肿及某些感染性病灶可出现假阳性。部分患者结肠直肠可出现不同程度的沿肠管走行的生理性显像剂浓聚影，有助于出现局限性生理性浓聚的患者局部延迟显像的鉴别。对于怀疑结肠直肠癌的患者，通常在注射 ^{18}F-FDG 前口服泛影葡胺对比剂有助于 CT 对肠道的观察。必要时可进行肠镜检查及活组织病理学检查以明确诊断。

四、盆腔肿瘤

本部分内容主要介绍女性生殖器官肿瘤，特别是子宫和卵巢的肿瘤尤为常见和重要。肿瘤多发生于 40~60 岁，有时良性和恶性的界限不清楚。盆腔肿瘤中主要介绍子宫颈癌和卵巢癌。

（一）子宫颈癌

1. 概述 宫颈癌（cervical cancer）是妇女最常见的恶性肿瘤之一，患者年龄分布呈双峰状，35~39 岁和 60~64 岁，平均年龄 52.2 岁。治疗后的患者中有 29%~38% 出现肿瘤复发或未能很好控制肿瘤的发展。复发和未控的宫颈癌预后极差，5 年生存率仅为 3.2%~13%，因此复发及难治性宫颈癌的诊治成为临床关注的重点，而能否早期发现肿瘤复发或者转移更成为重中之重。

宫颈癌发病原因与人乳头瘤病毒（human papillo-maviruses，HPV）感染、不良性行为、早婚早育、多产、吸烟、经济状况、种族和地理环境等因素有关。宫颈癌的组织发生可能来源于子宫颈阴道部、移行带的鳞状上皮、柱状上皮下的储备细胞或宫颈管黏膜柱状上皮。宫颈浸润癌包括鳞状细胞癌、腺癌和腺鳞癌，其中鳞状细胞癌占 90%~95%。宫颈上皮内瘤样病变、镜下早期浸润癌和极早期宫颈浸润癌，肉眼观察无明显异常，随着病变逐步发展分为外生型、内生型、溃疡型及颈管型。

2. 临床表现 宫颈癌早期常无明显症状及体征，易与慢性宫颈炎相混，有时甚至见宫颈光滑，尤其老年妇女宫颈已萎缩者。有些宫颈管癌患者，病灶位于宫颈管内，宫颈阴道部外观正常，易被忽略而漏诊或误诊。宫颈癌的症状主要表现为阴道流血、阴道排液及晚期根据病灶侵犯范围出现的继发性症状。根据肿瘤侵犯范围分为Ⅰ~Ⅳ期：Ⅰ期肿瘤完全限于宫颈；Ⅱ期肿瘤延伸超过子宫颈，但未到盆壁及阴道下 1/3；Ⅲ期：肿瘤延伸至盆壁及阴道下 1/3；Ⅳ期：肿瘤延伸超过盆腔或累及膀胱及直肠。

3. PET/CT 影像表现 子宫颈癌的 CT 表现与肿瘤的大小有关，CT 可显示Ⅰ期较大肿瘤和Ⅱ~Ⅳ期肿瘤的病变范围。Ⅰ期病灶较小时CT难以检出，如果病灶高度摄取^{18}F-FDG，PET可表现为显像剂浓聚影。当肿瘤较大而明显侵犯宫颈基质时，CT表现宫颈增大，PET显像可见病灶^{18}F-FDG高摄取，表现为放射性浓聚影。Ⅱ期肿瘤，增大的宫颈边缘不规则或模糊，子宫旁脂肪组织密度增高，甚至出现与宫颈相连的软组织肿块。宫颈癌常侵犯输尿管，出现输尿管周围脂肪密度增高或肿块，PET显像见相应部位^{18}F-FDG高摄取，表现为放射性异常浓聚影，病灶以上部位见尿液滞留、输尿管及肾盂扩张，严重者可见肾皮质变薄甚至出现肾功能重度受损。Ⅲ期患者肿瘤向外生长，可侵犯盆壁，CT显示软组织肿块侵犯闭孔内肌或梨状肌，^{18}F-FDG PET显像相应部位病灶见放射性浓聚影。有些患者CT可检出淋巴结肿大，PET表现为高代谢病灶。Ⅳ期患者肿瘤侵犯膀胱及直肠时，CT见膀胱和直肠壁增厚或肿块，膀胱和直肠周围脂肪间隙消失，^{18}F-FDG PET显像上述相应部位表现为异常放射性浓聚影。晚期CT可见腹膜后淋巴结增大及其他组织脏器转移，^{18}F-FDG PET显像表现为相应部位高代谢病灶。

4. 基于病例的实战演练

【病例】

（1）病史摘要：患者，女，53岁。阴道不规则流血1年余，加重5天。于1年前无明显诱因出现阴道不规则流血，量时多时少，暗红色。超声检查未见明显异常，考虑为绝经期改变，自行服用中药、止血剂及抗炎药物，症状无明显改善；5天前阴道流血量明显增多，MRI检查提示子宫颈及阴道上方异常信号，考虑宫颈癌。子宫颈活检病理诊断为鳞状细胞癌，为明确肿瘤累及范围遂行^{18}F-FDG PET/CT检查。

（2）PET/CT所见：^{18}F-FDG PET/CT显像于子宫颈见1个大块状放射性浓聚影，大小为6.2cm×6.2cm×6.7cm，SUVmax为20.7，SUVave为8.8，CT于相应部位见稍低密度肿块影，该病灶向子宫腔及膀胱后壁生长（图6-31）。

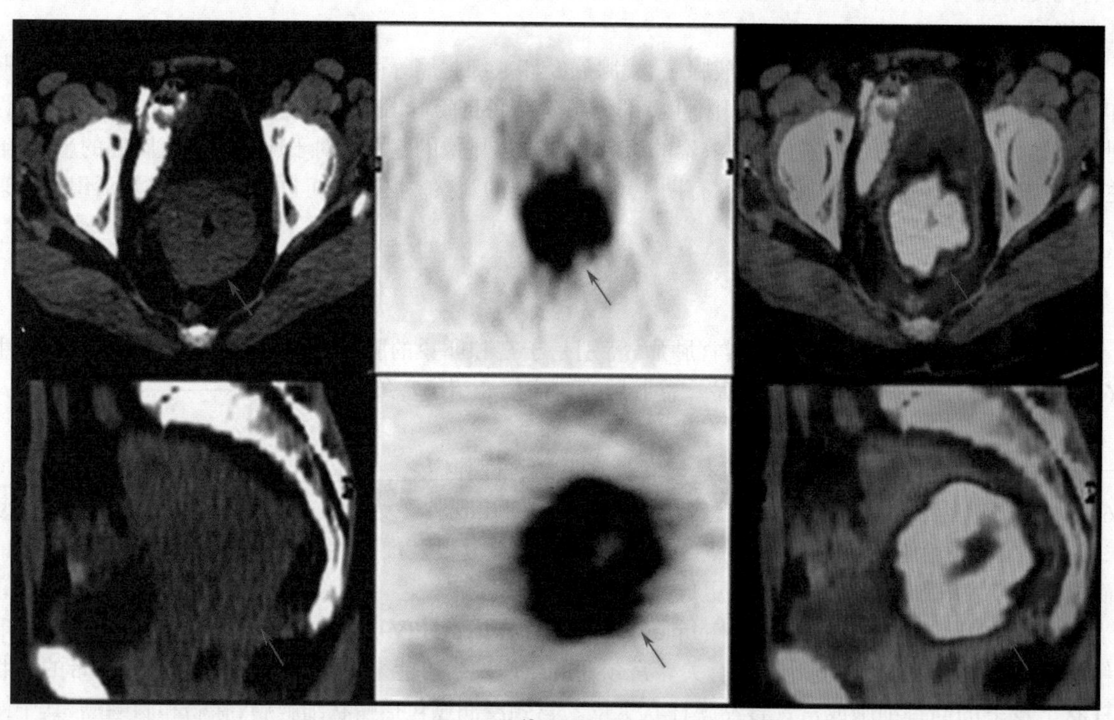

图6-31　子宫颈癌^{18}F-FDG PET/CT显像图

（3）PET/CT拟诊：子宫颈癌侵犯子宫体及膀胱后壁。

（4）病理诊断：子宫颈中分化鳞状细胞癌。

（5）诊断要点：子宫颈癌是妇女最常见的恶性肿瘤之一，肿瘤富于侵袭性，可破坏宫颈壁而侵犯宫旁组织，进而达盆壁并可侵犯阴道和子宫体，病变晚期，输尿管、膀胱及直肠均可受累，出现输尿管及肾盂积水扩张；并可沿淋巴道转移。血行转移较少见，多为肺内转移。发病年龄多为中老年妇女，现在有年轻化趋势，当病灶较局限时，临床上多无明显表现。

子宫颈癌 ^{18}F-FDG PET/CT 显像病灶表现为高代谢病灶，CT 于相应部位可见宫颈增大，形成不规则肿块，侵犯盆壁时，表现为不规则肿块直接蔓延至闭孔内肌或梨状肌，同侧输尿管或肾盂积水，肿瘤侵犯直肠或膀胱时表现直肠或膀胱壁增厚。^{18}F-FDG PET/CT 显像可以灵敏地检测远处淋巴结转移灶，特别是小于 1.0cm 的淋巴结转移灶，^{18}F-FDG PET/CT 全身显像的优势是对全身肿瘤侵犯情况进行评估。

(6) 鉴别诊断：对于子宫颈癌原发病灶的诊断，临床通常已经获得细胞学或组织病理学依据，^{18}F-FDG PET/CT 显像主要用于评价肿瘤的侵犯范围。绝经前女性卵巢和子宫功能活跃，子宫或卵巢会出现随着月经周期变化的 ^{18}F-FDG 生理性的摄取，子宫内的生理性浓聚影均位于子宫腔内，结合患者的月经周期及 CT 影像，鉴别并不困难。而卵巢有时甚至 ^{18}F-FDG 浓聚程度很高，出现假阳性结果，干扰诊断，必要时可于月经过后复查，以排除干扰。

手术治疗后患者，局部解剖结构往往紊乱，CT 和 MRI 显示不清，局部瘢痕组织往往与早期复发较难鉴别，PET 对鉴别治疗后瘢痕和早期复发具有明显优势，如果病灶 ^{18}F-FDG 高摄取，应高度怀疑为术后复发。

炎性肉芽肿、活动性结核等对 ^{18}F-FDG 与肿瘤一样有较高的摄取能力，表现为浓聚影，出现假阳性结果，干扰诊断，应当注意加以鉴别。患者于显像前口服含碘对比剂，有助于鉴别肠道生理性浓聚影。膀胱中尿液的放射性会影响邻近病灶的检出，采用呋塞米介入后延迟显像方法可排除干扰。

（二）卵巢癌

1. 概述　卵巢癌（ovarian carcinoma）是常见的恶性肿瘤，发病率在妇科恶性肿瘤中仅次于子宫颈癌而位居第二。各个年龄段均可发病，年龄越高，发病率越高。一般多见于更年期和绝经期妇女。不同病理类型的卵巢癌年龄分布有差异，40 岁以后卵巢上皮癌发病率迅速增加，高峰年龄为 50~60 岁，70 岁以后逐渐下降；性索间质肿瘤类似卵巢上皮癌，随年龄增长而增加；卵巢癌病理主要为浆液性囊腺癌和黏液性囊腺癌，其他病理类型的卵巢癌较少见。其中浆液性囊腺癌最为多见，占全部卵巢恶性肿瘤的 40%~60%，双侧者约占 5%，绝大多数是由浆液性囊腺瘤恶变而来。肿瘤多为囊实性。黏液性囊腺癌占卵巢癌的 15%~20%，其中约有 25% 为双侧性，肿瘤为多房状，囊内有乳头状增生。卵巢癌主要表现为局部侵犯、腹膜腔种植转移及淋巴转移，血行转移较少见。在腹膜直接种植黏液性囊腺癌可形成腹腔假性黏液瘤。

2. 临床表现　卵巢癌起病隐匿，患病初期很少有症状，早期诊断困难，随着病情进展出现腹胀、腹部肿块及腹腔积液等。Ⅰ期卵巢癌肿瘤限于卵巢；Ⅱ期卵巢癌肿瘤有盆腔内延伸，累及子宫、输卵管或盆腔其他组织；Ⅲ期卵巢癌肿瘤发生腹膜腔转移，包括网膜和 / 或腹膜后、腹股沟淋巴结转移；Ⅳ期卵巢癌肿瘤发生远处转移，包括胸部和肝脏。

3. 基于病例的实战演练

【病例】

(1) 病史摘要：患者，女，74 岁。腹胀、食欲下降 2 月余，MRI 提示右膈下及中下腹网膜上可见多发小结节影，呈中度强化。肿瘤标志物：CA12-5 448IU/ml，CA19-9 443IU/ml，AFP 531μg/L。夜间偶有发热，体重下降约 5kg。

(2) PET/CT 所见：^{18}F-FDG PET/CT 显像于右侧附件区及其周围见不规则形异常浓聚影，大小为 2.4cm × 4.4cm × 2.7cm，SUVmax 为 9.7，SUVave 为 4.4，CT 于相应部位见软组织肿块影。腹腔内腹膜广泛性增厚，放射性分布明显增高（图 6-32）。

(3) PET/CT 拟诊：右侧卵巢癌伴腹膜广泛性转移。

(4) 病理诊断：卵巢黏液性囊腺癌伴腹膜广泛性转移。

(5) 诊断要点：卵巢癌的早期症状并不明显，患者多以摸到腹部包块来就诊。卵巢癌患者肿块大小不等，大者可占据整个盆腔甚至下腹部，CT 检查肿瘤可表现为实性，亦可为囊实性，边缘多不规则，少数肿块内可见钙化。囊腺癌为低密度囊性肿块，边缘不规则。有些肿瘤可出现为囊实性改变，PET 显像肿瘤囊性部分表现为放射性缺损影，而囊壁及肿瘤的实性部分 PET 显像表现为 ^{18}F-FDG 高摄取。卵巢癌最常见的转移途径是腹膜种植播散引起腹膜明显增厚及腹水形成，其次为淋巴结转移，多见于主动脉旁组淋巴结。

(6) 鉴别诊断：年轻女性卵巢和子宫功能活跃，^{18}F-FDG 的摄取量随着月经周期变化而变化，有时甚至 ^{18}F-FDG 浓聚程度很高，出现假阳性结果，干扰对卵巢癌的诊断。因此，对于未绝经妇女，在 PET/CT 检查前应了解月经周期状况，^{18}F-FDG PET/CT 检查最好选择在月经后进行，如果月经后及绝经期妇女卵巢 ^{18}F-FDG

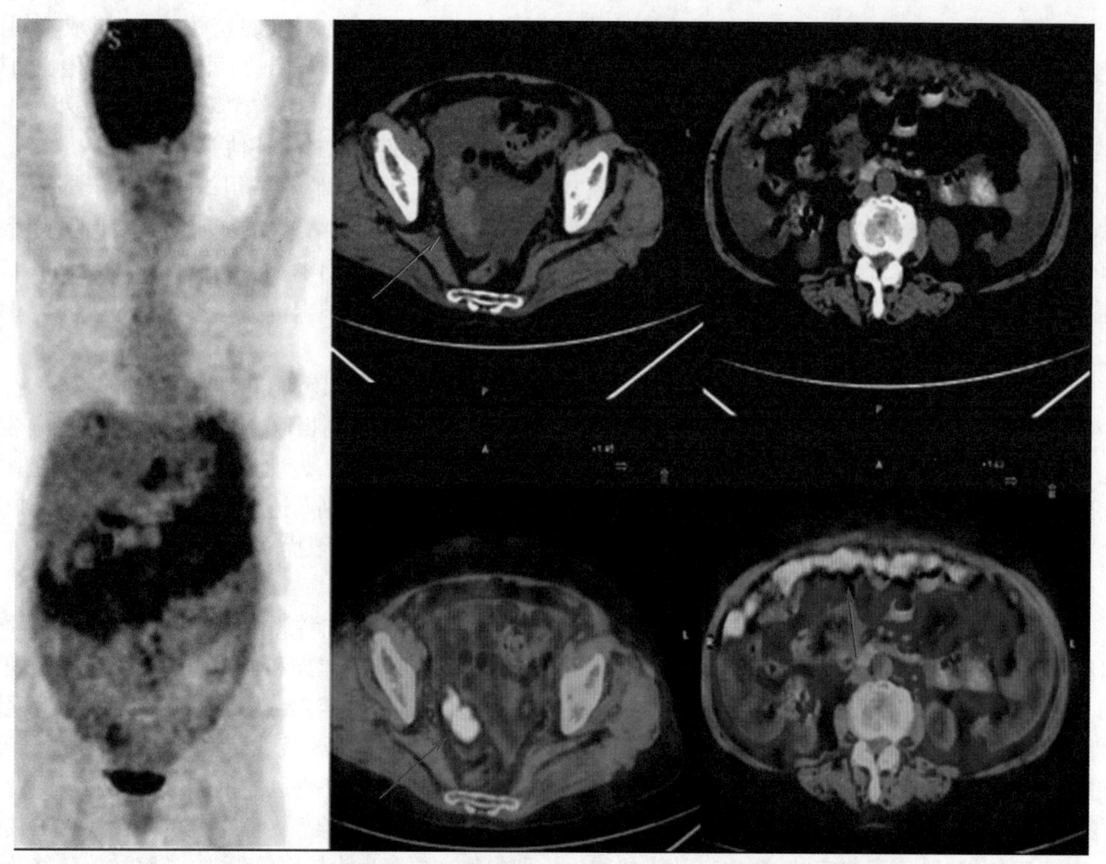

图 6-32　右侧卵巢癌伴腹膜广泛性转移 ^{18}F-FDG PET/CT 显像图

高摄取提示恶性病变的可能。对于卵巢出现 ^{18}F-FDG 高摄取的年轻妇女，如果不能排除卵巢恶性肿瘤的可能，最好于月经后复查 PET/CT 或进行临床随访，以排除卵巢癌。

由于 ^{18}F-FDG 经肾脏排泄，膀胱尿液中的放射性会影响阴道残端等邻近组织器官肿瘤复发或转移病灶的检出，采用呋塞米介入延迟显像方法可以排除膀胱尿液放射性干扰，复发病灶显示得更清楚，患者于显像前口服含碘造影剂，肠壁转移性软组织肿块显示清楚，并与 PET 所见浓聚影相匹配，有利于与肠道生理性浓聚相鉴别。

(7)临床评价：大量临床研究结果显示 ^{18}F-FDG PET/CT 显像对于卵巢癌的诊断、肿瘤全身侵犯情况评估、复发及转移监测、疗效评价、指导治疗等方面具有明显的优势。对于卵巢癌肠道、横膈和盆腔内脏表面的小种植灶，由于病灶与脏器的密度对比不明显，CT 难以检出，这些部位病灶的高代谢在低摄取的背景下有利于 PET/CT 检出。对临床 CA12-5 升高而常规影像学检查阴性或 CA12-5 虽然在正常范围，但随访过程中逐渐升高的患者，应考虑进行 ^{18}F-FDG PET/CT 检查。PET/CT 对卵巢癌复发、转移病灶的检出阳性预测值高，但阴性预测值较低，对于直径 <1.0cm 的病灶易漏诊，而 <0.5cm 的微小病灶 ^{18}F-FDG PET/CT 显像检出困难，提示显像阴性者仍应密切临床观察，以免延误诊断和治疗。

卵巢癌组织结构及成分复杂，病理学表现为囊性、实性及囊实性混杂等，^{18}F-FDG PET 显像主要显示的肿瘤组织细胞的葡萄糖代谢变化，因此，病灶的表现也不相同。囊性病变液性成分表现为 ^{18}F-FDG 摄取不高或低于周围正常组织，而囊壁表现为 ^{18}F-FDG 高摄取；但如果囊壁太薄，囊壁的高代谢可能不明显。实性卵巢癌表现为 ^{18}F-FDG 高摄取，病灶显示清楚。囊实性混杂的卵巢癌病灶，液性成分表现为 ^{18}F-FDG 摄取不高或低于周围正常组织，而实性成分表现为 ^{18}F-FDG 高摄取。大量临床研究结果显示 ^{18}F-FDG PET/CT 显像对于卵巢癌复发、转移，分期、再分期，疗效评价，指导治疗等方面具有明显的优势。

五、恶性淋巴瘤

1. 概述　恶性淋巴瘤（malignant lymphoma）是原发于淋巴结和结外淋巴组织等处的恶性肿瘤。发病最小年龄为 3 个月，最大 82 岁，其中以 20~40 岁发病率最高。恶性淋巴瘤根据临床病理学特点分为霍奇金淋巴瘤（Hodgkin's lymphoma，HL）和非霍奇金淋巴瘤（Non-Hodgkin's lymphoma，NHL）两大类。

2. 临床表现　霍奇金淋巴瘤主要表现为无痛性淋巴结肿大。早期多无明显症状，晚期病变扩散，患者常有发热、盗汗、体重减轻、乏力、皮肤瘙痒、贫血等全身症状，并常有免疫功能（主要是 T 细胞免疫功能）低下，容易并发感染，如疱疹病毒和隐球菌感染等。

非霍奇金淋巴瘤多数患者起病缓慢，早期多无症状，主要表现为无痛性淋巴结肿大，晚期病变可累及多处淋巴结或其他器官。根据受累的器官不同可引起不同的症状，非霍奇金淋巴瘤的扩散途径与霍奇金淋巴瘤不同，多无规律。晚期患者常有发热、盗汗、消瘦及肝、脾大。儿童与成人患者有些不同，淋巴结外器官的恶性淋巴瘤比较多见。

3. PET/CT 影像学表现　CT 和 MRI 主要根据淋巴结的大小来判断淋巴结是否受侵犯，对小病灶及解剖结构复杂部位的病灶检出率低，对早期骨髓、肝脏及脾脏侵犯的检出灵敏度较低。剖腹探查病理检查结果证实，CT 对于腹腔和盆腔恶性淋巴瘤检出的阳性符合率为 65%、阴性符合率为 92%，阳性符合率较低的原因是 CT 仅从淋巴结的大小判断，特异性较低。

PET/CT 是根据肿瘤组织对 ^{18}F-FDG 的摄取程度诊断恶性淋巴瘤。国内外研究结果证明，绝大多数恶性淋巴瘤病灶对 ^{18}F-FDG 高摄取，而且霍奇金淋巴瘤与非霍奇金淋巴瘤对 ^{18}F-FDG 摄取程度无明显差异。恶性淋巴瘤病灶对 ^{18}F-FDG 高摄取，与周围正常组织对比差异明显，肿瘤 / 非肿瘤比值高，有利于淋巴瘤病灶的检出。病灶 ^{18}F-FDG 摄取高低还与肿瘤的组织病理学类型、增殖情况和异质性等有关，^{18}F-FDG 摄取高低也可在一定程度上反映肿瘤的恶性度，恶性度高的淋巴瘤细胞增殖活跃，对 ^{18}F-FDG 的摄取也高；恶性度低的恶性淋巴瘤对 ^{18}F-FDG 摄取较低。恶性淋巴瘤对 ^{18}F-FDG 摄取率与肿瘤细胞的增殖率呈正相关，并与良恶性程度平行，提示 ^{18}F-FDG PET/CT 显像有助于判断恶性程度及预后。值得注意的是有少数惰性淋巴瘤 ^{18}F-FDG PET/CT 显像无明显 ^{18}F-FDG 高摄取，可出现假阴性结果，应结合 CT、MRI 进行综合分析。

4. 基于病例的实战演练

【病例】

（1）病史摘要：患者，男，68 岁。下腹胀痛 2 个月，发现左侧腹股沟肿物 2 天。CT 检查发现腹部多发淋巴结肿大。曾口服中药治疗，症状无明显缓解。无发热、恶心、呕吐等不适。

（2）PET/CT 所见：^{18}F-FDG PET/CT 显像于左侧颈部、左侧肩背部、左侧锁骨上下窝、左侧腋窝、胰头周围、上中下腹腹膜后区、双侧髂总动静脉旁、右侧髂内血管旁、左侧髂内外血管旁、左侧腹股沟区见数量非常多结节状和块状异常浓聚影，大多数病灶相互融合，SUVmax 介于 9.7~21.4，SUVave 介于 6.5~10.3，CT 于相应部位见数量相当多淋巴结明显增大（图 6-33）。

（3）PET/CT 拟诊：恶性淋巴瘤全身多处淋巴结侵犯。

（4）病理诊断：腹膜后淋巴结活组织病理学诊断为弥漫大 B 细胞淋巴瘤。

（5）诊断要点：弥漫大 B 细胞淋巴瘤是非霍奇金病中最常见的一种亚型，也是成人恶性淋巴瘤中最常见的一种类型，并且是一组在临床表现、组织形态和预后等多方面具有很大异质性的恶性肿瘤。在临床表现上，患者常表现为迅速肿大的淋巴结，10%~15% 患者有骨髓侵犯，50% 以上患者有淋巴结外病变，患者常出现发热、盗汗、进行性消瘦等全身症状。本病病程进展迅速，如不予以积极治疗，中位生存期不足一年。绝大多数弥漫大 B 细胞淋巴瘤代谢明显增高，累及范围广泛，多同时伴有结内、结外侵犯，部分病灶可呈巨大块状改变或呈整个脏器或相邻多处组织弥漫性浸润。该病例表现为全身多处淋巴结（包括浅表淋巴结及深部淋巴结）受侵犯，基本沿着淋巴链的走行分布，由于肿瘤生长速度较快，侵袭性较高，对葡萄糖的需求较高，^{18}F-FDG PET 显像表现为明显高摄取。

（6）鉴别诊断

1）恶性肿瘤淋巴结转移：^{18}F-FDG PET/CT 显像恶性肿瘤淋巴结转移灶表现高代谢病灶，CT 于相应部位可见淋巴结增大。但是，恶性肿瘤淋巴结转移患者通常可找到原发灶，淋巴结转移多沿着原发灶的淋巴引流途径转移。如果不能发现恶性肿瘤原发病灶，需要活组织病理学检查确诊。

2）坏死性淋巴结炎：坏死性淋巴结炎是一组发热、淋巴结肿大、以良性病程为临床特征的淋巴结炎症，因感染、弥漫性结缔组织病等引起。好发于儿童及青少年女性，是一种自限性疾病，常发生于颈部及腋窝淋巴结，发生于全身淋巴结较少见，病理表现上为淋巴结广泛凝固性坏死和组织细胞增生。^{18}F-FDG PET/CT 显像可见病灶呈放射性浓聚影，CT 于相应部位可见部分淋巴结坏死，常可见淋巴结边界不清，密度降低，近于水样密度，并沿组织间隙浸润(图6-34)，而淋巴瘤侵犯的淋巴结密度多均匀，较少出现坏死。有时候这两者鉴别诊断困难，需要病理学检查确诊。

3）淋巴结结核：多见于儿童和青年，多表现为颈部淋巴结肿大，呈结节状，无痛，初期肿大的淋巴结较硬、无痛，可推动。病变继续发展发生淋巴结周围炎，使淋巴结与皮肤和周围组织发生粘连，各个淋巴结也可相互粘连，融合成团形成不易推动的结节性肿块。晚期淋巴结发生干酪样坏死、液化形成寒性脓肿。^{18}F-FDG PET/CT 显像病灶可见不同程度的放射性浓聚影，干酪样坏死区 PET 可显示放射性缺损影；CT 于相应部位可见淋巴结增大，密度可不均匀，中间可出现坏死区。最终诊断需要依靠活组织病理学检查。

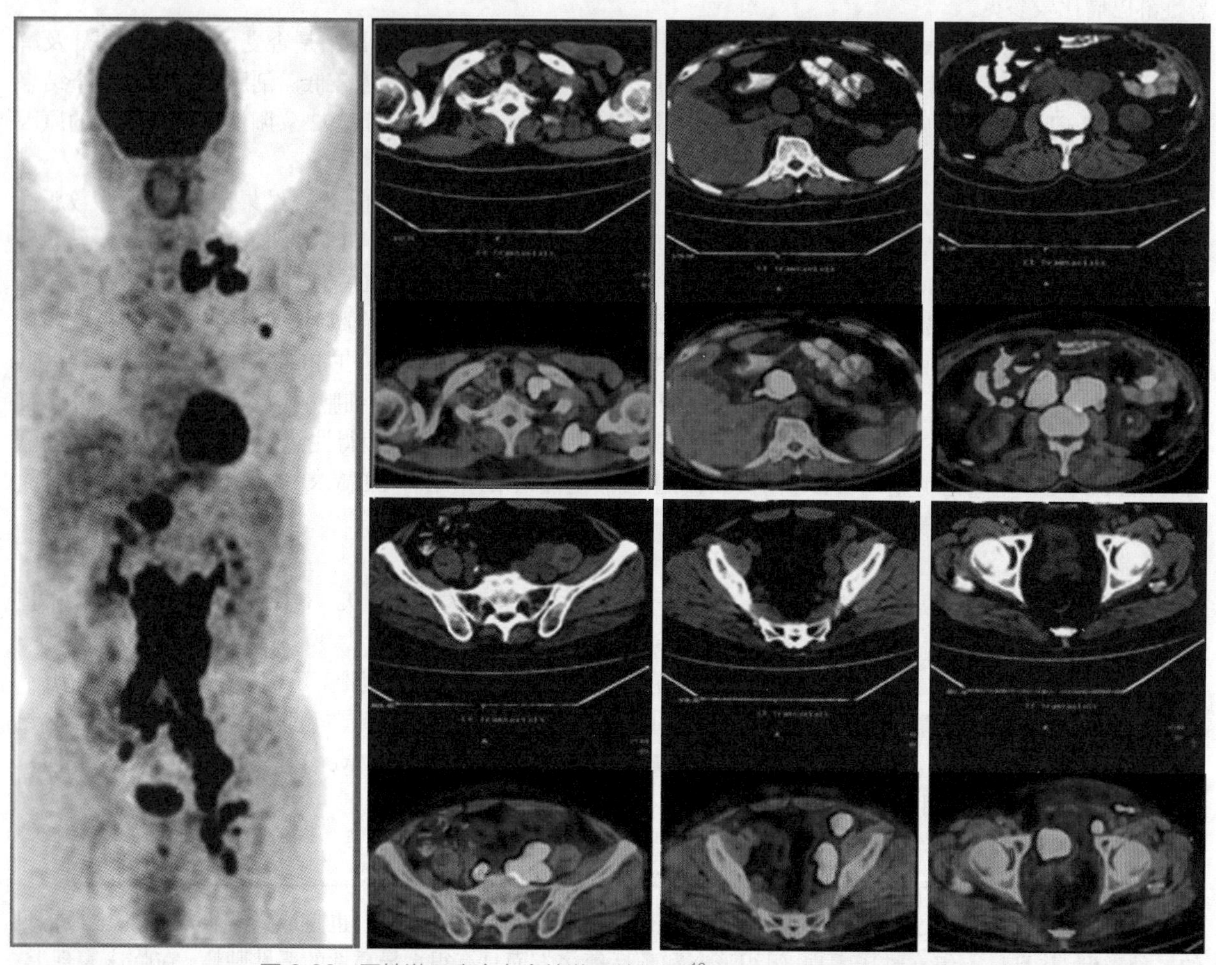

图 6-33 恶性淋巴瘤全身多处淋巴结侵犯 ^{18}F-FDG PET/CT 显像图

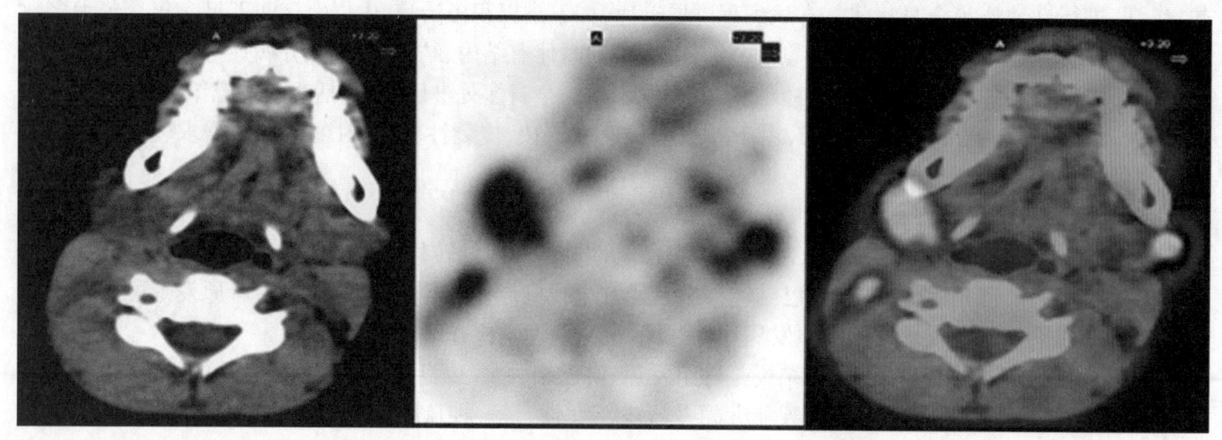

图 6-34 坏死性淋巴结炎 ^{18}F-FDG PET/CT 显像图

4）传染性单核细胞增多症：是EB病毒感染引起的急性自限性传染病，其临床特征为发热，咽喉炎，淋巴结肿大，淋巴结肿大是一种良性增生，可肿大，但一般不化脓，肝、脾、心肌、肾、肾上腺、肺、中枢神经系统均可受累，PET/CT显像病灶表现为 ^{18}F-FDG摄取（图6-35），与淋巴瘤的鉴别较困难，需要进行活组织病理学检查确诊。

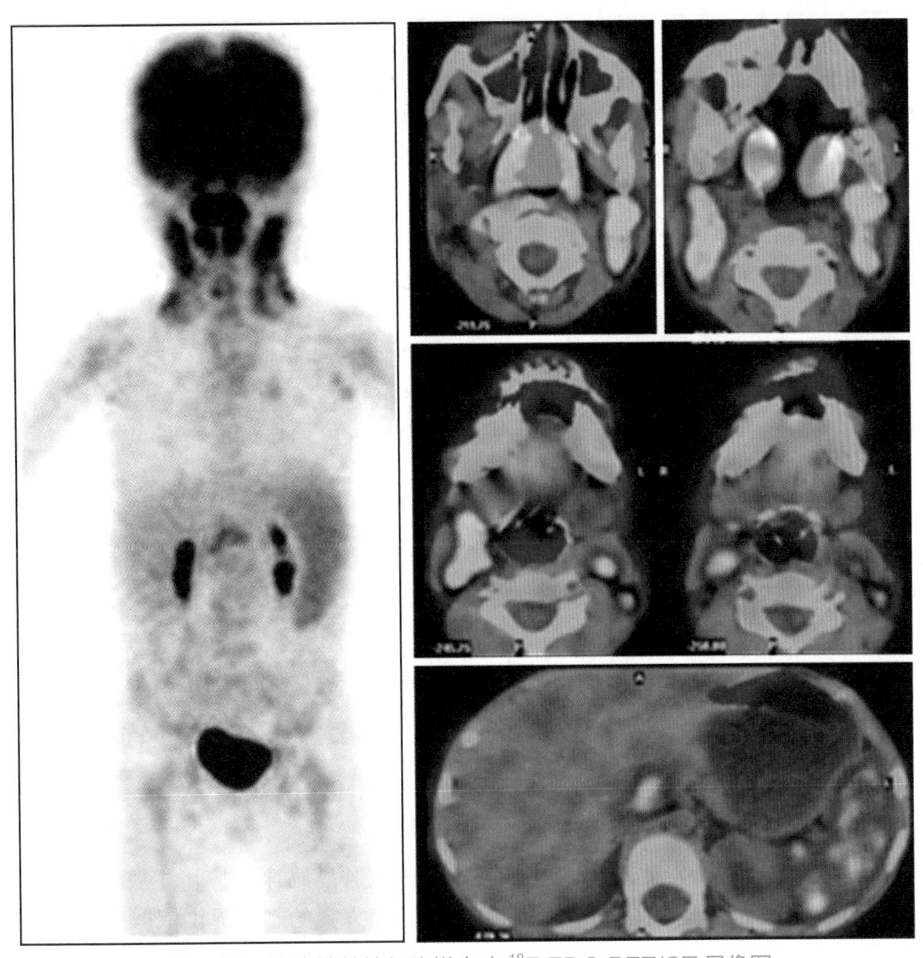

图6-35　传染性单核细胞增多症 ^{18}F-FDG PET/CT显像图

（7）临床评价

1）^{18}F-FDG PET/CT对恶性淋巴瘤诊断的优势：大量研究结果表明，^{18}F-FDG PET对于恶性淋巴瘤的诊断具有重要的临床应用价值。因此，在西方国家，恶性淋巴瘤 ^{18}F-FDG PET显像是最早被列为医疗保险付费的PET检查项目之一。Reske等总结了15项研究（共723例恶性淋巴瘤患者），结果显示 ^{18}F-FDG PET显像的诊断灵敏度为71%~100%，特异性为69%~100%，阴性预测值80%~100%。

2）结外脏器的侵犯：恶性淋巴瘤易侵犯结外脏器，Glass等对91 306例恶性淋巴瘤的统计结果显示，Ⅲ~Ⅳ期非霍奇金淋巴瘤结外侵犯占55.8%。明确有无结外侵犯对恶性淋巴瘤的分期及预后判断具有重要的意义。在检测结外脏器、组织淋巴瘤侵犯方面，^{18}F-FDG PET和PET/CT较传统显像技术具有较明显的优势。

3）骨髓侵犯：恶性淋巴瘤骨髓浸润较常见，有骨髓侵犯的恶性淋巴瘤皆为Ⅳ期，预后不良。50%~80%的低分化非霍奇金淋巴瘤，25%~40%的高分化非霍奇金淋巴瘤及5%~14%的霍奇金淋巴瘤可出现淋巴瘤骨髓浸润。骨髓活检或细胞学检查的阳性率分别为14.8%和13.5%，两者联合应用时为21.1%。恶性淋巴瘤骨髓侵犯可以表现为局灶性骨髓浸润，也可表现为弥漫性骨髓侵犯。Pelosi E等报道，髂棘骨髓活检对弥漫性骨髓侵犯易获得阳性结果，而对于局灶性骨髓侵犯，髂棘骨髓活检易造成漏诊。^{18}F-FDG PET/CT显像为全身性检查，一次检查即可显示全身骨/骨髓代谢情况，可灵敏地发现局灶性病变。

4）脾脏侵犯：原发于脾脏的恶性淋巴瘤较少，脾脏恶性淋巴瘤侵犯多为继发，非霍奇金淋巴瘤约占

20%，而霍奇金淋巴瘤占30%~40%。CT是常用的检查方法，但是它只能根据脾脏大小及密度变化来判断是否有恶性淋巴瘤侵犯，而部分脾脏侵犯者脾脏大小是正常的，且部分脾脏增大者却没有肿瘤侵犯，所以CT诊断恶性淋巴瘤的灵敏度只有57%，而^{18}F-FDG PET/CT探测治疗前恶性淋巴瘤脾脏侵犯的探测灵敏度可达100%。

5）中枢神经系统侵犯：中枢神经系统（包括颅脑及脊髓）恶性淋巴瘤侵犯占中枢神经系统肿瘤的4%~7%。^{18}F-FDG PET/CT显像由于正常脑实质存在^{18}F-FDG明显高摄取，因此在检测多种颅内恶性肿瘤方面灵敏度都较低，但是颅内恶性淋巴瘤（多数为B细胞性淋巴瘤）由于其侵袭性强，^{18}F-FDG摄取程度常明显高于正常脑实质而易于检出。^{18}F-FDG PET/CT影像具有以下特点：病灶常为多发、好发于颅脑中线结构、摄取程度高于脑灰质而脑水肿较轻，这些特点有助于与颅内其他恶性病变相鉴别。由于正常情况脊髓^{18}F-FDG摄取较低，脊髓淋巴瘤侵犯者PET/CT也易于检出。

6）惰性淋巴瘤：^{18}F-FDG摄取较低易出现假阴性，惰性淋巴瘤是恶性淋巴瘤类型中较特殊的一类，主要包括慢性淋巴细胞白血病/小淋巴细胞淋巴瘤、滤泡性淋巴瘤（1，2级）、边缘区淋巴瘤、黏膜相关淋巴组织淋巴瘤、脾边缘区淋巴瘤/淋巴结边缘区淋巴瘤。惰性淋巴瘤对^{18}F-FDG摄取低或者无明显摄取，PET显像易出现假阴性，因此应当特别关注CT的影像学改变，密切结合临床，避免漏诊。

7）监测恶性淋巴瘤从低度恶性向高度恶性转化：惰性或低度恶性淋巴瘤往往表现为^{18}F-FDG低摄取，而恶性程度高的淋巴瘤常呈现为^{18}F-FDG中-高度摄取，当恶性淋巴瘤从低度恶性或惰性淋巴瘤向高度恶性淋巴瘤转化时，^{18}F-FDG摄取会明显增加，因此^{18}F-FDG PET/CT显像可用于及时发现恶性淋巴瘤的这种转化，从而指导临床及时、有效地制定相应的治疗方案。

8）疗效监测及预后评估：^{18}F-FDG PET/CT可以显示肿瘤组织治疗后代谢活性方面的改变，研究表明，如果肿瘤细胞对化疗有效，其葡萄糖代谢可以在6~72h内明显降低，表现为^{18}F-FDG摄取降低或消失，这为临床肿瘤治疗是否有效提供客观依据。NCCN肿瘤学临床实践指南已将^{18}F-FDG PET/CT列为恶性淋巴瘤治疗疗效的评价标准，大量的临床研究结果也表明^{18}F-FDG PET/CT较传统的影像手段能更灵敏、更精准地监测疗效和评估预后。

第二节 SPECT/CT肿瘤显像

基于目前单光子显像药物研发的现状，SPECT/CT显像在肿瘤临床的应用主要有两方面：首先是利用SPECT显像评估肿瘤患者的组织器官的功能代谢状态，为治疗方案的制定提供依据；其次根据SPECT能够显示肿瘤组织细胞表面受体、抗原和蛋白酶分子等靶点分布等信息，指导肿瘤诊断和靶向治疗。

^{99m}Tc-MDP SPECT/CT显像已广泛用于恶性肿瘤骨转移的筛查和诊断，基于^{131}I和^{123}I-MIBG、^{99m}Tc-PSMA、^{123}I（或^{99m}Tc）-Octreotide、^{131}I-CD20单克隆抗体等SPECT/CT显像显示肿瘤组织细胞不同的靶点分子分布与代谢，指导分化型甲状腺癌、嗜铬细胞瘤、前列腺癌、神经内分泌瘤和难治性B细胞淋巴瘤的治疗。此外，应用乳腺专用γ相机（BSGI）显示病灶摄取^{99m}Tc-MIBI的程度，帮助乳腺癌诊断。

利用SPECT显像评价组织器官的功能状况之内容已在有关章节介绍，本节仅阐述其指导肿瘤临床诊治方面的应用。

一、常见肿瘤的临床应用

（一）骨转移瘤

临床诊断恶性肿瘤骨转移至少需具备两个条件：①确诊原发恶性肿瘤；②影像学资料证实骨转移。对于恶性肿瘤患者，出现骨痛等症状时，应想到发生骨转移的可能，首选^{99m}Tc-MDP SPECT全身骨显像筛查，SPECT/CT显像可用于骨转移瘤临床确诊。除此之外，^{131}I和^{99m}Tc-PSMA可以分别定性诊断甲状腺癌、前列腺癌骨转移。

恶性肿瘤骨转移可发生于任何肿瘤，从骨转移瘤组织病理学特点看，腺癌发生骨转移相对多见。其中，乳腺癌、前列腺癌、肺癌、鼻咽癌、甲状腺癌、肝癌、胃癌、肠癌、膀胱癌、宫颈癌、恶性黑色素瘤及神经母细胞等较为常见，^{99m}Tc-MDP显示骨转移灶以MDP浓聚多见；90%以上的多发性骨髓瘤Ⅲ期患者会发生明显的骨损害，多发性骨髓瘤和其他血液系统肿瘤骨损害的影像可以表现为MDP分布稀疏或浓聚。

^{99m}Tc-MDP 骨显像对骨原发性肿瘤和转移瘤敏感但不够特异。对于多发性骨转移易诊断，但对于单一病灶，在下结论时需要结合病史，排除外伤、骨折、骨髓炎、股骨头无菌性坏死、骨质退行性变和其他全身代谢性骨病及放疗、化疗的影响等。对于疑难病例也可利用 ^{18}F-FDG PET/CT 显像鉴别诊断。

（二）神经内分泌瘤

神经内分泌瘤（neuroendocrine tumors，NETs）是一组起源于肽能神经元和神经内分泌细胞的异质性肿瘤。神经内分泌肿瘤可发生在全身许多器官和组织，可见于胃肠、胰腺、肝和胆管、肺和支气管、甲状腺和甲状旁腺、肾上腺髓质、副神经节及其他部位的神经内分泌细胞，其中胃肠胰神经内分泌肿瘤最常见，占所有神经内分泌肿瘤的 55%~70%。

基于病例的实战演练

【病例 1】

（1）病史摘要：患者，男，69 岁，腹泻 1 年余，CT 发现十二指肠壶腹占位性病变。

（2）方法：手背静脉注射 ^{99m}Tc-octreotide 925MBq 10h 后，用 SPECT 行全身扫描（图 6-36）。

（3）检查所见：十二指肠部位见局限性 octreotide 浓聚灶，全身其他部位放射性分布未见异常。

（4）诊断意见：十二指肠神经内分泌肿瘤。

（5）病理结果：胃镜活检病理结果示十二指肠神经内分泌肿瘤，G2 级，CK（+），CK7（+），CgA（+），Syn（+），CD56（+），NSE（+），Ki67（5%+）。

（6）诊断要点：老年男性，有长期腹泻史。十二指肠壶腹部肿块见生长抑素受体分布。

（7）鉴别诊断：十二指肠壶腹癌：局部肿块无生长抑素受体分布。

（8）临床表现：神经内分泌肿瘤基本无功能，早期多无不适，增殖相对缓慢，体积较大时可有占位效应，胸部不适或腰背痛等，临床症状一般与病灶位置、大小有关。可伴有 NSE、CgA 升高。

（9）原理：^{99m}Tc- 奥曲肽（octreotide）与特异性生长抑素受体（SSTR2）结合，利用 SPECT/CT 扫描观察病灶中生长抑素受体分布，属于神经内分泌肿瘤的特异性分子影像诊断方法，是诊断神经内分泌肿瘤的重要手段。

（10）注意事项：如静脉注射 ^{111}In-octreotide，需 24~72h 进行显像，病灶呈放射性热区。

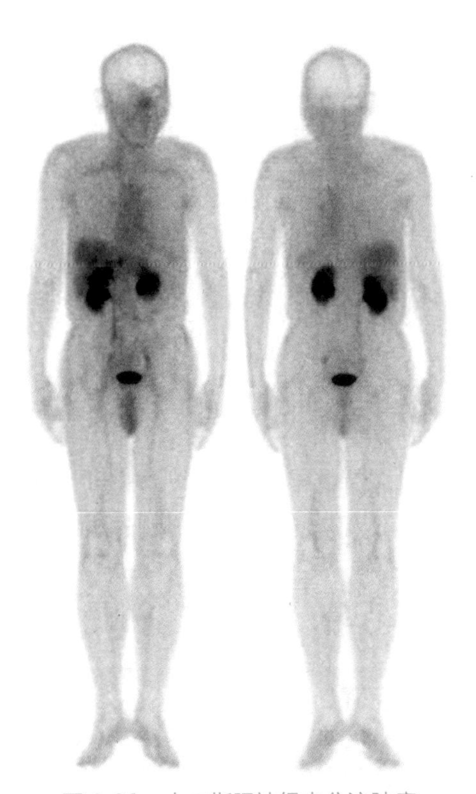

图 6-36　十二指肠神经内分泌肿瘤

【病例 2】

（1）病史摘要：患者，女，58 岁，自觉腰背痛一年，无高血压病症状。

（2）方法：注射 ^{131}I-MIBG 前 3 天，口服 Lugol 液封闭甲状腺，口服缓泻剂，清洗肠道。手背静脉注射 ^{131}I-MIBG 370MBq，分别于注射后 1 天、2 天、3 天，用 SPECT 行全身扫描。扫描参数：能峰 360keV，窗宽 10%~20%（图 6-37）。

（3）检查所见：左侧肾上腺区见局限性 MIBG 浓聚灶，余其他部位放射性分布未见异常。

（4）诊断意见：左侧肾上腺区嗜铬细胞瘤。

（5）病理结果：穿刺病理结果：左肾上腺嗜铬细胞瘤。

（6）诊断要点：老年女性，有长期腰背痛史。左肾上腺区肿块见异常高肾上腺能激素分布。

（7）原理：碘代苄胍（Meta-Iodobenzyl-Guanidine，^{123}I/^{131}I-MIBG）是去甲肾上腺素（NE）和胍乙啶的生理类似物，通过 NE 转运体系再摄取或吸收并且很少被代谢。NETs 细胞表现为不同程度地 MIBG 代谢增高。^{123}I/^{131}I-MIBG 是嗜铬细胞瘤及神经母细胞瘤的特异性显像剂（95%~99%），具有较高灵敏度（86%），同时大剂量 ^{131}I-MIBG 常用于上述肿瘤治疗。

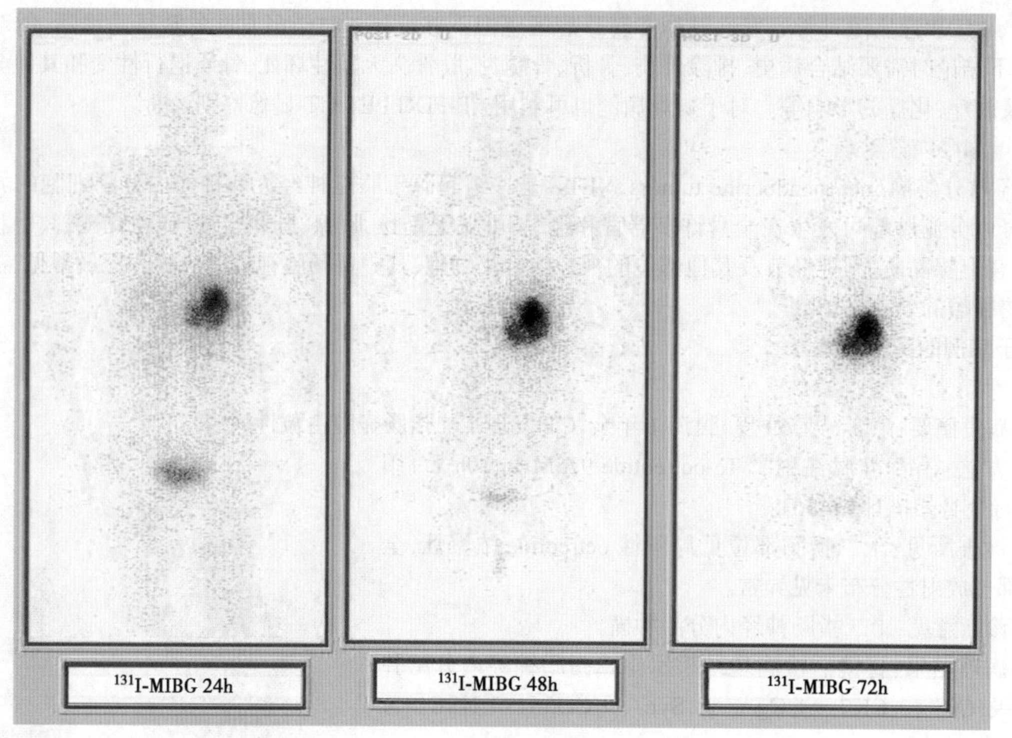

图 6-37　右肾上腺嗜铬细胞瘤

（三）乳腺癌

基于病例的实战演练

【病例 1】

(1)病史摘要：患者，女，75 岁，发现左侧乳腺肿块 5 年余。

(2)方法：在患乳对侧的肘静脉或手背静脉注射 ^{99m}Tc-MIBI 740MBq 5~10min 后，分别采集双侧乳房头尾位（craniocaudal，CC 位）与内外侧斜位（mediolateral，MLO 位），与钼靶成像的体位相似，采集时间为每个体位 6min。扫描参数：能峰 140keV，窗宽 10%。（图 6-38）

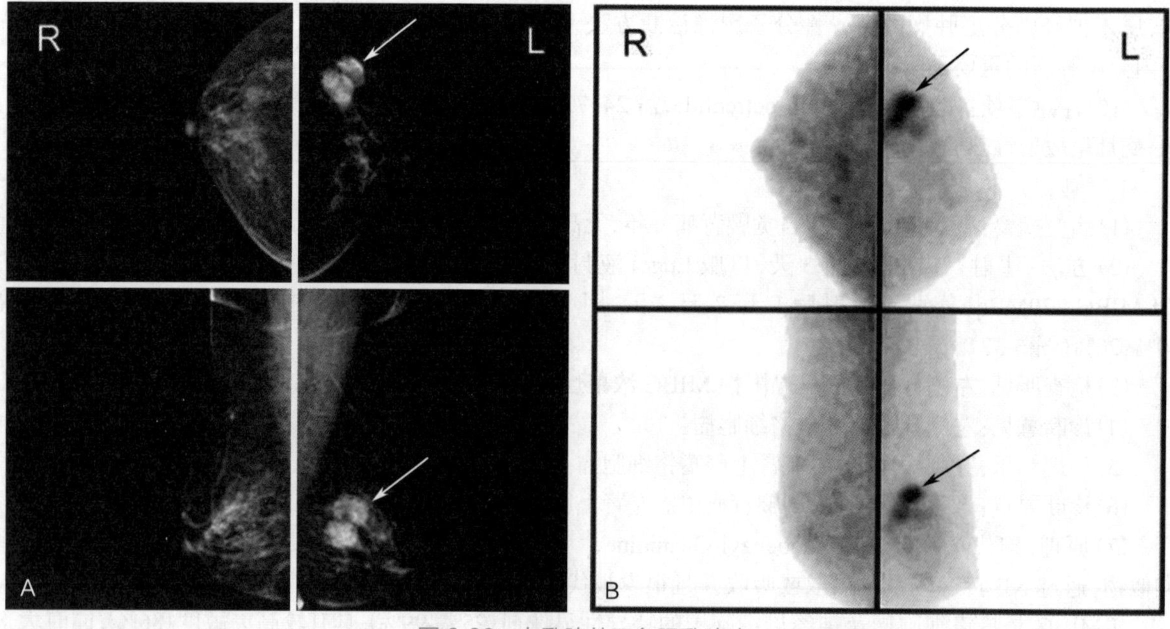

图 6-38　左乳腺外下象限乳腺癌
（图 A 为钼靶成像，图 B 为 BSGI）

（3）检查所见：图A为钼靶成像，左乳外上象限深部见多枚轮廓光滑结节（BI-RADS：4）；图B为BSGI，左乳外上象限见局灶放射性异常浓聚灶，目测分级为5级；半定量分析示LCC位最大L/N值为2.60，LMLO位最大L/N值为3.65。

（4）诊断意见：左乳腺外下象限乳腺癌。

（5）病理结果：术后病理示（左乳）导管内乳头状瘤，伴导管上皮不典型增生癌变；病灶大小为20mm×20mm。

（6）诊断要点：老年女性，发现左乳腺无痛性肿块多年。该肿块边界清晰，血供丰富，代谢活跃。

（7）鉴别诊断：左乳腺腺瘤、左乳腺增生结节。

（8）临床表现：一般为体检或自行触及乳腺无痛性肿块或结节。B超或钼靶检查提示为乳腺组织中结节，多伴砂粒样钙化，肿块血供可丰富。可伴有CEA、CA15-3升高。

【病例2】

（1）病史摘要：患者，女，61岁，发现左乳肿块2年余。

（2）方法：在患乳对侧的肘静脉或手背静脉注射^{99m}Tc-MIBI 740MBq 5~10min后，分别采集双侧乳房CC位与MLO位，采集时间为每个体位6min。扫描参数同前，显像图（图6-39）。

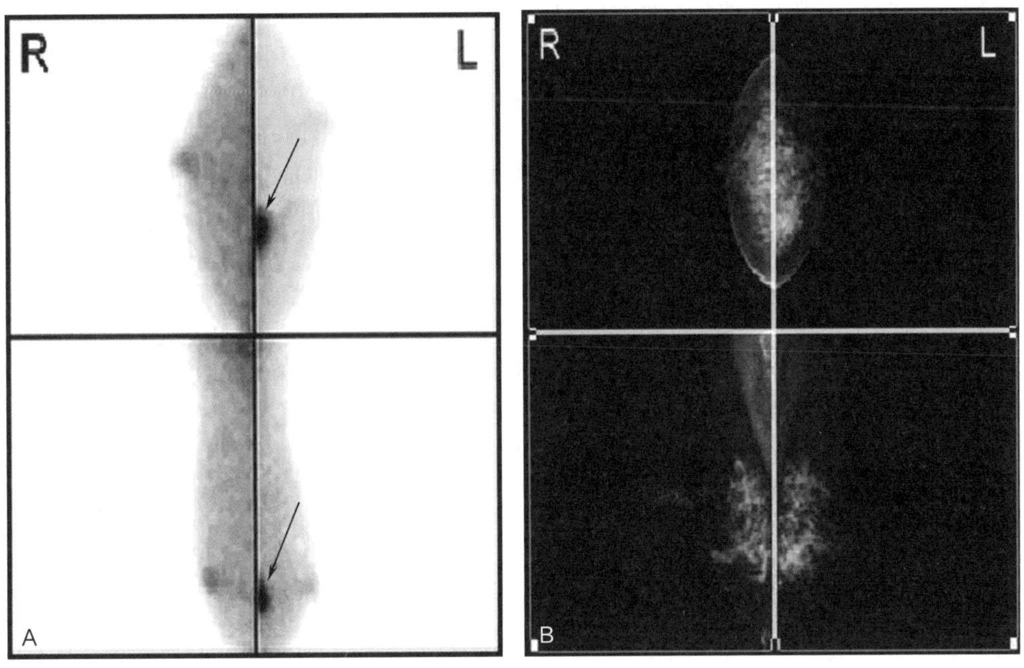

图6-39　左乳浸润性导管癌

（图A为BSGI，图B为钼靶成像）

（3）检查所见：图A BSGI为左乳内下象限见一局灶灶放射性浓聚灶，半定量分析，LCC位最大L/N值为4.32，LMLO位最大L/N值为3.25。图B钼靶成像为双乳组织增生，未见明显占位（BI-RADS：0）。

（4）诊断意见：左乳腺外下象限乳腺癌。

（5）病理结果：术后病理示（左乳）浸润性导管癌，分化Ⅲ级；不伴腋窝淋巴结转移。

（6）诊断要点：老年女性患者，发现左乳无痛性结节2年余。影像特点为该肿块血供丰富，代谢活跃，边界欠清。

（7）鉴别诊断：乳腺良性增生结节、乳腺腺瘤。

（8）临床表现：一般为体检或自行触及乳腺无痛性肿块或结节。B超或钼靶检查提示，乳腺组织中结节，多伴砂粒样钙化，血供多较丰富。可伴有CEA、CA15-3升高。

（9）原理：^{99m}Tc-MIBI属脂溶性正价离子化合物，通过细胞膜被动弥散方式进入细胞，可被胞内线粒体负电位吸引而浓集于其内，可能与胞质内蛋白结合（如P170蛋白，P170糖蛋白涉及多药抗药性），转运与Na^+-

K^+ATP 酶系统无关。

(10)注意事项：^{99m}Tc-MIBI 在肿瘤内的代谢分布受多种因素影响，如肿块局部血流量、肿瘤细胞类型等，诊断时需结合病史、体征和其他相关检查进行综合分析。

(11)相关知识点：核素功能代谢影像中，除 FDG PET/CT 可用于乳腺癌诊断外，MIBI 显像是另一个简便易行的方法。

根据 2010 年美国核医学会（The Society of Nuclear Medicine，SNM）发布的《BSGI 操作指南》，图像分析标准分为 5 级：1 级，双乳未见明显放射性异常浓聚；2 级，正常乳腺组织小片状或斑片状放射性浓聚；3 级，片状或斑片状放射性异常浓聚灶；4 级，局灶性放射性低浓聚灶；5 级，局灶性放射性高浓聚灶或局灶性放射性低浓聚灶伴腋窝浓聚。将 1~3 级定义为阴性，4~5 级定义为阳性。

(12)相关影像学方法比较：乳腺癌的诊断方法很多，形态学方法有钼靶 X 线、B 超、MRI，功能代谢影像方法有 BSGI 和 PEM、PET/CT 等，目前筛查方法首选钼靶 X 检查，其他方法各有特点。

BSGI 检查方法灵敏度高于结构影像。缺点是解剖结构显示不如钼靶 X 线、MRI。BSGI 与结构影像有互补作用。

二、^{99m}Tc-PSMA 前列腺癌显像

1. 概述　近年来，随着人口老龄化的加剧和饮食习惯的西化，国内前列腺癌患病率呈显著升高趋势。由于国内血清前列腺特异抗原（prostate-specific antigen，PSA）筛查尚处起步阶段，初诊晚期前列腺癌患者比例远高于西方人群。前列腺特异性膜抗原（prostate specific membrane antigen，PSMA）在正常前列腺和前列腺增生细胞表面表达量较低，但在绝大多数前列腺癌细胞中表达明显上调，且与前列腺癌侵袭、转移、分期、分级、生化复发、去势治疗抵抗等密切相关。通过放射性核素如 ^{99m}Tc、^{68}Ga、^{177}Lu 等标记 PSMA 用于前列腺癌的诊断、生化复发的病灶定位、转移性激素抵抗性前列腺癌的治疗等研究为前列腺癌的诊疗带来了划时代的技术革新。

2. 临床表现　前列腺癌早期可没有任何症状，随着肿瘤的发展，症状可概括为原发灶症状和转移症状。

(1)原发灶症状：逐渐增大的前列腺腺体压迫尿道，可引起进行性排尿困难，表现为尿线细、射程短、尿流缓慢、尿流中断、尿后滴沥、排尿不尽、排尿费力；此外，还有尿频、尿急、夜尿增多，甚至尿失禁。肿瘤压迫直肠可引起大便困难或肠梗阻，可侵及膀胱、精囊、血管神经束，引起血尿、血精、阳痿。压迫神经引起会阴部疼痛，并可向坐骨神经放射。

(2)转移症状：盆腔淋巴结转移可引起双下肢水肿。前列腺癌常易发生骨转移，以成骨性转移为主，引起骨痛或病理性骨折、截瘫。晚期前列腺癌也可侵及骨髓引起贫血或全血象减少。

3. ^{99m}Tc-PSMA SPECT/CT 在前列腺癌中的应用

(1)治疗前分期：^{99m}Tc-PSMA SPECT/CT 检查在治疗前分期方面较 CT 及其他核医学检查具有更高的敏感性和特异性。在淋巴结转移灶的评估上，^{99m}Tc-PSMA SPECT/CT 可识别出最小病灶在 5mm，对于淋巴结转移的灵敏度和特异度分别为 84% 和 82%。肿瘤检出率与 PSA 水平、Gleason 评分相关，Gleason 评分、PSA 越高，患者越容易从 ^{99m}Tc-PSMA SPECT/CT 检查中获益。

(2)生化复发定位：^{99m}Tc-PSMA SPECT/CT 在 PSA 0.2~1ng/ml、1~2ng/ml、PSA>2ng/ml 水平对于前列腺癌转移灶的检测率分别为 58%、76% 和 86%，较胆碱 PET/CT 在同水平 PSA 可检测出更多的转移病灶，并可发现常规影像学检查（CT 或 MRI）所不能发现的额外转移灶。在 ^{99m}Tc-PSMA 检查所发现的阳性淋巴结患者中，72%~78% 的未能被常规 CT 或 MRI 识别，而这些未能识别的病灶平均尺寸小于 8mm。在检测远处转移灶的能力上，^{99m}Tc-PSMA 检查的检出率在 11.4%~41.1%。因此，根据 2019 年欧洲泌尿学会（European Association of Urology，EAU）发布的前列腺癌诊疗指南，对前列腺癌根治治疗后生化复发患者，推荐应用 PSMA 显像检查。

(3)激素抵抗性前列腺癌诊疗一体化：转移性激素抵抗性前列腺癌预后差，中位生存期小于 12 个月，临床缺乏有效的治疗手段。PSMA 显像介导的诊疗一体化研究为转移性激素抵抗性前列腺癌提供了一种新的诊疗模式，在初步的临床应用中获得了很好的结果。

4. 基于病例的实战演练

【病例 1】

(1) 病史摘要：患者，男，72 岁。3 年前行前列腺癌根治手术，Gleason 评分 5+4，近期复查发现 PSA 1.2ng/ml，胸腹部增强 CT、盆腔 MRI 和 ^{99m}Tc-MDP 全身骨扫描均阴性。

(2) 方法：手背静脉注射 ^{99m}Tc-PSMA 740MBq 2h 后，用 SPECT/CT 行全身扫描。

(3) 检查所见：^{99m}Tc-PSMA SPECT/CT 显像示右侧髂血管旁一枚小淋巴结，短径约 0.8cm，^{99m}Tc-PSMA 高摄取(图 6-40)。

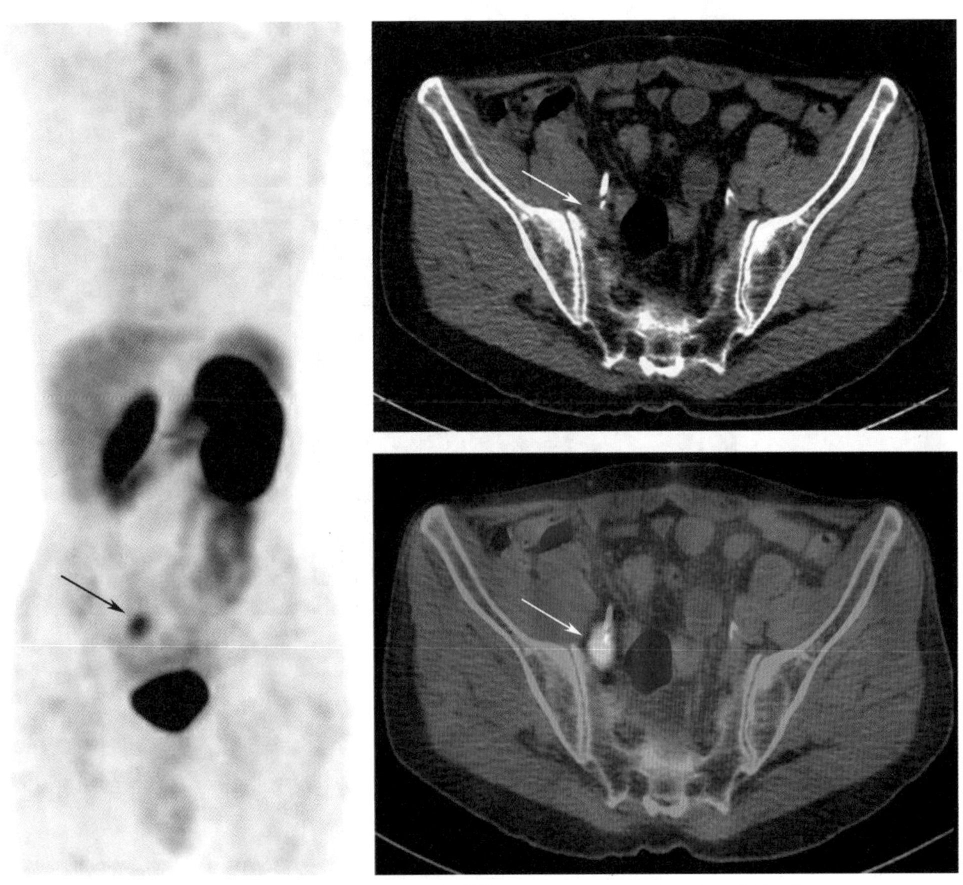

图 6-40　前列腺癌淋巴结转移 ^{99m}Tc-PSMA SPECT/CT 显像图

(4) 诊断意见：右侧髂血管旁淋巴结转移。

(5) 临床处理：挽救性盆腔淋巴结清扫术。

(6) 病理结果：右侧髂血管旁一枚淋巴结转移，PSA (+)，PSMA (+)，CgA (−)，Syn (−)。

(7) 诊断要点：转移性淋巴结短径小于 1.0cm，且无明显强化，故常规盆腔 MRI 未考虑转移，但患者前列腺癌根治术后 3 年，PSA 升高符合生化复发标准，发现 PSMA 高表达病灶在排除生理性摄取后首先需考虑转移性病灶。本例从生化复发变为临床复发，^{99m}Tc-PSMA SPECT/CT 检查为后续的精准治疗提供指导。

(8) 鉴别诊断：淋巴结炎性增生：炎性增生好发于纵隔、两侧肺门、腋窝及腹股沟区，常对称性分布，密度可稍高，且一般无 PSMA 表达。

(9) 注意事项：前列腺癌根治治疗后生化复发标准：根治性手术后 PSA>0.2ng/ml，根治性放疗后 PSA>2ng/ml，不可根据肿瘤指标参考报告上的参考值范围，容易产生误导。

【病例 2】

(1) 病史摘要：患者，男，75 岁。7 年前行左肺癌根治术，术后病理为腺癌，未行辅助放化疗。其间多次复查胸部 CT 未见明显异常。近 2 年出现尿频尿急，逐渐加重，肿瘤标志物 PSA 75ng/ml。

(2) 方法：手背静脉注射 ^{99m}Tc-PSMA 740MBq 2h 后，用 SPECT/CT 行全身扫描。

(3) 检查所见：^{99m}Tc-PSMA SPECT/CT 显像示前列腺增大，中央腺体区和左侧外周带见 ^{99m}Tc-PSMA 浓聚灶；右侧髂血管旁见肿大淋巴结，全身多处骨骼见 ^{99m}Tc-PSMA 高摄取（图 6-41）。

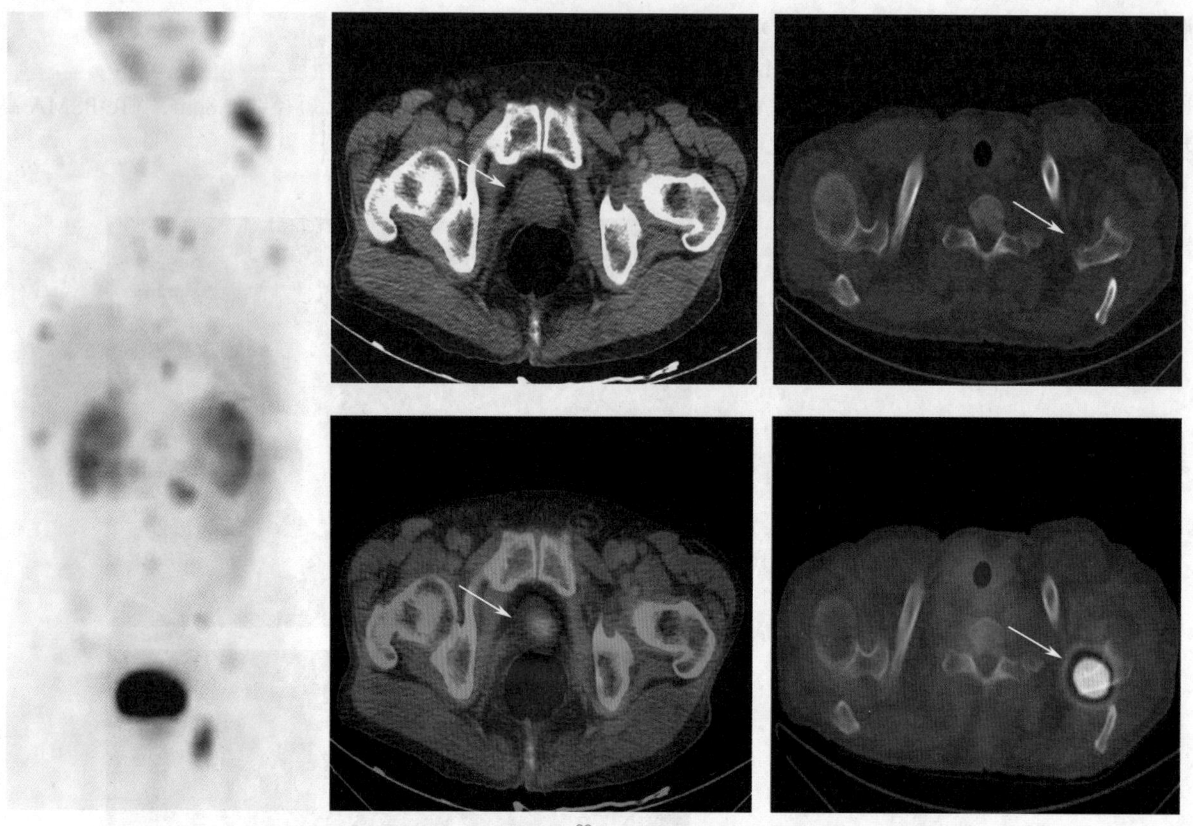

图 6-41　前列腺癌伴多发转移 ^{99m}Tc-PSMA SPECT/CT 显像图

(4) 诊断意见：前列腺癌伴右侧髂血管旁淋巴结转移、多处骨转移。

(5) 临床处理：前列腺穿刺 + 左侧肩胛骨穿刺。

(6) 病理结果：前列腺腺泡腺癌，Gleason 评分 4+5；左侧肩胛骨转移性腺癌，结合免疫组化，符合前列腺癌来源。

(7) 诊断要点：患者老年男性，出现前列腺增生症状，且肿瘤标志物 PSA 较高，前列腺癌待排。^{99m}Tc-PSMA SPECT/CT 见前列腺增大伴 PSMA 表达增高；同时发现淋巴结、多处骨髂转移灶。

(8) 鉴别思路：淋巴结、骨转移来源于肺癌还是前列腺癌？本例患者有肺癌病史，近年来合并两种原发肿瘤的患者并不少见；出现转移病灶时，需加以鉴别来源，因为会对进一步的治疗方案产生影响。本例淋巴结、骨转移均见 PSMA 明显高表达，虽然 PSMA 可以在肾脏、小肠、新生血管等处高表达，但较前列腺癌水平明显降低，仅为 1/1 000~1/100，并且肺部未见明显异常，纵隔、肺门淋巴结亦未见明显转移征象，故本例首先考虑转移灶来源于前列腺。

【病例 3】

(1) 病史摘要：患者，男，64 岁。2 年前行前列腺癌根治手术，Gleason 评分 5+4；近半年复查发现 PSA 呈进行性升高，从 0.01ng/ml 上升为 0.04ng/ml。

(2) 方法：手背静脉注射 ^{99m}Tc-PSMA 740MBq 2h 后，用 SPECT/CT 行全身扫描。

(3) 检查所见：^{99m}Tc-PSMA SPECT/CT 显像示右侧髂骨轻度成骨性改变，^{99m}Tc-PSMA 浓聚（图 6-42）。

(4) 诊断意见：右侧髂骨转移。

(5) 临床处理：右侧髂骨放疗。

(6) 诊断思路：本例患者并未达到根治术后生化复发标准，但由于 PSA 呈进行性升高，故仍考虑为骨病灶转移，且患者在放疗后 PSA 下降为 0.003ng/ml 以下。

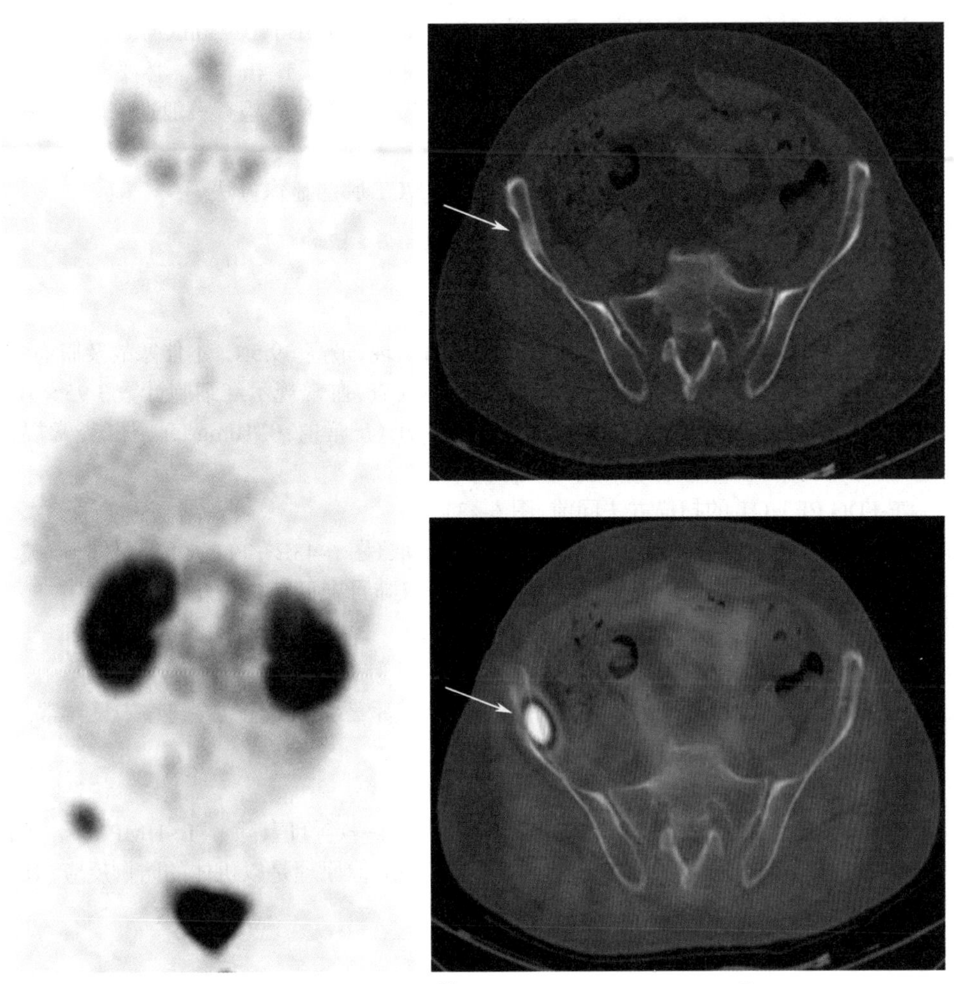

图 6-42　前列腺癌骨转移 ^{99m}Tc-PSMA SPECT/CT 显像图

第三节　炎症显像

炎症是具有血管系统的活体组织对损伤因子所产生的防御反应。炎症过程涉及两方面的内容，一是损伤因子对机体的损伤、破坏；二是机体发动防御反应消除这种组织细胞的损伤。炎症显像主要是利用机体的防御反应（如白细胞炎症区域的聚积等）进行诊断。放射性核素标记白细胞显像曾是常见的炎症显像模式，但现在临床已很少应用。随着 PET 日渐普及，也开始利用 ^{18}F-FDG PET 进行炎症显像，PET/CT 可以从炎症区域形态结构的变化（如肿胀、渗出等）和组织损伤修复两方面进行分析，更加方便、可靠。

核素炎症显像主要用于隐匿性感染灶的诊断；骨、关节炎症感染病灶的检测和疗效评估（如骨髓炎、关节炎的诊断与疗效评估、人工关节的松动与感染病灶的鉴别诊断）；免疫抑制患者（如接受器官移植的患者）、接受抗癌药物治疗或放疗的恶性肿瘤患者、获得性免疫缺陷病（AIDS）患者及粒细胞减少症患者等感染灶的诊断与鉴别诊断。

一、检查原理和方法

（一）原理

根据发生炎症区域的形态结构变化、机体防御反应特点和局部组织修复反应等一系列的炎症过程进行显像。炎症病灶积聚大量白细胞，核素标记白细胞显像可以显示病灶位置；^{18}F-FDG 显示 T 淋巴细胞的增殖和分布，因此，^{18}F-FDG PET/CT 可以显示炎症灶位置、组织肿胀和渗出、形态结构变化、组织的增殖修复。

（二）方法

1. 静脉注射 ^{99m}Tc-HMPAO- 白细胞，成人剂量为 370~1 110MBq（10~30mCi），儿童剂量 3.7~7.4MBq（0.1~0.2mCi）/kg。能峰 140keV，窗宽 20%。常规采集于药物注射后 1~4h 显像，必要时可于 16~24h 显像。若使用静脉滴注，禁止使用葡萄糖溶液，以防止标记细胞聚集病灶部位。检查一般选前后位、后前位，必要时可行全身显像或局部断层显像。

2. ^{18}F-FDG PET/CT 显像的方法同前述的 ^{18}F-FDG PET/CT 肿瘤显像方法。

二、基于病例的实战演练

【病例】

（1）病史摘要：患者，女，63 岁，反复发热近半年，多午后出现，最高 39.5℃，不伴寒战及肌肉酸痛，无咳嗽、咳痰症状，偶有腰背部痛，多数可自行缓解。2 周前实验室检查，血常规示红细胞计数 3.95×10^9g/L，血红蛋白 106g/L，白细胞计数、血小板计数正常；C 反应蛋白 69mg/L（正常值：0~10mg/L）。尿、粪常规正常。肝、肾功和生化检查正常。血培养（-）。胸部 X 线示心肺膈未见异常。

（2）方法：^{18}F-FDG PET/CT 的扫描方法同前（图 6-43）。

（3）检查所见：T11、T12 和 L1 椎体见 ^{18}F-FDG 异常高摄取（图 6-43B）；T11、T12 椎体骨质破坏，周围软组织肿块向前突入膈脚后方，呈 ^{18}F-FDG 高摄取（图 6-43C）。双肺野未见结核病灶。

（4）诊断意见：T11、T12 和 L1 淋巴瘤待排除；椎体结核。

（5）病理结果：术后病理：椎体结核。

（6）诊断要点：反复发热，最高 39.5℃，多午后出现。实验室三大常规正常，胸片未见异常。胸腰椎病灶见骨质破坏，周围软组织肿块，局部呈 ^{18}F-FDG 高代谢。

（7）鉴别诊断：淋巴瘤。

（8）相关知识点：炎症显像在怀疑感染发热的患者诊断中有一定价值，除 ^{99m}Tc-HMPAO- 白细胞显像外可用 ^{18}F-FDG PET/CT 进行诊断，且以后者临床应用更加方便。显像原理是以机体的防御反应和形态结构变化为依据。

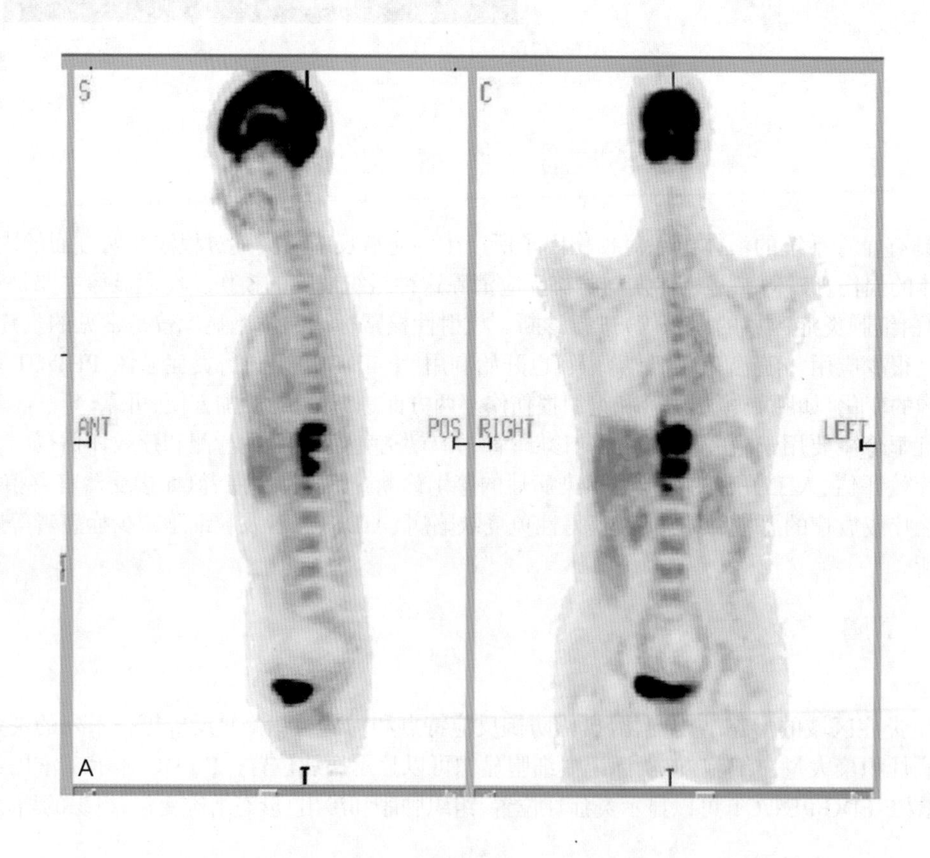

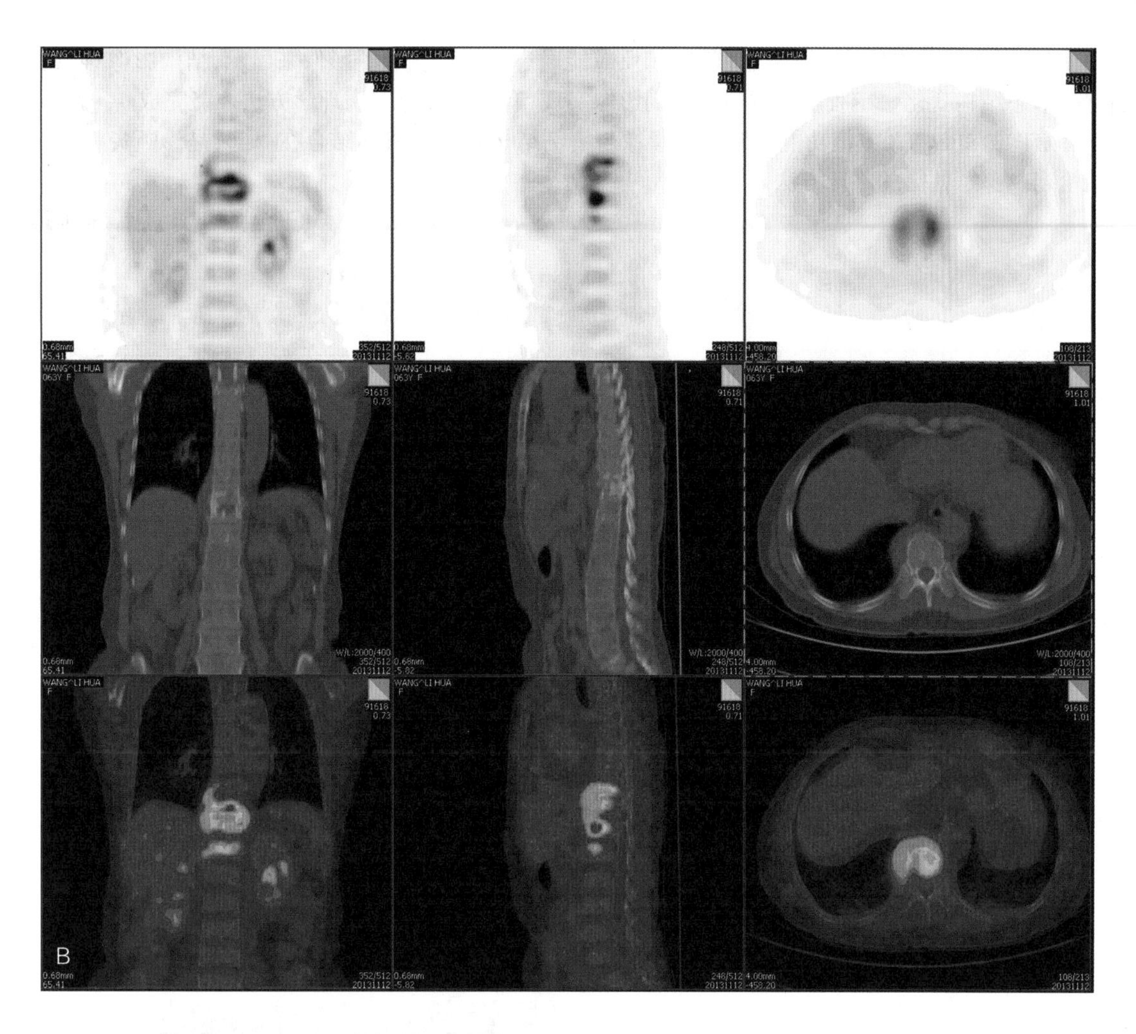

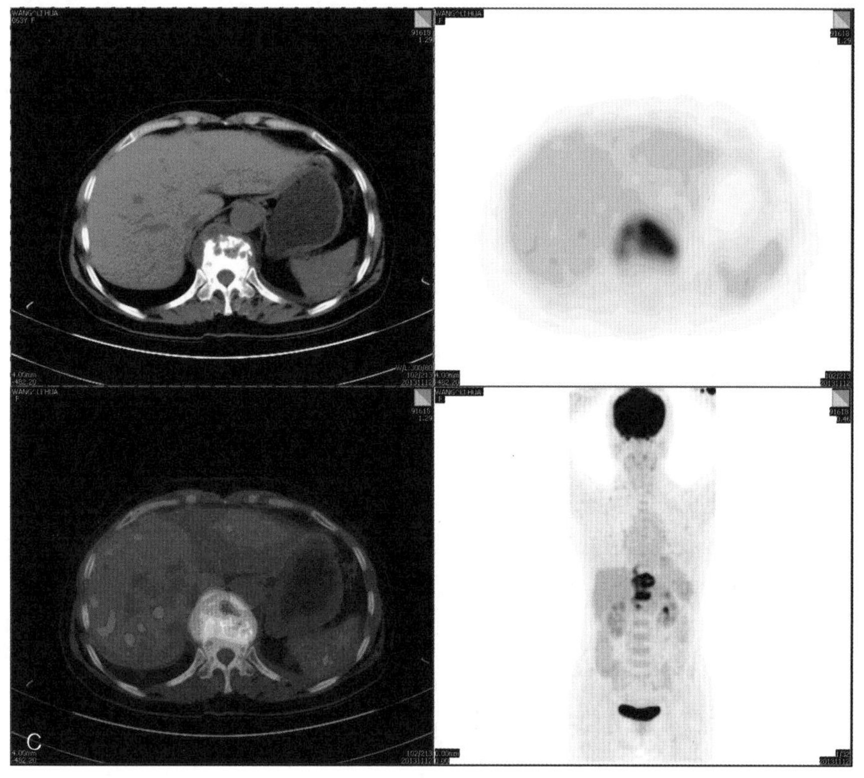

图 6-43　椎体结核
（图 A MIP 图；图 B、图 C 融合断层图）

(9)相关影像学方法比较:人体炎症的防御反应能通过功能代谢分子影像来显示,结构影像难以实现;炎症引起的形态结构变化一定程度上可通过解剖影像实现,有些需要组织病理学方法才能完成。

PET/CT 或 SPECT/CT 把功能代谢分子影像与解剖结构影像有机地结合在一起,是诊断炎症、寻找隐匿感染灶恰当、有效、便捷的临床方法。

(王全师　樊 卫　宋少莉)

第七章 心血管系统

心血管系统核医学具有历史悠久、体系完整、临床应用广泛的特点，以无创、安全、简便地评价心肌血流、代谢和心脏功能为其特色，在心血管疾病规范化诊治中发挥了重要作用。随着显像剂和显像仪器的不断发展，特别是SPECT和PET的临床应用，心血管系统核医学日臻完善，同时定量分析技术也与时俱进，逐渐形成了一门独立的学科——核心脏病学(nuclear cardiology)。近年来，配备半导体探测器的心脏专用伽马相机的临床应用，通过动态采集可以获得冠状动脉的储备功能，不仅能早期诊断冠心病，还提高了心肌灌注显像诊断心肌缺血的准确性，为心血管核医学又增添了新的内涵。心血管系统核医学不仅用于心血管疾病的诊断，更为重要的是能够提供疾病危险程度分层和预后信息，指导临床治疗方案的选择，并对疗效给予客观评价。

第一节 临床相关基础概述

一、心脏解剖

心脏位于中纵隔内，在胸骨体和第2~6肋软骨后方、第5~8胸椎椎体的前方，周围有心包膜包裹。心脏的长轴从右肩部指向左前下方的季肋部，与正中线约成45°。心脏是中空的肌性器官，形似倒置的圆锥体，稍大于本人的拳头(图7-1)。

供给心肌氧气和营养物质的血管系统，称之为冠状动脉，分为左冠状动脉和右冠状动脉。左冠状动脉的主要分支包括左前降支(left anterior descending，LAD)，主要为左室前壁、前侧壁和室间隔的前2/3部分供血；左回旋支(left circumflex，LCX)主要给左室侧壁供血。右冠状动脉(right coronary artery，RCA)主要为左室下壁、室间隔的后1/3和右心室供血(图7-2)。

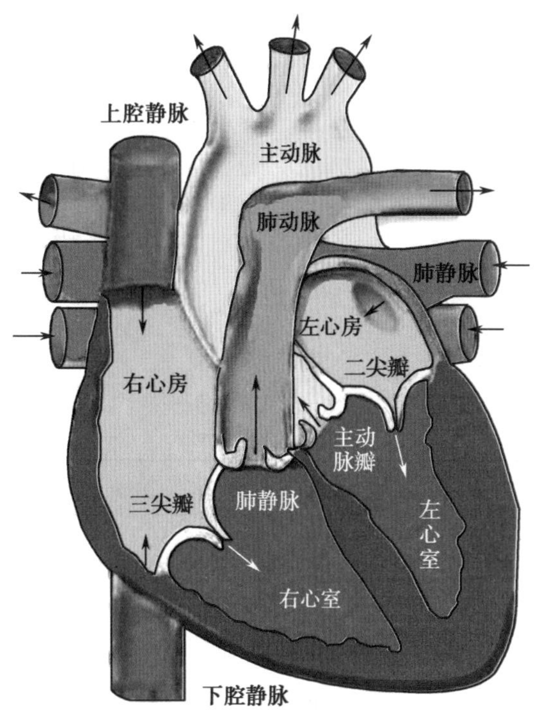

图7-1 心脏解剖结构和血流示意图

二、心脏的传导系统

心脏的传导主要依靠一类特殊分化的心肌细胞，能产生和传导兴奋，保证心脏的自动节律，包括窦房结(sinoatrial node)、心房内的传导束、房室结区、心室内传导束和浦肯野(Purkinje)纤维等。冲动源自窦房结并传导至心房，引起心房去极化；然后传导至房室结，出现传导延迟；继而冲动沿左、右束支进行传导，到达浦肯野纤维时引起心室去极化。心电图(electrocardiogram)是指将测量电极放置于体表一定部位记录到的心脏电变化曲线，在心电图上每一心动周期都出现一系列波形(图7-3，表7-1)。

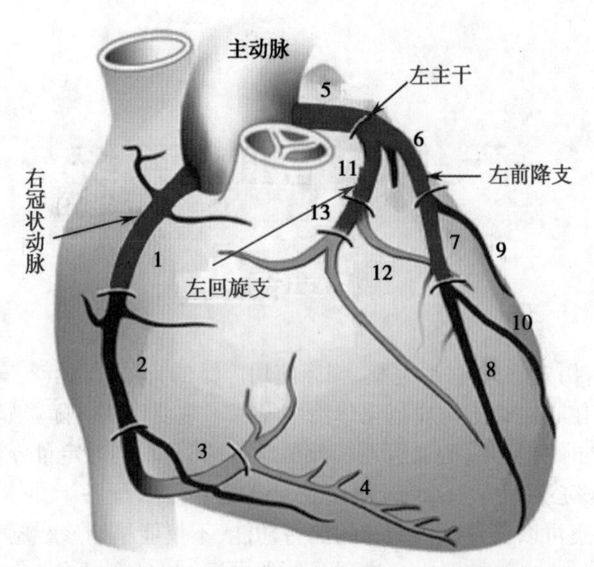

1，2- 右冠状动脉(RCA)；3- 锐缘支(AM)；4- 后降支(PDA)；
5- 左主干(LM)；6~8- 左前降支(LAD)；9- 第一对角支；
10- 第二对角支；11 和 13- 左回旋支(LCX)；12- 顿缘支(OM)

图 7-2　冠状动脉及其分支示意图

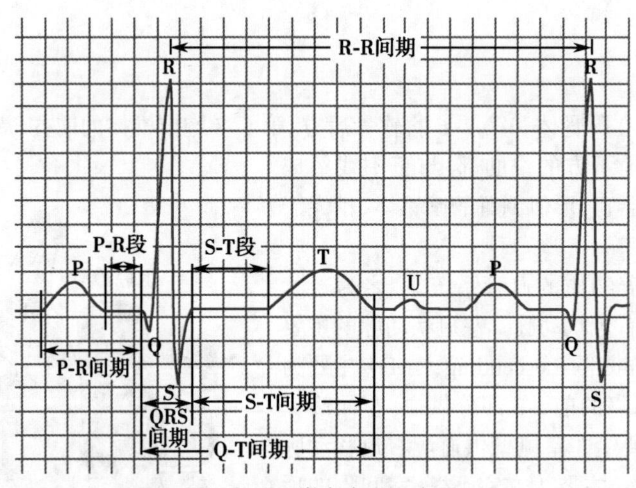

图 7-3　正常心电图示意图

表 7-1　心电图各波段的意义

心电图各波	心电活动
P 波	心房除极波
P-R 段	心房开始复极到心室开始除极
P-R 间期	心房开始除极至心室开始除极
QRS 波群	左、右心室除极全过程
S-T 段	心室缓慢复极
T 波	心室快速复极
Q-T 间期	心室开始除极到复极完毕的全过程

三、心脏的生理学

心脏的主要功能是泵血，为血液循环提供动力。心肌细胞的节律性收缩和舒张是泵血的基础，心肌电生理特征包括兴奋性、自律性、传导性和收缩性。心脏每收缩和舒张一次称之为一个心动周期（cardiac cycle），一个心动周期可分为收缩期（systole phase）和舒张期（diastole phase）。心房收缩起到初级泵作用；心室收缩（舒张）期可分为等容收缩（舒张）期、快速射血（充盈）期和缓慢射血（充盈）期。一次心跳由一侧心室射入动脉的血液量称为每搏输出量或搏出量（stroke volume），是舒张末期容积和收缩末期容积的差值。每分输出量（cardiac output）是指一侧心室每分钟射入动脉的血液量，等于心率与搏出量的乘积。射血分数（ejection fraction，EF）是指搏出量占心室舒张末期容积的百分比。

四、缺血性心肌病的病理生理

心脏是人体器官之一，冠状动脉的血液为其提供了养分，以维系其正常的生理功能。

由于血栓、血管痉挛等各种原因所导致的冠状动脉管腔狭窄或阻塞，均会引起血管腔内血流量不同程度的减少，致使其供血区域的心肌发生缺血、缺氧。心肌细胞缺血性损伤因缺血程度和持续时间的不同而异，从可逆性发展为不可逆性。正常心肌以游离脂肪酸、葡萄糖、乳酸、酮体和氨基酸等物质作为代谢底物，主要以有氧代谢的方式供养。在缺血、缺氧状态下，脂肪酸代谢明显减低，而葡萄糖代谢增强，主要以糖酵解的方式获得能量。葡萄糖代谢提供的能量不足时，临床上出现心绞痛症状，在冠状动脉血流中断的数秒内，心肌细胞可出现收缩和舒张功能异常，严重时导致心脏收缩功能受损，继而导致心脏传导功能的改变，临床上表现为心律失常和心力衰竭。当大面积心肌缺血或坏死时，左心室整体功能明显下降，导致静息状态下的心排血量和搏出量都降低，患者出现低血压或休克。

心肌发生缺血后，心肌细胞损害分为 3 种情况：一是心肌坏死（necrosis myocardium），系不可逆性的心肌损害；二是冬眠心肌（hibernating myocardium）；三是顿抑心肌（stunned myocardium）。冬眠心肌和顿抑心肌为存活心肌，在血供恢复后功能可部分或全部恢复。存活心肌是指在心肌发生缺血后，心肌细胞尚未死亡，但可伴有其功能下降，当血运重新建立或恢复后，这部分心肌细胞功能可逐渐恢复。准确评价心肌的存活状况，对于临床选择适宜的治疗方案具有重要的指导意义。核医学评价存活心肌的方法包括 ^{18}F-FDG 葡萄糖心肌代谢显像、脂肪酸代谢显像和 ^{201}Tl 心肌显像等，其中，^{18}F-FDG PET 心肌代谢显像被认为是判断存活心肌的“金标准”。

第二节 心肌灌注显像

一、原理和方法

1. 原理 心肌灌注显像是利用正常或有功能的心肌细胞选择性地摄取某些含有放射性核素的显像剂，应用成像设备在体表采集被心肌细胞所摄取的显像剂发出的伽马射线，进行平面或者断层显像。心肌摄取显像剂的数量与局部心肌血流量呈正比，与心肌细胞本身的功能状态或者活性呈正相关。因此，心肌对显像剂的摄取程度也反映了心肌的血流灌注状况和心肌细胞的存活情况。

2. 方法 因所使用的仪器和显像剂不同，分为单光子显像和正电子显像。

（1）单光子显像剂：国内普遍使用 ^{99m}Tc-MIBI（甲氧基异丁基异腈）是一种脂溶性、正一价的小分子化合物，首次通过心肌的摄取率约为 66%，通过被动弥散方式进入心肌细胞线粒体，并牢固地与细胞膜结合，而滞留在细胞内，半排时间大于 5h。^{99m}Tc-MIBI 主要从肝胆系统和肾排出，注射 30min 后进食脂餐加速其排泄，以减少对心肌影像的干扰。

^{201}Tl 的生物学特性与 K^+ 类似，首次通过心肌的摄取率约为 85%，借助心肌细胞膜上 Na^+-K^+-ATP 酶，以主动转运机制被心肌细胞摄取，因此心肌细胞对 ^{201}Tl 的摄取不仅与局部心肌血流量（myocardium blood flow）呈正相关，也是存活心肌细胞存在完整细胞膜的标志。^{201}Tl 在心肌细胞内的实际半衰期约为 85min，但由于 ^{201}Tl 在细胞内有持续地再蓄积作用（reaccumulation），故其在心脏的有效半衰期为 7.5h。正常心肌细胞在注射后 5~10min 摄取就达到高峰，之后逐渐减低，这个过程称之为“洗脱”。缺血心肌由于血流量减少和心肌细

胞受损，对 ^{201}Tl 初始摄取数量和速度较正常心肌慢。随着时间的推移，细胞内的蓄积缓慢增加，在相当长的时间后才会出现洗脱。借助于正常心肌与缺血心肌间放射性分布达峰的时间差，在注射后 5~10min 显像，可以发现血供相对减少的心肌；3~4h 的"再分布"可以鉴别局部血供减少心肌是否为存活心肌。

^{201}Tl 具有"再分布"现象，一次注射放射性药物即可分时段采集获得负荷（或静息）和再分布影像，因此，具有使用方便、省时的优点，对鉴别存活心肌有较高的临床价值。但是 ^{201}Tl 需要加速器生产，价格相对较高；能量较低，图像质量欠佳，半衰期长、辐射剂量较高是其不足。

（2）正电子显像剂：国内多使用回旋加速器生产的 $^{13}NH_3$，其半衰期为 9.96min。$^{13}N\text{-}NH_3$ 通过细胞膜进入心肌细胞，在细胞内部分转化成 NH_4^+ 并达成动态平衡。后者在谷氨酸合成酶的作用下，为谷氨酸所摄取。

通过 $^{82}Sr\text{-}^{82}Rb$ 发生器获得 ^{82}Rb，其半衰期仅为 76s，并衰变为 ^{82}Kr（氪）。由于其半衰期很短，静息与负荷显像可以连续进行，以药物负荷为最佳选择。^{82}Rb 经静脉注入体内，通过 Na^+/K^+ 泵进入到心肌细胞，并与之紧密结合。其摄取程度与 ^{201}Tl 相仿，但低于 $^{13}N\text{-}NH_3$。心肌细胞对 ^{82}Rb 的摄取程度与血流量成反比。在严重酸中毒、乏氧和心肌缺血时，其摄取率会明显减低。因此，^{82}Rb 心肌灌注显像反映了心肌的代谢、血流和细胞的完整性。

3. 图像采集　心肌显像分为平面显像和断层显像，前者已经很少使用。断层图像采集分为非门控采集和门控采集两种方法，推荐使用门控采集。门控采集是以心电图的 R 波为触发进行图像采集，其优势体现在获得心肌灌注显像信息的同时，还可以借助于定量分析软件获得左心室功能的相关信息，有助于进一步提高诊断的准确性。无论是采用单光子显像还是正电子显像，一个完整的心肌灌注显像包括静息和负荷显像二个部分。

（1）SPECT 心肌灌注显像：多采用静息 / 负荷或者负荷 / 静息二日法（表 7-2），也可采用静息 / 负荷一日法（表 7-3），一日法需先行静息显像，再行负荷显像，负荷显像注射显像剂的剂量一般为静息显像的 3 倍。或者行 ^{201}Tl 负荷 / 再分布显像。

表 7-2　Tc-99m 标记药物二日法静息 / 负荷采集条件

	负荷	静息	要求程度
剂量	1 110MBq	1 110MBq	标准
体位	仰卧位	仰卧位	标准
	俯卧位	俯卧位	选择
时间间隔			
注射→采集	15~60min	30~60min	标准
采集参数			
能窗	15%~20%	同负荷	标准
准直器	LEHR*	同负荷	优先选择
轨迹	180°（45°RAO 到 45°LPO）	同负荷	优先选择
轨迹类型	圆形	同负荷	标准
	非圆形	同负荷	标准
像素大小	（6.4 ± 0.4）mm	同负荷	标准
采集模式	步进式（step and shoot）	同负荷	标准
	连续	同负荷	选择
采集帧数	60~64	同负荷	标准
矩阵大小	64 × 64	同负荷	标准

续表

	负荷	静息	要求程度
采集时间	20s/ 帧	20s/ 帧	标准
心电门控	标准	标准	优先选择
帧数 / 心动周期	8	8	标准
	16	16	选择
R-R 时间窗	100%	100%	优先选择

注：*LEHR 低能高分辨准直器。

表 7-3　Tc-99m 标记药物一日法静息 / 负荷采集条件

	静息	负荷	要求
剂量	296 ~444MBq	888 ~1 332MBq	标准
体位	仰卧位	仰卧位	标准
	俯卧位	俯卧位	选择
	直立位 / 半卧位	直立位 / 半卧位	选择
时间间隔			
注射→采集	30~60min	15~60min	标准
静息→负荷		30min~4h	标准
采集参数			
能窗	15%~20%	同静息	标准
准直器	LEHR	同静息	优先选择
轨迹	180°(45°RAO 到 45°LPO)	同静息	优先选择
轨迹类型	圆形	同静息	标准
	非圆形	同静息	标准
像素大小	(6.4 ± 0.4) mm	同静息	标准
采集模式	步进式	同静息	标准
	连续	同静息	选择
采集帧数	60~64	同静息	标准
矩阵大小	64 × 64	同静息	标准
采集时间	25s/ 帧	20s/ 帧	标准
心电门控	可选	标准	优先选择
帧数 / 心动周期	8	8	标准
	16	16	选择
R-R 时间窗	100%	100%	优先选择

(2) PET 心肌灌注显像：由于正电子药物半衰期很短，所以普遍采用一日法。^{13}NH 的使用剂量：静息为 0.37GBq (10mCi) 负荷为 1.11GBq (30mCi)。

4. 图像处理　需分步依次进行。

(1) 对所采集的原始数据进行滤波(filter)，目的是消除所采集原始数据中的噪音部分，最大限度的保留靶器官的信号。因为 SPECT 心脏影像主要为低频信号，信号与噪音的频率之间有着很大的交叉，因此参数的选择在图像的处理和显示方面发挥重要的作用。获得高质量 SPECT 图像的关键在于减少噪声、提高信号/噪声比。

(2) 进行图像重建，传统的图像重建方法为滤波反投影(filtered back projection)。尽管这种理想化情况与现实存在一定的差距，但大量的临床实践结果还是对该方法予以了肯定。目前多使用迭代重建，通过计算机对原始投影图进行评估，再将其与预测得到的投影图间进行比对，对差别之处进行修正，并将这一过程反复进行(故称为迭代)。多次迭代后，会明显缩小处理后投影与实际投影间的差异。其优点在于所生成的投影能够最大限度地达到希望值并能够与其他校正技术(如衰减校正、散射校正等)合并使用。

(3) 心轴校正(reorientation)是心肌图像处理中的一个重要步骤。无论采用手动或自动法，重建出标准的垂直长轴(vertical long-axis)、水平长轴(horizontal long-axis)和垂直短轴(short-axis)。首先，长轴线的走向应该与室壁的最长轴平行，且在静息/负荷图像上应保持一致；其次，垂直短轴需要与长轴垂直，而且静息/负荷图像上保持一致。理想状态下是将不同断面的长轴选择图应保留在质量控制(QC)结果中，在图像分析时，要再次确认其准确性。

在图像处理的过程中，需要对图像质量进行评价，具体内容包括：患者在检查过程中有无位移，采集图像的计数率如何，是否具有乳腺和膈肌导致的衰减，是否具有心脏外的显像剂聚集，是否具有肺部显像剂分布，是否有软组织病理性的放射性异常摄取等。

二、负荷试验的原理和方法

1. 原理　正常冠状动脉随着心脏负荷量的增加而扩张，血流量同步增加；病变的冠状动脉，则随着心肌负荷量的增加而仅有轻度扩张或者没有扩张，血流量也仅有轻度增加或者没有增加。心肌负荷试验是借助于运动平板试验或扩血管药物(表 7-4)，使得心脏负荷达到极限状态或使冠状动脉血管扩张达到心脏负荷极限，通过正常与病变血管间血流量的差异，及其所对应的心肌显像剂分布的差异，诊断心肌缺血并评价其程度和范围。

2. 适应证　通常首选运动负荷试验，不宜或不能完成者，选择药物负荷试验。

(1) 运动负荷试验适应证，可简要概括：

1) 胸痛综合征的病因诊断；

2) 心肌缺血的范围、程度和预后估价；

3) 心脏病内科和手术治疗的疗效观察；

4) 心脏疾患的心脏储备功能的估测。

(2) 药物负荷试验适应证：无法进行运动负荷试验者，如年老体弱者过度肥胖、患有严重肺部疾患及病窦综合征等情况时，需要评价心脏贮备功能和诊断冠心病时，药物负荷试验是最佳选择。支气管哮喘、收缩压 ≤ 12kPa 和心功能不全的患者，适用于多巴酚丁胺试验。

3. 方法　分为运动负荷和药物负荷二种(表 7-4)。

表 7-4　心肌负荷试验方法及其机制

负荷方法	作用机制	实施方案	常见副作用
运动负荷	通过一定负荷量运动方式，使受试者正常冠状动脉扩张，血流增加 3~4 倍，其所供血区域的心肌血流亦相应的增加；而病变冠状动脉没有扩张或者扩张的非常有限，血流量基本没有增加，相对正常冠状动脉的血流增加，表现为血流的相对减少	按照 Bruce 方案进行，在心脏负荷达到高峰时，静脉注射显像剂，注射后再持续运动几分钟	

续表

负荷方法		作用机制	实施方案	常见副作用
药物负荷	腺苷	与冠状动脉管壁平滑肌细胞膜上的腺苷 A_2 受体结合，激活腺苷酸环化酶，减少 Ca^{2+} 的内流，导致冠状动脉，特别是冠状动脉小分支动脉管壁上的平滑肌松弛和血管的明显扩张。正常冠状动脉血管明显扩张，血流量增至静息状态的 4~5 倍，而病变冠状动脉则扩张有限或不能扩张	0.14mg/(kg·min)，静脉缓慢推注 6min，在第 3min 时利用三通或在对侧肘静脉注射显像剂	部分患者出现面部潮红、头痛、头昏、心悸、恶心等症状，一般无需特殊处理
	潘生丁	与腺苷作用机制相似，主要抑制内源性腺苷通过细胞膜被重吸收和被腺苷去氨酶所转运或代谢，使腺苷在组织间质和血液中含量增高，起到扩张冠状动脉，引发“窃血”的作用。正常冠状动脉血流量增至静息状态的 3~4 倍	按 0.56mg/kg 加入 5% 葡萄糖溶液中(稀释成 5mg/ml 浓度)，静脉缓慢推注，4min 内注射完成[0.142mg/(kg·min)]，之后即刻推注显像剂	出现面部潮红、头痛、头昏、心悸、恶心等症状，严重者可出现心绞痛
	多巴酚丁胺	多巴酚丁胺是肾上腺素能受体兴奋剂，通过兴奋心肌 β_1 受体，使心肌收缩力和心输出量增加，从而造成心肌耗氧量增加，其引起机体血流动力学改变与运动试验相仿。多巴酚丁胺使正常冠状动脉血流量较静息时增加约 2 倍；多巴酚丁胺使心率明显加快，心肌收缩力加强，心肌耗氧增加，当冠状动脉狭窄时，冠状动脉血流灌注相对不足，侧支血管尤其是心内膜下侧支血管血供减少，则诱发心肌缺血发生	静脉滴注，起始按 5μg/(kg·min)，逐级增加至 10~20μg/(kg·min)，每级维持 3~5min，当达到预计心率或其他终止指标时(同运动试验)，静脉注射显像剂，并再继续滴注多巴酚丁胺 1min。最大可达 40μg/(kg·min)	胸闷、心悸、头痛、呼吸急促、恶心及面部潮红等，一般较轻微，不需特殊处理，如出现明显心绞痛或室性早搏等，需对症处理

三、影像表现

1. 正常影像　SPECT 在体表所采集的信息，经计算机处理后获得心脏断层图像，以垂直短轴、水平长轴和垂直长轴三个不同断面图像显示。正常者左心室各壁显影清晰，侧壁心肌最厚，表现为显像剂的明显聚集，心尖部心肌较薄，分布略稀疏，室间隔膜部因是纤维组织，呈稀疏、缺损区，其余各心肌壁分布均匀。右心室和心房心室壁较薄，血流量相对较低，显影不清，负荷试验后可显影较为清晰。

(1)垂直短轴(short axis slices)：是垂直于心脏长轴的断层影像图像。自心尖开始到心底部，影像呈环状，该层面能较完整地显示左心室各壁的情况。上部为前壁，下部为下壁，内侧为间隔，外侧为侧壁(图 7-4)。

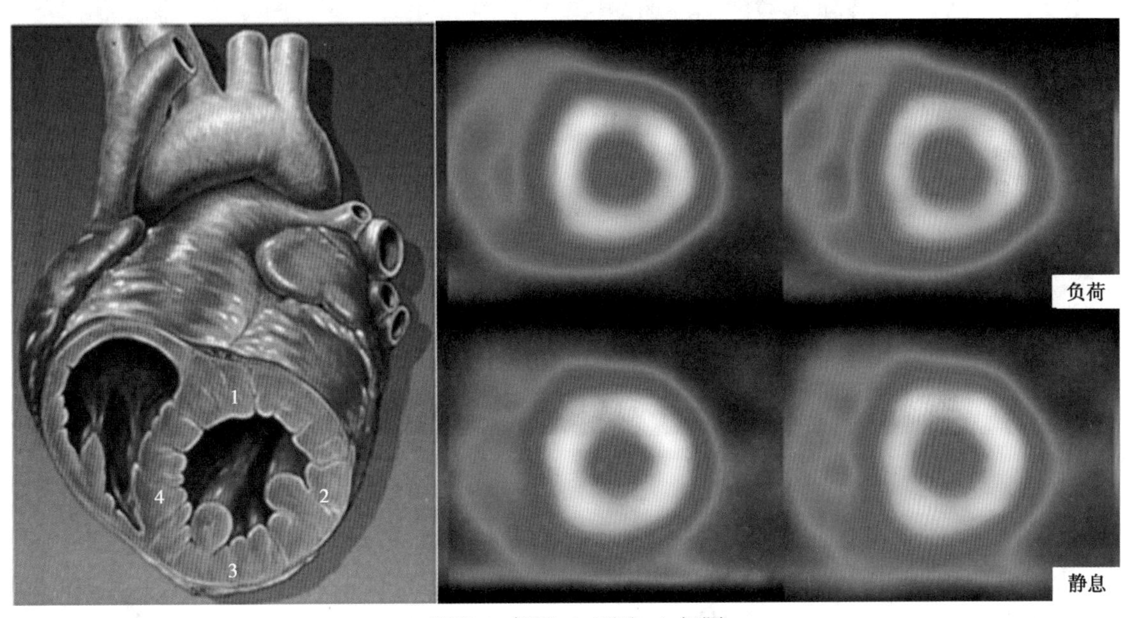

1- 前壁；2- 侧壁；3- 下壁；4- 间隔。

图 7-4　短轴断层图像

(2)水平长轴断层(horizontal long axis slices):是平行于心脏长轴由膈面向上的断层影像。形态类似于垂直的马蹄形,内侧为间壁、外侧为侧壁,顶部为心尖(图 7-5)。

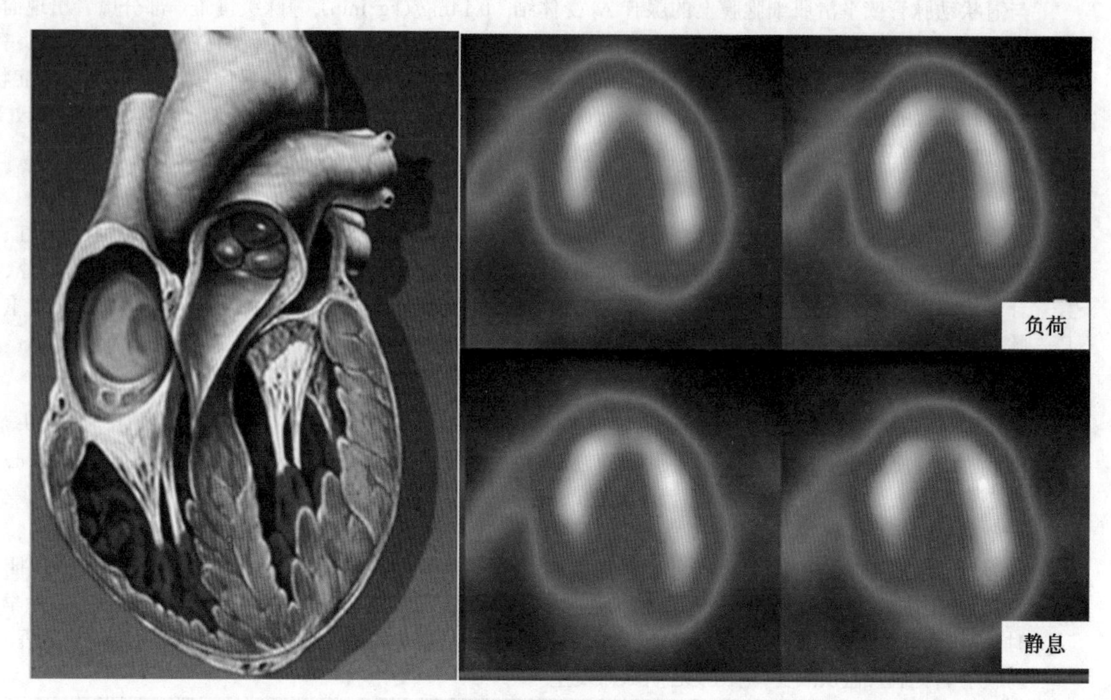

1- 前壁;2- 心尖;3- 下壁。

图 7-5　水平长轴图像

(3)垂直长轴断层(vertical long axis slices):是垂直于上述两个层面的断层影像。形态类似于水平马蹄形,上部为前壁、下部为下壁,顶端为心尖(图 7-6)。

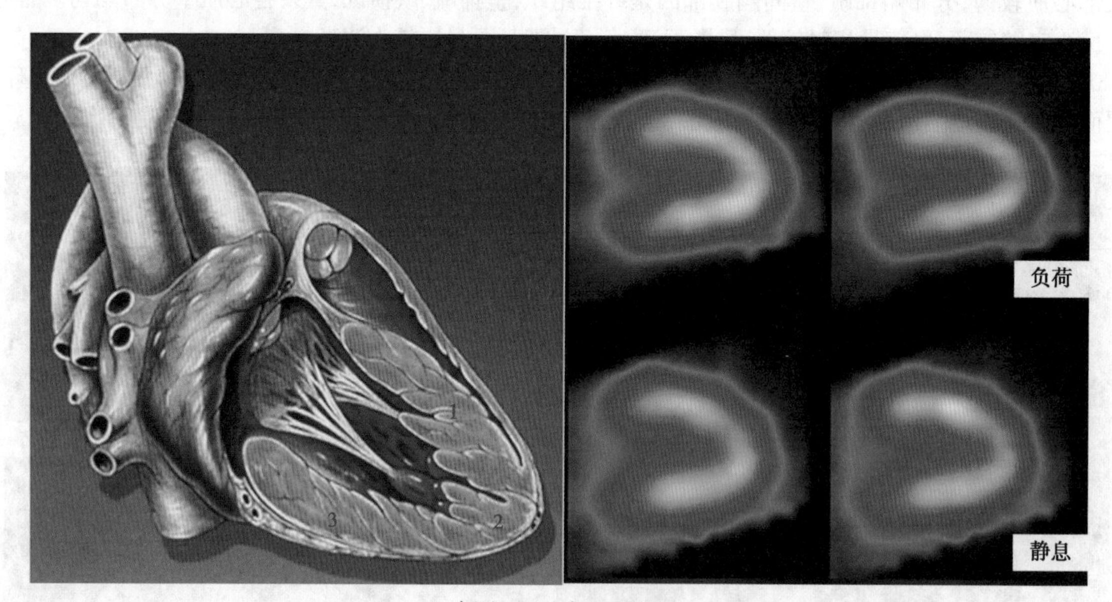

1- 侧壁;2- 心尖;3- 间隔。

图 7-6　垂直长轴图像

(4)靶心图(polar bull's eye plot):又称牛眼图,是应用专用计算机软件将短轴断层影像自心尖部展开所形成的二维同心圆图像,并以不同颜色显示左心室各壁显像剂分布的相对百分计数值。其价值体现在两个方面:其一是为定量分析奠定基础,将靶心图各部位显像剂计数与预存于计算机内的正常值进行比较,低于正常平均值 2.5 个标准差的部位以黑色显示，称为变黑靶心图（blackout bullseye plot）。较单纯目测分析更加客观、准确。将负荷影像与静息（再分布）影像或治疗前后影像经相减处理，可定量分析心肌缺血的部位、程度、范围或者评价疗效。其二是体现缺血心肌与受累血管的对应关系，冠状动脉具有节段性供血的特点，通过分析靶心图上各节段心肌对显像剂的摄取量，可明确“罪犯”（病变）血管的位置。

在靶心图上，将左心室心肌分成 17 节段（图 7-7），使核素心肌灌注显像与心脏超声、MRI 心脏影像以及 CT 等不同的影像学方法间有了可比性。

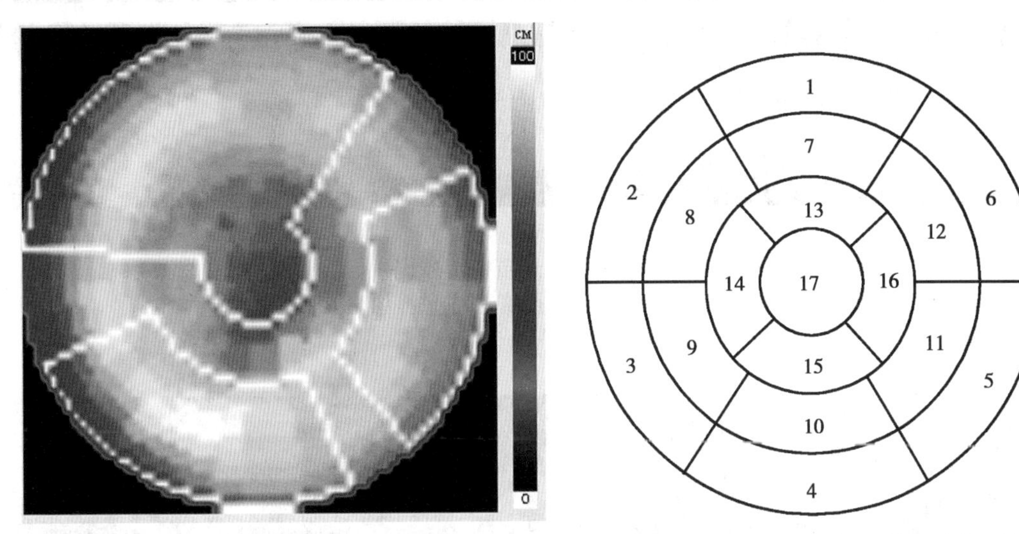

1- 前壁基底段；2- 前间隔基底段；3- 下间隔基底段；4- 下壁基底段；5- 下侧壁基底段；6- 前侧壁基底段；7- 前壁中部；8- 前间隔中部；9- 下间隔中部；10- 下壁中部；11- 下侧壁中部；12- 前侧壁中部；13- 前壁心尖部；14- 间隔心尖部；15- 下壁心尖部；16- 侧壁心尖部；17- 心尖部。

图 7-7　正常靶心图及心肌标准节段

2. 异常图像　与正常心肌细胞相比，缺血心肌细胞摄取显像剂的数量减少、摄取和洗脱较慢，表现为心肌局部显像剂分布轻度减低（稀疏）至几乎无显像剂分布（缺损）。轻度心肌血流灌注减低，只有在负荷状态下才能得以充分显示。

心肌灌注异常的标准是：在同一断面上连续 2 帧或 2 帧以上层面出现显像剂分布减低或者是缺损，且同一节段在 2 个或 2 个以上的断面上同时出现。通过负荷与静息心肌灌注影像的对比分析，将异常灌注图像分为可逆性缺损、部分可逆性缺损、固定缺损和反向再分布几种类型。

(1) 可逆性缺损（reversible defect）：在负荷状态下，心肌局部影像具有血流灌注减低或缺损，对应的区域在静息或延迟显像时具有显像剂分布或充填，恢复到正常（图 7-8），应用 ^{201}Tl 显像时，这种随时间的改善称为“再分布”。可逆性缺损提示缺血心肌具有活力，在血运重建后，缺血心肌的功能可以得到恢复。

(2) 部分可逆性缺损（partial reversible defect）：在负荷状态下，心肌局部影像具有血流灌注减低或缺损，在静息或延迟显像时，对应的区域出现部分显像剂的分布或充填，灌注减低区或缺损区部分缩小（图 7-9）。此种情况提示血流灌注减低区域，部分心肌具有活力。

(3) 固定缺损（fixed defect）：在负荷状态下，心肌局部影像具有血流灌注的缺损区，在静息或延迟显像时，对应的区域仍然没有显像剂的分布或填充（图 7-10）。此种情况常提示存在心肌梗死或瘢痕组织。但是，基于心肌灌注显像诊断的心肌梗死或者心肌没有活力，往往会低估。需进行 ^{18}F-FDG PET 代谢显像，进一步评价其心肌活力。

(4) 反向再分布：负荷图像为正常，而静息或延迟显像时表现为心肌局部显像剂分布稀疏或缺损；或负荷图像表现为局部显像剂分布稀疏或缺损，在静息或再分布显像时，稀疏或缺损的程度更加严重（图 7-11）。此种情况常见于严重的冠状动脉狭窄、稳定性冠心病及急性心肌梗死接受了溶栓治疗或经皮冠状动脉成形术治疗的患者，也可出现在个别的正常人。此种现象的原因目前尚无定论。

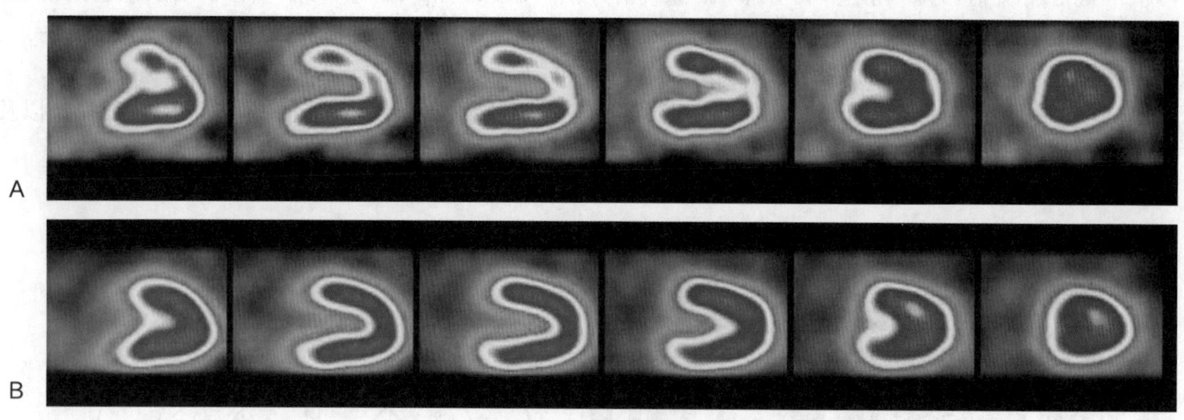

图 7-8　可逆性缺损

(99mTc-MIBI 负荷静息心肌灌注显像。A 为负荷状态下前壁局部显像剂摄取减低；B 为静息状态下明显的显像剂填充，前壁显像剂摄取正常)

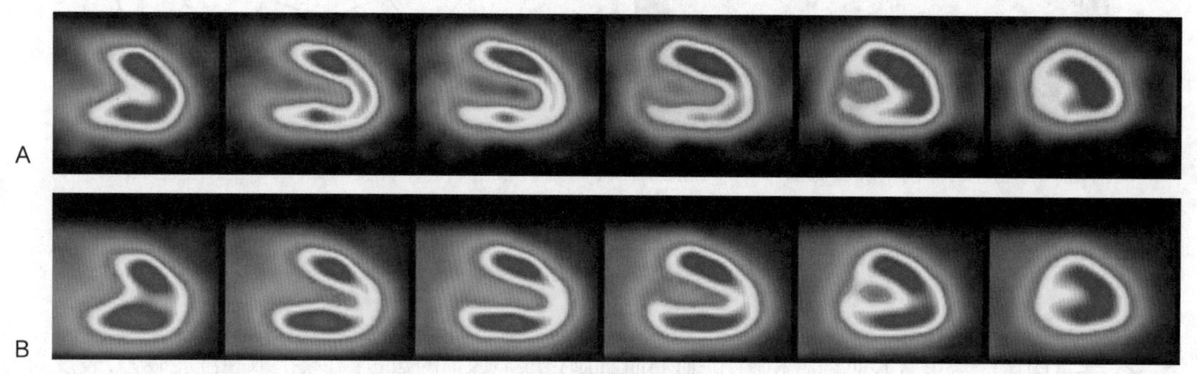

图 7-9　部分可逆性缺损

[99mTc-MIBI 负荷静息心肌灌注显像。A 为负荷状态下前壁近心尖及下壁显像剂摄取减低；B 为静息状态下，前壁近心尖显像剂摄取仍减低，下壁显像剂摄取正常(与负荷部分不一致)]

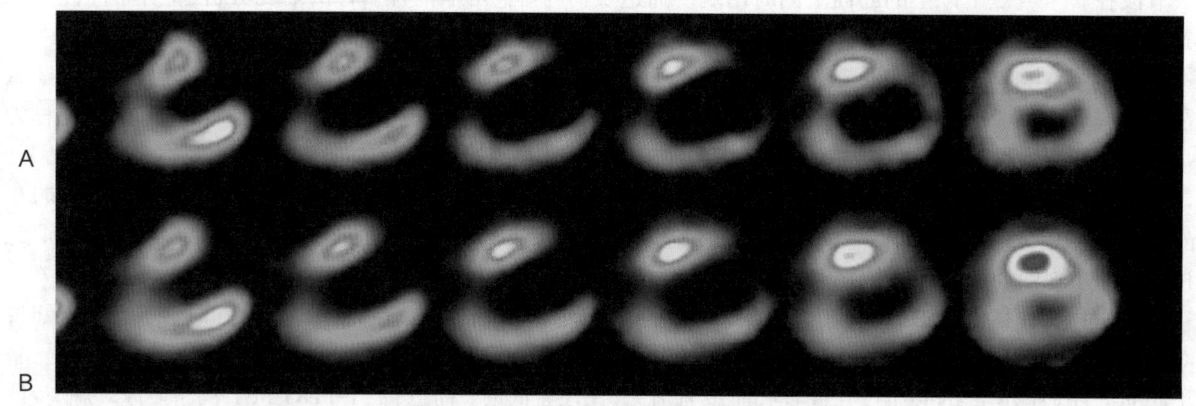

图 7-10　固定性缺损

[99mTc-MIBI 负荷静息心肌灌注显像。A 为负荷状态下，前壁近心尖、心尖及下后壁显像剂摄取明显减低 - 缺损；B 为静息状态下，前壁近心尖、心尖及下后壁显像剂摄取明显减低 - 缺损(与负荷一致)]

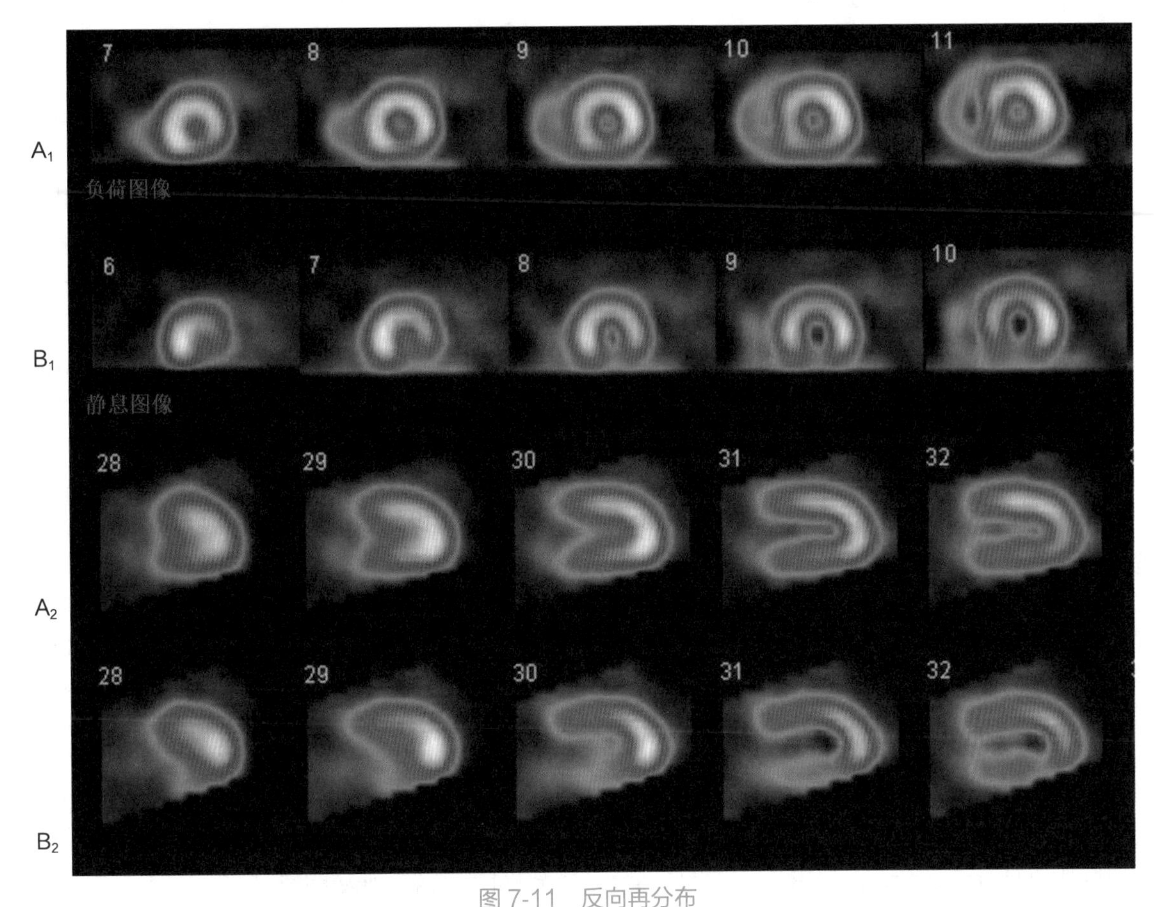

图 7-11　反向再分布

［A 为 ^{99m}Tc-MIBI 负荷心肌灌注显像，显像剂摄取大致正常，B 为 ^{99m}Tc-MIBI 静息心肌灌注显像，心尖及下后壁显像剂摄取减低（比负荷摄取差）］

四、心肌灌注显像的影像解读

心肌灌注显像的影像质量受诸多因素影响，在影像解读之前首先要对图像质量进行全面评价，去伪存真、排除干扰，之后再进行影像解读。

1. 图像质量控制与质量评价　在心肌灌注显像的检查过程中，对显像剂、负荷试验和图像采集与处理等各个环节进行实时质控，及时发现并解决问题，是一个主动质控的过程，推荐核医学医师参与心肌灌注显像的全过程。基于获得的影像进行质控分析，是被动质控的过程，一方面部分质控信息无法通过采集的影像获得；另一方面，部分问题即使发现了，也无法进行补救，除非重做。但是无论如何，通过对采集影像的仔细解读，还是可以获得有价值的质量信息，避免对影像的误读。

基于对采集的原始图像进行质量评价，重点分析以下内容。

（1）心脏是否位于采集的视野中心，同时观察心脏是否具有明显的显像剂聚集，若有，是否聚集程度高于心脏。因为 ^{99m}Tc-MIBI 通过胆系排入肠道，如果胆囊和 / 或消化道中显像剂明显聚集，会影响心肌的有效计数，使得图像质量降低。同时，^{99m}Tc-MIBI 还是肿瘤显像剂，胸腔内的肿瘤也会有聚集。如果发现甲状腺或者胃壁有显像剂聚集，往往提示 ^{99m}Tc-MIBI 有脱标，游离的 ^{99m}Tc 为甲状腺或者是胃壁所摄取。关注注射点显像剂有无外渗。

（2）通过旋转的心脏投影或正弦曲线图，评价在图像采集过程中患者有无明显位移、心脏随呼吸是否有明显的移位等。

（3）断层影像评价心脏之外是否有显像剂聚集程度高于心脏者，是否存在具有误判影像分析结果的可能。因为心肌灌注显像的影像是自身对照分析，以心肌中聚集程度最高处为 100%，其他部位以此为对照。如果聚集程度最高点在心脏之外，将会导致目测分析和定量分析结果的偏差。

（4）负荷与静息断层图像对照分析，在相同的断层图像中，二者位置要一致，负荷状态下左心室的心室腔要大于静息状态，否则提示负荷量不足。

(5)定量分析时选择的检查方法和显像剂要与实际相符，数据库选择恰当。

2. 影像解读与分析　心肌灌注显像的影像分析以目测分析为主，结合借助于软件进行的半定量分析，二者各具优势，相互补充，不可或缺。

(1)目测分析：方法简便，是图像分析的主要方法。目测分析依赖于医生个人经验，对于排除各种影响因素、提高复杂病例诊断的准确性方面具有优势。其不足之处在于不同分析者之间可比性和重复性较差。

(2)定量分析(quantitative analysis)：是应用计算机软件与已经建立的正常数据库进行的对比分析。定量分析具有客观性强、可比性好的特点，是目前国际上普遍接受和广泛使用的一种图像分析方法。其不足之处是无法识别各种伪影对结果判定所导致的影响，因此，需要有严格的质量控制和必要的前期工作对图像质量进行评价。再者，使用不同的定量分析软件，结果会有所差异。同一患者多次检查结果的对比，建议使用同一软件分析。

心肌灌注显像定量分析的指标包括：左心室负荷总积分(summed stress score，SSS)，静息总积分(summed rest score，SRS)和总积分差(summed difference score，SDS)，缺血面积的定量分析和可逆性(具有活力心肌)面积的定量分析。缺血程度的积分标准：0-正常灌注；1-轻度灌注减少，可疑异常；2-中度灌注减少，肯定异常；3-严重灌注减少；4-无灌注评分标准。SSS积分 <4 为正常，4~8为轻度异常，9~13为中度异常，>13为严重异常。SDS提示心肌活力方面的信息：低分节段提示瘢痕组织，高分节段提示有心肌活力。缺血面积占左心室面积的5%~10%为轻度病变，11%~20%为中度病变，≥20%为重度病变。从病变累及冠状动脉分支血管供血区域进行判断，不超过单支血管供血区域的1/2者为轻度病变，占据单支血管供血区域的全部者为中度病变，占据2支或3支血管供血区域者为重度病变。SDS≥2者提示缺血心肌为可逆性。QPS采用像素显像剂计数的方法，以总的灌注缺陷(total perfusion deficit，TPD)指标综合评价心肌灌注缺损面积和程度。定量分析还可以提供以下信息，对目测分析提供很好的补充，有助于提供诊断的准确性。最常用的是肺/心显像剂比值(lung/heart ratio，LHR)，评价显像剂分布情况，间接了解心脏功能情况。心室腔一过性缺血扩大(transient ischemic dilation，TID)是负荷和静息状态下心室容积的比值。TID可以客观反映心室腔扩大，对于评价三支病变导致的"平衡"缺血、评估预后等方面都具有很好的帮助。部分软件还可以基于门控信息，获得左心室同步性的信息。

五、常见疾病的临床应用

心肌灌注显像主要应用于冠心病的诊断、危险度分层和疗效评价。随着相关影像学的不断进步，核素心肌灌注显像主要用于慢性稳定性心绞痛患者，通过临床评价为中高危人群心肌缺血的诊断。

(一)冠心病的诊断

【病例】

1. 病史和检查目的　患者，男，65岁。近感胸部不适，活动后明显加重。运动平板试验阳性。高血压病史5年，糖尿病病史2年。检查目的是了解心肌有无缺血。

2. 检查方法　静脉注射 ^{99m}Tc-MIBI 925MBq(25mCi)后30min，采集静息门控灌注显像图像。次日，按照0.14mg/(kg·min)剂量静脉缓慢推注腺苷，持续6min，在第3min时利用三通在同侧肘静脉注射 ^{99m}Tc-MIBI 925MBq(25mCi)，注射后30min采集负荷状态下的门控心肌显像图像。图像采集时，患者取仰卧位，应用低能高分辨准直器，探头围绕患者旋转180°，采集预置计数500k/帧。采集的原始数据，经计算机处理出垂直短轴、水平长轴和垂直长轴图像，以及靶心图(图7-12)。

3. 影像表现　心肌图像质量佳，未见明显伪影。①目测分析：负荷状态下，见左心室前壁中部和近心尖部、侧壁近心尖部表现为显像剂分布明显的稀疏或者缺损。在静息状态下，相应的区域具有明显的显像剂填充，表现为可逆性缺损。②定量分析：负荷状态下心肌血流灌注减低区占左心室面积的36%，其中23%为可逆性心肌缺血；缺血心肌占前降支供血区域的31%，其中46%为可行性改变；缺血心肌占左旋支供血区域的67%，占右冠脉供血区域的10%，均为不可逆性改变。

4. 诊断意见　左心室前壁中部和近心尖部、侧壁近心尖部心肌缺血。

5. 随访结果　冠状动脉血管造影结果提示：左冠状动脉弥漫性病变，第一对角支50%狭窄；第二对角支100%闭塞。右冠状动脉管腔内弥漫性病变。

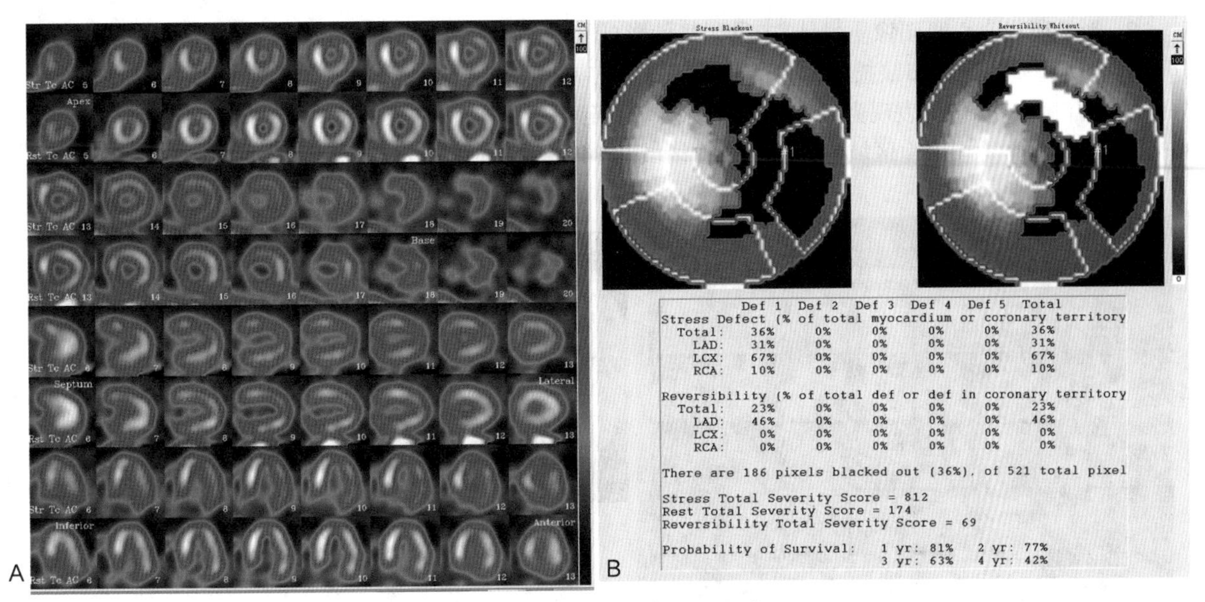

图 7-12　冠心病的心肌灌注显像

（图 A 断面图像；图 B 靶心图和定量分析结果）

6. 讨论

（1）诊断要点：诊断心肌缺血常规需要负荷与静息心肌灌注显像对比分析，可以表现为可逆性缺损、部分可逆性缺损或者是固定性缺损。

可逆性缺损常见于心肌缺血，提示局部心肌具有活力。病变血管狭窄解除后，局部血流可以恢复。

固定性缺损见于心肌梗死/严重心肌缺血，当病变血管狭窄解除后，其供血的局部心肌血流将无法恢复。

部分可逆性缺损提示该部位可逆性和不可逆性心肌缺血并存，见于心梗伴缺血或侧支循环形成。

本病例中，患者心前壁和侧壁为部分可逆性缺损，缺损的区域与冠状动脉及其分支的供血区域相一致，与临床症状相吻合。

（2）鉴别诊断：扩张性心肌病表现为心室腔明显扩大，心室壁的显像剂稀疏或者缺损区为固定性缺损，可以呈典型的“花斑样”表现，且其分布与冠状动脉供血区域不一致。

（3）临床表现：与缺血面积和缺血程度相关，缺血程度较轻微时一般无明显临床症状，缺血较为严重时，可以有心悸、气急、甚至于胸痛、心律失常等症状。

7. 注意事项　心肌灌注显像、CT 冠状动脉成像和冠状动脉造影，三者均为冠心病的影像学检查手段，但是各有侧重，彼此优势互补。心肌灌注显像可以直接显示由于冠状动脉狭窄所导致的心肌缺血，为冠心病诊断提供直接证据。CT 冠状动脉成像能够显示冠状动脉有无狭窄，其优势在于阴性预测值很高，没有冠状动脉狭窄的患者，心肌缺血的阴性预测值高达 98%；而其阳性预测值则很低，即使发现冠状动脉狭窄，也未必有心肌缺血存在。说明这种冠状动脉病变尚没有导致心肌缺血。冠状动脉造影作为有创检查，往往在需要后续检查或者进一步治疗时才进行。尽管普遍认为，冠状动脉造影是诊断冠心病的“金标准”，但是该项检查技术有其自身不足，如其空间分辨率有限，对于直径 <1mm 的微小血管病变难于显示，对于均匀且弥漫性狭窄的病变难于评价等。因此，相关研究结果显示，对于发生冠心病的低危人群，首选 CT 冠状动脉成像患者受益最大，当有阳性改变时，再进一步进行心肌灌注显像，以明确冠状动脉狭窄是否导致了心肌缺血，以及缺血的程度和范围，继而再决定后续的治疗模式。对于中、高危人群，首选心肌灌注显像评价患者受益最大，根据心肌有无心肌缺血，以及缺血的程度，再进行治疗模式的选择。

（二）危险度分层与治疗决策

【病例】

1. 病史和检查目的　患者，男性，53 岁。近感胸部疼痛症状明显，活动后明显加重。运动平板试验阳性。高血压病史 8 年。检查目的是了解心肌有无缺血，以及缺血的程度和范围。

2. 检查方法　同“冠心病的诊断”。

3. 影像所见　心肌图像质量佳，未见明显伪影（图 7-13）。①目测分析：负荷状态下，见左心室侧壁和部分下壁表现为显像剂分布缺损区。在静息状态下，相应的区域只有少部分具有明显的显像剂填充，绝大部分区域没有显像剂填充，表现为部分可逆性缺损。②定量分析：灌注缺损的面积占左心室面积的 32%，其中 34% 的面积为可逆性，缺血区域占左旋支供血区域的 84%，占右冠状动脉供血区的 48%。

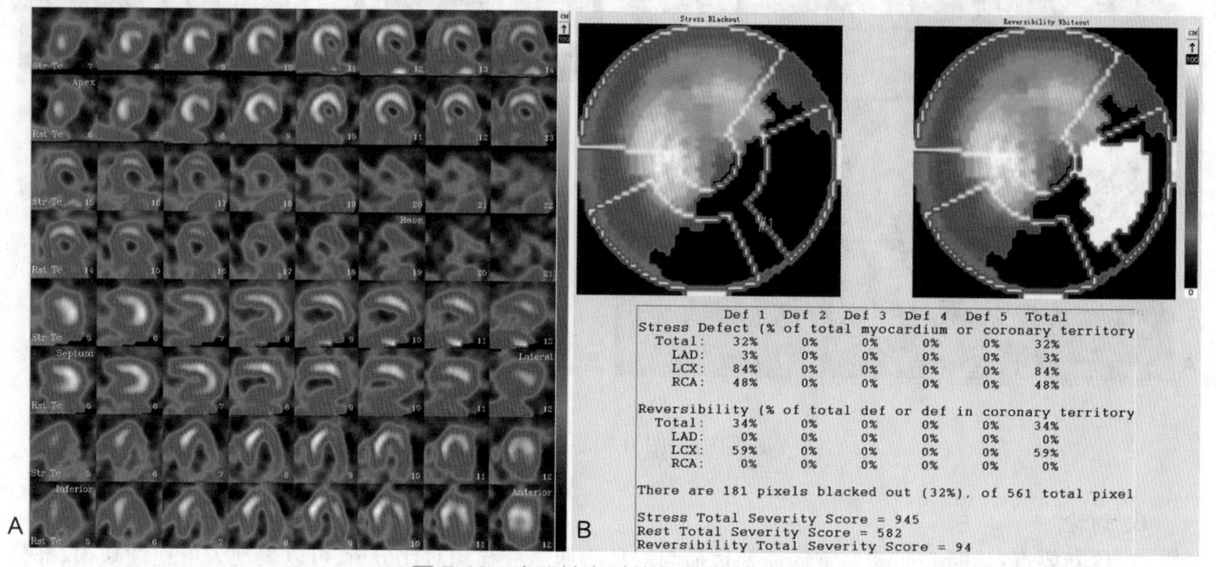

图 7-13　心肌缺血时的心肌灌注显像

（图 A 断面图；图 B 靶心图和定量分析结果）

4. 诊断意见　左心室侧壁和部分下壁心肌血流灌注减低，其中部分区域为可逆性缺损，提示部分心肌具有活力。

5. 随访结果　冠状动脉血管造影结果提示左冠状动脉弥漫性病变，左旋支中段 100% 闭塞。右冠状动脉管腔内弥漫性病变。左旋支狭窄部位植入支架一枚。

6. 讨论

（1）诊断要点：①缺损部位与冠状动脉供血区域相一致。②部分可逆性缺损，提示可逆部分具有心肌活力。心肌灌注显像评价心肌活力，有时或有低估。③靶心图显示下壁为右冠状动脉供血区，冠状动脉造影结果显示，该区域为左旋支供血，提示为左冠状动脉为主型。

（2）心肌灌注显像与治疗决策：对于慢性稳定性心绞痛患者，心肌灌注显像（MPI）不仅能够明确心肌是否有缺血病灶存在，更重要的是还可以评价缺血面积的大小和缺血程度，并为临床治疗方案的确定提供重要佐证。该例患者心肌缺血面积占左心室面积的 32%，符合血运重建治疗的条件（国外为缺血面积大小 15%，国内为大于 10%），同时该患者临床症状明显，故采用了支架植入治疗。

血管重建前 MPI 的价值：①客观评价心肌缺血的位置、大小和范围，以及缺血的程度；②心脏事件的危险度评估为低（<1%）、中、高（>3%），识别罪犯血管；③评价心肌活力和心功能异常；④为治疗方案（药物治疗、PCI、CABG 移植）的确定提供循证医学证据。

MPI 评价危险度的标准及处理原则：

低危险度（<1%），随访。①灌注正常或者基本正常；②灌注正常或者基本正常，而且 LVEF 也正常或者基本正常，则为典型的低危险度。

中等危险度（心脏死亡概率 <1%，非致命心梗概率接近 1%），随访，特殊症状随时处理。灌注缺损小（<LV 面积的 15%，负荷积分低）LVEF 正常；没有运动状态下 LV 失代偿。

高危险度（发生心脏死亡的概率 >3%），最好血管重建治疗。①静息状态下 LV 功能严重低下；②运动状态下 LV 功能严重低下；③负荷状态下大的灌注缺损；④负荷状态下中等大小的灌注缺损，伴有肺部摄取 ^{201}Tl；⑤负荷状态下多发灌注缺损，大的固定性缺损伴有肺部摄取 ^{201}Tl 或 LV 扩大。

（三）疗效评价

【病例】

1. 病史和检查目的　患者，男，58 岁。10 余年前出现胸痛、胸闷，每次持续数分钟到半个小时不等，多数与活动有关，1998 年行冠状动脉造影检查，诊断为冠心病。之后予以抗血小板调脂稳定斑块等治疗，但胸痛胸闷偶有发作。2007 年以来胸痛、胸闷症状较前加重，发作次数增加，一般不伴有心悸、大汗、黑矇、晕厥，并 2 次行冠脉造影 +PCI 术，共植入支架 3 枚。现感觉胸闷、胸痛症状明显。拟行体外冲击波治疗，行心肌缺血评价。治疗后胸闷、胸痛症状较前明显改善，发作次数减少，再次行心肌灌注显像以评价心肌缺血，同时与前次对比，评价疗效。

2. 方法　前后 2 次检查均行门控静息和负荷心肌灌注显像。静脉注射 ^{99m}Tc-MIBI 925MBq（25mCi）后，约 30min 后采集静息门控灌注显像图像。次日，按照 0.14mg/（kg·min）剂量静脉缓慢推注腺苷，持续 6min，在第 3min 时利用三通在同侧肘静脉注射 ^{99m}Tc-MIBI 925MBq（25mCi），注射后约 30min 采集负荷状态下的门控心肌显像图像。图像采集时，患者取仰卧位，采用低能高分辨准直器，探头围绕患者旋转 180°，采集预置计数 500k/ 帧。采集的原始数据，经计算机处理出垂直短轴、水平长轴和垂直长轴图像，以及靶心图（图 7-14）。

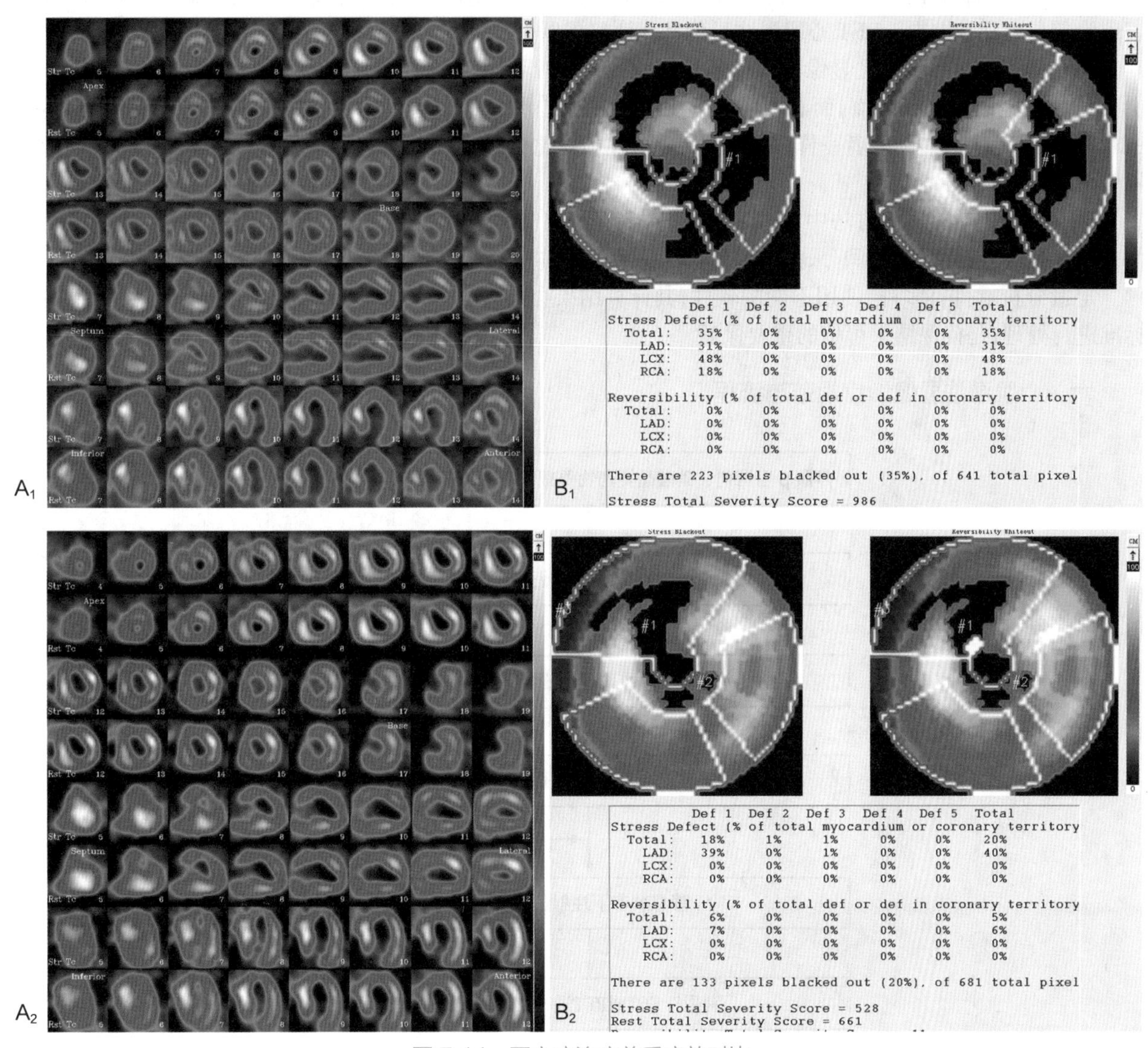

图 7-14　冠心病治疗前后疗效对比

（A_1 为治疗前的心肌灌注显像断面图；B_1 治疗前的心肌灌注显像靶心图；A_2 为治疗后的心肌灌注显像断面图；B_2 为治疗后的心肌灌注显像靶心图）

3. 影像表现　目测分析结果显示，治疗前断面图像（A1）示左心室前壁中部、侧壁中部和心尖部，下壁近心尖部在负荷状态下表现为明显的显像剂分布稀疏，静息状态下对应的区域未见明显的显像剂填充，表现为固定性缺损。在靶心图上（B1），定量分析结果显示，缺损占左心室面积的 35%，且均为不可逆性缺损。其中 31% 位于前降支供血区域，48% 位于左旋支供血区域，18% 位于右冠脉供血区域。

目测分析结果显示，治疗后断面图像（A2）示左室前壁中部和心尖部、下壁近心尖部和心尖部在负荷状态下表现为明显的显像剂分布稀疏，在静息状态下对应的区域未见明显的显像剂填充，表现为固定性缺损。在靶心图上（B2），定量分析结果显示，缺损占左心室面积的 20%，均位于前降支供血区域，占前降支供血区域面积的 40%。在灌注缺损区域中，有 5% 的面积为可逆性，主要位于前降支供血区域。

4. 诊断意见　治疗前后对比，缺损面积明显减少，提示治疗有效。

5. 随访结果　继续采用同样的方法治疗，患者症状进一步改善。

6. 讨论

（1）诊断要点：①采用同样的检查方法，在治疗前后，根据缺损程度和范围的变化对疗效进行评价。②靶心图半定量分析结果和较单纯的目测分析结果更加准确、可靠。③心肌灌注显像，尤其是 SPECT 心肌灌注显像，在鉴别心肌缺血（可逆性缺损）与心肌梗死（固定性缺损）方面，准确性欠佳，往往会出现低估心肌缺血的情况。如本例患者治疗前均表现为固定性缺损，但是在治疗后不仅缺损面积缩小，而且即使是缺损区域也表现为部分可逆性缺损。PET 心肌灌注显像和代谢显像联合诊断，是目前评价心肌活力的“金标准”。

（2）关注要点：心肌灌注显像是评价各种心肌缺血治疗手段疗效最为科学、可靠的手段。冠心病治疗的主要目的就是改善心肌缺血，而心肌灌注显像可以提供心肌缺血改善的直接证据。无论是药物治疗，还是 PCI 治疗，或者是像本例患者一样采用新的治疗方法，对比分析治疗前后心肌灌注显像结果，就可以对其疗效做出较为客观的评价。

（3）技术要点：①显像方法中，技术条件的一致性是保证结果具有可比性的重要因素之一。注射相同显像剂的剂量、间隔相同的时间、采集技术条件的一致等，均应予以关注。②定量分析使疗效评价更为便捷、准确。定量分析软件有多种，使用不同的软件，其计算结果会有差异，因此，治疗前后使用同一软件、采用同一标准进行处理，是确保结果可信的重要保证。

六、心肌灌注显像诊疗规范与流程

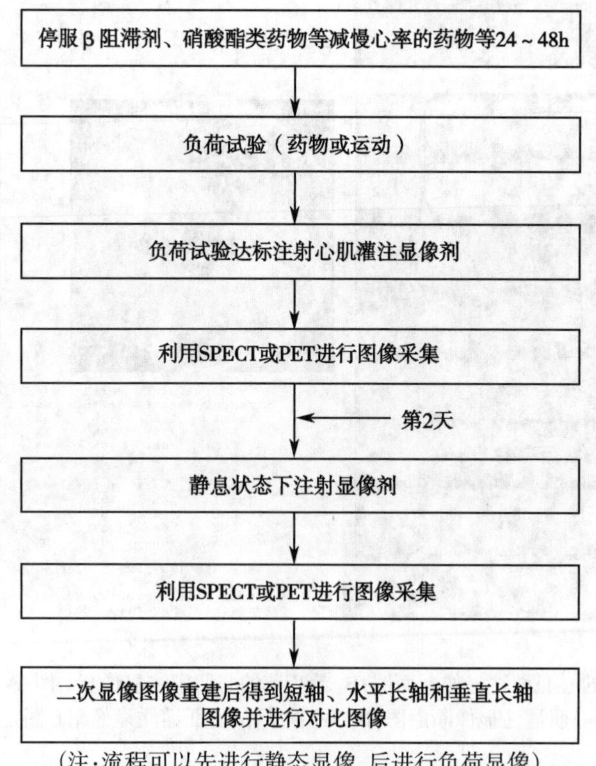

（注：流程可以先进行静态显像，后进行负荷显像）

第三节　存活心肌显像

一、检查原理和方法

(一) ^{18}F-FDG 心肌代谢显像

1. 原理　在空腹状态下，正常心肌细胞以脂肪酸的有氧代谢为重要能量来源，缺血心肌则以葡萄糖酵解的方式获取能量；在进餐后，血浆葡萄糖和胰岛素水平上升，脂肪酸水平下降，此时，正常心肌细胞和缺血心肌细胞均以葡萄糖为主要的能源物质。通过心肌灌注显像了解心肌缺血状况，再结合 ^{18}F-FDG 显像评价缺血心肌的糖代谢情况，可以明确缺血心肌是否存活。

2. 方法　^{18}F-FDG 代谢显像 / 心肌灌注显像：^{18}F-FDG 代谢显像多采用糖负荷法，受检者空腹至少 6h 后，测定血糖浓度，根据血糖浓度及是否合并糖尿病等，口服一定量的葡萄糖 25~75g，45~60min 后再次测定血糖浓度，目的在于提高血浆葡萄糖浓度和胰岛素水平，将血糖控制在 7.8~8.9mmol/L，以增加心肌对胰岛素的敏感性，从而使存活心肌充分摄取 FDG。静脉注射 ^{18}F-FDG 370MBq（10mCi）30~60min 后利用 PET 或具有符合线路功能的 SPECT 进行断层图像采集，经计算机处理，获得与心肌灌注显像相一致的短轴、水平长轴和垂直长轴图像，并与心肌血流灌注图像进行对比。

心肌灌注显像可以采用 PET ^{82}Rb、^{13}NH 心肌灌注显像。受条件所限，国内临床上多采用 ^{99m}Tc-MIBI SPECT 静息心肌灌注显像。

3. 影像表现　心肌 ^{18}F-FDG 代谢显像与心肌灌注显像对比，一般可分为以下两种情况。①灌注 - 代谢不匹配：是指心肌灌注显像呈显像剂摄取减低 / 缺损节段，^{18}F-FDG 代谢显像时具有 ^{18}F-FDG 的摄取，提示局部缺血心肌细胞存活（图 7-15）。②灌注 - 代谢匹配：是指心肌灌注显像呈显像剂摄取减低 / 缺损节段，^{18}F-FDG 代谢显像时没有 ^{18}F-FDG 摄取，仍然表现为显像剂摄取的减低或缺损区，提示局部为非存活心肌细胞（图 7-16）。

(二) ^{201}Tl 存活心肌显像

1. 原理　^{201}Tl 的生物学特性与 K^+ 类似，首次通过心肌的摄取率约为 85%，借助心肌细胞膜上 Na^+-K^+-ATP 酶以主动转运机制被心肌细胞摄取，心肌细胞对 ^{201}Tl 的摄取不仅与局部心肌血流量呈正相关，也是存活心肌细胞的标志。静脉注射 ^{201}Tl 后 5~10min，正常心肌摄取量即达平衡，而缺血心肌摄取减少，心肌局部显像剂分布稀疏、缺损。此后，由于正常心肌细胞清除 ^{201}Tl 明显快于缺血心肌细胞，在 3~4h 或者是 24h 进行延迟显像时，可见稀疏、缺损区有显像剂再分布，据此诊断心肌缺血，而梗死心肌则无再分布。

2. 方法　^{201}Tl 负荷 / 静息（再分布）/ 延迟法：负荷试验达到高峰时静脉注射 ^{201}Tl 111MBq（3mCi），20min

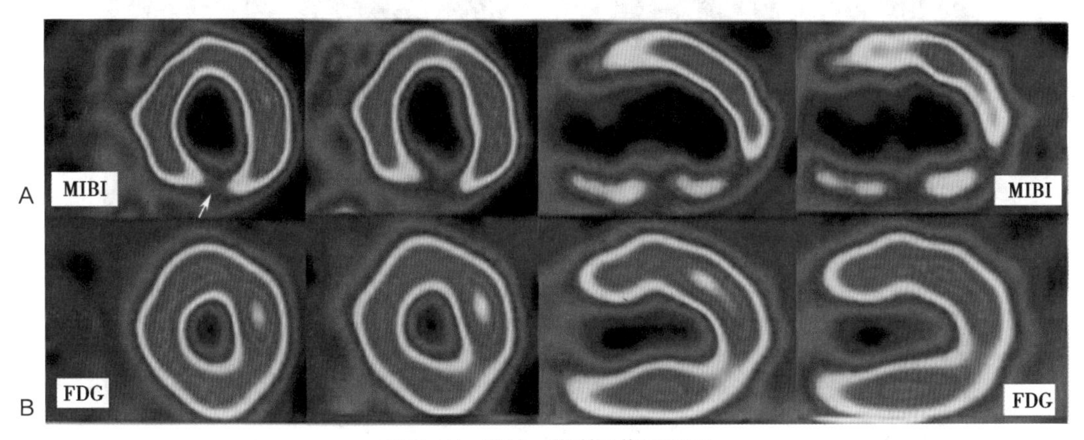

图 7-15　灌注 - 代谢显像不匹配

（A 为 ^{99m}Tc-MIBI 血流灌注显像示左室下壁灌注缺损，B 为 ^{18}F-FDG 代谢显像示缺损区 FDG 摄取正常，灌注 / 代谢显像表现为不匹配，提示局部为存活心肌）

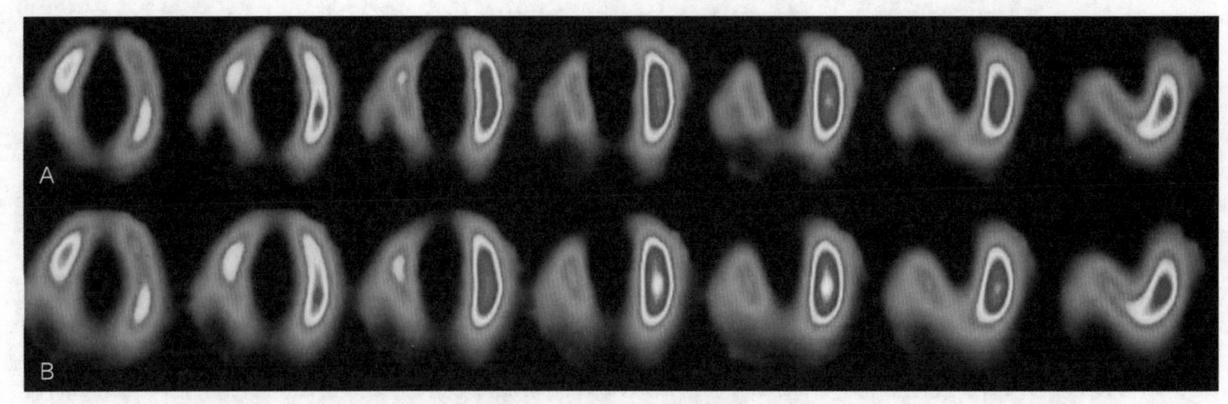

图 7-16　灌注 - 代谢显像匹配

（A 为 ^{13}NH 血流灌注显像示左心室室间隔近心尖和心尖部灌注缺损，B 为 ^{18}F-FDG 代谢显像示缺损区内未见明显 FDG 摄取，呈灌注 / 代谢显像匹配表现，提示局部为非存活心肌）

后采集负荷心肌 SPECT 影像，注射 3~4h 后采集静息（再分布）心肌 SPECT 影像，也可根据需要再行延迟 24h 心肌显像。^{201}Tl 再注射法：按照常规负荷 / 延迟法，在完成静息（再分布）采集后，如原负荷图像上的缺损区在静息图像上无再分布，即刻再注射 ^{201}Tl 37MBq（1mCi），15min 后行再注射显像。

硝酸甘油介入 ^{201}Tl 显像法：常规负荷 - 延迟（再分布）^{201}Tl 心肌显像后，进行硝酸酯类介入试验，给患者舌下含化硝酸甘油片 0.5~1.0mg，监测血压、心率和 ECG 变化，达到预期介入效果时，再注射 ^{201}Tl 37MBq（1mCi），之后 30min 进行第三次图像采集。

3. 影像表现　^{201}Tl 负荷图像上表现为灌注缺损，再分布图像、延迟图像或介入试验后图像上有填充（不低于 20%），即提示为可逆性缺损，冠状动脉血流已经明显不足，但心肌细胞仍然存活（图 7-17）。

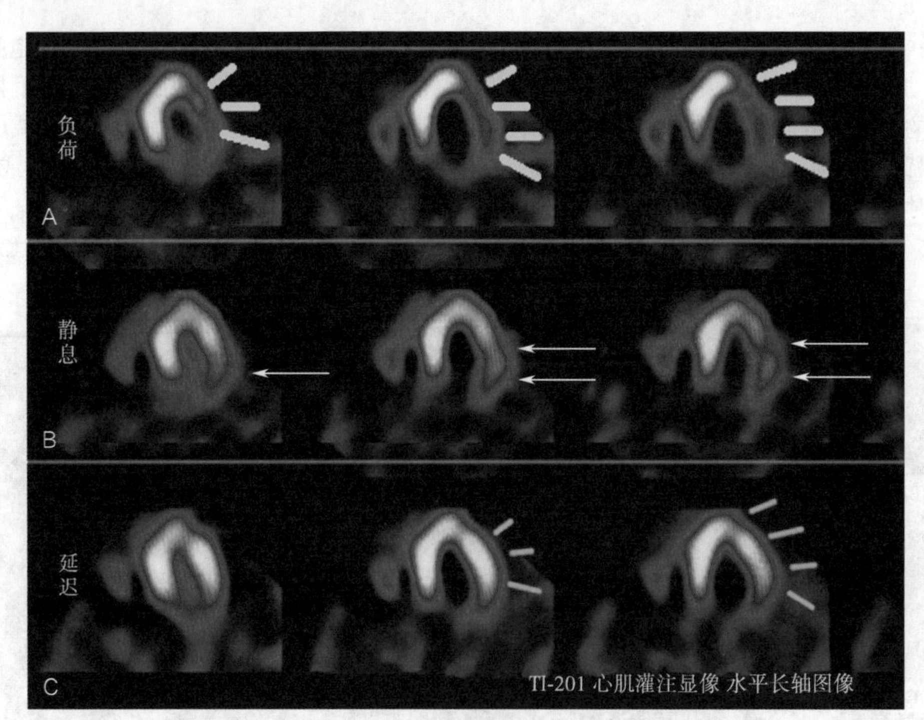

图 7-17　^{201}Tl 负荷 - 静息 - 延迟图像判断存活心肌

（A 为 ^{201}Tl 负荷图像，左室侧壁、侧壁近心尖、下壁局部血流灌注稀疏缺损；B 为静息图像，上述区域血流灌注改善；C 为延迟 24h 图像，上述区域进一步改善，提示局部为缺血存活心肌）

二、基于病例的实战演练

（一）冠心病心肌活力的评价

【病例 1】

1. 病史和检查目的 患者，男，71 岁。12 年前出现胸痛症状，持续不能缓解，诊断为急性心肌梗死。予以溶栓治疗后症状好转。后持续规律服用阿司匹林、硝酸酯类药物 4~5 年，偶有胸痛症状。约 3 个月前出现胸闷症状，伴乏力，静息状态下亦有出现，当地医院心脏超声提示左心室前壁节段性运动异常，左心室心尖部室壁瘤形成，左心室舒张功能减退，行冠脉造影提示前降支近端完全闭塞，回旋支斑块浸润，右冠脉斑块浸润，予以抗血小板调脂扩血管等治疗。现为明确存活心肌情况，行静息 ^{99m}Tc-MIBI SPECT 心肌灌注显像及 ^{18}F-FDG PET 心肌代谢显像。

2. 检查方法 首日在静息状态下静脉注射 ^{99m}Tc-MIBI 925MBq（25mCi），90min 后行 SPECT 心肌断层显像。次日患者禁食 6h 后测血糖在规定的范围。静脉注射 ^{18}F-FDG 259MBq（7mCi）60min 后 PET 心肌代谢显像。心肌灌注显像与代谢图像对比分析（图 7-18）。

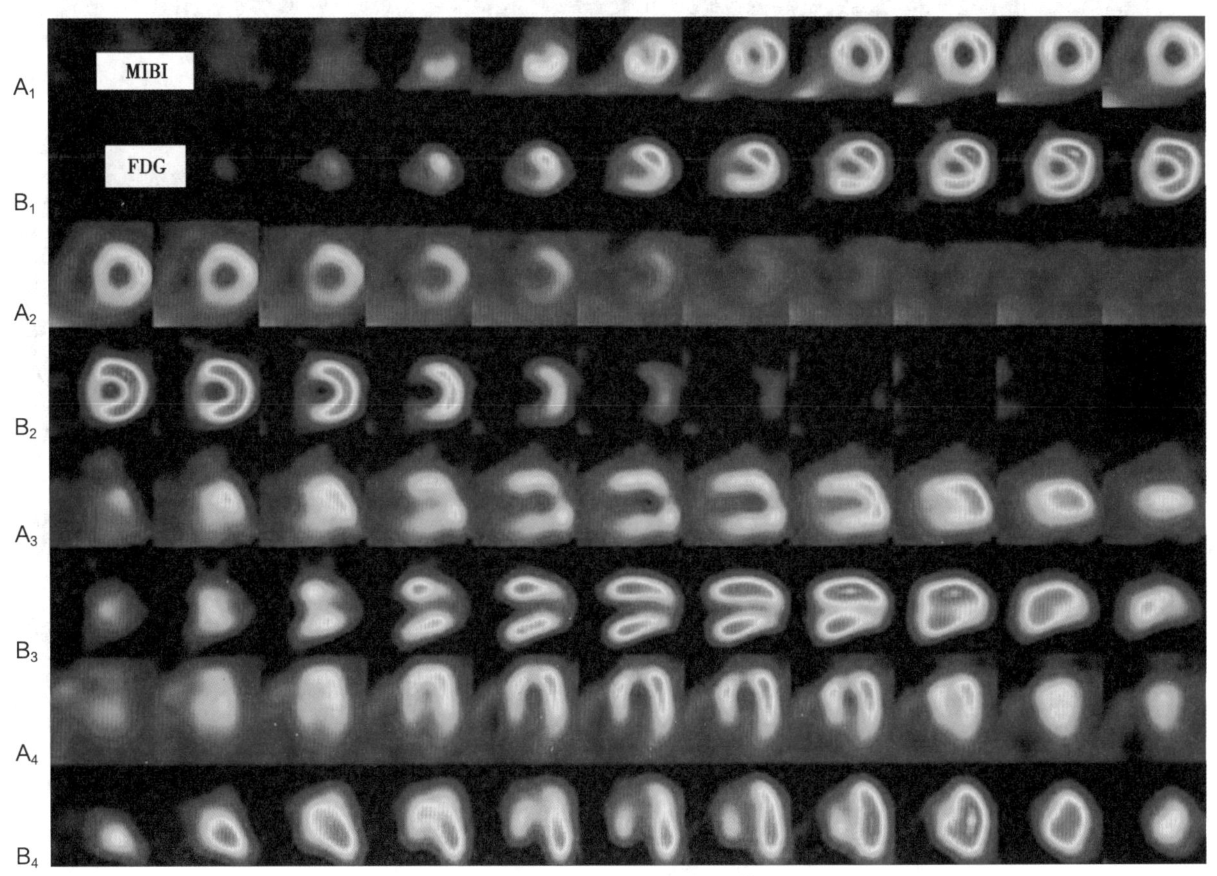

图 7-18 ^{99m}Tc-MIBI 静息心肌灌注显像和 ^{18}F-FDG 代谢显像

（图 A 为 ^{99m}Tc-MIBI 心肌灌注图像，图 B 为 ^{18}F-FDG 代谢图像）

3. 影像表现 静息 ^{99m}Tc-MIBI 心肌灌注显像：左心室前壁近心尖、心尖、室间隔近心尖处及下壁近心尖处表现为显像剂缺损区，对应的缺损区部分具有 ^{18}F-FDG 摄取，提示缺血区域部分具有存活心肌。定量分析结果显示，心肌血流灌注缺损区占左心室面积的 32%，其中占前降支供血区域的 51%，左旋支供血区域的 1%，右冠状动脉供血区域的 5%。在心肌灌注缺损区中，62% 的面积具有糖代谢，提示心肌具有活力。这些活力心肌占前降支缺血区域的 56%，左旋支和右冠状动脉缺损区域的 100%。

4. 诊断意见 左心室前壁近心尖、心尖、室间隔近心尖处及下壁近心尖处心肌缺血，对应的缺损区 62% 为存活心肌，38% 为非存活心肌。

5. 随访结果　冠状动脉造影示左前降支自开口完全闭塞；细小中间支未见明显狭窄；左回旋支管壁不规则，狭窄 20%~30%，钝缘支处未见明显狭窄，回旋支向前降支提供少量侧支循环。右冠脉近中段狭窄 30%，左心室后支细小，未见明显狭窄，后降支见明显狭窄病变，右冠脉向前降支提供良好侧支循环。行前降支球囊扩张 + 支架植入术。

【病例 2】

1. 病史和检查目的　患者，男，66 岁。无明显诱因出现夜间发作性心前区疼痛 20 余年。发作 5~6 次 / 年，持续约 10min/ 次，含服硝甘可缓解。2 年前因心前区疼痛发作频繁，临床诊断为急性心肌梗死，并进行溶栓治疗；近 1 个月症状加重，不能上下楼，来我院就诊。既往史：高血压病史 20 年，糖尿病及高脂血症 5 年。现为明确存活心肌情况行静息 ^{99m}Tc-MIBI SPECT 心肌灌注显像及 ^{18}F-FDG PET 心肌代谢显像。

2. 检查方法　首日在静息状态下静脉注射 ^{99m}Tc-MIBI 925MBq（25mCi），90min 后行 SPECT 心肌断层显像。次日患者禁食 6h 后测血糖在规定的范围。静脉注射 ^{18}F-FDG 259MBq（7mCi）60min 后 PET 心肌代谢显像。将心肌灌注显像与代谢图像对比分析（图 7-19）。

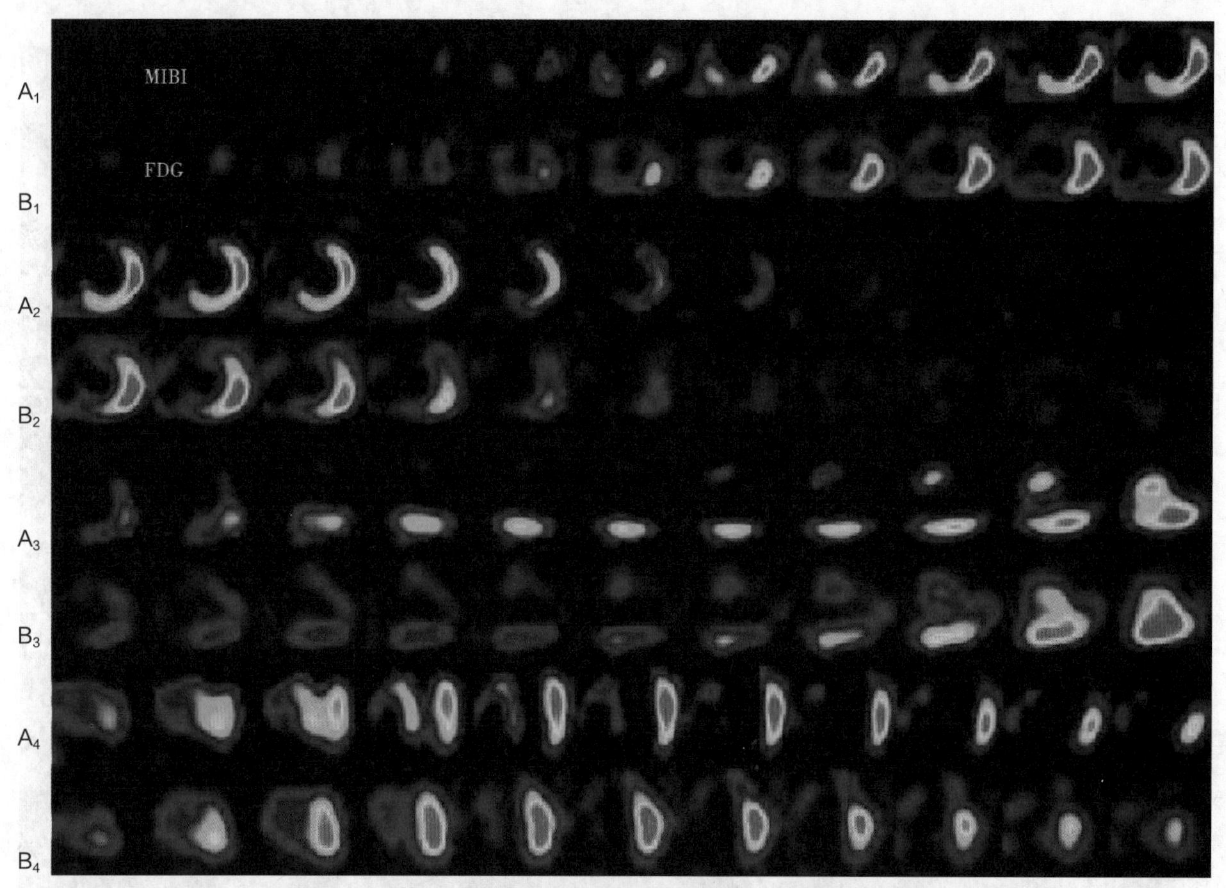

图 7-19　^{99m}Tc-MIBI 静息心肌灌注显像和 ^{18}F-FDG 代谢显像
（A 为 ^{99m}Tc-MIBI 心肌灌注图像，B 为 ^{18}F-FDG 代谢图像）

3. 影像表现　静息 ^{99m}Tc-MIBI 心肌灌注显像示左心室前壁、心尖、室间隔表现为显像剂缺损区，对应的左心室前壁、心尖、室间隔缺损区 ^{18}F-FDG 未见明显摄取，提示该部位缺血及梗死区域部分均没有存活心肌。定量分析结果显示，心肌缺血及梗死区域占心室面积的 50%，其中前降支供血区域的缺损区中 100% 的面积不具有糖代谢，提示该部位心肌不具有活力。

4. 诊断意见　左心室前壁、心尖、室间隔心尖处心肌缺损区 100% 心肌不存活。

5. 随访结果　冠状动脉造影示 RCA 远端散在斑块；左主干可见斑块，前降支起始 70% 狭窄，近端 100% 闭塞；左回旋支管壁未见明显狭窄。

【病例 1 和病例 2 的讨论】

1. 诊断要点 病例 1 中静息 ^{99m}Tc-MIBI 心肌灌注显像示左室心尖及周边区域的缺损区，^{18}F-FDG PET 心肌代谢显像示灌注缺损区中 62% 的区域具有葡萄糖代谢，提示缺血心肌具有活力。

病例 2 中静息 ^{99m}Tc-MIBI 心肌灌注显像示左心室前壁、心尖、室间隔的缺损区，^{18}F-FDG PET 心肌代谢显像示灌注缺损区中 100% 的区域不具有葡萄糖代谢，提示该区域不具有心肌活力。

定量分析有助于量化存活心肌的比例。

2. 注意事项

(1) 心肌对 ^{18}F-FDG 的摄取程度取决于饮食状态及葡萄糖的负荷状态，葡萄糖负荷过低或过高均可能影响心肌对 ^{18}F-FDG 的摄取水平，影响存活心肌的判断。

(2) 对于糖尿病或糖耐量异常人群，即使初始血糖高于 8.9mmol/L 仍需少量葡萄糖负荷，葡萄糖负荷后需在 1h 血糖充分升高后方可根据血糖注射胰岛素，使用胰岛素需 40min 后待血糖有下降趋势方可注射显像剂。

(3) 血糖不高的患者也需在糖负荷后注射胰岛素。

(4) ^{18}F-FDG PET 心肌代谢显像图像采集显像时间需在显像剂注射后 60min~90min，太早的显像(30min 左右)会影响图像质量。

(5) ^{18}F-FDG 心肌代谢显像需结合心肌血流灌注显像来评价缺血存活心肌情况。

3. 相关知识点 判断存活心肌的意义在于指导临床采取有效的治疗措施，改善患者的心功能状况，以期改善患者的生存质量、延长生存期。研究显示 ^{18}F-FDG PET 显像在预测血运重建术后局部心肌功能改善方面的敏感性和特异性分别为 92% 和 63%。核素显像提示具有存活心肌者，在血运重建术后心功能分级和心力衰竭症状均得到明显改善，年死亡率要明显低于单纯接受药物治疗的人群，且生存期要明显高于无存活心肌的人群。而核素显像提示无存活心肌者，接受血运重建术后症状等不能得到改善。

近年来，MRI 技术在判断存活心肌方面也取得了快速发展，主要体现在软组织分辨率明显提高，能够清晰显示内膜下的缺血灶，可以定量分析室壁运动情况，体现出良好的应用前景，但是受条件所限，目前临床应用还不普遍。相关指南中明确指出，对于拟行血运重建术的缺血性心脏病人群，应用核素显像技术评价存活心肌是最佳适应证(9 分，A 类推荐)。

4. 诊疗规范与流程

心肌葡萄糖代谢显像评价存活心肌流程如下。

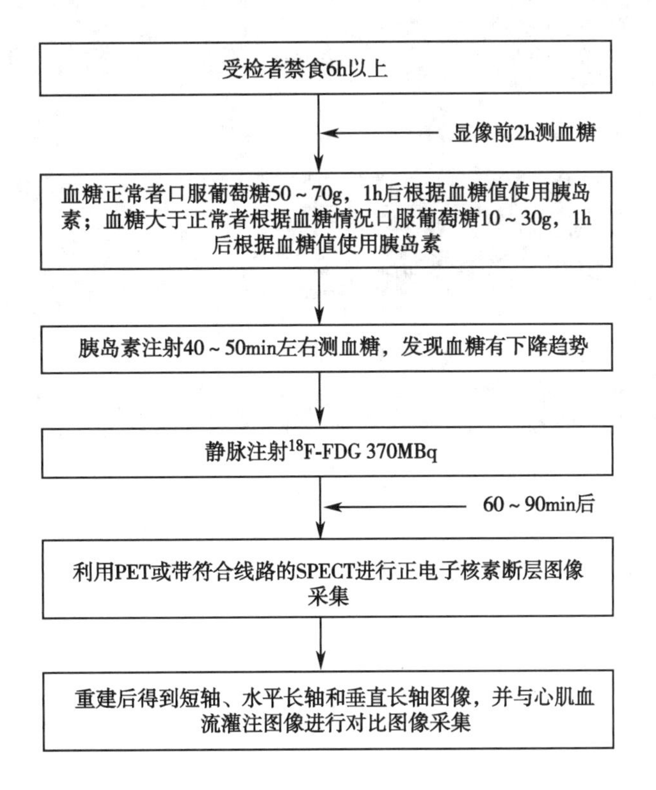

【病例3】

1. 病史和检查目的 患者，男，65岁，因阵发性胸闷、胸痛1个月，加重1周就诊。10年前因冠心病心肌梗死行冠状动脉搭桥术(CABG)。辅助检查：心电图示部分导联ST-T段改变。为明确心肌缺血范围、严重程度及缺血存活心肌的情况，行潘生丁负荷/静息/延迟 ^{201}Tl 显像。

2. 检查方法 ^{201}Tl 延迟24h心肌显像，潘生丁药物负荷达到高峰时静脉注射 ^{201}Tl 111MBq(3mCi)。于注射后20min、4h和24h分别进行负荷、静息(再分布)和24h延迟 ^{201}Tl 心肌图像采集，经断层重建获得短轴、垂直长轴和水平长轴图像(图7-20)。

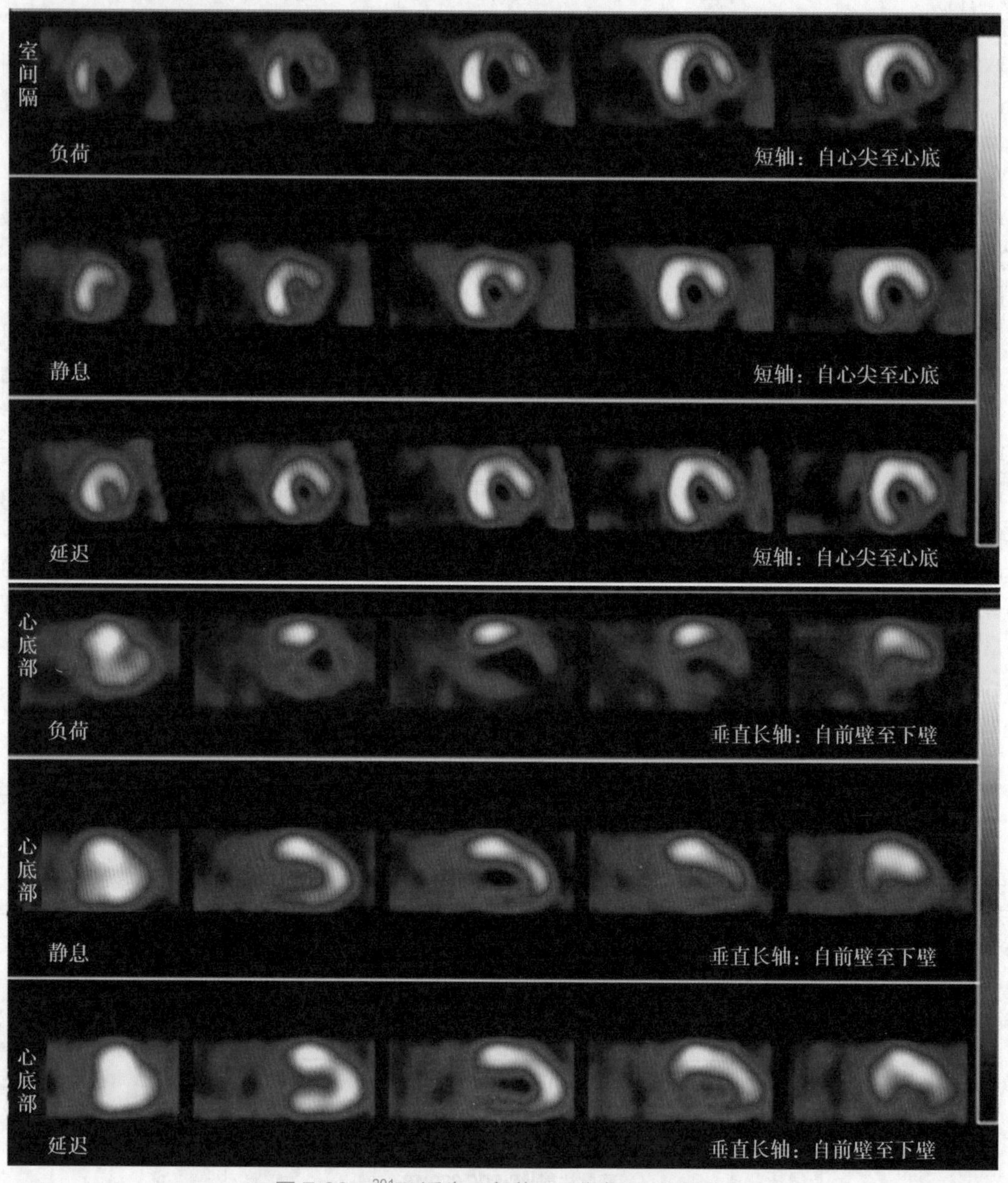

图7-20 ^{201}Tl 潘生丁负荷/再分布/延迟显像

3. 影像表现 负荷图像示左室前壁、心尖、下壁、下侧壁显像剂分布缺损区，静息图像示前壁、心尖、下壁局部可见部分显像剂填充，延迟图像示前壁近心尖、心尖、下壁局部显像剂摄取较静息状态时改善。

4. 诊断意见

(1) ^{201}Tl 潘生丁负荷/再分布图像示左室前壁、心尖、下壁、下侧壁呈部分可逆性显像剂分布缺损，提示上述部位心肌缺血、心肌存活。

(2) ^{201}Tl 24h延迟图像示前壁近心尖、心尖、下壁局部显像剂摄取较静息状态时改善，提示上述部位有缺血但存活心肌。

5. 随访结果　冠状动脉造影示 LAD、LCX 及 RCA 均可见多处严重狭窄病变。

6. 讨论

(1)诊断要点

1)潘生丁负荷 / 再分布图像示左室前壁、心尖、下壁、下侧壁呈部分可逆性显像剂分布缺损。

2)延迟图像示前壁近心尖、心尖、下壁局部显像剂摄取较静息状态时改善,提示上述部位有缺血存活心肌。

3)心电图示部分导联 ST-T 段改变。

(2)注意事项:①关注潘生丁的适应证选择、副作用及对症处理的方法;② ^{201}Tl 负荷 / 再分布 / 延迟显像,是一种简便的评价心肌缺血和心肌活力的方法,即使是 24h 延迟显像或者是再注射方法,都存在低估存活心肌的现象。

(石洪成　王雪梅　程 旭)

第八章　内分泌系统

第一节　甲状腺显像

一、概述

甲状腺是人体重要的内分泌器官之一，位于气管前部和甲状腺软骨下方，由左、右侧叶组成。正常成人甲状腺重15~20g，侧叶的上下长径4~5cm，前后径1.5~2cm。锥状叶是甲状舌管的残余，向舌骨的上方延伸。胚胎期甲状腺从咽部的腹壁开始发育，从舌根到颈部基部的环状软骨水平向后生长形成甲状腺。

甲状腺腺体由许多大小不同的滤泡组成，滤泡周围的滤泡上皮细胞合成并分泌甲状腺激素进入滤泡腔并储存在那里，滤泡腔中含有胶体。甲状腺通过位于甲状腺滤泡细胞膜上的钠/碘协同转运蛋白（NIS）摄取碘，进入细胞内参与甲状腺激素的合成，进而分泌甲状腺激素，促进机体的新陈代谢，维持机体的正常生长发育。

生理条件下，NIS的表达主要依赖于促甲状腺激素（TSH），并受细胞因子调控。碘在甲状腺滤泡细胞内的浓度是血浆浓度的25~500倍，摄取过程可被一价阴离子（如高氯酸钾）竞争性阻断。碘经过甲状腺滤泡细胞摄取后迅速被有机化，被甲状腺过氧化物酶氧化为中性碘，然后与甲状腺球蛋白上的酪氨酸残基结合。这些一碘化和二碘化酪氨酸结合形成三碘甲状腺原氨酸（T_3）和甲状腺素（T_4），储存在甲状腺的滤泡腔中，甲状腺激素合成的过程可被治疗药物（如丙硫氧嘧啶和甲基咪唑）阻止。

TSH启动碘的摄取、合成和释放甲状腺素，甲状腺素再由甲状腺球蛋白水解释放。通常甲状腺球蛋白不会进入血流，除非在疾病状态下(如甲状腺炎或甲状腺癌等)。正常的甲状腺腺体内含有1个月的激素供应量，通常阻止激素合成的治疗药物在甲状腺内储存的甲状腺素耗尽之前，不能完全有效地控制甲状腺毒症。

放射性碘最早出现在1946年，之后它在甲状腺疾病的诊断和治疗方面的应用迅速发展。虽然超声和细针穿刺细胞学在甲状腺结节的诊断中起主要作用，但甲状腺显像仍然是指导甲状腺疾病临床决策的重要工具之一。甲状腺显像可用于诊断和鉴别诊断甲状腺功能亢进的病因（Graves病、甲状腺功能自主性腺瘤、亚急性、静默性和产后甲状腺炎等），评估甲状腺结节的功能，识别正常和异位甲状腺（新生儿甲状腺功能减退），寻找甲状腺癌转移灶，以及判断颈部包块与甲状腺的关系等。

二、显像原理和方法

（一）显像原理

与碘类似，放射性碘能够被甲状腺组织选择性摄取和有机化，并参与甲状腺激素的合成，因此它是一种理想的生理性放射性示踪剂，提供了有关甲状腺功能的临床信息。^{123}I和^{131}I是临床上使用的两种放射性药物。由于碘在体内快速的经胃肠吸收、摄取和有机化，放射性碘在口服后的几分钟内即可在甲状腺中检测到，通常在20~30min内到达甲状腺滤泡腔，甲状腺摄取量在24h内逐渐增加，同时唾液腺、胃和脉络丛有摄取，经过肾脏和胃肠道排泄。

目前，$^{99m}TcO_4^-$已经替代放射性碘成为临床常用的甲状腺显像的显像剂，因其应用钼锝发生器获得，易制备，且患者受到的辐射剂量很低。甲状腺摄取$^{99m}TcO_4^-$的机制与放射性碘相同，但不能进一步有机化，不参与甲状腺素的合成。因此，$^{99m}TcO_4^-$不会长时间滞留于甲状腺中，必须在注射后20~30min达到摄取高峰时尽早进行显像。由于$^{99m}TcO_4^-$不能被有机化，不适合用于评估甲状腺的摄碘功能，低剂量（5~10μCi）^{131}I用于计算甲状腺摄碘功能。对于甲状腺癌患者，应用^{131}I进行显像，才能检出甲状腺癌转移灶。

(二) 显像方法

应用 $^{99m}TcO_4^-$ 进行甲状腺显像,无需特殊准备。静脉注射 $^{99m}TcO_4^-$ 74~185MBq(2~5mCi)后 15min 进行平面采集。在甲状腺采集前位、右前斜位、左前斜位图像,患者取仰卧位,应用配备有低能高分辨或针孔准直器的 SPECT 贴近颈部,进行甲状腺部位显像,能峰 140keV,窗宽 20%,矩阵 128×128,Zoom1.5,通常预置计数 300K。于胸骨切迹用放射性源标记位置。根据临床需要进行甲状腺断层显像时,于静脉注射 $^{99m}TcO_4^-$ 后 15min 行断层显像,患者仰卧位,左右肢体和躯干位置保持对称,上肢置于身体两侧,利用激光灯将甲状腺调整到 CT 旋转中心,进行 SPECT/CT 采集。采用低能高分辨准直器,能峰 140keV,能窗 20%,矩阵 128×128,Zoom 1.0,顺时针旋转 180° 步进式采集,每帧采集 10s(根据颈部放射性计数和患者情况可适当延长或缩短每帧采集时间),采集 32 帧。采用体表轮廓跟踪技术,探头尽量贴近患者。

应用 ^{131}I 进行甲状腺显像时,应停用含碘食物或影响甲状腺功能的药物一周以上,显像当日空腹。空腹口服 $Na^{131}I$ 1.85~3.70MBq(0.05~0.1mCi)后 24h 显像,采用高能平行孔准直器,能峰 364keV,窗宽 20%,矩阵 128×128,Zoom1.5,通常预置计数 100~300K。口服治疗剂量 $Na^{131}I$ 于服药后 7 天行全身显像。若进行断层显像,患者仰卧位,左右肢体和躯干位置保持对称,上肢置于身体两侧,利用激光灯将甲状腺调整到 CT 旋转中心,进行 SPECT/CT 采集。采用高能平行孔准直器,能峰 364keV,窗宽 20%,矩阵 128×128,Zoom 1.0,顺时针旋转 180° 步进式采集,每帧采集 20~30s(根据颈部放射性计数和患者情况可适当延长或缩短每帧采集时间),采集 32 帧。采用体表轮廓跟踪技术,探头尽量贴近患者。

三、正常图像表现

甲状腺显像的正常图像表现因患者个人而异,可以显示甲状腺的位置、大小、形态、放射性摄取强度及放射性分布情况。甲状腺通常呈蝴蝶形,侧叶沿着甲状软骨的两侧延伸,右叶通常比左叶大,不同的患者峡部的显示变异较大。菲薄的锥状叶通常不可见,它从峡部或任一叶向前上方延伸,以左叶较为常见。正常的甲状腺放射性摄取呈均匀性分布,由于腺体中部较厚,前后位相示侧叶的中部放射性摄取强度高于上下两极,前斜位相显示放射性摄取更均匀。唾液腺通常可见显影。食管可见显影,通常不位于中线,经常出现在中线的左侧,可以通过让患者吞咽水来清除食道影像。

四、基于病例的实战演练

(一) 甲状腺腺瘤

【病例】

1. 病史和检查目的 患者,女,33 岁,发现甲状腺结节 4 年余。查体:左颈部可触及类圆形结节,光滑,随吞咽活动。血 FT_3、FT_4 和 TSH 正常。颈部超声提示甲状腺增大,左叶中下极见单发实性结节,边界清晰。为明确甲状腺结节性质,行甲状腺显像。

2. 方法 静脉注射 $^{99m}TcO_4^-$ 185~370MBq(5~10mCi) 20min 后,在甲状腺部位采集前位、右前斜位、左前斜位图像。患者取仰卧位,应用配备有低能高分辨或针孔准直器的 SPECT 贴近颈部进行甲状腺部位显像,图像采集预置计数 100~300k 或 5min。于胸骨切迹用放射性源标记位置。

3. 检查表现 甲状腺双叶增大,位置、形态和摄锝功能正常。双侧甲状腺组织放射性分布欠均匀,左叶中下极见一类圆形异常放射性减低区(与颈部所及结节部位一致),余甲状腺未见明显异常放射性增高区或减低区(图 8-1)。

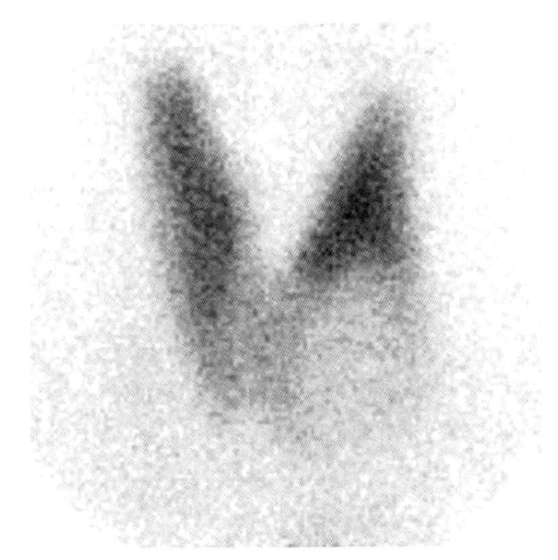

图 8-1　甲状腺显像图示甲状腺左叶冷结节

4. 诊断意见 甲状腺增大,左叶冷结节。

5. 随访结果 病理示甲状腺腺瘤。

6. 讨论

(1)诊断要点

1)病史长达 4 年余。

2)查体提示甲状腺结节光滑,随吞咽活动。

3）甲状腺显像可以判断甲状腺结节的功能状态，辅助诊断甲状腺结节的性质。根据甲状腺结节放射性摄取强度的不同，可分为冷结节、热结节、温结节、不确定结节等。冷结节：甲状腺结节的放射性摄取功能明显低于周围正常甲状腺组织，在甲状腺显像上表现为异常的放射性减低区或缺损区；热结节：甲状腺结节的放射性摄取功能高于周围正常甲状腺组织，呈现局部异常放射性增高区或浓聚区，其周围甲状腺组织显影较差，甚至不显影；温结节：甲状腺结节的放射性摄取功能高于周围正常甲状腺组织，呈现局部异常放射性增高区，其周围甲状腺组织正常显影；不确定结节：临床上所触及的或超声发现的大于1cm的结节放射性摄取功能与周围正常甲状腺组织接近，图像上未见明显异常的放射性分布。

4）颈部超声提示甲状腺左叶实性占位，边界清晰。

5）血 FT_3、FT_4 和TSH正常。

（2）鉴别诊断

1）甲状腺癌大多数单发冷结节为良性疾病，包括腺瘤、腺瘤样增生、囊肿、甲状腺炎、出血、坏死或浸润性疾病（如淀粉样变或血色素沉着症）等。甲状腺冷结节的癌症发病率为15%~20%，恶性疾病最常见为甲状腺癌，结合病史、实验室检查和超声结果进行判断。

2）结节性甲状腺肿一般无明显临床症状，查体可见甲状腺增大，表面可触及多发结节。甲状腺显像图像特点为甲状腺增大，放射性分布不均匀，可见多发冷、热结节或温结节。

3）甲状腺囊肿一般无症状，多查体发现。甲状腺超声可以鉴别。甲状腺显像图像特点为甲状腺冷结节。

4）亚急性甲状腺炎临床表现可能有发热、乏力、咽部不适等上呼吸道感染症状。血 FT_3、FT_4 和TSH可有不同表现。甲状腺显像图像为受累部位放射性摄取减低，可表现为单发或多发冷结节等。

（3）临床表现：一般无明显临床症状，由体检或者自行扪及颈部结节。

（4）原理：放射性碘能够被甲状腺组织选择性地摄取和有机化，并与甲状腺激素结合，因此它是一种理想的生理性放射性示踪剂，提供有关甲状腺功能的临床信息。^{123}I 和 ^{131}I 是临床上使用的两种放射性药物，胃肠吸收和器官化很快，在口服后几分钟内可在甲状腺组织中检测到，摄取量在24h内逐渐增加。锝与碘同属一族，与口服放射性碘相比，放射性锝经静脉给药，它被甲状腺组织摄取，但不参与有机化及甲状腺激素的合成。因此，它不会保留在甲状腺组织中，图像采集必须在注射后20~30min进行。与放射性碘比较，它易制备，患者承受的辐射剂量很低，因此目前临床上多使用 $^{99m}TcO_4^-$ 进行甲状腺显像。

7. 注意事项

（1）甲状腺显像目前常用的显像剂是 $^{99m}TcO_4^-$，显像前无特殊准备。应用 ^{131}I 进行甲状腺显像时，需禁用影响甲状腺功能的药物、食物等，同时需空腹。

（2）甲状腺显像应用针孔准直器能够得到高分辨率的图像，其图像分辨率明显优于平行孔准直器。平行孔准直器的分辨率约为1.5cm，而针孔准直器大约5mm。

（3）进行甲状腺显像时，常规应对甲状腺进行触诊，估计腺体的大小，确定是否有结节及结节的位置，并予以记录。应用放射性标记源（$^{99m}TcO_4^-$）在甲状腺显像图像上对结节位置进行标记。

（4）在甲状腺显像前，应获悉患者其他影像学资料，如超声、CT等，明确检查目的。

（5）斜位图像对于识别横向和后向位置的结节至关重要，这类结节在简单的前位图像中可能会遗漏。

（6）注射 $^{99m}TcO_4^-$ 之后，部分患者可见食管显影，通过饮水后再次显像与甲状腺锥叶鉴别。

（7）$^{99m}TcO_4^-$ 甲状腺显像，存在有机化缺陷的甲状腺通常表现为正常放射性摄取，而应用放射性碘显像则表现为无放射性摄取。

（二）甲状腺癌

【病例】

1. 病史和检查目的　患者，男，42岁，体检发现双侧甲状腺多发肿物。血 FT_3、FT_4 和TSH正常，Tg明显增高。颈部超声提示甲状腺右叶见较大的混合回声，左叶见数个低回声，较大者位于上极及下极，形态不规则，边界欠清晰，内可见点状强回声。为明确甲状腺结节性质行甲状腺显像。

2. 方法　同“甲状腺腺瘤”。

3. 检查表现　甲状腺左叶不大，右叶增大，形态不规则，位置和摄锝功能正常。双侧甲状腺放射性分布不均匀，左叶中上极、下极外侧见异常放射性减低区，边界不清；右叶中下极见较大的异常放射性缺损区，边界清晰（图8-2）。

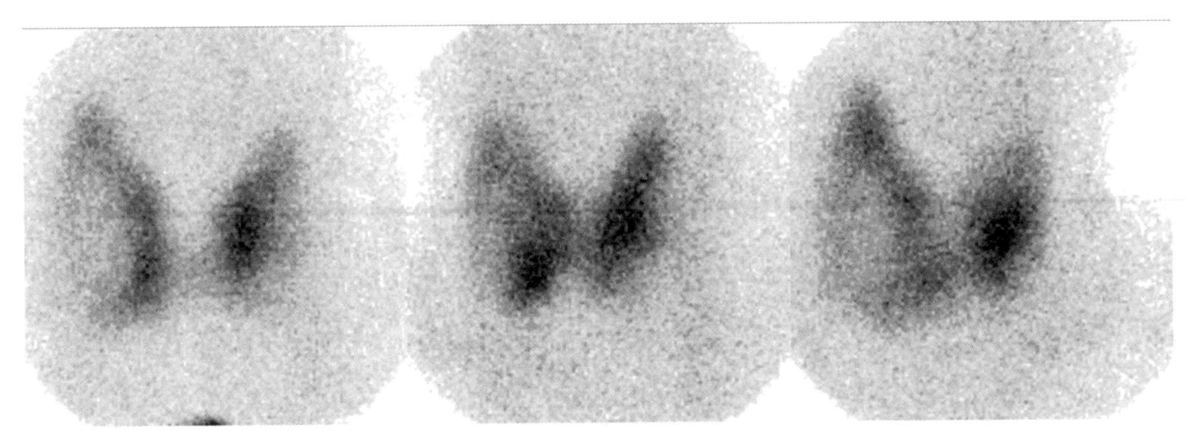

图 8-2　甲状腺显像图示多发冷结节

4. 诊断意见　甲状腺增大，多发冷结节。

5. 随访结果　病理示（甲状腺左叶中上极、下极结节）甲状腺乳头状癌、（甲状腺右叶中下极结节）结节性甲状腺肿。

6. 讨论

(1) 诊断要点：①甲状腺显像示多发冷结节，其中左叶中上极、下极结节边界欠清晰。多发冷结节常见于结节性甲状腺肿，其恶性肿瘤发生率低于 5%，低于单个冷结节。甲状腺癌可以表现为单发或多发冷结节，罕见于热结节，需注意鉴别诊断。②实验室检查甲状腺功能未见异常，Tg 明显增高。③颈部超声提示甲状腺左叶多发低回声实性占位，边界不清晰，伴有微小钙化。

(2) 鉴别诊断

1) 甲状腺腺瘤：甲状腺显像图像也可表现为多发冷结节，多边界清晰。超声可鉴别。

2) 结节性甲状腺肿：甲状腺显像图像表现为甲状腺增大，多发冷、温及热结节。常见于中年女性，也可能发生于年轻患者，通常是女性。结节性甲状腺肿中的显性结节或可疑冷结节需要进一步鉴定。儿童结节性甲状腺肿伴冷结节时，比成人更易发生恶性肿瘤，但发病率很低。此外，既往有头颈部放射病史的患者也有较高的癌症风险。结合超声，能辅助鉴别诊断。

3) 甲状腺炎：甲状腺炎的甲状腺显像图像也可以表现为多发冷结节，通常提示甲状腺腺体有多灶性受累。通常可通过临床症状和实验室检查予以鉴别。

(3) 临床表现：早期通常无明显症状，偶尔通过查体触诊或超声发现颈部肿物。触诊甲状腺结节质硬，边界不清晰，活动度差，颈部可能触及肿大淋巴结。晚期可有甲状腺周围器官压迫症状，如呼吸、吞咽困难，声嘶等。颈部超声对甲状腺癌的检出较为敏感。

(4) 原理：同“甲状腺腺瘤”。

(5) 注意事项：①甲状腺结节的临床评估和处理流程（图 8-3）；②结节性甲状腺肿，图像表现为多发冷结节，其中比其他结节大得多的结节，或在增大的、边界不清晰的结节需要进一步评估；③多发性甲状腺结节患者仍然具有恶性风险，甲状腺显像有应用价值。甲状腺显像可以确定大于 1~1.5cm 的每个结节的功能，并与超声结果进行比较，允许为细针穿刺细胞学选择最可疑的结节。

（三）自主性高功能性甲状腺腺瘤

【病例】

1. 病史和检查目的　患者，男，58 岁，发现颈部结节 5 年余，近半年出现心悸、乏力、消瘦。查体发现左颈部可触及结节，边界清晰，随吞咽活动。血 FT_3、FT_4 正常，TSH 减低。颈部超声提示甲状腺增大，左叶见囊实性结节。为明确甲状腺结节性质，行甲状腺显像。

2. 方法　同“甲状腺腺瘤”。

3. 检查表现　甲状腺增大，左叶几乎被异常放射性浓聚区所占据（与颈部所及结节部位一致），其内放射性分布不均匀，可见小片状放射性减低区，余甲状腺左叶和右叶显影极淡，仅见隐约显影（图 8-4）。

4. 诊断意见　甲状腺左叶异常所见，考虑为自主功能热结节，伴中心部分机化坏死可能，余甲状腺组织功能几乎被抑制。

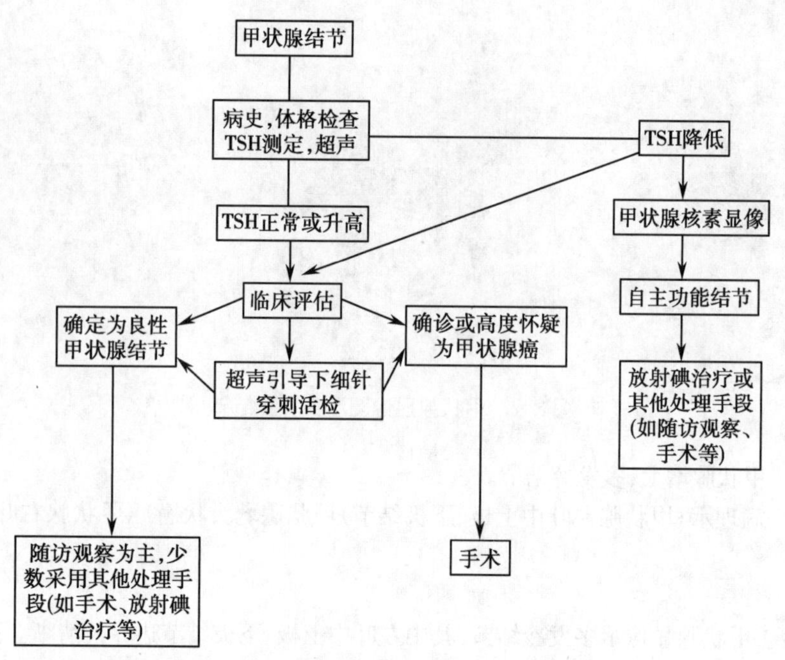

图 8-3 甲状腺结节的临床评估和处理流程

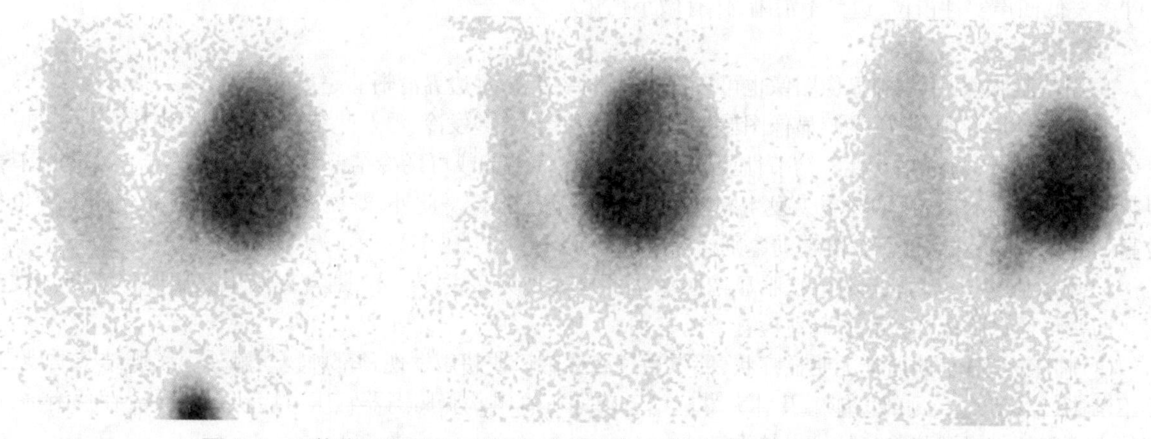

图 8-4 甲状腺显像图示左叶自主功能性热结节,余甲状腺组织基本被抑制

5. 随访结果 临床诊断为自主性高功能性甲状腺腺瘤,患者拒绝手术。

6. 讨论

(1)诊断要点

1)自主性高功能性甲状腺腺瘤是甲状腺功能亢进的第二大常见原因。随着年龄、甲状腺体积和甲状腺结节的增大,甲状腺功能亢进的自主性概率增加。甲状腺显像可显示热结节,抑制其余腺体,同时抑制促甲状腺激素。

2)自主功能热结节甲状腺显像图像特点:结节表现为放射性浓聚区,内部机化坏死或出血时,放射性分布不均匀,可见放射性减低区,周围甲状腺组织显影淡甚至不显影。

3)临床表现轻微,仅有轻度甲亢症状,如心悸、乏力、消瘦等。

4)实验室检查:FT_3、FT_4 正常,TSH 减低。

5)颈部超声提示甲状腺左叶实性占位。

(2)鉴别诊断

1)甲状腺腺瘤:可能表现为冷结节、温结节和热结节。当图像表现为热结节时,周围甲状腺组织正常显影,不被抑制;腺瘤出现囊性变或出血坏死时,可出现放射性减低区。

2) 甲状腺癌：单个热结节恶性肿瘤的发生率极低，不到 1%。

(3) 临床表现：①患者颈部结节可长期存在，随时间逐渐长大并出现甲亢症状，通常甲亢程度较轻。②查体可发现颈部结节边界清楚，随吞咽活动。

(4) 原理：同“甲状腺腺瘤”。

(5) 注意事项

1) 当甲状腺结节功能亢进，但不能完全抑制甲状腺实质时，TSH 水平可以被抑制、降低或正常。

2) 大多数热结节是良性功能亢进的腺瘤，可以是单个或多个，并且可以抑制腺体的正常部分。

3) 毒性多结节性甲状腺肿的甲状腺显像图像表现为多发热结节，抑制周围基质和抑制促甲状腺激素。

4) 多灶性自主功能结节中，周围的甲状腺实质若并未完全被抑制，TSH 水平可能随抑制程度而变化。放射性碘的摄取功能正常或稍增高。

5) 温结节也可能是由自主性高功能性甲状腺腺瘤引起的，但因促甲状腺激素不被抑制，不能产生足够的激素引起甲状腺毒症。

（四）异位甲状腺

【病例】

1. 病史和检查目的　患者，女，15 岁，生长发育迟缓多年。血 FT_3、FT_4 减低，TSH 增高。超声提示甲状腺区未探及甲状腺影像。

2. 方法　静脉注射 $^{99m}TcO_4^-$ 370MBq（10mCi）后 20min 在甲状腺部位采集前位和抬高位图像。患者取仰卧位，应用针孔准直器的 SPECT 进行前位甲状腺部位显像，采集预置计数 150k。随后行 SPECT/CT 断层融合显像。

3. 检查表现　颈部甲状腺床区域未见放射性分布，颌下相当于舌骨区域见一类圆形异常放射性浓聚区（图 8-5A）。SPECT/CT 断层融合显像示舌根部见类圆形放射性摄取异常增高软组织密度结节（图 8-5B）。

4. 诊断意见　舌根部异位甲状腺。

5. 随访结果　临床诊断为舌根部异位甲状腺。

6. 讨论

(1) 诊断要点

1) 在胚胎发育期，甲状舌管从舌根的盲孔延伸到甲状腺，所以在新生儿或儿童中，舌或上颈部甲状腺组织可表现为位于中线的肿块，常伴有甲状腺功能减退。异位甲状腺组织还可能出现在纵隔，甚至盆腔（卵巢甲状腺肿）。

2) 舌根部甲状腺的典型图像表现是舌根的局灶性或结节性放射性浓聚区，在颈部甲状腺床位置没有显像剂摄取。

3) 血 FT_3、FT_4 减低，TSH 增高，提示甲状腺功能减退。异位甲状腺通常功能很差，有部分患者出现先天性甲状腺功能减退。

(2) 鉴别诊断

1) 唾液腺摄取并分泌 $^{99m}TcO_4^-$，需注意与舌根部异位甲状腺区分。

2) 甲状腺舌管囊肿：甲状腺显像表现为肿物无放射性摄取，颈部可见正常甲状腺组织显影。

3) 甲状腺癌转移灶：根据甲状腺癌病史、实验室检查等可以鉴别。

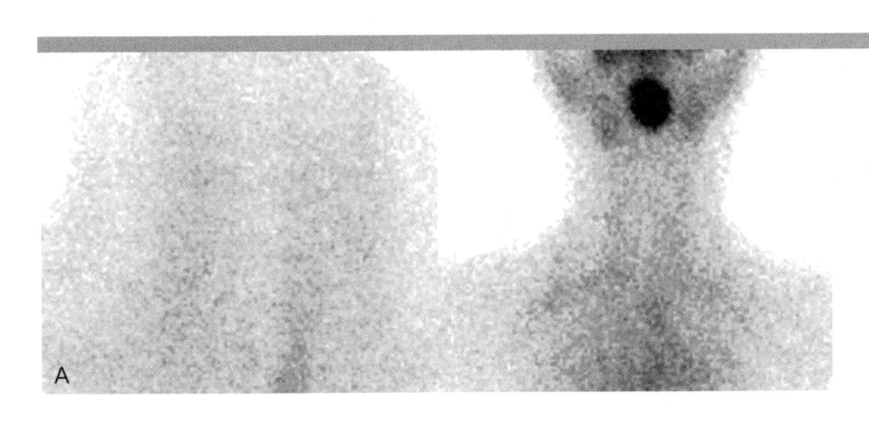

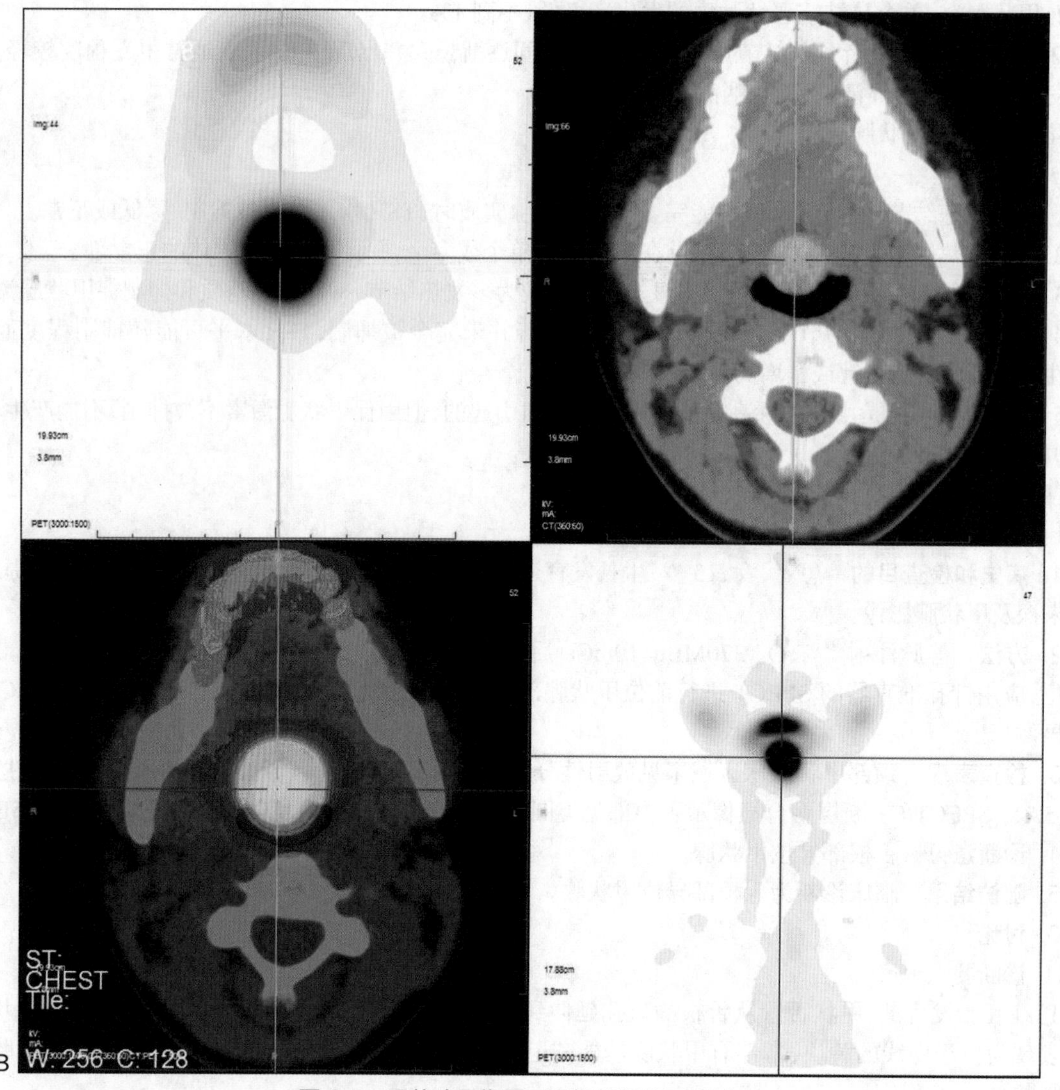

图 8-5　甲状腺显像图示舌根部异位甲状腺

（A 舌骨区域见一类圆形异常放射性浓聚区；B 舌根部见类圆形放射性摄取异常增高软组织密度结节）

(3) 临床表现：异位甲状腺可出现于舌根部、胸骨后、卵巢等，因功能低下可以伴有先天性甲状腺功能减退。位于胸骨后异位甲状腺增大时，可出现吞咽困难或呼吸困难等。

(4) 原理：同“甲状腺腺瘤”。

(5) 注意事项：当怀疑异位甲状腺病变时，需加做抬高位和侧位显像。

（五）甲状腺功能亢进

【病例】

1. 病史和检查目的　患者，女，61 岁，怕热、心慌、多汗、多食易饥 1 年余，近半年体重下降 10kg。查体：突眼；甲状腺明显增大，质软；双手震颤。血 FT_3、FT_4 升高，TSH 降低。血 TRAb 升高。超声提示甲状腺增大，回声不均匀，血流丰富。

2. 方法　同“甲状腺腺瘤”。

3. 检查表现　甲状腺增大，位置、形态正常，摄锝功能增高。双侧甲状腺组织放射性分布欠均匀，未见明显异常放射性增高区或减低区。颈部软组织本底减低（图 8-6）。

4. 诊断意见　甲状腺功能亢进。

5. 随访结果　临床诊断为 Graves 病。

6. 讨论

(1) 诊断要点：① Graves 病通常表现为不同程度的甲状腺肿大，甲状腺显像示摄锝功能增高，放射性均

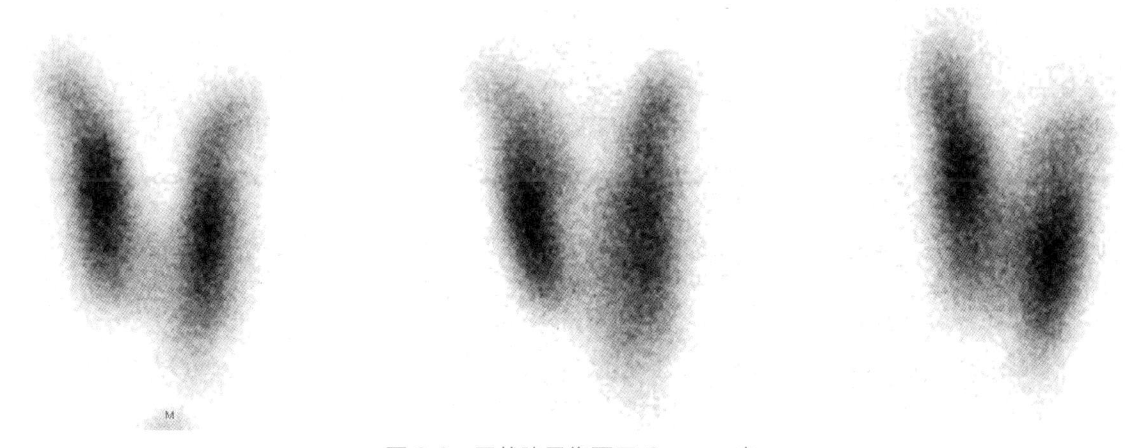

图 8-6　甲状腺显像图示 Graves 病

匀分布，并常有突出的锥叶。②临床具有典型的甲状腺功能亢进症的症状，如怕热、心慌、多汗、多食易饥和体重下降。查体有典型体征，包括突眼、甲状腺增大、双手震颤等。③血 FT_3、FT_4 升高，TSH 降低，提示甲状腺激素分泌增多。血 TRAb 升高。④超声具有典型表现。

(2) 鉴别诊断：慢性甲状腺炎可以模拟多种甲状腺疾病，但在影像学上通常呈斑片状。甲状腺炎通常表现为甲状腺肿大，疾病早期可能出现症状轻微的甲状腺功能亢进，可能类似于 Graves 病，甲状腺显像可表现为放射性分布均匀。甲状腺炎具有典型的临床特征，结合病史和其他检查可以鉴别。

(3) 临床表现：Graves 病是甲状腺功能亢进最常见的原因，其特点是 TRAb 的升高。临床具有典型的甲状腺功能亢进症的症状，如怕热、心慌、多汗、多食、易饥、易激惹、性格改变、体重减轻等。查体有典型体征，如突眼、甲状腺增大、双手震颤或胫前水肿等。

(4) 注意事项：①甲状腺增大伴摄锝功能增高，通常是 Graves 病。锥叶显影通常与 Graves 病有关。②病程长或者复发的 Graves 病，甲状腺显像可表现为放射性分布不均匀。③怀疑 Graves 病同时并存甲状腺结节的患者，建议甲状腺显像。有冷结节时应用细针穿刺细胞学。一些研究表明，Graves 病患者的冷结节发生恶性肿瘤的风险更高。

（李　方）

第二节　甲状旁腺显像

一、概述

甲状旁腺是人体重要的内分泌腺之一，呈棕黄色，约黄豆大小，位于甲状腺两侧叶背面（或埋在其中）的中部和下部，通常有上下两对。甲状旁腺通过分泌甲状旁腺激素，调节机体内钙和磷的代谢。甲状旁腺功能亢进症，简称“甲旁亢”，是最常见的甲状旁腺疾病，分为原发性、继发性和三发性。

原发性甲状旁腺功能亢进（primary hyperparathyroidism，PHPT）是由于甲状旁腺本身疾病引起甲状旁腺激素合成、分泌过多，而导致钙、磷和骨代谢紊乱的一种全身性疾病，简称“原发性甲旁亢”。继发性甲旁亢是由于各种原因所致的低钙血症，刺激甲状旁腺增生肥大，分泌过多甲状旁腺激素，而引起的临床综合征，多见于肾功能不全和维生素 D 缺乏的患者。三发性甲旁亢较少见，是甲状旁腺长期受低血钙刺激发展为功能自主的增生或腺瘤，具有自主分泌过多甲状旁腺激素的能力，表现为高钙血症伴高甲状旁腺激素血症，常见病因为慢性肾脏疾病，也可见于长期服用磷制剂治疗的低磷性佝偻病 / 骨软化症。以下仅介绍原发性甲旁亢相关内容。

PHPT 主要临床表现包括骨骼病变、反复发作的泌尿系结石、消化系统症状等。骨病变以骨吸收、骨溶解为主，表现为骨质疏松、骨软化、骨膜下吸收和纤维性囊性骨炎等，少数出现骨硬化，严重者可发生骨折。纤维性囊性骨炎基础上，当继发黏液变性和出血可形成囊腔，因其内含棕色液体，称为棕色瘤，其发生率为 1.5%~1.7%。

PHPT主要病理生理改变是甲状旁腺分泌过多甲状旁腺激素，与骨和肾的细胞表面受体结合，使骨溶解，骨钙释放入血，肾小管重吸收钙的能力增强，并增加肾脏1,25-$(OH)_2D_3$的合成，后者作用于肠道增加钙的吸收，导致血钙升高。高血钙致神经肌肉的激动性降低和胃肠道蠕动弛缓，产生一系列神经肌肉、精神和消化系统症状。甲状旁腺激素还可抑制磷在近端和远端肾小管的重吸收，导致尿磷排出增多，血磷下降。此外，破骨细胞活跃，成骨细胞活性也增加，致血碱性磷酸酶和骨转换标志物（如骨钙素、Ⅰ型原胶原N末端前肽或Ⅰ型胶原C末端肽交联等）升高。

原发性甲旁亢包括腺瘤、增生和腺癌三种病理类型，其中80%~90%为腺瘤，一般单发，偶为多发，6%~10%为异位（胸腺、甲状腺、心包膜或食管后）。细胞类型以主细胞型最为常见，其次为水样透明细胞型或二者的混合型，嗜酸性细胞型较少见。

甲状旁腺显像是反映甲状旁腺病变的功能性显像，主要应用于原发性甲旁亢的定位诊断；对于甲旁亢术后复发，同样也有重要的临床价值。甲状旁腺显像诊断甲状旁腺腺瘤的敏感性为81%~95%。

二、显像原理和方法

（一）^{99m}Tc-MIBI双时相法

1. 原理　MIBI在异常增生的甲状旁腺组织内洗脱的速度明显慢于甲状腺组织，且在甲状旁腺组织内能滞留更长的时间，所以，早期影像主要反映甲状腺组织，而2~3h的延迟影像可反映异常增生的甲状旁腺组织。该方法简便，在临床应用较多。

2. 显像方法　静脉注射^{99m}Tc-MIBI 370MBq（10mCi）后，于15~30min和2~3h分别在甲状腺部位采集早期和延迟影像；延迟显像完成后需加做全身显像，以排除异位甲状旁腺腺瘤。

（二）^{99m}Tc-MIBI/$^{99m}TcO_4^-$显像减影法

1. 原理　功能亢进或增生的甲状旁腺组织及正常的甲状腺组织可以摄取^{99m}Tc-MIBI，而正常的甲状旁腺组织对^{99m}Tc-MIBI的摄取极低；同时$^{99m}TcO_4^-$只能被甲状腺组织摄取，不能被甲状旁腺摄取。因此，通过计算机图像处理的减影技术，将^{99m}Tc-MIBI图像减去$^{99m}TcO_4^-$图像，即可得到功能亢进或增生的甲状旁腺组织影像。

2. 显像方法　静脉注射^{99m}Tc-MIBI 370MBq（10mCi）15min后显像。随后患者保持同一体位不变，静脉注射$^{99m}TcO_4^-$ 185MBq（5mCi）10min后重复显像。应用计算机图像处理软件将前者甲状腺部位影像减去后者，即得到甲状旁腺影像。

三、正常影像

1. ^{99m}Tc-MIBI双时相法（图8-7）

（1）早期相：甲状腺显影清晰，放射性分布均匀，甲状腺区域未见异常放射性浓聚；甲状旁腺未显影。

（2）延迟相：甲状腺影像基本消退，颈部及其他部位未见异常放射性浓聚。

2. ^{99m}Tc-MIBI/$^{99m}TcO_4^-$显像减影法　甲状旁腺功能正常时不显影。

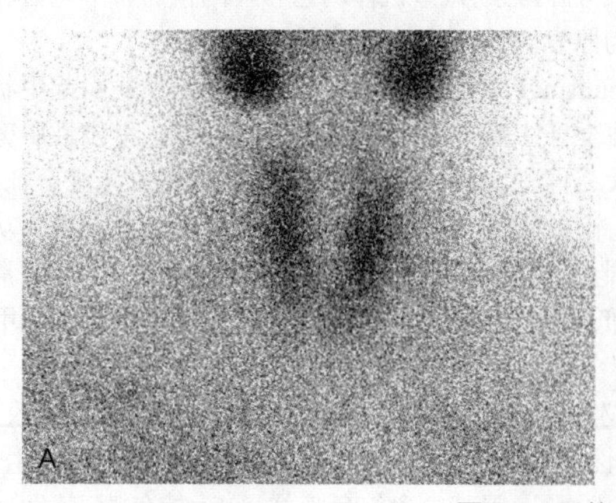

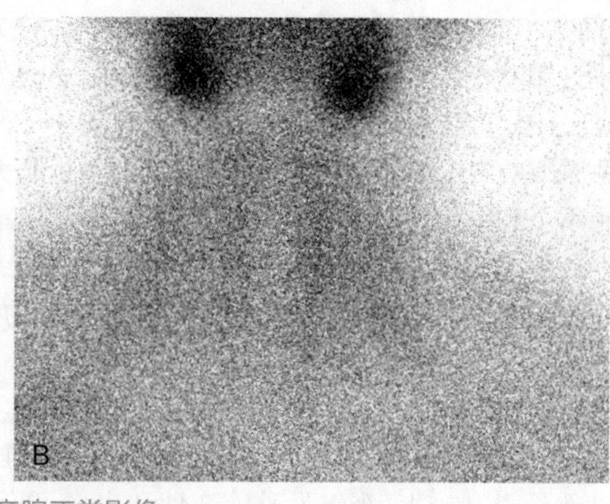

图8-7　甲状旁腺正常影像
（A早期相；B延迟相）

四、基于病例的实战演练

甲状旁腺腺瘤

【病例 1】

1. 病史和检查目的 患者，女，51 岁，骨痛 4 年，左上肢酸痛半年，加重 3 个月。血生化检查提示血钙及甲状旁腺激素水平明显升高，余未见明显异常。左侧肱骨 X 线示左肱骨上段骨质破坏。颈部超声示甲状腺左叶下方低回声结节。既往无慢性疾病史。为明确病因行甲状旁腺显像（图 8-8）。

2. 方法 ^{99m}Tc-MIBI 双时相法。

3. 检查所见 20min 早期相见甲状腺显影，放射性分布较均匀；在相当于甲状腺左叶下极水平见一类圆形异常放射性浓聚区；颈部其余部位未见异常放射性浓聚。2h 延迟相见甲状腺影像基本消退；甲状腺左叶下极水平异常放射性浓聚灶未见明显变化。SPECT/CT 融合影像于异常放射性浓聚区相应部位见稍低密度软组织结节，大小约 2.3cm × 2.2cm × 2.6cm，境界清楚，密度较均匀。

全身骨显像示颅骨、左侧肱骨上端、右侧肱骨下端、骨盆和左侧胫骨下段多发异常放射性浓聚灶。

4. 诊断意见 甲状旁腺显像：甲状腺左叶下方结节，考虑甲状旁腺腺瘤。

5. 随访结果 甲状腺左叶下方病灶术后病理：甲状旁腺腺瘤。术后血清甲状旁腺激素降至正常。

6. 诊断要点

（1）早期相表现为甲状腺左叶下极区域异常放射性浓聚，延迟相显影更清晰，呈典型甲状旁腺腺瘤影像表现；SPECT/CT 融合影像于相应部位见软组织结节。

（2）颈部超声提示甲状腺左叶下方结节。

（3）血钙和甲状旁腺激素水平升高。

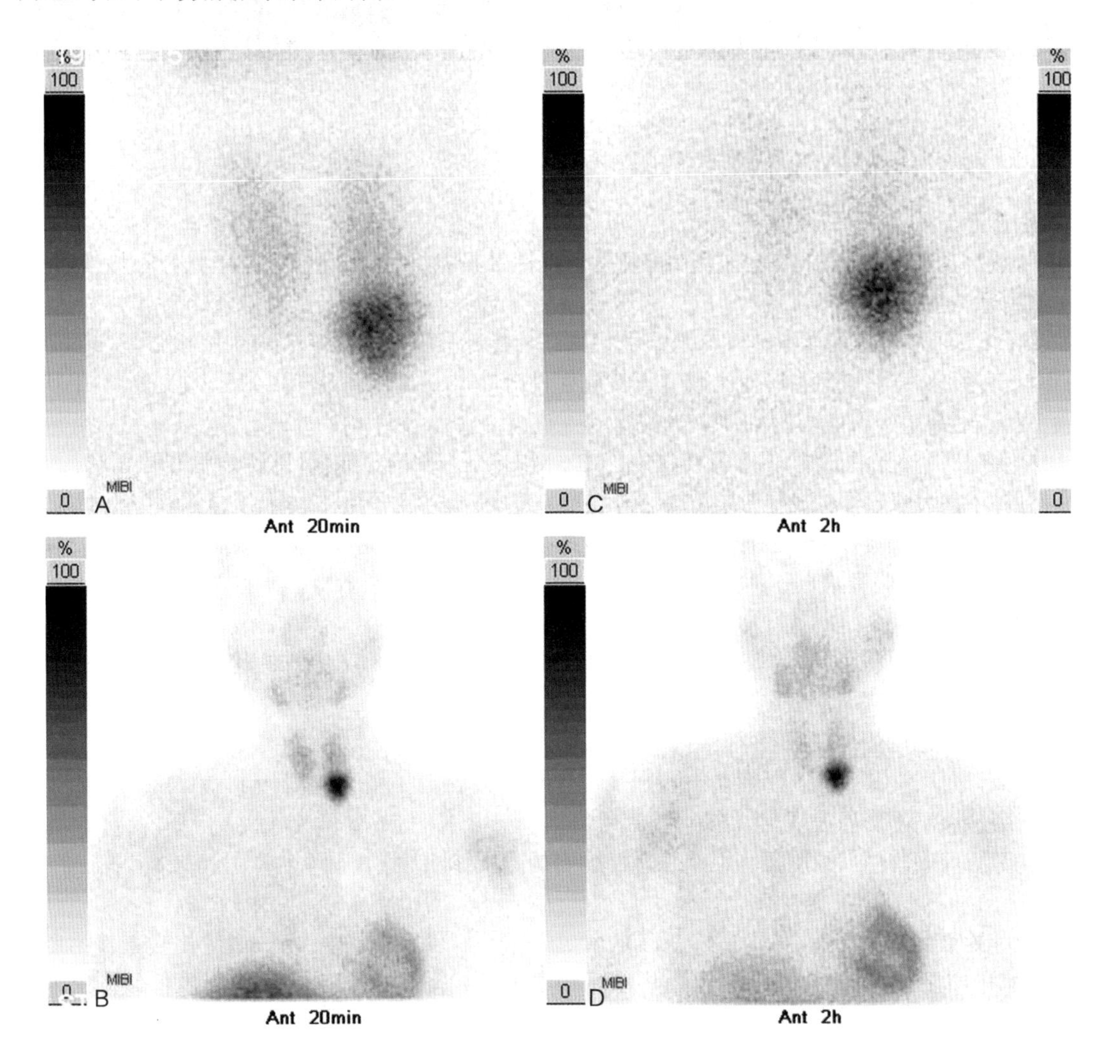

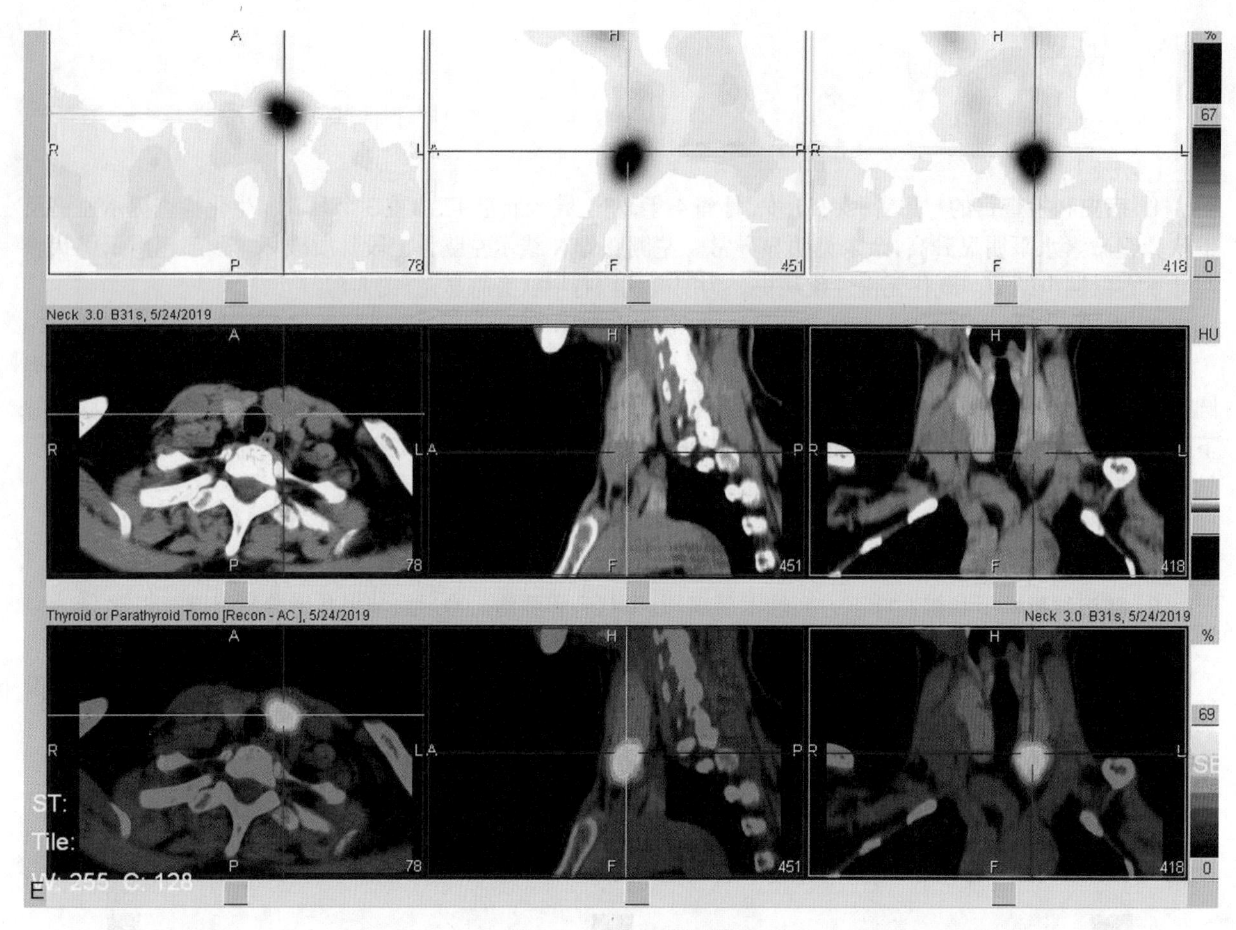

图 8-8　甲状旁腺显像

（A、B 为早期相；C、D 为延迟相；E 为 SPECT/CT 融合图像）

7. 鉴别诊断

（1）甲状腺高功能腺瘤：对 MIBI 的摄取明显高于正常甲状腺组织，因此在进行甲状旁腺显像时，也可表现为异常放射性浓聚。

鉴别要点：①通过甲状腺显像进行鉴别。甲状腺高功能腺瘤，一般为热结节，余甲状腺组织部分或完全被抑制；甲状旁腺腺瘤，甲状旁腺病变区域呈正常放射性分布。②结合病史和甲状腺相关激素、甲状旁腺激素等实验室检查结果进行判断。

（2）甲状腺癌、甲状腺淋巴瘤、甲状腺转移癌：^{99m}Tc-MIBI 是亲肿瘤显像剂，甲状腺恶性肿瘤对 ^{99m}Tc-MIBI 可以呈高摄取，甲状旁腺显像也表现为异常放射性浓聚。鉴别方法可采用甲状腺血流显像和甲状腺静态显像。

甲状腺血流显像：甲状腺恶性肿瘤一般表现为血运丰富的结节；甲状腺静态显像：病变则多呈冷结节。此外，需要结合病史、实验室检查和其他影像学结果进行综合判断。

8. 注意事项

（1）部分异常增生甲状旁腺组织的嗜酸细胞对 MIBI 洗脱过快，病灶仅在早期相表现为异常放射性浓聚，而在延迟相消失，容易出现假阴性结果。

（2）病灶较小时也可能出现假阴性。

9. 知识点

（1）甲状旁腺腺瘤的影像表现。

（2）甲状旁腺腺瘤与甲状腺腺瘤和甲状腺恶性肿瘤的鉴别诊断。

【病例 2】

1. 病史和检查目的　患者，男，23 岁，反复肋骨、膝关节及足底疼痛 1 年余。血生化检查提示血钙及甲状旁腺激素水平明显升高，余未见明显异常；甲状腺超声未见异常；骨密度测定示骨密度低于同龄人骨密度范围。既往无慢性疾病史。为明确病因行甲状旁腺显像（图 8-9）。

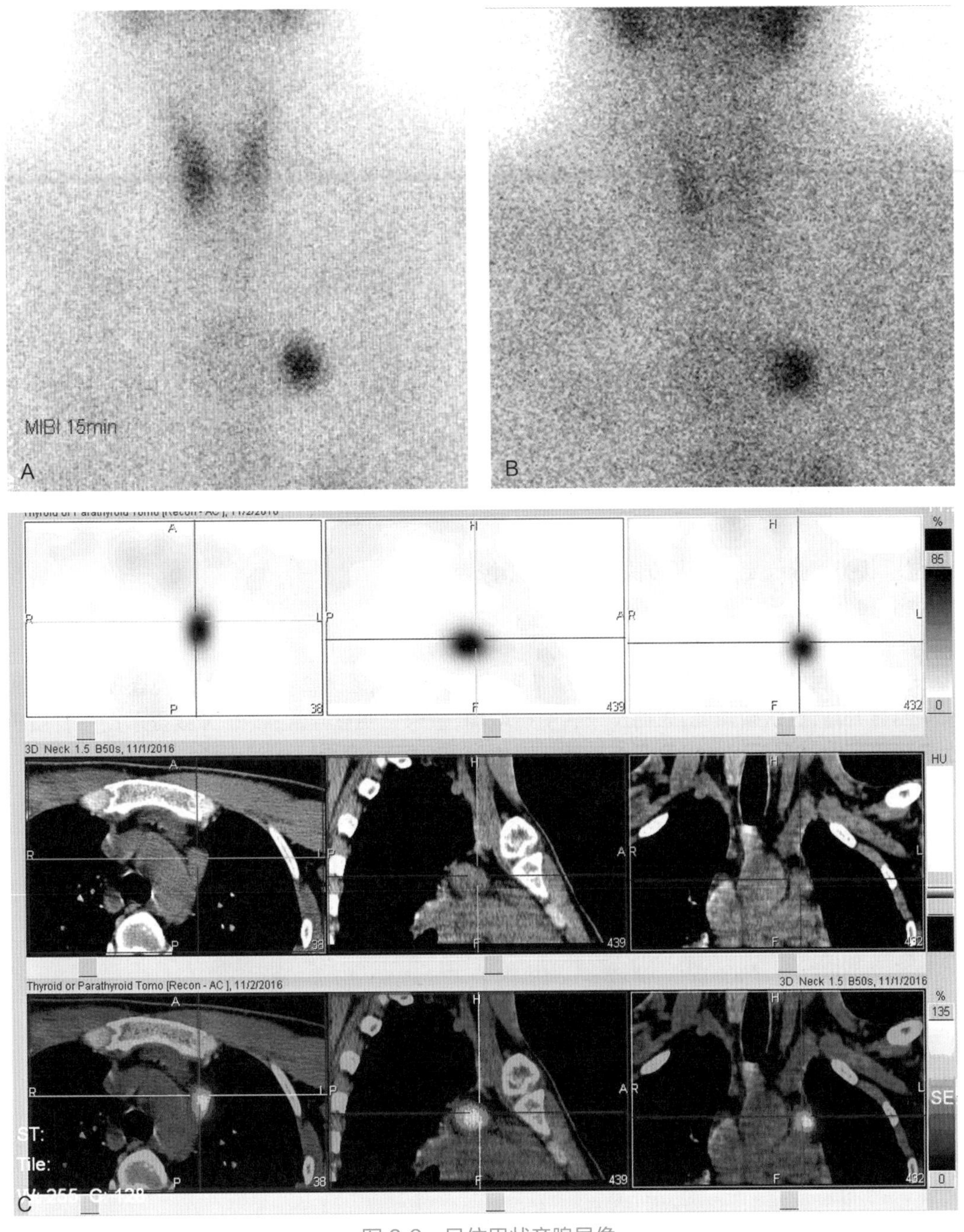

图 8-9 异位甲状旁腺显像

（A 为早期相；B 为延迟相；C 为 SPECT/CT 融合图像）

2. 方法 ^{99m}Tc-MIBI 双时相法。

3. 检查所见 20min 早期相见甲状腺显影，放射性分布欠均匀，未见异常放射性摄取增高区；于上胸部偏左侧见一类圆形异常放射性浓聚区；颈部及上胸部其余部位未见异常放射性浓聚。2h 延迟相见甲状腺影像基本消退，左上胸部异常放射性浓聚区仍然存在。

胸部 SPECT/CT 融合显像：左上胸部异常放射性浓聚区位于前纵隔、主动脉弓左旁，相应部位见软组织结节。

4. 诊断意见 主动脉弓左旁异常放射性浓聚灶，考虑异位甲状旁腺腺瘤。

5. 随访结果 病理左前纵隔甲状旁腺腺瘤。

6. 诊断要点

(1) 甲状旁腺显像（^{99m}Tc-MIBI 双时相法）早期相表现为上胸部异常放射性浓聚区，延迟相持续存在；正常甲状旁腺区域未见异常放射性分布。此为典型异位甲状旁腺腺瘤影像表现。

(2) 颈部超声甲状腺区域未见实性占位。

(3) 血钙和甲状旁腺激素水平升高。

(4) 骨密度测定提示骨密度低于同龄人骨密度范围。

7. 鉴别诊断　颈部和上胸部恶性肿瘤，因 ^{99m}Tc-MIBI 是亲肿瘤显像剂，某些颈部和上胸部恶性肿瘤也可以出现异常放射性浓聚。需要结合病史、实验室检查和其他影像表现进行综合判断。

8. 显像原理　只要是功能亢进的甲状旁腺病变组织，无论位于甲状旁腺区域，还是异位于其他部位，对 MIBI 摄取的能力都一样，并且可以长时间的滞留。用于异位甲状旁腺腺瘤的定位和定性诊断，甲状旁腺显像明显优于其他影像学方法。

9. 注意事项

(1) 大部分甲状旁腺腺瘤位于甲状旁腺分布区域，极少数可以位于上颈部、颈动脉鞘、食管后、颈根部和上胸部等部位，为异位甲状旁腺腺瘤。

(2) 当怀疑异位甲状旁腺病变时，需加做上胸部局部和全身显像。

(3) 恶性肿瘤也可以摄取 MIBI，需要结合临床和其他影像表现进行鉴别诊断。

10. 知识点

(1) 异位甲状旁腺腺瘤定位诊断方法和特征性影像表现。

(2) 与颈部和上胸部恶性肿瘤的鉴别诊断。

【病例 3】

1. 病史和检查目的　患者，男，46 岁，骨痛 7 年，恶心、呕吐、乏力 2 年。血生化检查提示血钙和甲状旁腺激素水平明显升高，血清磷降低，尿钙及尿磷明显增加，余未见明显异常；腰椎 X 线提示严重骨质疏松。既往无慢性疾病史。为明确病因行甲状旁腺显像。图像如下（图 8-10）。

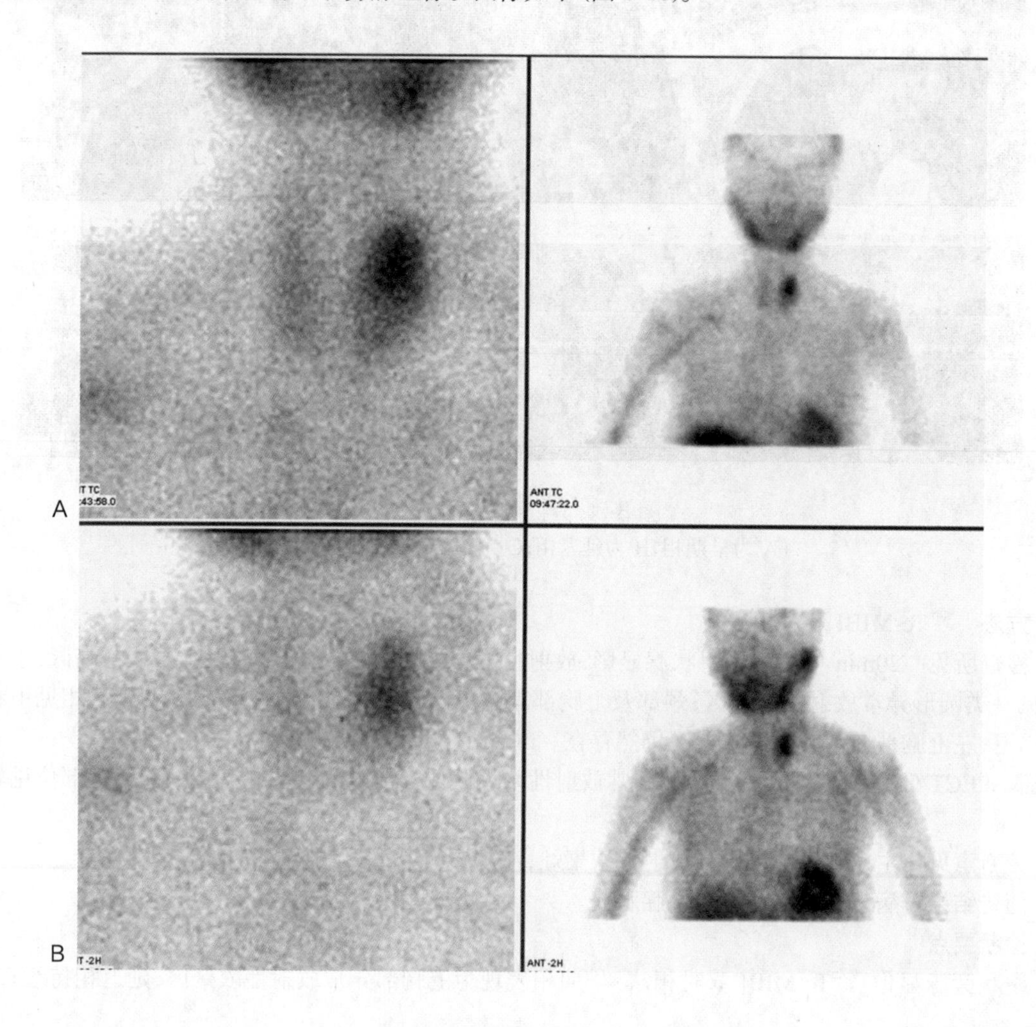

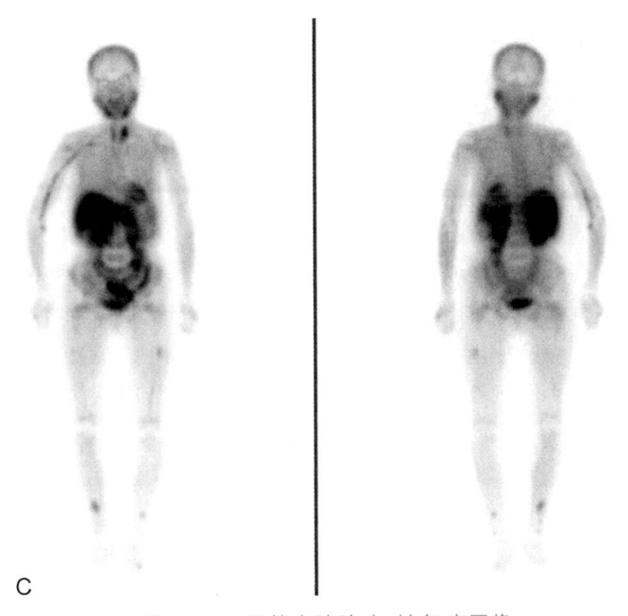

图 8-10　甲状旁腺腺瘤、棕色瘤显像
(A 为早期相；B 为延迟相；C 为全身显像)

2. 方法　^{99m}Tc-MIBI 双时相法。

3. 检查所见　20min 早期相见甲状腺显影，于甲状腺左叶上极水平见一类圆形异常放射性浓聚区，颈部其余部位未见异常放射性浓聚。2h 延迟相见甲状腺影像基本消退，甲状腺左叶上极水平异常放射性浓聚灶未见明显变化，颈部其余部位未见异常放射性浓聚。

全身显像：于左股骨中段及胫骨中段、胫骨下端、右股骨中段等多处见异常放射性浓聚区，全身其余部位未见异常放射性分布。

4. 诊断意见

(1)甲状腺左叶上极水平异常放射性浓聚区，考虑甲状旁腺腺瘤。

(2)左股骨中段及胫骨中段、胫骨下端、右股骨中段多发异常放射性浓聚，结合临床，考虑棕色瘤可能性大。

5. 病理及进一步检查结果

(1)病理：(左)甲状旁腺腺瘤。

(2)X 线：左股骨中段及胫骨中段、胫骨下端、右股骨中段棕色瘤。

6. 诊断要点

(1)甲状旁腺显像(^{99m}Tc-MIBI 双时相法)早期相表现为甲状腺左叶上极水平异常放射性浓聚区，延迟相依然存在，为典型的甲状旁腺腺瘤影像表现。

(2)全身显像示左股骨中段及胫骨中段、胫骨下端、右股骨中段多发异常 MIBI 浓聚灶，提示棕色瘤可能性大。

(3)X 线提示严重骨质疏松。

(4)血钙和甲状旁腺激素水平升高，血清磷降低，尿钙及尿磷明显增加。

7. 鉴别诊断　肿瘤骨转移，^{99m}Tc-MIBI 是亲肿瘤显像剂，肿瘤骨转移时，^{99m}Tc-MIBI 全身显像也可表现为多发的骨异常放射性增高区，与甲旁亢导致的棕色瘤相似。因此需要结合临床病史、实验室检查和其他影像学方法进行综合判断。

8. 显像原理　甲旁亢由于分泌过多的甲状旁腺激素，促进破骨细胞活动，增加骨吸收，出现周身纤维囊性骨炎，囊肿内含有棕色液体，称为棕色瘤(又称破骨细胞瘤)，可累及全身任何骨骼，一般为多发。在原发性甲旁亢中，棕色瘤发生率为 3%；在继发性甲旁亢中，发生率为 1.5%~1.7%。

^{99m}Tc-MIBI 不仅能被功能亢进的甲状旁腺组织摄取，同时由于它是肿瘤非特异显像剂，也能被部分骨棕色瘤摄取而呈异常放射性浓聚。因此，应用 ^{99m}Tc-MIBI 全身显像能够辅助诊断和定位棕色瘤。

9. 注意事项　当怀疑棕色瘤时，需加做全身显像。

10. 知识点

(1)甲旁亢可以引起棕色瘤。

(2)通过 ^{99m}Tc-MIBI 全身显像有可能在诊断甲旁亢的同时，定位诊断棕色瘤。

五、与相关影像学检查比较

1. 核素显像　原发性甲旁亢定位诊断的首选方法，无创、操作简单，在临床中应用较为广泛。甲状旁腺显像反映甲状旁腺功能状态，不受解剖因素的影响，因此可用于诊断甲状腺部位及异位的功能亢进甲状旁腺组织，同时还有助于诊断甲旁亢引起的棕色瘤。近年来随着 SPECT/CT 的应用，甲状旁腺显像已成为原发性甲旁亢可靠的术前定位诊断方法。但若肿瘤太小或存在多个甲状旁腺的微小病灶，则有可能产生假阴性。

2. 超声　作为甲旁亢定位诊断的常规检查，在临床上被广泛应用。但其诊断敏感性与操作者的技术和经验、超声仪器设备的性能、探头分辨率的高低密切相关；同时对于甲状腺内、位置较深以及异位(尤其是胸骨后或纵隔内)的甲状旁腺检出率较低。超声引导下的细针穿刺活检，有助于甲状腺结节和甲状腺内甲状旁腺腺瘤的鉴别诊断。

超声和核素显像的联合应用，可明显提高对甲状旁腺疾病诊断的准确性。

3. CT　薄层 CT 扫描可以显示细小病变，对于气管后、食管后和纵隔的甲状旁腺腺瘤具有优势，但对于下颈椎甲状旁腺、与甲状腺关系紧密或位于甲状腺内的甲状旁腺，其检测敏感性则很低。

4. MRI　对甲状旁腺病变定位诊断的阳性率不到 75%，一般较少作为常规检查。MRI 对颈根部和纵隔内异位甲状旁腺更有优势，常用于持续性或复发的甲旁亢。但其信号特征与颈部淋巴结相似，须注意鉴别。

六、诊疗流程

当临床考虑原发性甲旁亢需做定位诊断时，可以首选核素甲状旁腺显像和 B 超检查。位于甲状腺部位的甲旁亢，结合这二种检查方法，大多可以做出诊断；而对于异位功能亢进甲状旁腺组织的诊断，B 超较为困难，甲状旁腺显像则具有明显的优势，同时通过 SPECT/CT 融合影像，进一步明确异位甲旁亢的病变部位及其与周围组织的关系。

(缪蔚冰)

第三节　肾上腺髓质显像

一、概述

肾上腺位于双侧肾脏的上极，是腹膜后器官，被肾筋膜包围，但被肾周脂肪与肾脏分开，成人肾上腺的总重量在 7~10g 之间。右肾上腺呈金字塔形，覆盖在右肾的上极，位于肝右叶的后面，在下腔静脉的后方向内侧延伸。左肾上腺呈新月形，位于左肾静脉上方肾脏内侧、胰腺和胃的后方。肾上腺由被膜包裹，由位于外周的皮层和位于核心区域的髓质两个不同部分组成。其中肾上髓质占 20%，周围被皮质包围。肾上腺髓质由成组或成列排列嗜铬细胞组成，并有大的毛细血管窦和不同大小的静脉。嗜铬细胞中，含有独立或成组的分散的交感神经节细胞，它们是失去轴突并获得分泌功能的神经元，可以被认为是肾上腺髓质交感神经节。

肾上腺髓质分泌的激素是儿茶酚胺，主要包括肾上腺素和去甲肾上腺素。肾上腺素能够增加心率和心脏收缩力，促进血液流向肌肉和大脑，使平滑肌松弛，有助于肝糖原转化为葡萄糖等。去甲肾上腺素对平滑肌、代谢过程和心脏输出几乎没有影响，但具有强烈的血管收缩作用，从而使血压升高。

肾上腺髓质显像对肾上腺素能神经外胚层肿瘤，特别是嗜铬细胞瘤、肾上腺外副神经节瘤和神经母细胞瘤的诊断、分期和指导治疗有重要的临床价值。嗜铬细胞瘤是起源于肾上腺髓质、交感神经节或其他部位的嗜铬组织的肿瘤，能够释放大量的儿茶酚胺，引起阵发性或持续性高血压和代射紊乱症候群。肾上腺髓质显像对于肾上腺嗜铬细胞瘤、肾上腺外嗜铬细胞瘤和恶性嗜铬细胞瘤转移灶的定性和定位诊断具有重要的临床价值，其诊断嗜铬细胞瘤的特异性接近 100%。

二、显像原理和方法

（一）显像原理

肾上腺髓质及其富含交感神经的组织能摄取生物胺（包括儿茶酚胺），它通过位于髓质细胞膜表面的I型、能量依赖性、活性胺去甲肾上腺素转运系统摄入到细胞内，之后经过与细胞膜结合的囊泡的胺转运系统被摄取至囊泡内贮存。MIBG（间位碘代苄胍）与去甲肾上腺素的结构相似，进入血液后经过与去甲肾上腺素相同的摄取机制被髓质细胞摄取，并进入到囊泡内贮存，在肾上腺素能和神经母细胞肿瘤中积累，因此应用放射性核素标记的MIBG就可使肾上腺髓质显像。与去甲肾上腺素不同，MIBG不被单胺氧化酶和儿茶酚-O-位甲基转换酶降解。^{131}I-MIBG和^{123}I-MIBG主要用于临床肾上腺髓质显像，^{123}I-MIBG的主要优点是提高了图像质量，其应用剂量更适用于儿童。

（二）显像方法

1. 显像前准备

（1）封闭甲状腺：注射显像剂前3天服用复方碘溶液，每日3次，每次5~10滴，直至显像结束。

（2）检查前一周应停止使用影响MIBG摄取的药物，如三环类抗抑郁药、利血平、胍乙啶、某些抗精神病药、可卡因和α以及β受体阻滞剂等。

（3）排尿及清洁肠道：显像前嘱患者排空小便，以免影响膀胱邻近肿瘤病灶的显示；为避免肠道放射性干扰，应于显像前日晚服用缓泻剂，清洁肠道。

2. 显像方法 静脉注射显像剂（成人剂量^{131}I-MIBG：37~74MBq或^{123}I-MIBG：185~370MBq）后分别于24h和48h（必要时进行72h显像）进行前位和后位肾上腺显像，显像范围应包括头部、胸、腹及盆腔，以利于显示异位的髓质肿瘤。疑有异位或恶性嗜铬细胞瘤时，需进行斜位、侧位或全身显像。全身显像适用于神经母细胞瘤患者。为帮助定位，有时可采用双脏器显像法，即同时做肾显像。显像见到的病灶，定位往往比较困难，因此对于阳性病变区域，于注射显像剂后24h进行SPECT或SPECT/CT显像，可提高探测深部病灶的灵敏度、准确性并定位。

三、正常图像表现

除了肾上腺髓质的正常摄取外，显像剂还大量地定位于肾上腺素分泌丰富的器官，包括心脏、唾液腺和脾脏等。显像剂正常摄取通常见于唾液腺和肝脏，在心脏和甲状腺中轻度摄取。由于显像剂经肾脏排泄，可见肾脏和膀胱显影。一些患者可能会出现鼻部、颈部肌肉、弥漫性肺和肠道的摄取。正常的肾上腺髓质只是偶尔可见。在30%~40%的患者中，延迟显像最为明显，但其放射性摄取强度通常小于邻近肝脏，必须与嗜铬细胞瘤或神经母细胞瘤放射性摄取强度更高的病灶区别开来。与^{131}I-MIBG不同，^{123}I-MIBG常显示正常肾上腺髓质，尤其是SPECT显像。

四、基于病例的实战演练

【病例1】

1. 病史和检查目的 患者，男，69岁，阵发胸闷、心悸、大汗半年；24h尿生化检查提示儿茶酚胺水平明显升高；腹部CT提示右肾上腺占位。既往高血压病史多年。为明确占位性质行肾上腺髓质显像。

2. 方法 同“肾上腺髓质显像”。

3. 检查表现 肾上腺髓质显像：全身显像示右侧肾上腺区域可见一类圆形异常放射性浓聚区，其放射性摄取强度明显高于肝脏，其他部位未见异常放射性增高区或放射性减低区（图8-11）。

4. 诊断意见 相当于右侧肾上腺区域异常放射性浓聚区，考虑为嗜铬细胞瘤。

5. 病理结果 （右肾上腺）嗜铬细胞瘤。

6. 讨论

（1）诊断要点

1）肾上腺髓质显像表现为右侧肾上腺区域放射性浓聚区，其放射性摄取强度明显高于肝脏，是典型的肾上腺嗜铬细胞瘤的定位及定性显像。

2）CT、MRI提示左肾上腺实性占位。

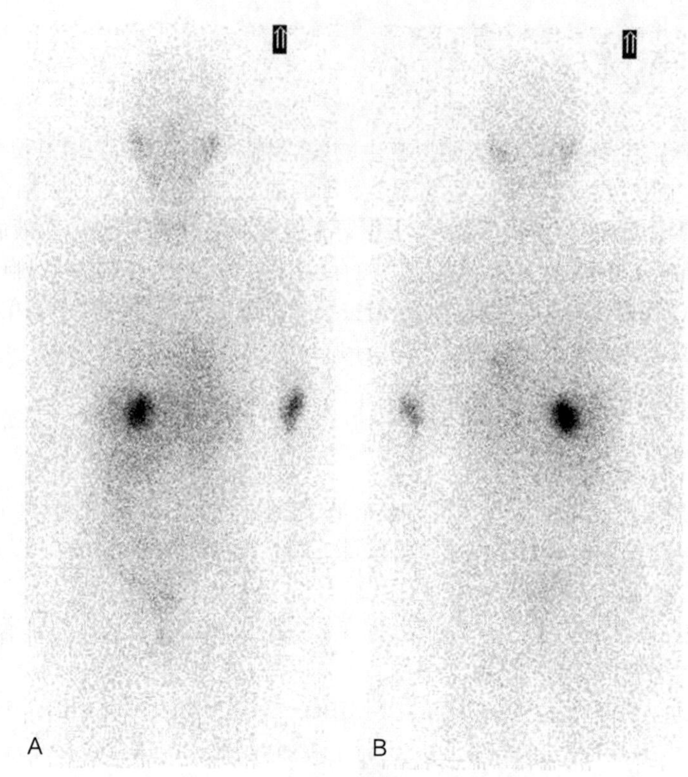

图 8-11　肾上腺髓质显像图示肾上腺嗜铬细胞瘤

（A 前后位，B 后前位，可见相当于右侧肾上腺区域可见类圆形异常放射性浓聚区）

3）尿儿茶酚胺水平升高。

4）高血压病史，临床表现为阵发胸闷、心悸、大汗。

（2）鉴别诊断

1）肾上腺腺瘤：肾上腺腺瘤是比较常见的发生于肾上腺的良性肿瘤。进行肾上腺髓质显像时，偶尔可能表现为放射性稍增高区，但腺瘤组织对显像剂的摄取程度明显低于肝组织，而肾上腺嗜铬细胞瘤组织对显像剂的摄取程度明显高于肝组织。

2）肾上腺神经母细胞瘤：肾上腺神经母细胞瘤来源于肾上腺髓质，也含有肾上腺素能受体，因此，在进行肾上腺髓质显像时，肿瘤也表现为放射性浓聚区，单根据肾上腺髓质显像的图像，很难将两种肿瘤区别。因此，需要结合临床情况鉴别诊断。肾上腺神经母细胞瘤发生于儿童，肿瘤体积一般较大，常有出血、坏死，临床表现为腹部肿块迅速增大，伴低热、贫血等症状。

（3）临床表现

1）高血压：嗜铬细胞瘤最常见的临床症状，发作类型可以为阵发性、持续性，或者在持续性高血压的基础上阵发性加重。而阵发性高血压是嗜铬细胞瘤的典型临床表现。

2）头痛、心悸、多汗三联症：头痛、心悸、多汗是嗜铬细胞瘤最常见的临床症状，对嗜铬细胞瘤的诊断有重要意义。

3）其他症状：部分患者会出现体位性低血压、高血压与低血压反复交替发作、心律失常、糖代谢紊乱、恶心、呕吐、蛋白尿、烦躁及焦虑等多个系统的症状。

7. 注意事项

（1）肾上腺髓质显像也有假阴性结果。引起假阴性的原因较多：①使用了某些影响肾上腺髓质摄取显像剂的药物；②肝脏或膀胱的放射性摄取过高，掩盖了邻近部位的肿瘤显示；③肿瘤细胞去分化，致胺转运系统缺失而不能摄取显像剂；④肿瘤体积过大，瘤体中央坏死液化。因此，在临床高度怀疑嗜铬细胞瘤时，应复查肾上腺髓质显像或进行断层显像，减少漏诊。

（2）假阳性结果：^{131}I-MIBG、^{123}I-MIBG 是肾上腺髓质显像剂，可有效定位嗜铬细胞瘤和神经母细胞瘤，也可应用于类癌、甲状腺髓样癌和副神经节瘤等的诊断定位。在肾上腺皮质腺瘤或癌、腹膜后血管平滑肌脂肪瘤和血管瘤、胃肠道间质瘤等中有 MIBG 摄取的个例报道。因此,遇到阳性显像结果,需要结合临床进行鉴别诊断。

(3) SPECT/CT 可以避免在肝脏(放射性摄取不均匀、肝血管瘤、肝细胞癌)、肾实质(弥漫性肾动脉狭窄、急性肾盂肾炎病灶)或尿路(肾积水、肾囊肿)中的误导性聚集。

【病例 2】

1. 病史和检查目的　患者,女,45 岁,发现高血压 3 年,尿生化检查提示儿茶酚胺水平明显升高,余未见明显异常;CT 提示腹膜后占位。为明确占位性质行肾上腺髓质显像。

2. 方法　同"肾上腺髓质显像"。

3. 检查表现　肾上腺髓质显像:全身显像示中腹部正中偏左侧可见一类圆形异常放射性浓聚区,其放射性摄取强度高于肝脏;唾液腺、心脏、肝脏、部分肠道和膀胱正常显影;全身其他部位未见明显异常放射性增高区或放射性减低区(图 8-12)。

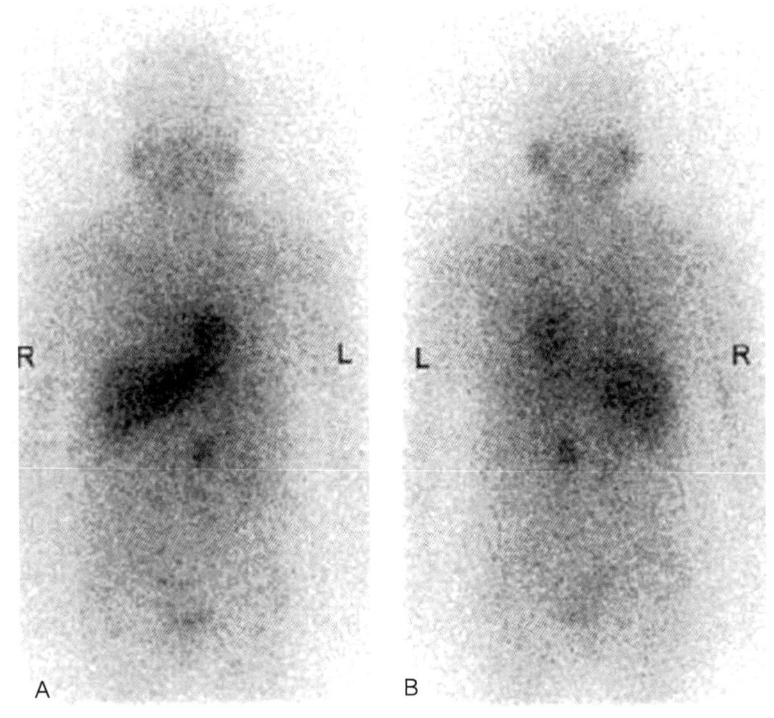

图 8-12　肾上腺髓质显像图示(腹主动脉旁)副神经节瘤
(A 前后位,B 后前位,示中腹部偏左侧可见一类圆形异常放射性浓聚区)

4. 诊断意见　相当于中腹部正中偏左侧异常放射性浓聚区,考虑为副神经节瘤可能性大。

5. 病理结果　(腹主动脉旁)副神经节瘤。大约 15%~20% 的嗜铬细胞瘤位于双侧肾上腺外,称为副神经节瘤。

6. 讨论

(1) 诊断要点

1) 肾上腺髓质显像表现为肾上腺外区域的放射性浓聚区,其放射性摄取强度高于肝脏,是典型的异位嗜铬细胞瘤,即副神经节瘤的定位和定性显像。

2) CT 提示腹膜后实性占位。

3) 尿儿茶酚胺水平升高。

4) 高血压病史。

(2) 鉴别诊断

1) 转移性类癌和胃肠胰腺神经内分泌肿瘤:分泌儿茶酚胺的转移性类癌和胃肠胰腺神经内分泌肿瘤都是罕见的,但都是异质性的神经内分泌肿瘤,在疾病过程中表现出不同的激素分泌和生长模式。有研究证实上述肿瘤可能出现嗜铬细胞瘤的三联征，尿儿茶酚胺升高，但血浆肾上腺素通常阴性，需要结合临床和其他影像学技术予以鉴别。

2）临床表现：高血压；头痛、心悸、多汗三联征；其他症状：部分患者会出现体位性低血压、高血压与低血压反复交替发作、心律失常、糖代谢紊乱、恶心、呕吐、蛋白尿、烦躁及焦虑等多个系统的症状。

(3)注意事项

1）对于副神经节瘤，需对可疑部位加做断层显像，避免漏诊。

2）假阳性结果：^{131}I-MIBG、^{123}I-MIBG 也可应用于类癌、甲状腺髓样癌等的诊断定位。腹膜后血管平滑肌脂肪瘤和血管瘤、胃肠道间质瘤等有 MIBG 摄取的个例报道。因此，遇到阳性显像结果，需要结合临床进行鉴别诊断。

3）SPECT/CT 可以避免在肝脏（放射性摄取不均匀、肝血管瘤、肝细胞癌）、肾实质（弥漫性肾动脉狭窄、急性肾盂肾炎病灶）或尿路（肾积水、肾囊肿）中的聚集所致的阳性结果的误判。

【病例 3】

1. 病史和检查目的　患者，女，55 岁，排尿后晕厥半年；24h 尿儿茶酚胺明显升高；双侧肾上腺 CT 未见异常，超声提示膀胱前壁肿物；既往高血压史。为明确原因行肾上腺髓质显像。

2. 方法　同前。随后进行 SPECT/CT 腹部断层融合显像，首先全身透射扫描 1min，即 CT 扫描；随后同机进行上胸部 SPECT 断层采集，约 15min。

3. 检查表现　肾上腺髓质显像：全身显像示膀胱显影，未见明显异常放射性摄取增高灶。全身其他部位未见明显异常放射性增高区或放射性减低区。

SPECT/CT 盆腔断层融合显像：同机融合 CT 提示膀胱右前壁见类圆形放射性浓聚区，CT 相应部位软组织密度结节（图 8-13）。

4. 诊断意见　膀胱右前壁异常放射性浓聚区，考虑为副神经节瘤。

5. 病理结果　（膀胱）副神经节瘤。

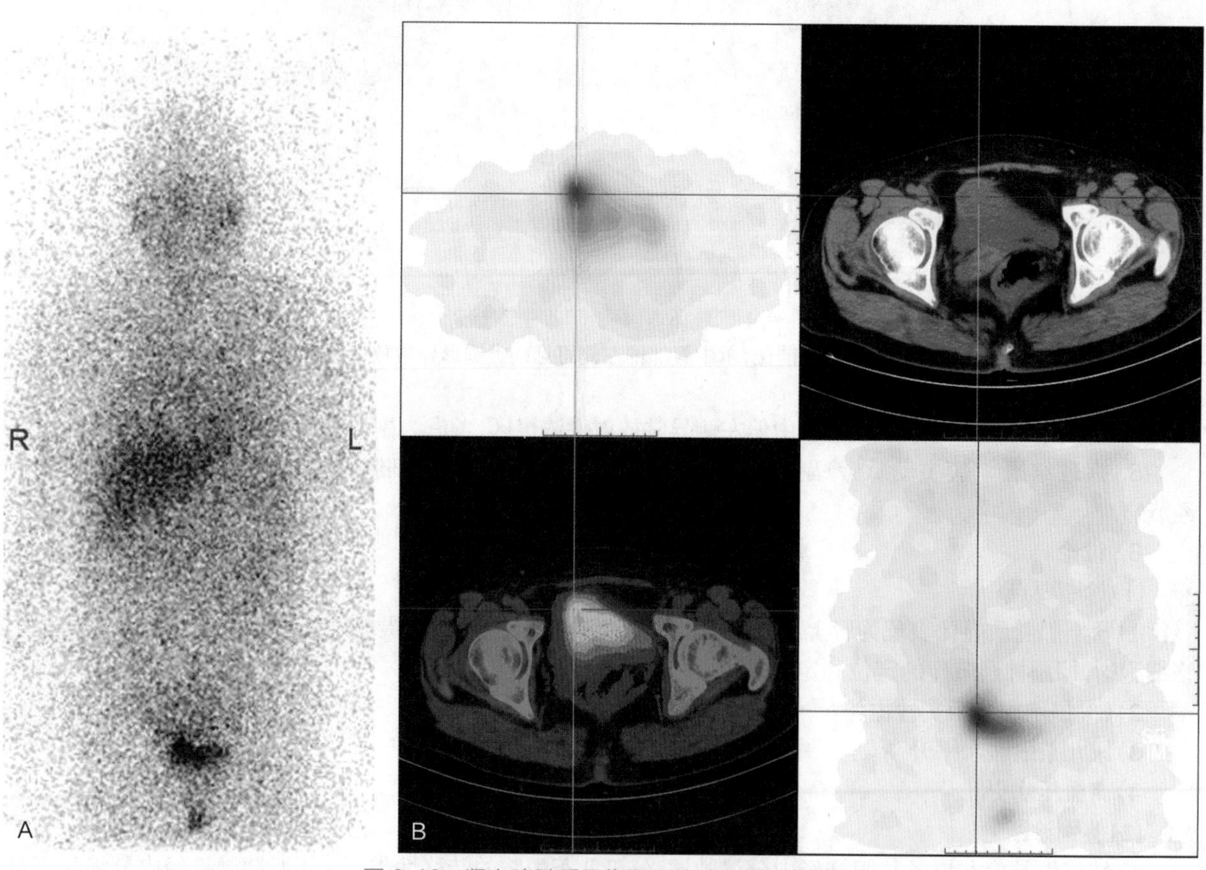

图 8-13　肾上腺髓质显像图示膀胱副神经节瘤

（A 前后位，B 盆部断层融合示膀胱右前壁可见一类圆形异常放射性浓聚区）

6. 讨论

(1)诊断要点

1)肾上腺髓质显像表现为膀胱右前壁放射性浓聚区，其放射性摄取强度明显增高，且高于膀胱内的尿液，是典型的膀胱副神经节瘤的定位及定性显像。

2)超声提示膀胱实性占位，而双侧肾上腺未见异常。

3)尿儿茶酚胺水平升高。

4)高血压病史，临床表现为排尿后晕厥。

(2)注意事项：副神经节瘤的超声、CT或MRI检查表现不具特异性，而肾上腺髓质显像有助于肿物的定性诊断，因此当肾上腺髓质显像提示肾上腺区域未见异常，而肾上腺外副神经节瘤的分布区域可见病变时，可作出准确诊断。

膀胱内尿液放射性摄取会干扰邻近病变的检出，SPECT/CT可提高病灶检出率。SPECT/CT检查前，需大量饮水充盈膀胱。

【病例4】

1. 病史和检查目的　患者，男，62岁，发作性头痛、心悸、手抖、大汗、呕吐2年余；24h尿儿茶酚胺明显升高。CT示多发骨转移。14年前于外院行左侧肾上腺嗜铬细胞瘤切除术；术后仍有高血压。为明确疾病是否转移，行肾上腺髓质显像。

2. 方法　同"肾上腺髓质显像"。

3. 检查表现　肾上腺髓质显像：全身显像示头部、胸部、腹部可见多个大小不等、形状不一的异常放射性浓聚区(图8-14)。

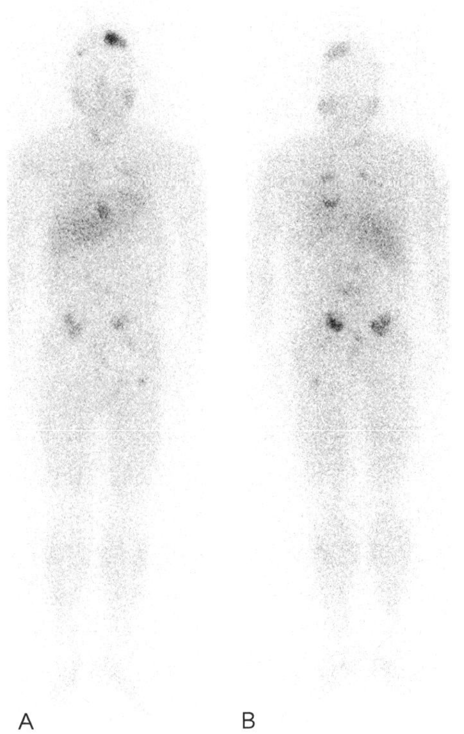

4. 诊断意见　全身多发异常放射性浓聚区，考虑为恶性嗜铬细胞瘤多发转移。

5. 病理结果　多种影像学检查均支持恶性嗜铬细胞瘤多发骨转移病灶。

6. 讨论

(1)诊断要点

1)肾上腺髓质显像表现为全身多发放射性浓聚区，是典型的恶性嗜铬细胞瘤多发转移的定位及定性显像。

2)既往曾有嗜铬细胞瘤手术切除病史。

3)尿儿茶酚胺水平升高。

4)高血压病史，临床表现为阵发胸闷、心悸、大汗。

(2)注意事项：肾上腺髓质显像对于恶性嗜铬细胞瘤转移灶的探查和诊断具有高度的敏感性和特异性，优于其他显像技术。

怀疑全身多发骨转移时，全身显像应包括从头至脚全部范围。

A　　B

图8-14　肾上腺髓质显像图嗜铬细胞瘤多发转移
(A前后位，B后前位，示颈部、胸部、腹部可见多发大小不等的类圆形异常放射性浓聚区)

(李　方)

第九章 神经系统

第一节 脑的解剖与生理

一、大体解剖结构

脑位于颅腔内,一般可分为六个部分:端脑、间脑、中脑、脑桥、延髓和小脑。端脑由左右大脑半球组成,借胼胝体相连。半球表面为灰质,是大脑皮质并深入脑内,形成许多脑沟和脑回。半球深部为白质,由神经胶质和灰质功能结构以及半球之间联络的纤维组成。众多纤维在大脑内延伸,形成许多神经囊,如胼胝体、内囊和外囊等。基底部的白质内藏有灰质核团为基底节,每侧半球内含有侧脑室。

间脑位于中脑上方,两侧大脑半球之间,为两大脑半球所遮盖,并与其紧密连接。间脑的前方以视交叉与脑为界,中间有一较窄的腔隙为第三脑室。间脑在解剖上可以分为丘脑、丘脑下部和第三脑室三个部分。脑干包括延髓、脑桥和中脑,其排列次序为延髓在下,脑桥居中,中脑在上,三者均为节段性结构。小脑位于后颅凹,在延髓和脑桥的背侧,以3对小脑脚与脑干相联系。小脑的组织结构与大脑类似,皮质(灰质)在表面,髓质(白质)在中间。小脑的主要功能是机体运动调节,调节躯体的平衡、肌张力和随意运动。

二、脑的血液供应

1. 脑的动脉系统 脑通过左、右颈内动脉和左、右椎动脉保持充分的血液供应。颈内动脉和椎动脉经颅底入颅,在颅底连接成脑底动脉环(Willis环)。脑底动脉环平衡两半球的血液供应,由动脉环发出分支入脑。脑动脉在脑实质中反复分支直至毛细血管。后者彼此交织成连续的吻合网,为脑的物质交换提供充分条件。

2. 脑的静脉系统 脑的毛细血管逐渐汇集成静脉。大脑浅静脉主要汇流大脑皮质和皮质下白质的血流,可分为三组:大脑上静脉、大脑中浅静脉和大脑下静脉。脑的浅、深静脉先回流至硬膜窦,再经颈内静脉等回心。人脑没有淋巴系统,静脉是血液回流的唯一途径。

3. 脑的代谢和血液供应特点 脑组织的代谢率高,脑血流量大,安静时耗氧量约占全身耗氧量的20%,成人全脑血流量平均每分钟750ml,约占心排出量的15%。此外,神经细胞对缺氧的敏感性很高,而脑组织几乎没有能源储备,这就要求脑循环具备充足的血流,连续不间断地供应氧和葡萄糖。脑血流量的调节受到很多因素的影响,其中最主要的包括动脉血压、神经体液因素和脑血管的自身调节作用,其中影响最大的是局部体液因素。二氧化碳分压增高、氧分压下降、氢离子浓度升高和局部温度升高等均引起脑血管舒张,脑血流量增加。其中二氧化碳是使脑血管舒张、血管阻力下降、脑血流量增加的最显著的影响因素。

三、血脑屏障

血脑屏障是指血 - 脑 - 脑脊液屏障,是血液与脑细胞间、血液与脑脊液间、脑脊液与脑细胞间三种隔膜的简称,它是由无窗孔的毛细血管内皮细胞及细胞间紧密连接、基膜、周细胞、星形胶质细胞足突和极狭小的细胞外隙共同组成的一个细胞复合体,是存在于脑和脊髓内的毛细血管与神经组织之间的一个动态的调节界面。这个界面不单纯是被动保护性屏障,还能选择性地将脑内有害或过剩物质泵出脑外,保持脑的内环境稳定。

四、脑脊液

脑的室腔及蛛网膜下腔内充满了无色透明的液体,即脑脊液。脑脊液总量在成人约为140ml。脑脊液主要由各脑室的脉络丛分泌(70%),室管膜和脑实质也能生成脑脊液。正常人脑脊液每6~8h更新一次,分泌脑脊液的速度为每分钟 0.3~0.4ml。由侧脑室脉络丛分泌的脑脊液，经室间孔流入第三脑室，再经中脑导水管流至第四脑室，继而流入小脑延髓池，并流入蛛网膜下腔，最后经蛛网膜颗粒渗透至上矢状窦内。许多部位可吸收脑脊液。脑脊液不断由脉络丛等产生，又不断经蛛网膜颗粒回流到血液中，形成脑脊液循环。

第二节　脑血流灌注断层显像

脑是人体新陈代谢最为旺盛的器官，正常人脑平均重量约占体重的 2%，而安静状态下脑血流量平均 750ml/min，占心排血量的 15% 左右，耗氧量约占 20%。脑组织对血液供应的变化非常敏感，短暂的脑血流中断就可能造成不可逆的脑损害。脑部各种疾病、功能障碍及各系统功能紊乱常与脑的血流变化密切相关。因此，测定脑血流量（cerebral blood flow，CBF）不仅可以直接评价脑的血流灌注情况，而且能反映脑的功能活动和代谢状态，对很多神经精神疾病的诊断和功能研究有重要意义。

一、基本原理

1. 脑血流灌注断层显像　脑血流灌注断层显像（cerebral blood flow perfusion imaging）是指静脉注射分子量小、不带电荷、脂溶性高、能透过完整的血 - 脑脊液屏障进入脑细胞的显像剂，经水解酶或脱脂酶的作用，显像剂由脂溶性变为水溶性，因为不能反向扩散出脑细胞而滞留在脑组织内。进入脑细胞的显像剂与局部脑血流成正比，局部脑组织放射性分布即反映了局部脑血流灌注量。在体外用 SPECT 进行脑断层显像，经图像重建处理后可获得横断面、冠状面和矢状面的断层影像，显示大脑、小脑、基底核和脑干等各个部位局部血流量的影像，根据一定的生理数学模型，可以计算出各部位的局部脑血流量（regional cerebral blood flow，rCBF）。

2. 脑血流灌注显像负荷试验　脑内供血系统有一定的储备能力，当脑储备血流轻度下降时，常规脑血流灌注显像往往不能发现异常。通过外部各种因素的介入，引起对该因素具有反应应答部分的局部脑血流量发生改变，以显示与其他部位的差异，这就是脑血流灌注显像介入试验（interventional test of cerebral blood flow perfusion imaging）的基本原理。

介入试验主要包括药物介入试验（如乙酰唑胺、尼莫地平、乙酰肉毒碱、抗胆碱药、抗精神药、双嘧达莫、腺苷介入试验，CO_2 负荷试验等）、人为干预介入试验（如过度换气诱发试验、剥夺睡眠诱发试验、睡眠诱发试验、直立负荷试验、颈动脉压迫试验、Wada 试验等）、生理刺激介入试验（如肢体运动刺激试验、视觉刺激试验、听觉刺激试验、躯体感觉刺激试验等）、认知作业介入试验（如记忆试验、听觉语言学习试验、计算试验、思索试验等）、物理性干预试验（如磁场干预试验、低能激光照射试验、针刺激发试验等）。

乙酰唑胺介入试验是临床上常用的药物介入负荷试验方法，检查时需行两次显像，首先行常规脑血流灌注显像，随后静脉推注乙酰唑胺 1g，10min 后行乙酰唑胺负荷试验，将两次显像所得的影像进行对比分析。其基本原理是乙酰唑胺是一种碳酸酐酶抑制剂，使碳酸脱氢氧化过程受到抑制，导致脑内 pH 急剧下降，引起脑血管扩张，rCBF 增加 20%~30%，而病变部位血管的这种扩张反应很弱或甚至根本没有反应，应用乙酰唑胺后潜在缺血区和缺血区的脑血流增高不明显，在影像上出现相对放射性减低或缺损区。本方法主要用于评价脑循环的储备功能，对缺血性脑血管病的早期诊断很有价值。

二、显像方法

（一）显像剂

常用显像剂为 ^{99m}Tc- 双半胱乙酯（^{99m}Tc-ECD）或 ^{99m}Tc- 六甲基丙胺肟（^{99m}Tc-HMPAO），具有分子量小、不带电荷和脂溶性高的特点。^{99m}Tc 标记化合物放化纯度应大于 90%，若过低，游离 ^{99m}Tc 和其他杂质，会使头皮、颅骨、静脉窦、鼻腔及其他组织内放射性摄取增高，易造成脑内放射性分布紊乱，产生伪影。

（二）显像方法

静脉注射 ^{99m}Tc-ECD 或 ^{99m}Tc-HMPAO 前 30~60min 口服过氯酸钾 400mg，以封闭甲状腺、脉络丛和鼻黏膜，减少这些组织对未标记 $^{99m}TcO_4^-$ 的摄取和分泌。受检者保持安静，在无噪声、光线适宜、较暗的室内休息，佩戴眼罩，用耳塞塞住外耳道，视听封闭 5min 后，静脉注射 740~1 100MBq（20~30mCi）显像剂，之后继续视听封闭 5min。嘱咐患者平卧于检查床上，头部置于头托中，摆正头位置，调节头托使 OM 线与地面垂直，并固定头部位置，避免移动。静脉注射显像剂 30min 后进行断层显像，探头应尽可能接近头部。

采集条件或参数包括准直器类型、矩阵大小、角度间隔数、总角度数、采集时间旋转半径等。SPECT 探头推荐配置低能高分辨型、扇型准直器，能峰 140keV，窗宽 20%，采集矩阵 128 × 128，Zoom 1.5，旋转 360°（双探头 180°），3°~6°/ 帧，每帧采集时间 20~30s。影像处理采用厂家推荐或进行必要修改后的影像处理程序进行。图像经处理获得横断、冠状和矢状三个断层面显示的大小脑、神经基底核团和脑干影像。利用计算机勾画 ROI 技术和借助一定的生理数学模型，可算出各部位的局部脑血流量。负荷试验时，先行常规脑血流灌注显像，随后行负荷试验，将两次显像得到的图像进行对比分析。

三、正常影像表现

1. 正常影像表现 脑内显像剂分布反映了局部脑血流灌注、脑神经细胞功能活跃程度。脑血流灌注断层影像与 CT 影像相似，分析时需熟悉脑解剖结构。正常影像（图 9-1）可见左右两侧大脑皮质、基底节、丘脑、小脑和脑干等灰质结构，表现为对称性显像剂分布浓聚区，白质和脑室部位显像剂分布明显低下，脑灰、白质对比度较好。

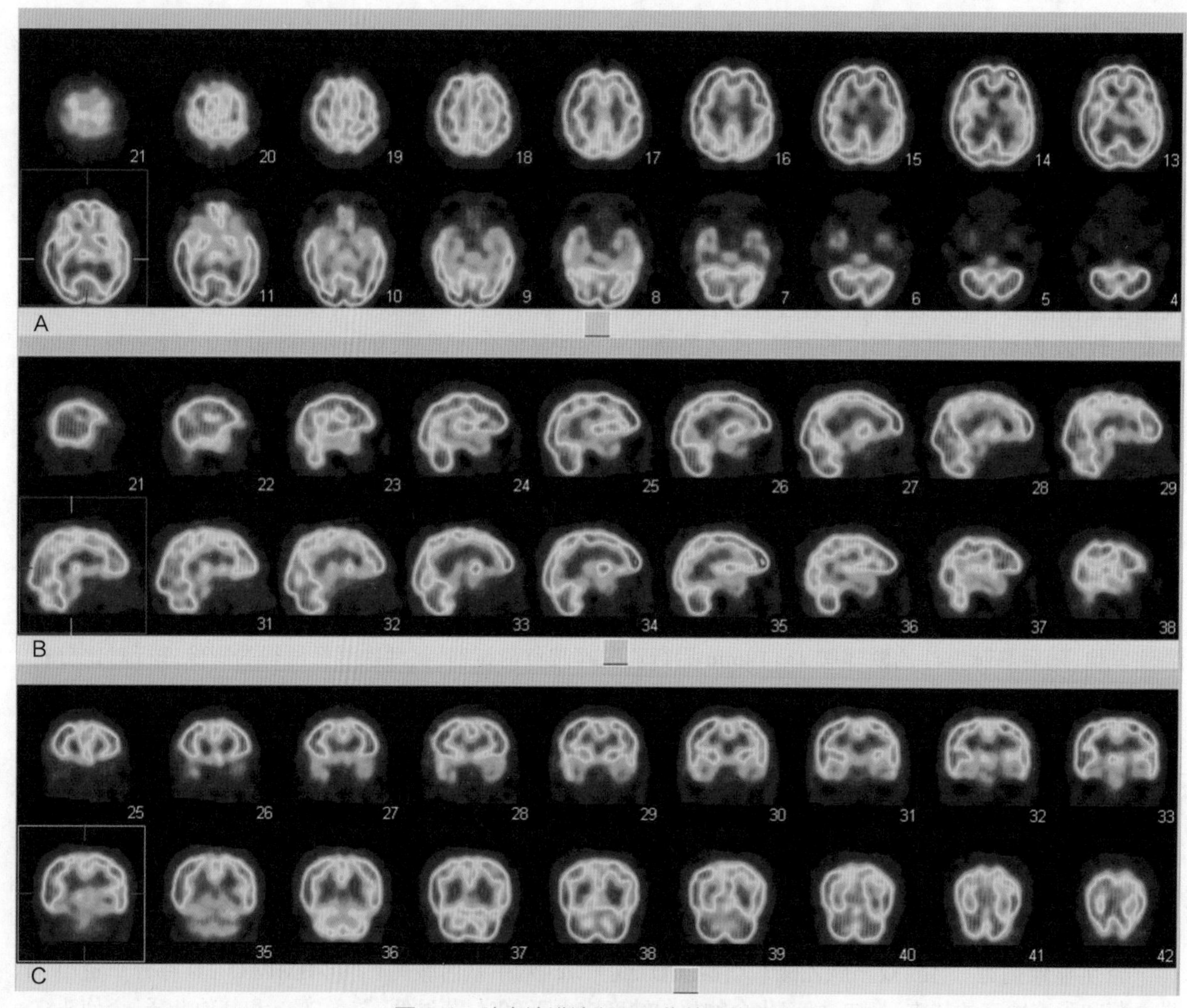

图 9-1 脑血流灌注断层显像的正常影像
（A 为横断面；B 为矢状面；C 为冠状面）

2. 异常影像类型

（1）局限性显像剂分布减低或缺损：脑皮质和脑内灰质核团有单处或多处局限显像剂分布减低或缺损区，3D 影像显示呈类圆形、椭圆形和不规则形等。

（2）局限性显像剂分布浓聚或增高：脑皮质核团有单处或几处局限性显像剂分布浓聚或增高，多数呈点灶状、团块状，有的呈环形或新月形等。介入负荷试验时，见相应脑皮质和灰质核团显像剂分布增高，表明该脑区对介入刺激的应答使 rCBF 灌注增加，脑细胞功能活动增高。

(3)交叉性小脑失联络现象：一侧大脑皮质有局限性显像剂分布减低或缺损，同时对侧小脑显像剂分布亦见明显减低，这种现象称为交叉性小脑失联络(crossed cerebellar diaschisis，CCD)。

(4)异位显像剂浓聚：正常脑结构以外的异常显像剂的非生理性浓聚。

(5)脑内显像剂分布不对称：一侧显像剂分布明显高于或低于对侧。

(6)其他：白质区扩大、脑结构紊乱、脑萎缩等。

四、基于病例的实战演练

1. 脑梗死

【病例】

(1)病史摘要：患者，男，58 岁。左侧肢体活动迟钝，渐加重，伴右顶部头痛 1 天。既往体健，无高血压病、糖尿病、冠心病等病史。

(2)方法：视听封闭下，静脉注射 ^{99m}Tc-ECD 740MBq 30min 后行 SPECT 脑断层显像，图像经处理得至脑部横断、冠状和矢状三种断面图像。

(3)检查表现：脑血流断层影像清晰，中线结构影居中，脑组织形态大致正常，脑组织局部血流放射性分布不均匀，右侧颞叶、顶叶局部脑血流显像剂分布缺损区，其余部位脑血流显像剂分布未见明显异常(图 9-2)。

(4)诊断意见：右侧颞叶、顶叶局部血流灌注减低，符合脑梗死表现。

(5)随访结果：MRI 检查发现右侧颞叶、顶叶脑梗死灶(急性期)。

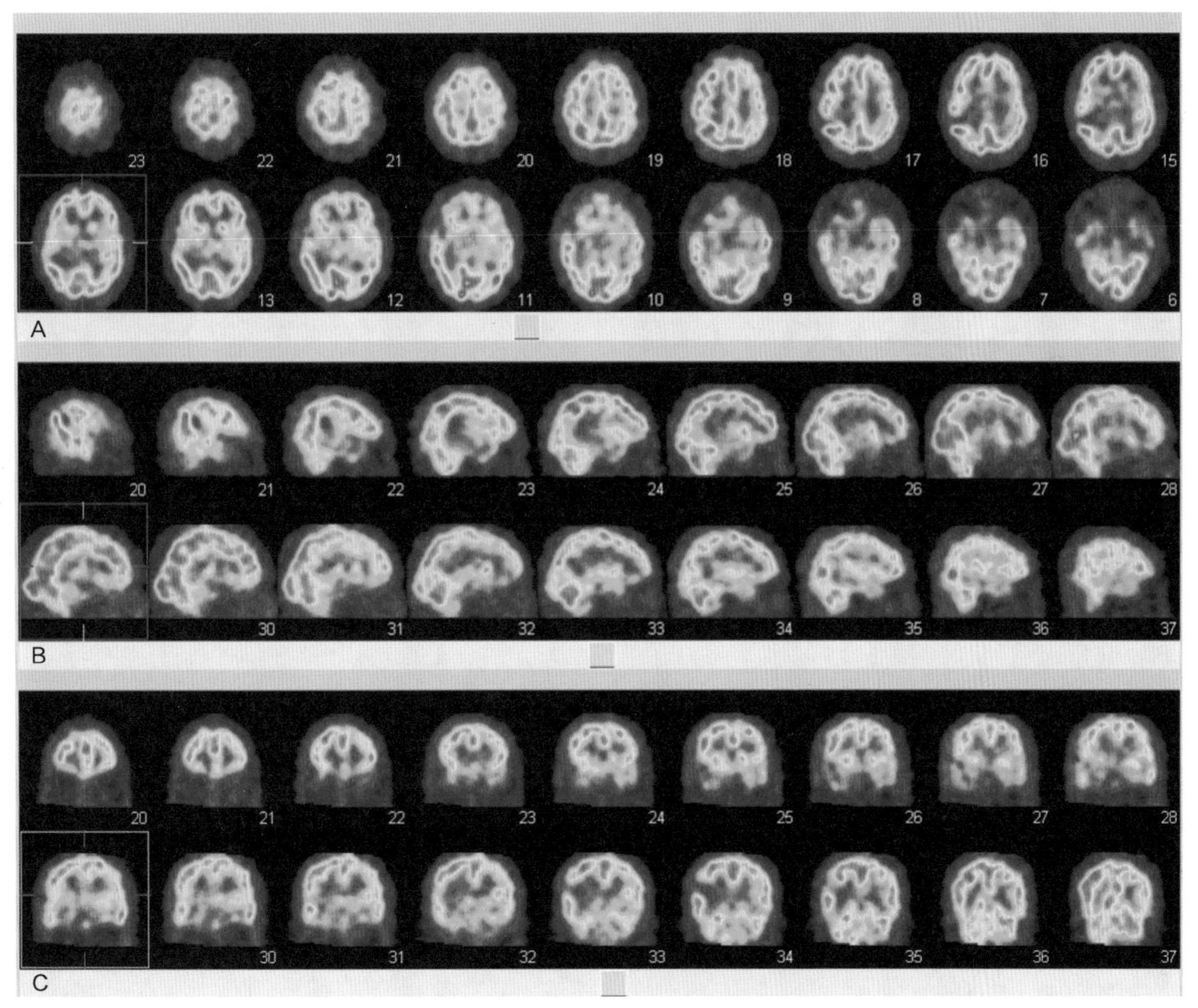

图 9-2 脑梗死患者脑血流灌注 SPECT 影像

(A 为横断面；B 为矢状面；C 为冠状面)

(6) 诊断要点：对于陈旧性脑梗死，脑血流灌注断层显像显示为相应部位局部脑血流灌注减低或缺损，阳性病灶检出率可在 80%~97%；对于急性脑梗死，发病早期，特别是超早期 6h 内，脑血流灌注断层显像也多表现为病变区的显像剂分布减低或缺损，所显示的病变区域明显大于 CT 和 MRI 检查所见，诊断敏感性也高于 CT 和 MRI。近年来 SPECT/CT 广泛应用于临床，可以根据 CT 影像提供解剖结构的信息，大大提高了其临床应用价值。

(7) 鉴别诊断：脑出血，多在活动时或情绪激动时发病，多数有高血压病史，而且血压波动较大，起病急，头痛、呕吐、意识障碍较多见，脑 CT 可见高密度出血灶。脑血流灌注断层显像对出血病灶检出率不高，可以发现脑出血引起的一些功能性改变。

脑肿瘤：原发脑肿瘤发病缓慢，脑转移肿瘤发病有时与急性脑血管病相似。脑肿瘤在脑血流灌注断层显像中也常表现为显像剂分布减低区，脑 CT 和 MRI 检查有助于明确诊断。

2. 短暂性脑缺血发作

【病例】

(1) 病史摘要：患者，男，78 岁。近两个月内无明显诱因发作性右侧肢体麻木，伴视物不清，每次发作持续几分钟，很快消失。既往血压偏高，未规律治疗；血脂高；眼底检查未见明显异常；脑部 CT 检查未见异常。为明确病因行脑血流灌注断层显像。

(2) 方法：视听封闭下，静脉注射 ^{99m}Tc-ECD 740MBq，30min 后行 SPECT 脑断层显像，图像经处理获得脑部横断、冠状和矢状三种断面图像。

(3) 检查表现：脑血流断层影像清晰，中线结构影居中，脑组织形态大致正常，脑组织局部血流显像剂分布不均匀，可见左侧顶叶、颞叶局部脑血流显像剂分布稀疏区，其余部位脑血流显像剂分布未见明显异常(图 9-3)。

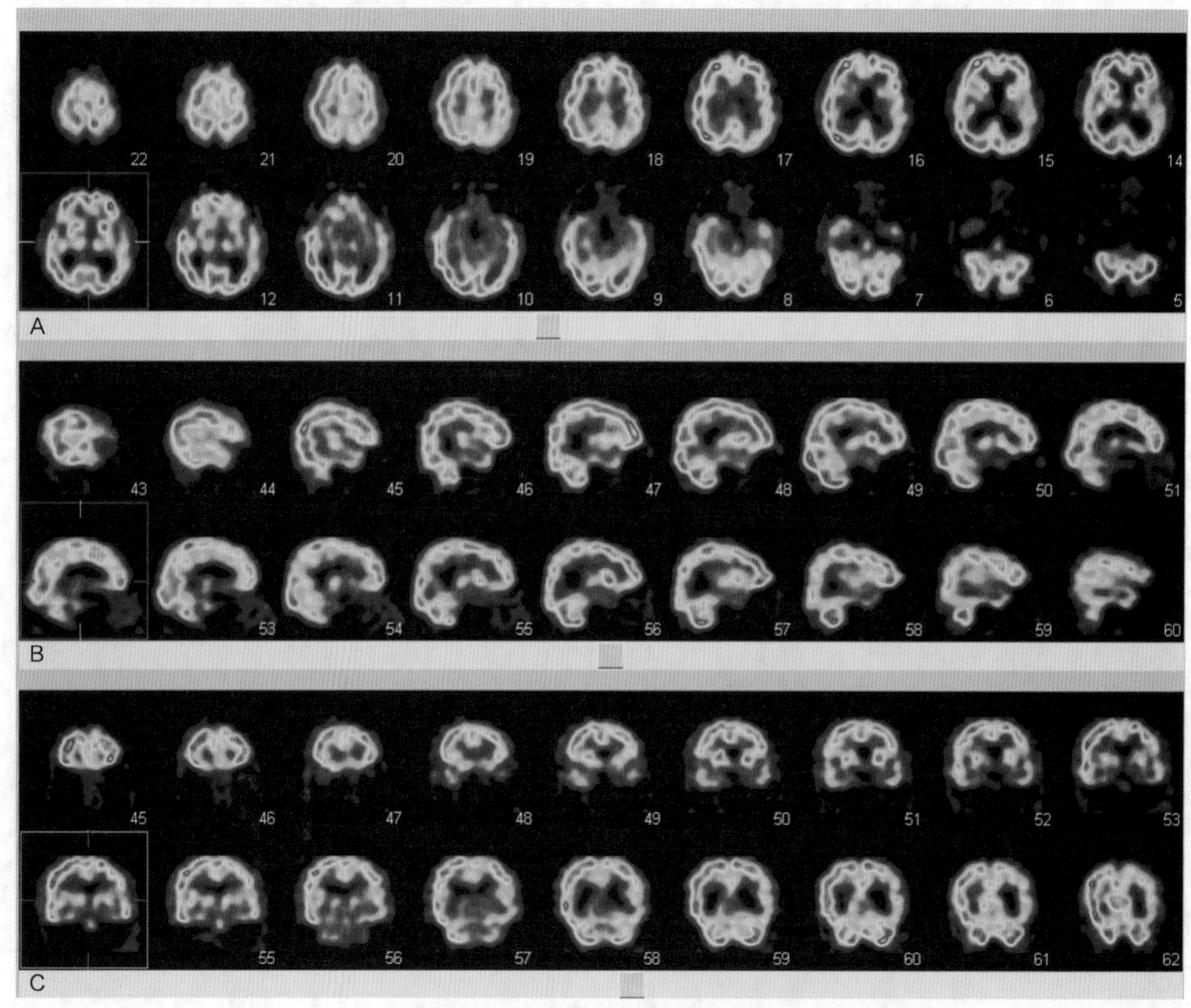

图 9-3　短暂性脑缺血发作患者脑血流灌注 SPECT 影像
(A 为横断面；B 为矢状面；C 为冠状面)

(4)诊断意见:左侧顶叶、颞叶局部脑血流灌注减低,符合缺血性脑病表现,结合临床考虑短暂性脑缺血发作(transient ischemic attack,TIA)。

(5)诊断要点:TIA 发作期的脑血流灌注显像特点是局灶性或弥漫性的脑血流灌注减低,且距离 TIA 发作时间越短,脑灌注显像低灌注检出率越高。TIA 发作后减低的 rCBF 如果可以恢复正常或接近正常,则预后较好。如果低灌注区持续存在,则不可逆性损伤的发生危险性增加,大部分 TIA 患者发作间歇期脑灌注显像可见异常,表现为局灶性或弥漫性 rCBF 减低。

(6)鉴别诊断:局灶性运动性癫痫,此病年轻人多见,多为一侧肢体或身体某部位的一系列重复抽搐动作,多见于一侧口角、眼睑、手指或足趾,也可涉及一侧面部或一个肢体的远端。脑 CT 或 MRI 有时可发现脑内病灶。发作间期癫痫灶脑血流灌注显像表现为显像剂分布减低或缺损区,而发作期癫痫灶脑血流灌注显像表现为显像剂分布增高区。脑电图可出现癫痫波。抗癫痫药可控制发作,有助于鉴别。TIA 发作时脑电图检查常正常。

内耳眩晕症:临床表现为眩晕,多见于中、青年,伴有耳鸣,发作持续时间长,可以数天。神经系统检查没有定位体征,脑血流灌注显像无明确缺血病灶存在。给予甘露醇及对症治疗有效。

第三节　PET 脑代谢显像

脑的代谢非常旺盛,耗氧量高。脑细胞能量绝大部分(90% 以上)来自葡萄糖的有氧代谢。由于脑组织本身并不能储存能量,所以需要连续不断地供应氧气和葡萄糖。脑的重量约占体重的 2%,而其消耗的葡萄糖占全身的 20%。葡萄糖通过有氧代谢提供能量,只有当氧分压下降至 6.67kPa(50mmHg)时才通过无氧酵解供能。脑氧耗量占整个机体总氧耗量的 20%,远比其他组织为多,几乎达到静息时肌肉氧耗量的 20 倍以上。脑氧耗量约为 42~53ml/min,若以每 100g 脑组织计算,为 2.5~3.5ml/min,脑灰质氧耗量高于脑白质。脑组织的氧耗量与大脑皮质活动有关,机体兴奋时,脑氧耗量增加;睡眠、安静时氧耗量降低。儿童期代谢旺盛,氧耗量更高,可占全身氧耗量的 50% 左右。随着年龄增长,氧耗量逐渐下降,每年约下降 0.5%,但小脑氧耗量却不会随着年龄变化而基本恒定。脑循环在不间断提供脑的能量和氧的供应、维持正常脑功能方面非常重要。

一、原理和方法

(一) 原理

葡萄糖几乎是脑细胞能量代谢的唯一来源。将葡萄糖链上第二位的羟基(OH)转变为 H,即脱去一个氧原子,形成 2- 脱氧葡萄糖。2- 脱氧葡萄糖与普通的葡萄糖一样,能穿越血脑屏障进入脑组织,也能在细胞内己糖激酶作用下变成 6- 磷酸脱氧葡萄糖。由于分子构形的改变,6- 磷酸脱氧葡萄糖不能像 6- 磷酸葡萄糖那样与磷酸果糖激酶作用,因此停止其分解过程不会被氧化成二氧化碳和水。同时磷酸化后的脱氧葡萄糖又不能很快逸出细胞外,更不能快速通过血脑屏障返回血液中,能在脑中滞留较长时间。因此使用放射性核素标记的脱氧葡萄糖,能进行脑葡萄糖代谢显像(cerebral glucose metabolism imaging),反映全脑和局部脑组织的葡萄糖代谢状态。

(二) 方法

^{18}F-FDG PET 检查前要求患者禁食 4~6h,保持安静,戴黑眼罩和耳塞,避免声光刺激。建立静脉通道,^{18}F-FDG 注射剂量 2.96~3.7MBq/kg(0.08~0.10mCi/kg),然后用生理盐水冲洗通道。常规显像宜在注射后 40~60min 进行。患者定位于检查床上,将头部固定,采集时间一般为 6~8min。影像处理采用厂家推荐或进行必要修改后的影像处理程序进行,数据经软件重建获得 ^{18}F-FDG 在脑内分布的横断面、冠状面和矢状面图像。也可以定量测定脑葡萄糖代谢率(CMRGlu),计算出全脑和局部脑组织的葡萄糖代谢率。

二、影像表现

生理静息状态下脑 ^{18}F-FDG 葡萄糖代谢的影像与脑局部血流灌注显像的影像相仿,灰质放射性明显高于白质,大脑皮质、基底节、丘脑、脑干、小脑影像清晰,左右两侧基本对称(图 9-4)。正常人全脑葡萄糖代谢率(CMRGlu)范围在 29~32μmol/(100g·min),左右半球间无显著差异。

脑 ^{18}F-FDG PET 影像的横断面和冠状面同时出现连续 2 帧以上局限性或弥漫性放射性分布降低，左右侧明显不对称。放射性分布较正常脑皮层降低者，为低代谢灶；较正常脑皮层增高者，为高代谢灶。脑 ^{18}F-FDG PET 影像要求两侧对称，可采用不对称性指数（asymmetry index，AI）来判别。计算公式为：不对称性指数 = [（左 − 右）/（左 + 右）] × 200%。如果不对称性指数 >15%，一般考虑为异常。

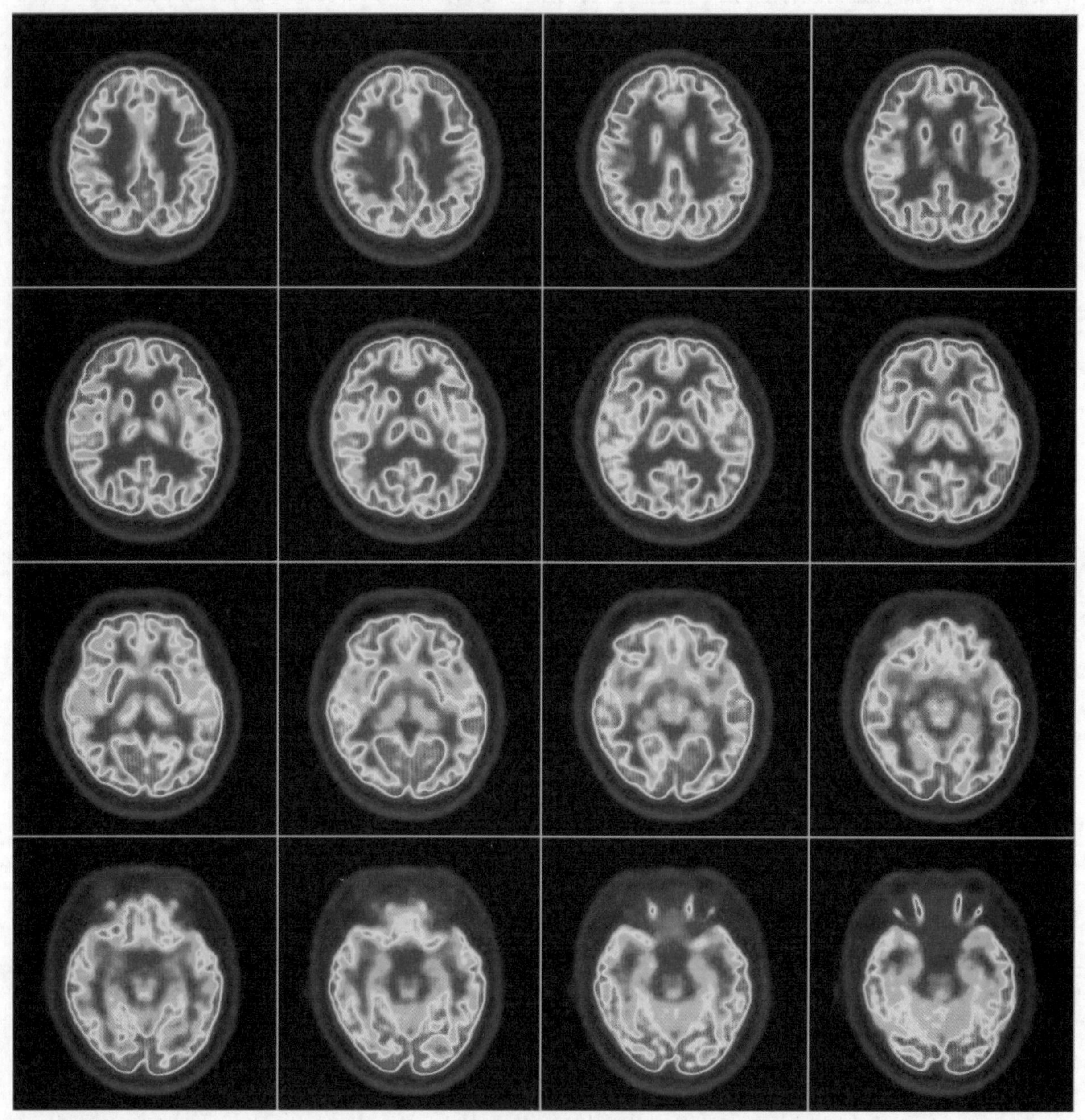

图 9-4　正常 ^{18}F-FDG 脑葡萄糖代谢断层影像（横断面，由上至下）

三、基于病例的实战演练

1. 癫痫

【病例 1】

（1）病史摘要：患者，女，21 岁，因发作性意识障碍 9 年入院。头颅 CT 平扫和头颅 MRI 平扫均未见异常。为明确癫痫病因行脑部葡萄糖代谢显像。

（2）检查方法：受检者禁食 4~6h，保持安静，戴黑眼罩和耳塞进行视听封闭，静脉注射 ^{18}F-FDG 3.70MBq/kg（0.10mCi/kg），45min 后行 PET/CT 脑葡萄糖代谢显像。数据经软件重建获得 ^{18}F-FDG 在脑内分布的横断面、冠状面和矢状面图像。

(3)检查表现:右侧颞叶显像剂分布轻度减低;CT 和 MRI 图像相应部位脑实质未见明显异常密度及信号改变(图 9-5)。

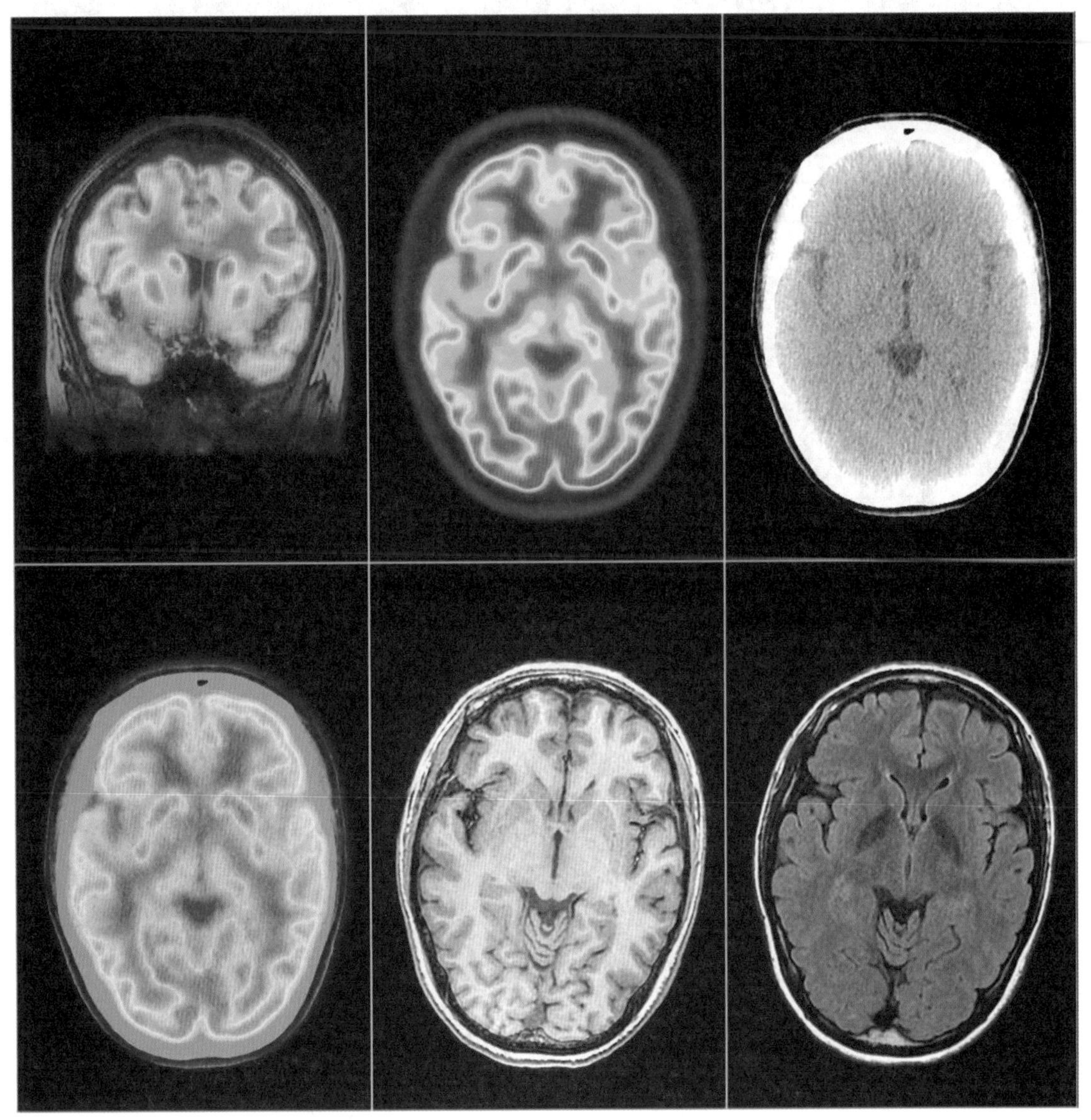

图 9-5 癫痫患者发作间期脑 PET/CT 葡萄糖代谢显像异常图像

(4)诊断意见:右侧颞叶葡萄糖代谢减低灶,符合发作间期癫痫表现。

(5)随访结果:药物治疗后发作减少。

(6)诊断要点:癫痫发作期的 PET 脑葡萄糖代谢显像中癫痫病灶表现为局部葡萄糖代谢增加,而发作间期病灶则表现为代谢减低。癫痫发作期和发作间期在脑血流灌注显像中的表现与脑葡萄糖代谢显像相似。常规脑电图发作间期 50% 病例可见癫痫样活动;若多次重复,并结合睡眠剥夺或睡眠诱发,可增加检出率。20%~30% 难治性癫痫患者的脑 CT 和 MRI 检查未见明显异常。

【病例 2】

(1)病史摘要:患者,男,24 岁,因发作性四肢抽搐伴意识丧失 20 余年入院。头颅 CT 平扫未见异常。为进一步明确癫痫病因行脑部葡萄糖代谢显像。

(2)检查方法:受检者禁食 4~6h,保持安静,戴黑眼罩和耳塞进行视听封闭,静脉注射 ^{18}F-FDG 3.70MBq/kg(0.10mCi/kg),45min 后行 PET/CT 脑葡萄糖代谢显像。数据经软件重建获得 ^{18}F-FDG 在脑内分布的横断面、冠状面和矢状面图像。

(3)检查表现:左侧海马显像剂分布减低;CT 未见海马异常密度改变,MRI 示左侧海马体积缩小,T2Flair 信号增高(图 9-6)。

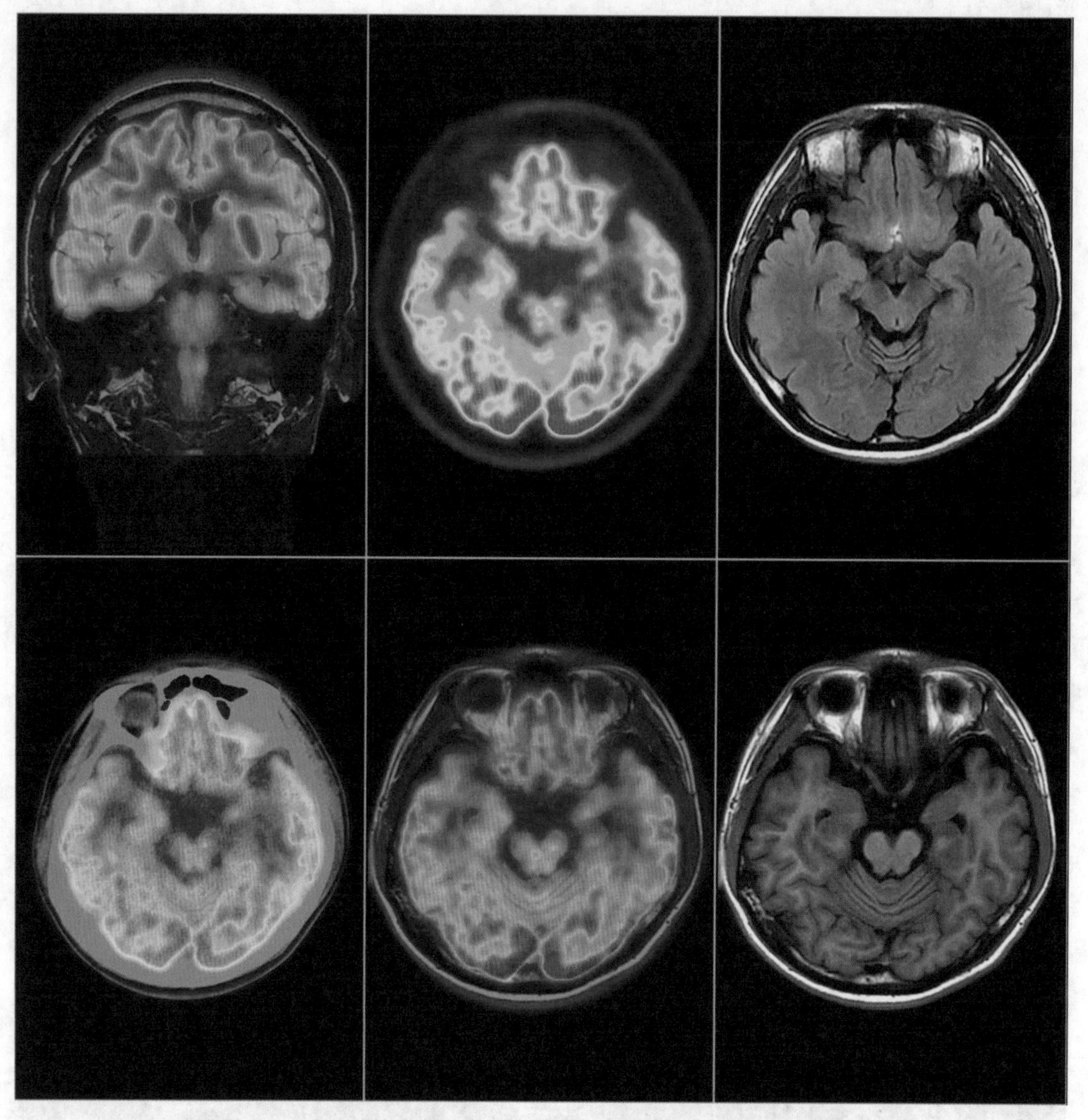

图 9-6 癫痫患者发作间期脑 PET/CT 葡萄糖代谢显像异常图像

(4)诊断意见:左侧海马葡萄糖代谢减低灶,符合发作间期癫痫表现。

(5)随访结果:左侧前颞叶切除术。病理示左颞叶局灶性皮质发育不良(FCD Ⅲa 型);左侧海马硬化。

(6)诊断要点:颞叶癫痫在局灶性癫痫中是最常见的一种类型,此型癫痫常伴有海马硬化。癫痫发作期的 PET 脑葡萄糖代谢显像中癫痫病灶表现为局部葡萄糖代谢增加,而发作间期病灶则表现为代谢减低。CT 未见海马异常密度改变,MRI 通常能显示海马萎缩,海马 T_2 Flair 信号增高。70%~80% 难治性癫痫患者脑 MRI 或 CT 检查可见明显异常表现。

(7)鉴别诊断

1)晕厥:为弥漫性脑部短暂性缺血、缺氧。常有意识丧失、跌倒,部分患者可出现肢体的强直或阵挛,需与癫痫的全身性发作鉴别。晕厥患者 EEG 多数正常或仅有慢波,而癫痫患者 EEG 多数异常。

2)短暂性脑缺血发作:多见于老年人,有动脉硬化、冠心病、高血压、糖尿病等病史,持续时间相对长,其临床表现多为缺失而非刺激,其感觉丧失或减退比感觉异常多见,肢体瘫痪比抽搐多见。

3)多发性抽动症:本病包括习惯性痉挛和抽动秽语综合征,常见于学龄男童,目前认为其发病与遗传有关,精神、感染因素是其诱因,EEG 监测正常。

4）睡眠呼吸暂停综合征：以 40~60 岁肥胖者最多见，男性多见，表现为睡眠中反复出现呼吸暂停，常憋醒。其诊断标准：每晚 7h 睡眠中呼吸暂停反复发作大于 30 次，或大于 5 次 /h，每次呼吸暂停 10s 以上，同时血氧饱和度下降大于 4%。

（8）相关知识点：癫痫发作期脑皮质有明显异常放电，组织能量消耗增加，^{18}F-FDG 摄取增加，在 PET 显像上表现为局部高代谢，而发作间期，^{18}F-FDG 摄取减少，PET 显像表现为低代谢。但代谢改变不像血流灌注那样可反映瞬时变化，^{18}F-FDG 的摄取与代谢需要一定时间，一般癫痫发作为时较短，常常只有几十秒至数分钟，占整个摄取高平衡时间（30~40min）的比例很小，即使在此间期有单次发作，显像结果也是代表间期 - 发作期 - 发作后期的综合代谢过程（图 9-7）。

^{18}F-FDG PET 低代谢图像无特异性：造成脑部葡萄糖代谢显像低代谢灶的原因多种多样，如海马硬化、脑炎、其他原因所致的皮质受损萎缩、外伤、脑软化灶、脑瘤等。一些患者致痫灶切除后，仍有癫痫发作，主要原因之一可能是除切除的致痫灶外还存在广泛的脑功能损害，其致痫潜能大大超过“致痫灶”。

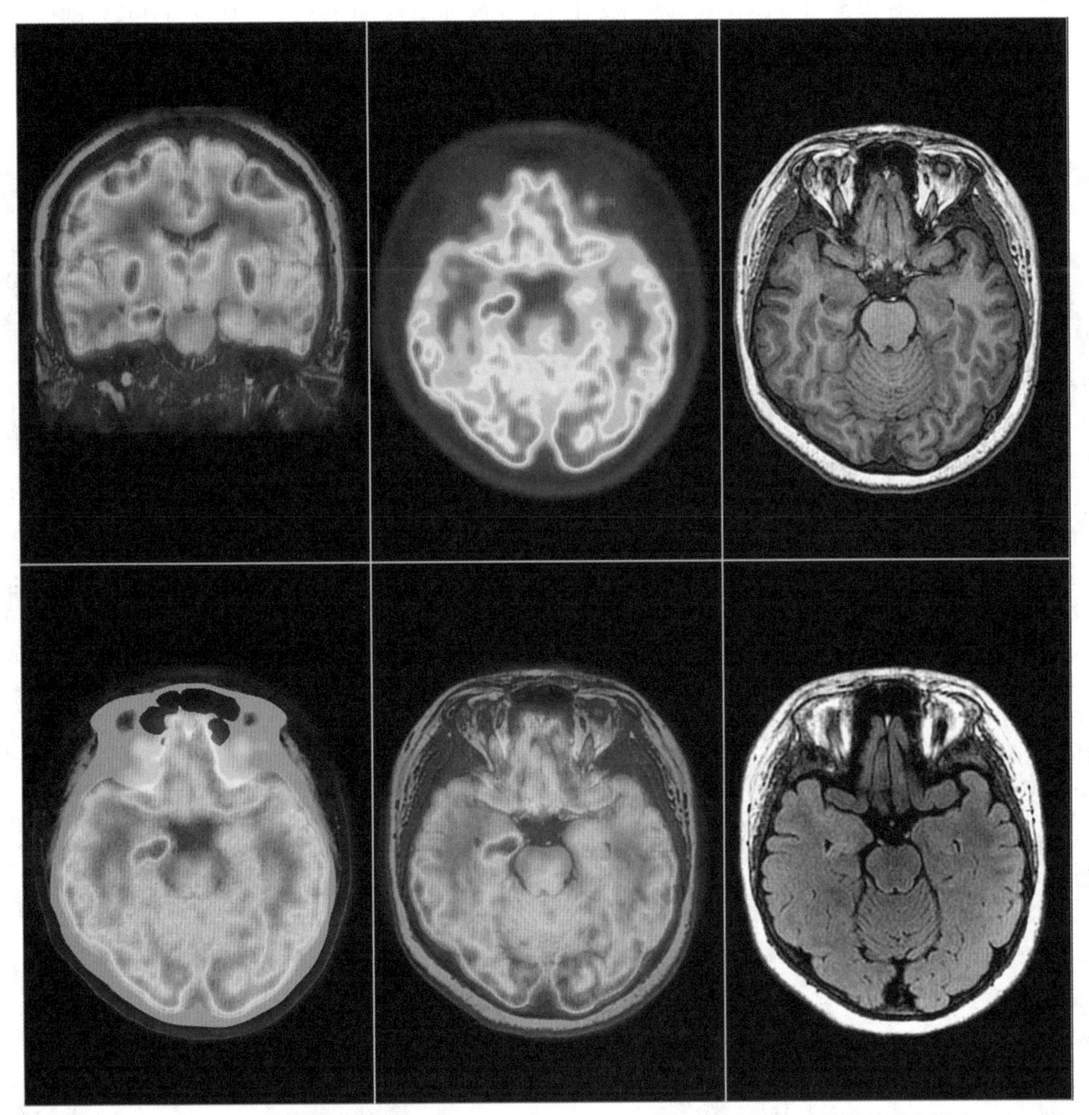

图 9-7 癫痫患者 MRI 右侧海马体积缩小和 T_2 Flair 信号增高，PET 葡萄糖代谢增高

2. 阿尔茨海默病 脑组织局部神经元缺失和突触功能下降与阿尔茨海默病（Alzheimer’s disease，AD）的发生及其严重程度密切相关。^{18}F-FDG PET 显像可以通过显示脑组织葡萄糖代谢的减低情况，反映脑内神经突触的活性，对 AD 病情作出评价。在 ^{18}F-FDG PET 脑代谢显像中，轻度及中度 AD 表现为脑局部葡萄糖代谢率减低，常见于顶叶、颞后叶和枕叶前部皮质，以双侧颞、顶叶代谢降低更明显，其降低程度随痴呆严重程度和其病程而增加（图 9-8）。双侧顶

ER-9-3-1 常见癫痫患者 ^{18}F-FDG PET 典型图像

颞叶、后扣带回和楔前回葡萄糖代谢减低是 AD 的特征性表现。明显的额叶代谢减低出现在中、重度患者，主要位于额上回和额中回附近区域。

AD 严重程度的评价，常用的方法有目测法和半定量分析。①目测法：通过肉眼观察 ^{18}F-FDG 代谢减低区的范围对病情进行评估。随着病情的发展，脑内低代谢区数目增加、范围扩大。轻度 AD 有 1~2 个脑叶受累，中度有 3~4 个脑叶受累，而重度 AD 受累的脑叶在 5 个以上。轻度和中度 AD 多为单侧或非对称性代谢减低，此时颞叶和海马轻度萎缩或无明显萎缩；重度 AD 常表现为双侧颞顶叶和额叶代谢减低，颞叶和海马明显萎缩。②半定量分析：采用比值法，单侧病变采用病变区 / 对侧正常脑区比值，正常比值 >0.90，0.80~0.90 为轻度，0.70~0.80 为中度，≤ 0.70 为重度；双侧病变采用病变区 / 同侧小脑比值，正常比值 >1.20，0.96~1.10 为轻度，0.80~0.95 为中度，≤ 0.80 为重度。

PET 成为 AD 早期诊断的重要辅助手段。已研发了针对 AD 各个病理环节不同靶点的 PET 显像剂，包括糖代谢类、淀粉样蛋白 Aβ 结合类、神经递质及受体类 tau 蛋白结合类、小胶质细胞活化的神经炎症类等显像剂。其中，糖代谢类显像剂 ^{18}F-FDG、Aβ 显像剂和 tau 显像剂对 AD 诊断和病情评估方面有较好的指导意义。但需注意的是，^{18}F-FDG 脑葡萄糖代谢显像中 AD 患者脑内由于神经元的丧失存在相应部位的葡萄糖代谢减低，但特异性不高，没有针对 AD 的重要病理特征成像。

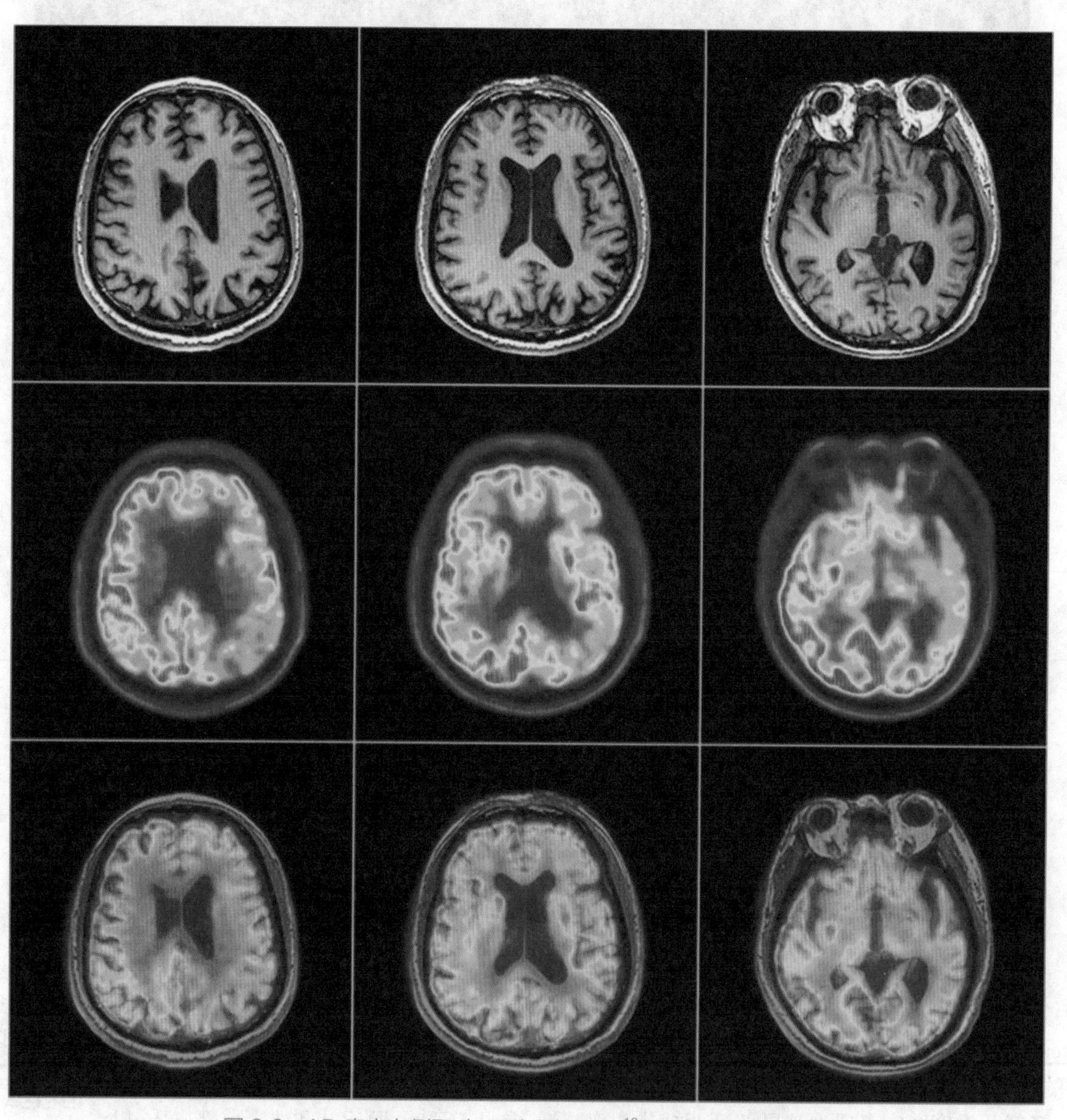

图 9-8 AD 患者左侧颞叶、顶叶局部可见 ^{18}F-FDG 代谢减低区

3. 脑肿瘤

【病例】

(1)病史摘要:患者,男,64岁,因左侧肢体麻木、乏力1月余入院,为明确诊断行 ^{18}F-FDG PET脑代谢显像。

ER-9-3-2 常见脑肿瘤患者 ^{18}F-FDG PET典型图像

(2)检查方法:受检者禁食4~6h,保持安静,戴黑眼罩和耳塞进行视听封闭,静脉注射 ^{18}F-FDG 3.70MBq/kg(0.1mCi/kg),45min后行PET/CT脑葡萄糖代谢显像。数据经软件重建获得 ^{18}F-FDG在脑内分布的横断面、冠状面和矢状面图像。

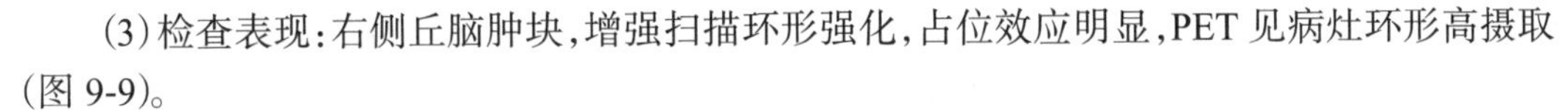

(3)检查表现:右侧丘脑肿块,增强扫描环形强化,占位效应明显,PET见病灶环形高摄取(图9-9)。

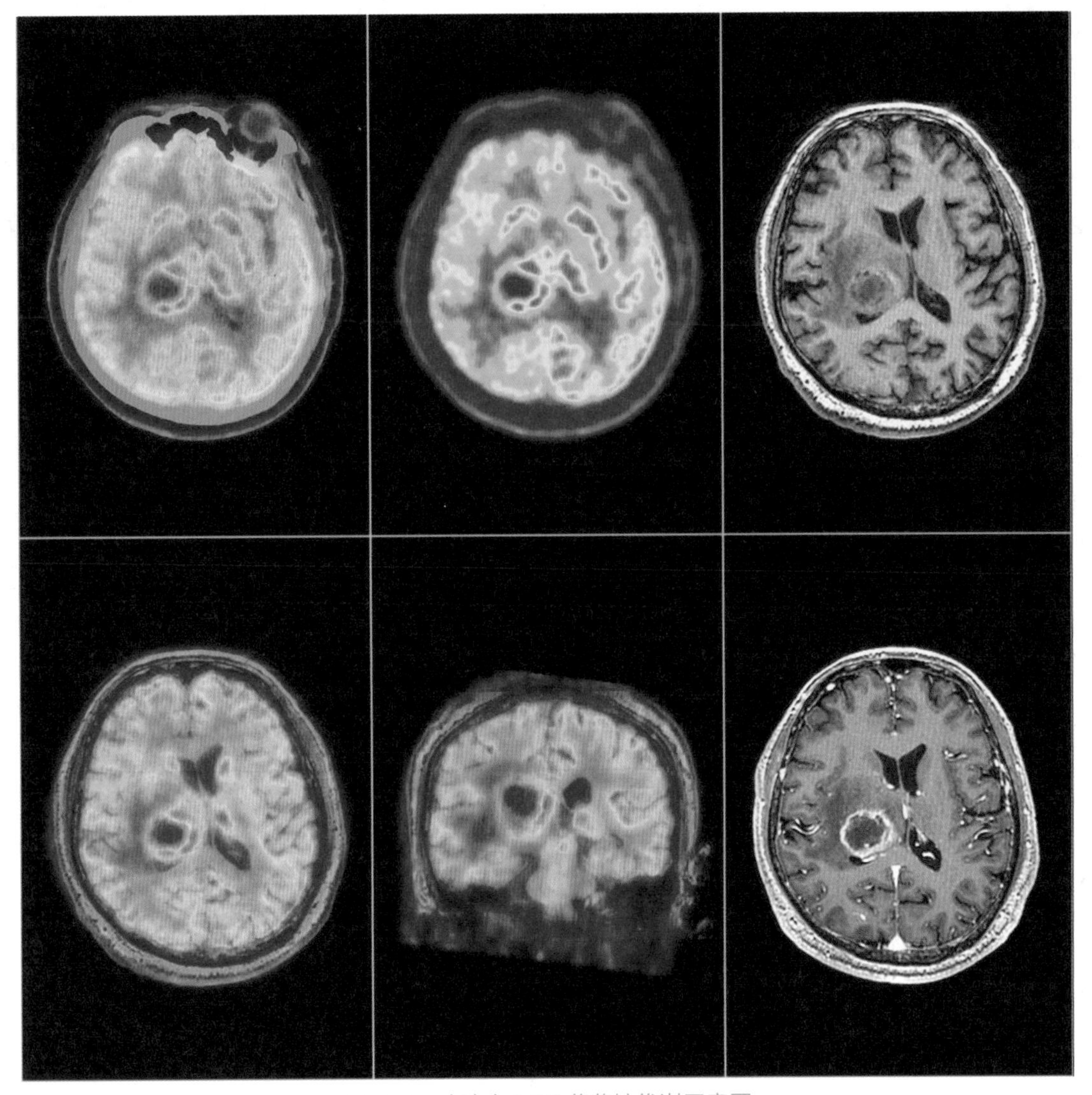

图9-9 脑肿瘤PET葡萄糖代谢示意图

(4)诊断意见:右侧丘脑占位性病变,考虑胶质瘤。

(5)随访结果:右侧丘脑占位切除术。病理显示,多形性胶质母细胞瘤(WHO Ⅳ级)。

(6)诊断要点:MRI或CT能显示脑内占位性病变,PET摄取呈环形增高。

(7)相关知识点:脑肿瘤的诊断首选MRI,但 ^{18}F-FDG PET脑代谢显像对鉴别肿瘤复发和放射性坏死、肿瘤恶性程度分级有帮助,或提示活检最佳靶点。颅内占位性病变疑似脑胶质瘤患者,如果 ^{18}F-FDG PET影像可见明显高摄取,CT呈中重度瘤周水肿和占位性效应者,可考虑高级别脑胶质瘤。而低级别脑胶质瘤 ^{18}F-FDG PET影像未见明显摄取,CT无或有轻度瘤周水肿,占位性效应常不明显。

第四节 脑受体显像

一、原理和方法

受体是一种存在于活体组织内的能与神经递质或相应配体特异性结合的蛋白质。脑受体显像(brain receptor imaging)是利用发射正电子或单光子的放射性核素标记特定的配基,基于受体-配图特异性结合的特性,通过核医学显像仪器对活体人脑特定受体结合位点进行精确定位并获得受体的分布、密度和亲和力影像。借助生理数学模型,可以获得中枢神经递质或脑受体的定量或半定量参数,从而对某些受体相关性疾病做出诊断、治疗决策、疗效评价和预后判断。

进行脑受体显像首先必须具备的条件是要有合适的放射性配体。脑内受体的含量很低,仅 10^{-12}mol/g,受体结合点少,易于饱和,因此放射性配体必须具有高亲和力、高比活度。

1. 配体 用作脑受体显像的配体,大多选择该受体的拮抗剂或其衍生物,以保证其对脑受体具有较高的亲和力。对配体的要求:①亲和力强;②特异性高;③能通过血脑屏障;④不参与体内代谢;⑤易于用放射性核素标记且标记后保持其原有的生物学性能;⑥在脑内与特定位点结合,作用机制清楚。

2. 放射性核素 脑受体显像所用放射性核素需要符合:①较高的比活度;②适中的半衰期;③合适的能量以利于成像;④标记方便,方法温和,标记后不改变原有生物学特性;⑤来源方便。

常用的PET脑受体显像的放射性核素是 ^{11}C、^{76}Br 和 ^{18}F 等。以 ^{11}C 使用最为普遍,在合成过程中以 ^{11}C 取代生物学分子中的稳定的碳,不改变其生物化学特性是其优点。^{11}C 的物理半衰期 20min,需要快速标记。显像时间不能过长(一般不超过 90min)。^{11}C 的放射性活度较低是其缺点。SPECT 脑受体显像剂常用 ^{123}I,^{99m}Tc 标记的化合物近期制备成功,如脑多巴胺转运蛋白显像剂(^{99m}Tc-TRODAT-1)。

3. 放射性配体 已被研制和开发的脑受体显像用放射性配体数量众多,分别应用于多巴胺(DA)受体、乙酰胆碱受体、苯二氮受体、5-羟色胺受体和阿片肽受体、γ-氨基丁酸受体和肾上腺素能受体(表 9-1)。对放射性配体的要求,主要综合了前述对配体和对放射性核素的所有要求,包括:①顺利通过血脑屏障;②与特定受体的亲和力强;③特异性高;④稳定而不参与体内代谢或很少代谢;⑤放射性核素性能优良,半衰期适中,射线能量合适,易于被探测用作成像;⑥放射性比活度大,而所有这一切条件都是为了达到最终要求;⑦能得到高比值的靶/非靶比值,以利于显像和进行定量分析。

表 9-1 神经受体与放射性配体及其临床应用

受体及受体亚型	单光子配体	正电子配体	临床应用
多巴胺受体 D_1,D_2,D_3,D,D_5	^{123}I-ILIS,^{123}I-IBZM, ^{123}I-β-CIT, ^{99m}Tc-TRODAT-1	^{18}F-dopa,^{11}C-NMSP, ^{11}C-raclopride, ^{11}C-*d*-threo-MP, ^{11}C-β-CIT	帕金森病,亨廷顿病,成瘾
乙酰胆碱受体 M,N	^{123}I-IQNB,^{123}I-IBVM	^{11}C-nicotine,^{11}C-QNB	早老性痴呆,帕金森病,酗酒
5-羟色胺受体 $5\text{-}HT_{1A}$、$5\text{-}HT_{1B}$、$5\text{-}HT_{1C}$, $5\text{-}HT_2$、$5\text{-}HT_3$,5-HTT	^{123}I-2-ketanserin,^{123}I-β-CIT	^{76}Br-2-ketanserin, ^{11}C-β-CIT	焦虑,狂躁/抑郁精神病,帕金森病
阿片受体 μ,δ,κ	^{123}I-morphine,^{123}I-O-IA-DPN, ^{131}I-DPN	^{11}C-DPN,^{11}C-CFN	癫痫,精神病,抗痛作用,药物成瘾性和依赖性研究及戒毒作用
γ-氨基丁酸/苯二氮䓬受体	^{123}I-iomazenil	^{11}C-flumazenil	癫痫,胶质瘤

二、基于病例的实战演练

帕金森病

【病例】

(1)病史摘要：患者，男，60岁，休息时出现双手臂不自主抖动、表情僵硬、走路前倾、步伐细碎半年。为明确诊断行脑多巴胺转运蛋白显像(dopamine transporter imaging，DAT imaging)。

(2)检查方法：^{99m}Tc-TRODAT-1，740MBq，静脉注射，患者视听封闭，1h后行SPECT脑部断层显像。

(3)检查表现：双侧纹状体摄取显像剂明显减低，左侧为著(图9-10)。

(4)诊断意见：双侧纹状体密度减低，功能受损，左侧为著，符合帕金森病表现。

(5)随访结果：患者服用左旋多巴1个月后双手臂抖动症状明显好转，步行加速及步伐细碎症状亦有所好转。

(6)诊断要点：帕金森病(Parkinson's disease，PD)的病理基础是黑质多巴胺能神经元和黑质纹状体通路的变性。多巴胺转运蛋白是多巴胺能神经末梢的突触前膜结合蛋白，可以对突触间隙的多巴胺进行再摄取，以调控突触间隙的多巴胺浓度，是反映多巴胺递质系统功能的一个重要指标，因此DAT显像反映PD患者多巴胺能神经末梢的受累。脑^{99m}Tc-TRODAT-1显像可见大脑皮层及神经基底核团受体结合位点的显像剂分布均匀，影像轮廓结构清晰，小脑显像剂分布较低(图9-11)。在PD早期，突触前膜多巴胺显像表现为摄取减低表现；而突触后膜多巴胺受体显像表现为摄取增高的上调表现，在疾病后期可转为正常。

(7)鉴别诊断

1)多系统萎缩：是一组原因不明的神经系统多部位进行性萎缩的变性疾病，若累及纹状体黑质变性，脑多巴胺受体相关显像也表现为纹状体摄取减低表现，临床表现类似PD患者，但其前者主要表现为肌强直和运动迟缓，而震颤不明显，且大部分多巴胺治疗无效。另外在多巴胺能神经递质及多巴胺受体脑显像中，多系统萎缩患者也可表现为纹状体功能受损。

2)进展性核上瘫：是一种神经系统变性疾病，伴随的PD症状以强直、少动为主，还可有不自主运动、垂直性眼球凝视障碍等症状，而静止性震颤很少见。此病纹状体功能多正常。

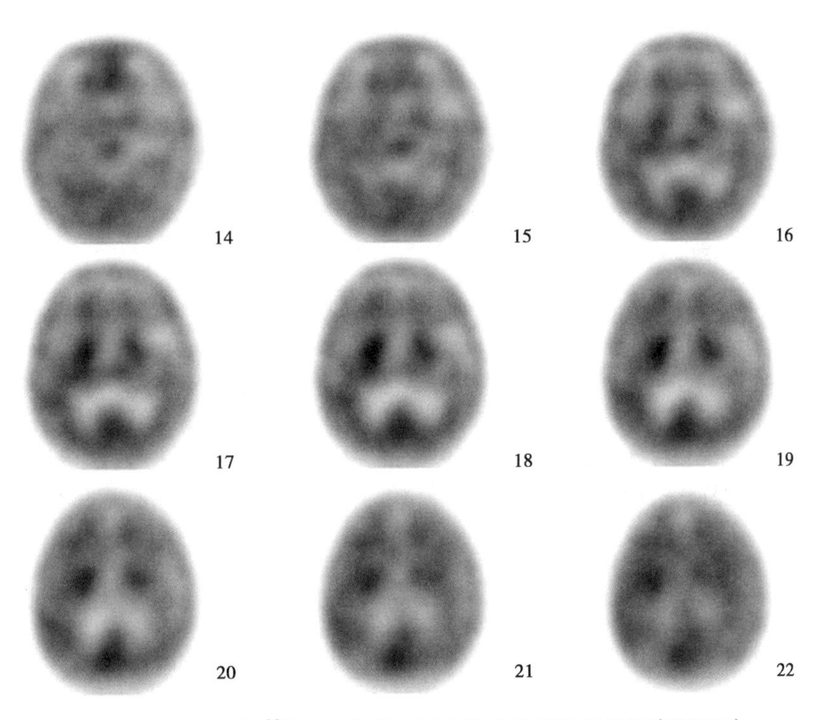

图9-10 PD患者^{99m}Tc-TRODAT-1脑SPECT显像图(横断面)

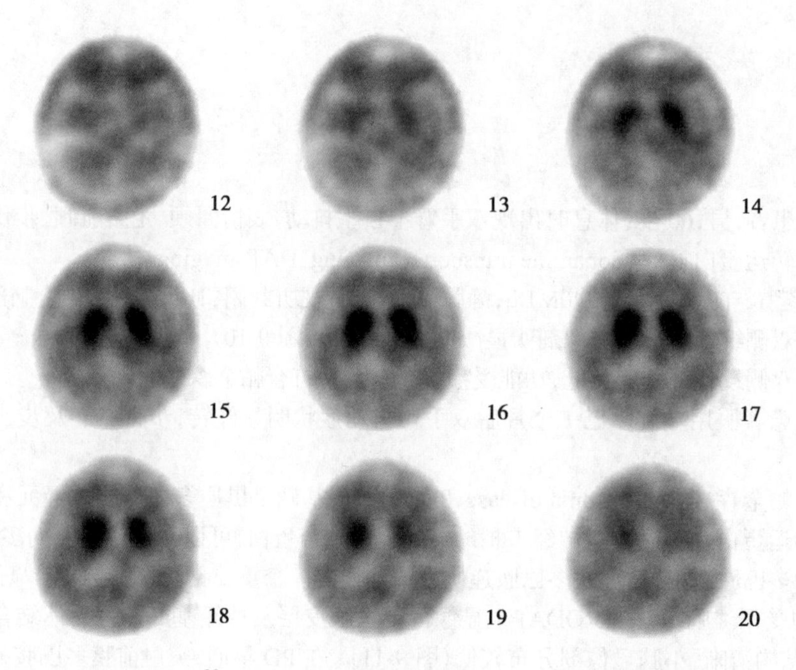

图 9-11　^{99m}Tc-TRODAT-1 脑 SPECT 正常影像（横断面）

第五节　脑脊液显像

脑脊液（cerebrospinal fluid，CSF）是脑室腔及蛛网膜下腔内充满的无色透明液体，主要由各脑室的脉络丛分泌（70%），室管膜和脑实质也能生成脑脊液。正常人脑脊液每 6~8h 更新一次，分泌脑脊液的速度为 0.3~0.4ml/min。由侧脑室脉络丛分泌的脑脊液，经室间孔流入第三脑室，再经中脑导水管流至第四脑室，继而流入小脑延髓池，并流入蛛网膜下腔，最后经蛛网膜颗粒渗透至上矢状窦内。许多部位可吸收脑脊液。脑脊液不断由脉络丛等产生，又不断经蛛网膜颗粒回流到血液中，形成脑脊液循环。将显像剂引入蛛网膜下腔，可观察脑脊液循环的情况。

一、基本原理

将放射性药物显像剂注入蛛网膜下腔，显像剂混合在 CSF 中随着 CSF 流动，参与 CSF 循环。通过核医学成像技术可跟踪显像及在 CSF 中各时相的分布并提供蛛网膜下腔隙、各脑池及脑室的形态，以及脑脊液流动和被吸收等动力学参数。

二、显像方法

采用常规腰椎穿刺术，将显像剂如 ^{99m}Tc-DTPA 74~185MBq（2~5mCi，体积小于 1ml）注入蛛网膜下腔，在体外用 γ 相机或 SPECT 示踪脑脊液的循环路径和吸收过程或显示脑室影像和引流导管是否通畅。脑池显像通常在注药 1h、3h、6h、24h 后分别行前、后和侧位头部显像；脑室显像于注药后即刻采集至 1h。若观察脊髓蛛网膜下腔脑脊液是否通畅，应在注药后 10min 开始自注入部位由下向上行后位显像。怀疑脑脊液漏者需在注药前在鼻道、耳道及可疑部位放置棉拭子，瘘道一旦显示即可终止显像，取出拭子测量其放射性。

三、影像表现

1. 正常影像图像　显像剂注入蛛网膜下腔后，1h 到达小脑延髓池。3h 上升到小脑幕水平，各基底池已显像而蛛网膜下腔影像明显消退。6h 各基底脑池、四叠体池、胼胝体池和半球间池均显示而在前位图上呈三叉影像，脊髓蛛网膜下腔影近于消失。24h 上矢状窦显影，两侧大脑凸面呈对称性分布，构成伞状影像。脑室系统始终不显影（图 9-12）。

2. 异常影像图像　脑脊液的产生、循环和回流过程发生改变，会出现异常脑脊液动态显像，可表现为显像剂上升时间明显延迟，侧脑室显影、示踪剂消除缓慢，24~48h 大脑凸面仍不显像，蛛网膜下腔及脑池外出现显像剂浓聚灶。

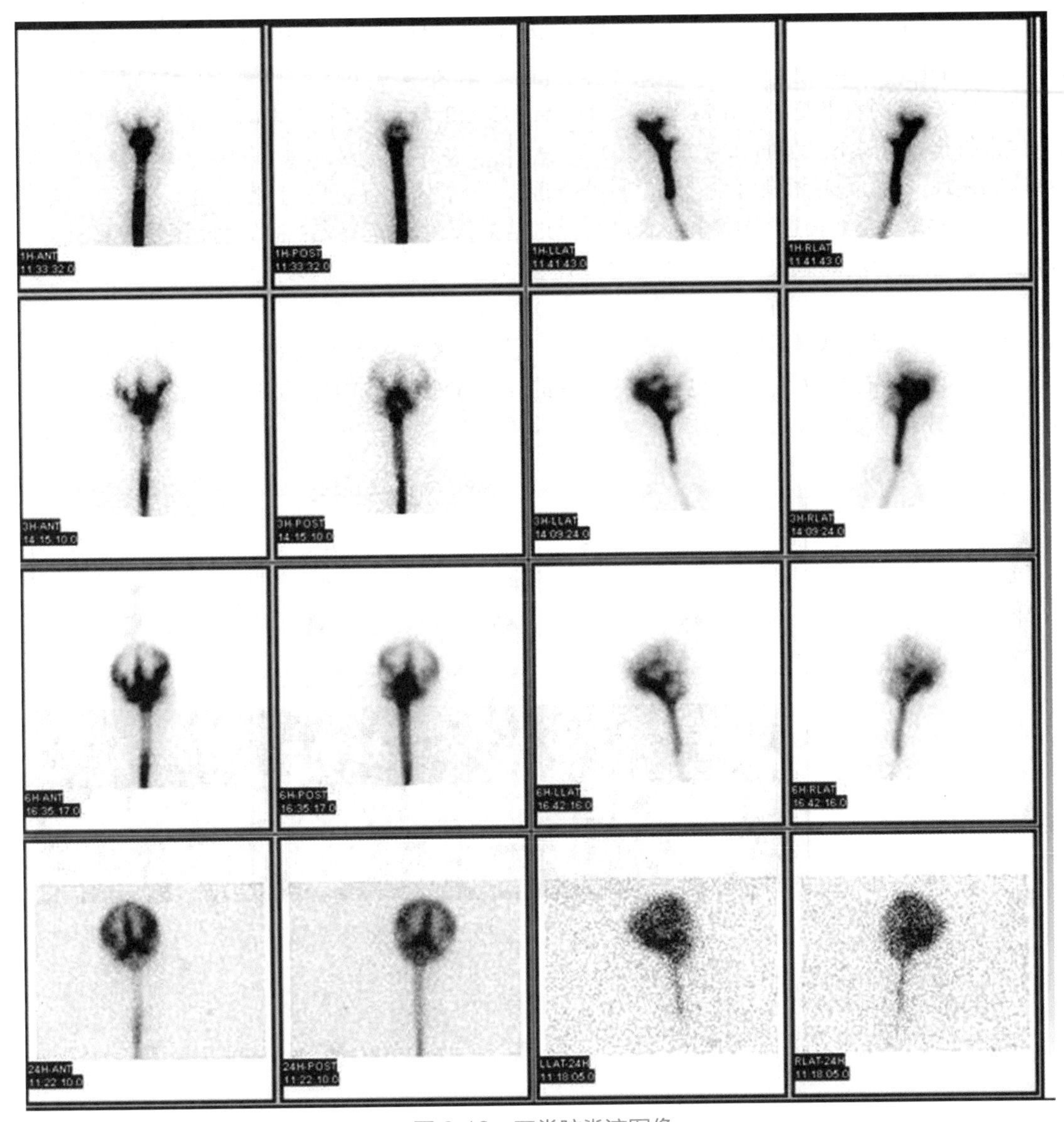

图 9-12 正常脑脊液图像

（横排为前位、后位、左侧位、右侧位；竖排分别为注射后 1h、3h、6h、24h 图像）

四、临床应用

1. 脑脊液漏的诊断和定位 通过显示鼻腔内存在放射性是诊断和定位脑脊液鼻漏最有效的方法。脑脊液鼻漏影像以侧位显示为最佳，注入放射性显像剂后 6h 左右常可出现自颅内外流至鼻腔的异常放射性，多数呈点状，也有呈线条状的。脑脊液耳漏则以前位和后位影像显示最佳，耳漏者在颅外相应部位出现点状或带状放射性浓聚。

2. 交通性脑积水的诊断 脑脊液形成过多，或脑脊液吸收和循环障碍，是产生交通性脑积水的两个主要原因。典型的交通性脑积水脑池显像的影像表现：①侧脑室显影；②上矢状窦不显影。脑池显像目前仍是唯一确诊交通性脑积水的方法，并对观察疗效具有重要价值。

3. 脊蛛网膜下腔阻塞的诊断 完全性阻塞时表现为延髓部位放射性的突然中断，其上端无放射性分布。不完全性阻塞表现为病变区域的放射性稀疏、缺损，脑脊液运动迟缓，小脑延髓池放射性延迟出现。或表现为多处稀疏、缺损的中断影像，提示多发性梗阻。

五、基于病例的实战演练

【病例】

(1)病史摘要：患者，男，45 岁。1 个月前因颅脑外伤行硬膜外血肿清除术，术后一直脑脊液鼻漏伴呕吐，为明确脑脊液漏部位行脑脊液显像。

(2)检查方法：蛛网膜下腔注入显像剂 ^{99m}Tc-DTPA 111MBq(3mCi)后，于 1h、3h、6h 进行前位、后位、左侧位、右侧位进行全蛛网膜下腔平面和断层显像。

(3)检查表现：1h、3h、6h 图像可见脊髓蛛网膜下腔显影，显像剂分布均匀，各脑池显影清晰，颅底可见一处异常性显像剂浓聚影，结合 CT 图像和影像融合处理结果，考虑位于蝶窦(右侧)处(图 9-13)。

(4)诊断意见：脑脊液漏显像阳性，定位于颅底蝶窦(右侧)处。

(5)随访结果：行经鼻蝶外伤性脑脊液漏修补术，术后脑脊液漏症状消失。

(6)诊断要点：脑脊液鼻漏影像以侧位显示为最佳，注入放射性显像剂后 6h 左右常可出现自颅内外流至鼻腔的异常显像剂分布，多数呈点状，也有呈线条状的。脑脊液耳漏则以前位和后位影像显示最佳，耳漏者在颅外相应部位出现点状或带状显像剂浓聚。

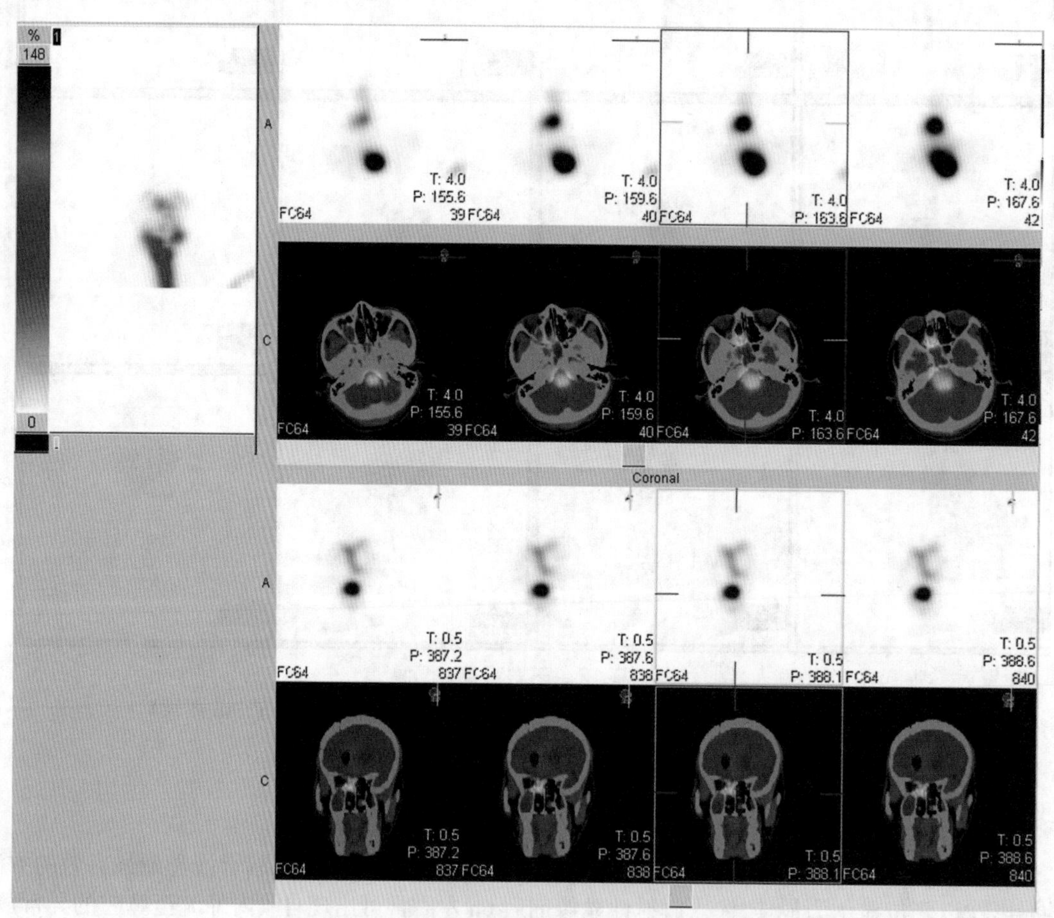

图 9-13　脑脊液漏 SPECT/CT 融合显像示意图

(徐　浩)

第十章　消化系统

第一节　解剖与生理基础

一、消化管

消化管（digestive tract）是一条起自口腔延续为咽、食管、胃、小肠、大肠、止于肛门的很长的肌性管道，包括口腔、咽、食道、胃、小肠（十二指肠、空肠、回肠）和大肠（盲肠、结肠、直肠）等部位。

二、消化腺

消化腺分为小消化腺和大消化腺两种。小消化腺散在于消化管各部的管壁内，大消化腺有三对唾液腺（腮腺、下颌下腺、舌下腺）、肝和胰，它们均借导管将分泌物排入消化管内。

三、肝脏

肝脏是人体最大的消化腺，我国成年人肝的重量，男性为 1 230~1 450g，女性为 1 100~1 300g，占体重的 1/40~1/50，胎儿和新生儿的肝相对较大，重量可达体重的 1/20，其体积可占腹腔容积的 1/2 以上，肝的血液供应十分丰富，活体肝呈棕红色。肝的质地柔软而脆弱，易受外力冲击而破裂，导致腹腔内大出血。

肝的功能极为复杂，它是机体新陈代谢最为活跃的器官，不仅参与蛋白质、脂类、糖类和维生素等物质的合成、转化与分解，而且还参与激素、药物等物质的转化和解毒。肝还具有分泌胆汁，吞噬与防御以及在胚胎时期造血等重要功能。

肝脏位于右上腹呈三角形或不规则楔形，膈面上的矢状位镰状韧带将肝分为左右两叶，肝上面与膈肌毗邻，下方肝门区有许多很重要的血管及胆总管，肝的脏面与有储存和浓缩胆汁的器官 - 胆囊和十二指肠降部毗邻。

四、胆囊和胆道

肝细胞可持续生成和分泌胆汁，胆汁进入肝内的胆小管，后者汇入较大的胆管，最后经由肝管流出肝脏。胆管上皮细胞可分泌大量含水和碳酸氢盐的胆汁进入胆管，并直接经总胆管进入十二指肠，但在消化间期，胆汁经胆囊管进入胆囊并储存，于消化期再排入十二指肠。胆汁对于脂肪的消化和吸收具有重要作用。

第二节　消化道动力学研究

一、食道通过显像

（一）概述

正常情况下人体食入的食物由口腔到咽是随意动作，经过咀嚼食团进入咽部，刺激咽部的触觉感受器，冲动上传至吞咽中枢，使咽 - 食管括约肌舒张，食团进入食管上段，随后经过食管蠕动将食团向下移送至胃，食管与胃连接处有食管下括约肌，静息状态下食管下括约肌处的管腔内压高于胃内压，可防止胃内的食物、胃液及气体反流入食道。食道通过显像是将含有放射性显像剂的食物吞食后，随食管的蠕动，该食团随之通过食道并进入胃，用 SPECT 或 γ 照相机连续采集此过程，即可获得食团通过食管时的影像并可计算食管通过时间。

（二）检查原理

当含有放射性显像剂的食物被吞食后，随着食管的蠕动，该食团通过食管进入胃，此过程用 SPECT 或 γ 相机连续拍摄其动态影像，并用计算机处理所获得的影像资料，可得到食团通过食管的有关影像变化参数。当食管病变影响其蠕动功能时，其食管通过时间可以出现相应变化，据此，得到对食管功能的客观评价。

（三）检查流程

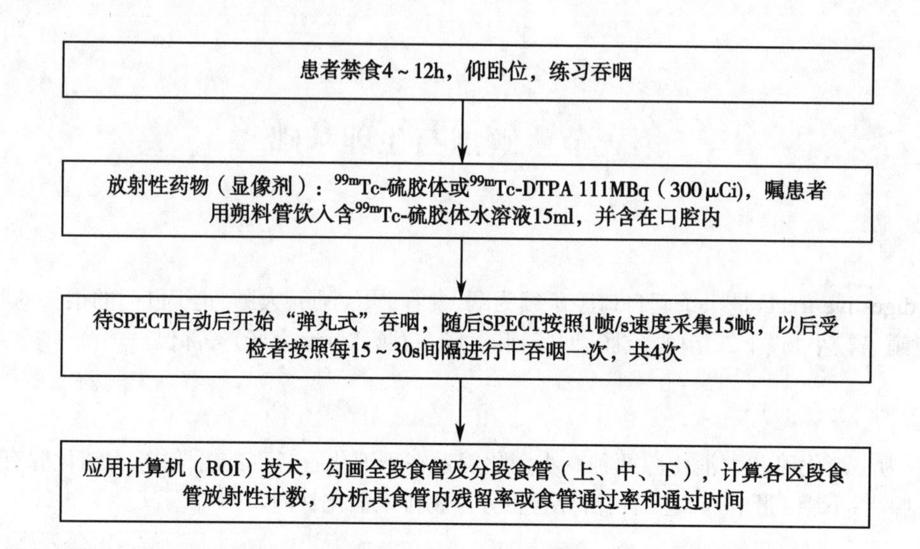

该项检查使用水溶性显像剂较为普遍，但有些报道用 ^{99m}Tc-DTPA 标记鸡蛋的夹心面包做试餐，以了解固体食物的食道排空功能，也有研究认为应用半固体食物对诊断食道运动低下较为敏感。

（四）正常图像表现及参数结果

自咽部起始，可见一条垂直向下与食道走行一致的显像剂浓聚影像，动态观察可清晰显示食团或含放射性显像剂的水溶液通过食道的全过程。定量分析可采用感兴趣区(ROI)技术勾画出食道及分段食道(分为上、中、下段)并计算出各区段放射性计数，分析其食道内残留率或食管通过时间。

$$食道内残留率 = \frac{Emax-Et}{Emax} \times 100\%$$

式中 Emax 为吞咽后 15s 内食道最大计数率，Et 为经过 t 次干吞咽后计数率。食道通过时间是指从放射性试餐(水溶液)初次进入食道至 90% 放射性被清除的时间，正常值小于 15s。

正常人的连续食道 SPECT 显像显示出食道内的显像剂迅速减少，至首次吞咽结束时(大约 15s)，所获得的影像中几乎没有或少量放射性显示；定量结果显示首个 15s 结束时，食道内测得的残留放射性计数低于引入总放射性的 10%，即食道通过率要大于 90%。临床上常用来诊断贲门失弛缓症、硬皮病和弥散性食管痉挛等患者，也可判断药物疗效及手术效果。

二、胃食道反流显像

（一）概述

食管与胃连接处(1~2cm)的环行肌，称为食管下括约肌，在未进行吞咽的静息状态下，食管下括约肌处的管腔内压约为 4kPa，高于胃内压力，当蠕动波到达时，食管下括约肌舒张，食团入胃后食管下括约肌收缩，恢复其静息时的压力，防止胃内的食物、胃液及气体反流入食道。胃食道反流显像是将含有放射性显像剂的食物吞食，该食物随食管的蠕动进入胃，然后人工给胃部施加一定的压力，用 SPECT 或 γ 相机连续拍照观察是否有胃内容物反流入食道，同时获得显示这一过程的图像和参数。

（二）检查原理

制备不被食管及胃黏膜吸收的含有放射性核素、且含一定量酸性饮料的显像剂，口服后启动采集程序，连续拍摄包括全胃及食道部位的动态影像，观察显像剂进入胃的全过程，全胃显影后，观察食管入口处至贲门上方之间是否出现显像剂浓聚影，如出现浓聚影可利用 ROI 技术定量测定反流量大小。

（三）检查流程

显像剂制备：成人患者取显像剂^{99m}Tc-硫胶体或^{99m}Tc-DTPA 37～74MBq（1～2mCi），将其加入150ml酸性饮料（如橘汁）中，再加入150ml 0.1mol/L HCl溶液，将两者混匀。婴儿或儿童取^{99m}Tc-硫胶体5～10MBq（135～270μCi）加入牛奶或者果汁中混匀

↓

检查前腹部缚以充气腹带或者缚普通腹带，在其下面放置血压计的充气囊袋，连接血压计。婴幼儿检查时，不用腹带，禁食2h以上即可

↓

受检者隔夜禁食或禁食8h以上。在48h内禁止服用影响胃肠道运动类药物。显像剂在5min内喝完，再服30ml清水去除残留在食道的显像剂。15min后仰卧于SPECT或γ照相机探头下，取前位显像，视野包括食管和胃

↓

充气腹带逐级加压，分别为0kPa、2kPa、4kPa、6kPa、8kPa、10kPa、12kPa和13.3kPa，每级加压后SPECT分别采集1帧/30s，共8帧

↓

用ROI技术获得各时相食管和胃的计数率，生成时间-放射性曲线，观察曲线上是否出现尖峰及尖峰的数目。峰的高度与反流量成正比，其宽度反映反流发作的持续时间。并按照下列公式计算反流指数（GERI）

$$反流指数（\%）=\frac{食管内的放射性计数-食管本底计数率}{全胃内的放射性计数}\times 100\%$$

（四）正常图像表现

正常人胃食管反流影像可见胃轮廓显影，而与胃连接的下段食管无显像剂分布（图 10-1），在腹带压力达到 13.3kPa 时，可以测量出微量显像剂存在，GERI 一般为 2.7% ± 0.3%，GERI<4% 为正常，胃贲门处的时间 - 放射性曲线无尖峰，或仅有 2~3 个小尖峰为正常影像。

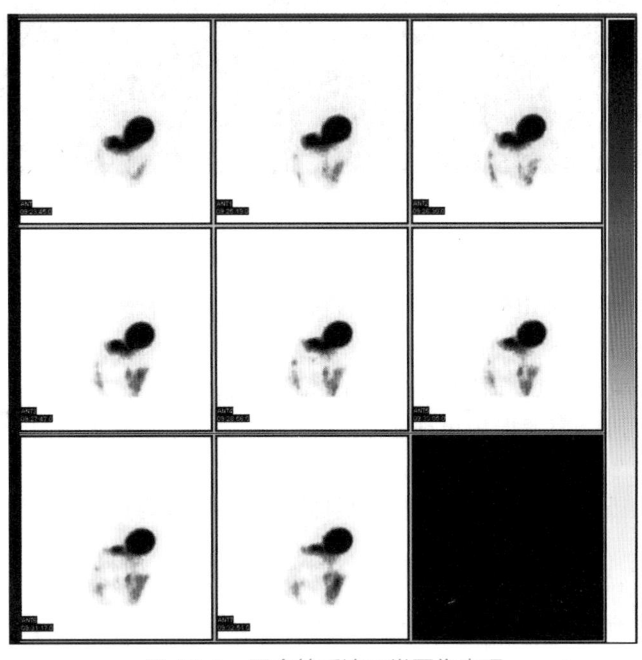

图 10-1 胃食管反流正常图像表现

（五）基于病例的实战演练

【病例】

1. 病史及检查目的 患者，男，48 岁，近年来一直有持续烧心症状，餐后发病，伴有反酸及胸部、后背疼痛感，查体未见阳性发现，心脏检查排除冠心病诊断，内镜检查食道黏膜未见异常，X 线食管钡餐检查正常，临床怀疑胃食管反流而申请做胃食管反流显像（图 10-2）。

在不同腹部加压时相均可见与食管走行一致的条状显像剂浓聚影，图 10-2 为经计算机处理的时间 - 放射性曲线，可见大小不等的 8 个小高峰出现，GERI 为 12.3%。符合胃食道反流影像表现。

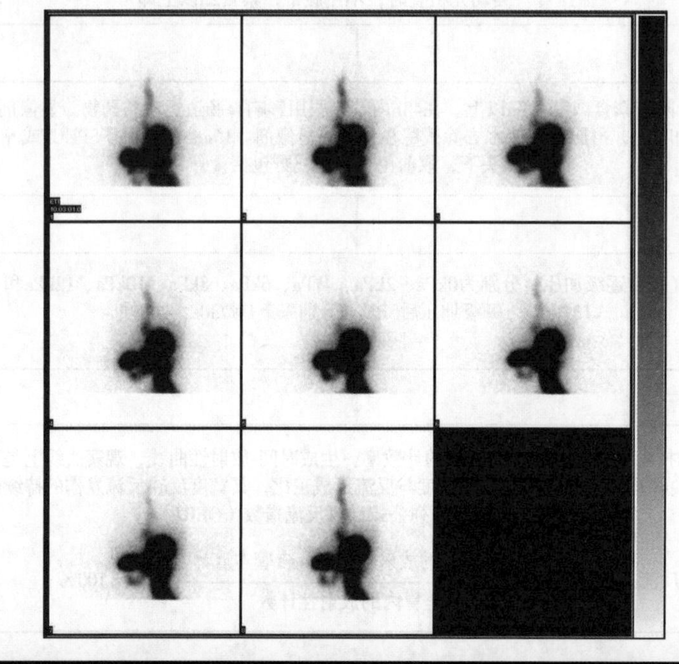

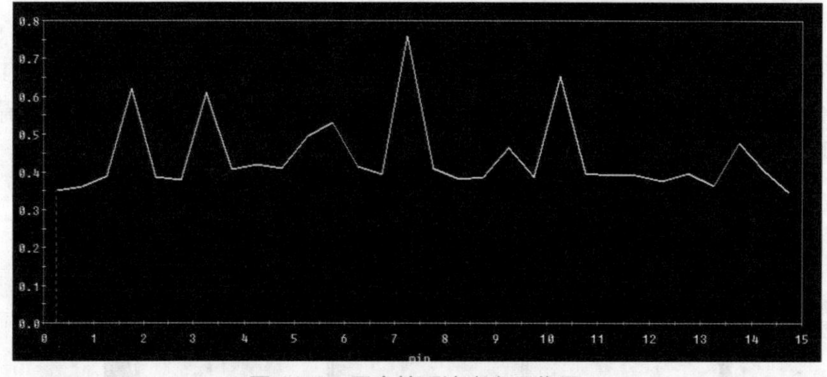

图 10-2 胃食管反流患者显像图

2. 检查表现 胃影区贲门食管内可见每个不同腹压状态下与食管走行一致放射性显像剂浓聚影，经计算机处理后可见时间 - 放射性曲线出现 8 个小尖峰，符合胃食管反流影像表现。

3. 诊断要点 正常人食管内无显像剂分布，但在腹带压力达到 13.3kPa 时，可以测量出微量显像剂存在，GERI 为 2.7% ± 0.3%，胃贲门处的时间 - 放射性曲线无尖峰，或仅有 2~3 个小尖峰，如果出现 4 个以上，则提示有胃食管反流；贲门上方的食管内出现显像剂分布，如果高于本底水平为弱阳性；明显高于本底但低于胃影为阳性，等于胃影的显像剂强度为强阳性；正常成人的 GERI<3%，3%~4% 为可疑，4% 以上则提示有胃食管反流；在腹部未加压的情况下食管处出现显像剂显示者，称为自发性反流，加压后的反流为诱发性反流。

4. 鉴别诊断

（1）不同原因引起的食管病变：如真菌性食管炎、药物性食管炎、食管癌等，该类疾病食道炎症所在部位都有烧灼感，但是很少有反酸，食管内镜可以明确诊断。

(2)食管贲门失弛缓症：由于食管神经肌间神经丛病变，引起食管下段括约肌松弛障碍，临床表现为间歇性咽下困难，食物反流和胸骨后不适或疼痛。X 线钡餐可见贲门梗阻，呈漏斗或鸡嘴状，食管下段明显扩张，口服硝酸异山梨酯 5~10mg 可使贲门弛缓，钡剂随即通过。

(3)消化性溃疡：慢性病程，周期性发作，发作与自发缓解交替出现，发作时上腹部疼痛呈节律性，胃镜检查可以明确诊断。

三、胃排空试验

(一) 概述

食物由胃排入十二指肠的过程称为胃排空，胃排空的速度因食物的种类、形状和胃的运动情况而异。当胃内食物被分解成足够小的颗粒时，才能顺利通过幽门括约肌，食糜通过幽门的数量取决于其颗粒的大小，固体食物排空的速度取决于在胃内分解成小颗粒的速度，多咀嚼有利于食物在胃内消化与排空，液体食物的排空远比固体食物快。将不被胃黏膜吸收的放射性显像剂标记的食物食入，该食物到达胃后经胃蠕动传送至十二指肠，同时使用 SPECT 或 γ 相机连续拍摄并记录此过程，计算出胃内放射性计数下降的曲线及时间，以此反映胃的运动功能。此方法是人体生理状态下了解胃动力学的最佳方法。

(二) 检查原理

测定胃排空功能是基于计数率与容量一致的原理而设计。由于将放射性核素标记的显像剂与标准食物均匀混合后食入，它在胃内的运动过程与普通食物的运动过程完全一致，从体外利用 SPECT 或 γ 相机可以测得胃内的放射性计数率变化情况，可以真实的反映胃内正常或异常运动功能，该项检查被认为是测定胃运动功能的金标准。

固体食物与液体食物在胃内的排空机制不同，固体食物排空与胃窦部研磨、收缩、排出有关，液体食物排空与胃底及十二指肠部压力梯度有关，为了适合不同类型食物检测的需要，检查方法可分为固体、液体、或液体 - 固体混合食物胃排空测定。

(三) 检查流程

患者准备：隔夜禁食（至少禁食8h以上），检查前1~2周停服影响胃动力的药物

↓

固体食物的制备：取37~74MBq（1~2mCi）^{99m}Tc-SC或^{99m}Tc-DTPA，加入到120g鸡蛋液中搅匀，在油中煎炒至固体状，夹入两片面包中备用。液体试餐：取^{99m}Tc-SC或^{99m}Tc-DTPA 18.5~37MBq（0.5~1mCi）加入5%葡萄糖溶液（糖尿病患者使用生理盐水）300ml中混匀备用

↓

采用低能通用型准直器，能峰140keV，窗宽20%，矩阵128×128或256×256，使胃和大部分小肠于探头视野中。空腹服用试餐，要求在5min内吃完。患者仰卧于探头下，或直立位面向探头。在两次采集之间的间歇期，允许患者适当走动，但每次显像的体位必须一致。每个时间点的采集，均同时做前位显像和后位显像，然后取平均值

↓

从进食开始计时，在服完试餐后5min、10min、15min、20min各采集1帧，随后每15min采集1帧，每帧采集60s，连续观察2h。若2h放射性计数尚未下降50%，可继续延长观察时间

↓

采用ROI技术勾画出胃的轮廓，计算出各时间点全胃内放射性计数，绘出时间-放射性曲线，并按下述公式计算出各时间点的胃排空率。也可将胃区划分为近端胃、远端胃分别计算各自的胃排空率。

GEt（%）=[(Cmax－Ct)/Cmax]×100%

GEt：时间t时的胃排空率；Cmax：胃区内最大计数率

Ct：时间t时胃内的计数率（经衰变校正和衰减校正后）

（四）正常图像表现

1. 正常情况下，胃内容物排入十二指肠的时间2~6h，且受多种因素影响，如食物的种类、检查时的体位、患者的性别（男性快于绝经期的女性）、当时的身体状况等，因此各实验室必须建立适合本实验室的正常参考值。正常胃排空显像图见图10-3。

2. 液体食物胃排空半排时间 平均为40min（12~65min）；固体食物胃排空时间：平均为90min（45~110min）。

（五）基于病例的实战演练

【病例】

1. 病史及检查目的 患者，女，57岁，患糖尿病20余年，近期出现腹部不适感，腹胀，食欲不振。X线钡餐和内镜检查均未见明显异常。临床怀疑糖尿病胃轻瘫，申请胃排空显像检查。

2. 检查表现 由图10-4可见胃显影后，胃内放射性显像剂随时间延长未见明显减淡，直至2h仍可见显像剂滞留。计算胃排空半排时间为115min（图10-4）。

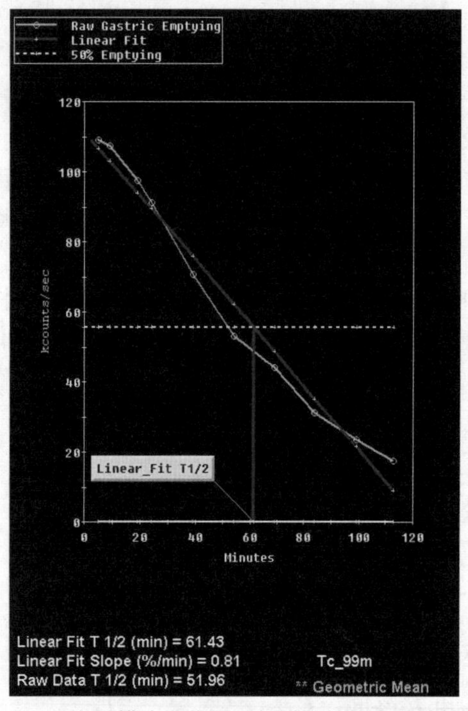

图10-3 正常胃排空显像图及经过计算机衰减计算的$T_{1/2}$

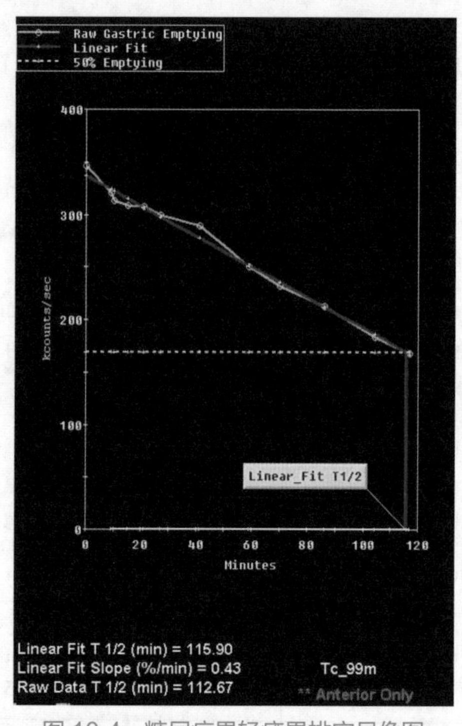

图10-4 糖尿病胃轻瘫胃排空显像图

3. 诊断要点 患者糖尿病史20年，近来出现腹部不适感，腹胀，食欲不振；胃半排空时间延长（115min），胃排空率和迟滞时间都明显延长，胃内放射性显像剂各时相均未见明显减淡；经过控制血糖，服用胃动力药物及少食多餐，症状明显好转。

4. 鉴别诊断 器质性胃潴留：包括消化性胃溃疡所致幽门梗阻、胃窦部肿瘤压迫所致的幽门梗阻等病症。一般都可查到原发病史，并且以胃蠕动增加为主，而糖尿病性胃轻瘫以胃张力下降，胃蠕动减少为主。

第三节 消化道出血显像

^{99m}Tc标记红细胞消化道出血显像

（一）概述

大部分上消化道出血可以找到明显诱因和疾病史，胃镜检查可以发现胃-十二指肠降段以上部位的消化道出血灶，因此，上消化道出血很少使用核医学的消化道出血显像检查。

下消化道出血虽不及上消化出血患病率高，但临床常有发生，其中小肠出血较大肠出血少见，但诊断较为困难，放射性核素消化道出血显像可以用于这类疾病的诊断与鉴别诊断。

（二）检查原理

正常情况下，人体胃肠道组织含血量较低，静脉注射显像剂后腹部并无放射性显像剂浓聚影，但如果胃肠道有出血，显像剂可从出血处随血液渗入肠腔内，形成显像剂浓聚影；出血量很大时也可显示出“肠型”影像，利用 SPECT 或 γ 相机可以拍摄到人体体表投射的出血部位和范围，为临床诊断及手术切口的选择提供有价值的信息。

（三）检查流程

患者检查前停用止血药，特别是出血量少的患者，显像剂常用^{99m}Tc-RBC和^{99m}Tc-SC。^{99m}Tc-RBC的标记方法有两种，体外标记法和体内标记法

↓

体内标记法：注射显像剂前30min口服KCl 400mg封闭胃黏膜。静脉注射亚锡焦磷酸盐1支。若怀疑小肠出血，可在显像前注射胰高血糖素（glucagon），减少肠蠕动，利于显像剂在小肠出血处积聚。15min后患者取仰卧位于γ照相机或SPECT的探头下，自前位对准腹部（包括剑突至耻骨联合），矩阵采用128×128体外标记法：取患者自身血清，体外标记完成后重新回注入患者体内显像

↓

至30min时注射$^{99m}TcO_4^-$淋洗液370MBq（15mCi），立即开始以1帧/2s，采集60s为血流相；然后1帧/5min，共12帧为动态相。采集至60min，仍为阴性者，可做延迟显像至2～24h

（四）正常图像表现

正常图像：静脉注射 ^{99m}Tc-RBC 555MBq（15mCi）后，全腹部未见异常显像剂浓聚影，显像剂只分布在大血管、心血池、脾脏等含血丰富器官（图 10-5）。

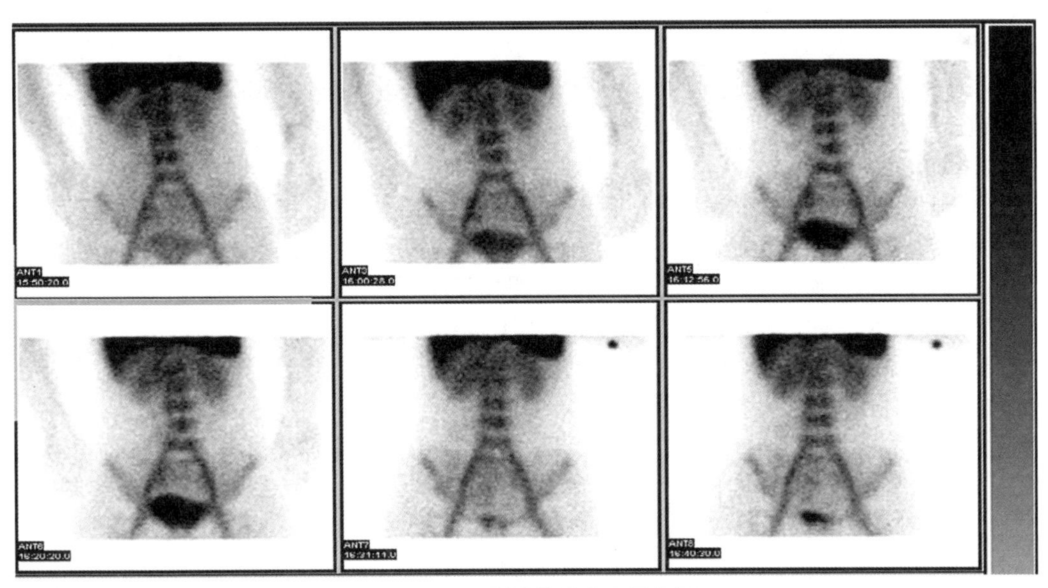

图 10-5　正常消化道出血显像图

（五）基于病例的实战演练

【病例】

1. 病史及检查目的　患者，女，53 岁，1 年前因腹部肿瘤手术切除，半年前发现腹膜后血肿，手术切除，随后出现胃肠道出血，为鲜血样便。为明确诊断，申请做消化道出血显像。

2. 检查表现 ^{99m}Tc-RBC显像示0~60min腹部未见显像剂浓聚增高影,延迟至4h发现腹膜后血肿处(中腹)及下腹部(膀胱上方)出现不规则条状及圆形核素浓聚影,24h两处出血灶显示更加清晰。影像诊断腹膜后血肿仍有出血,下腹部肠道出血(图10-6)。

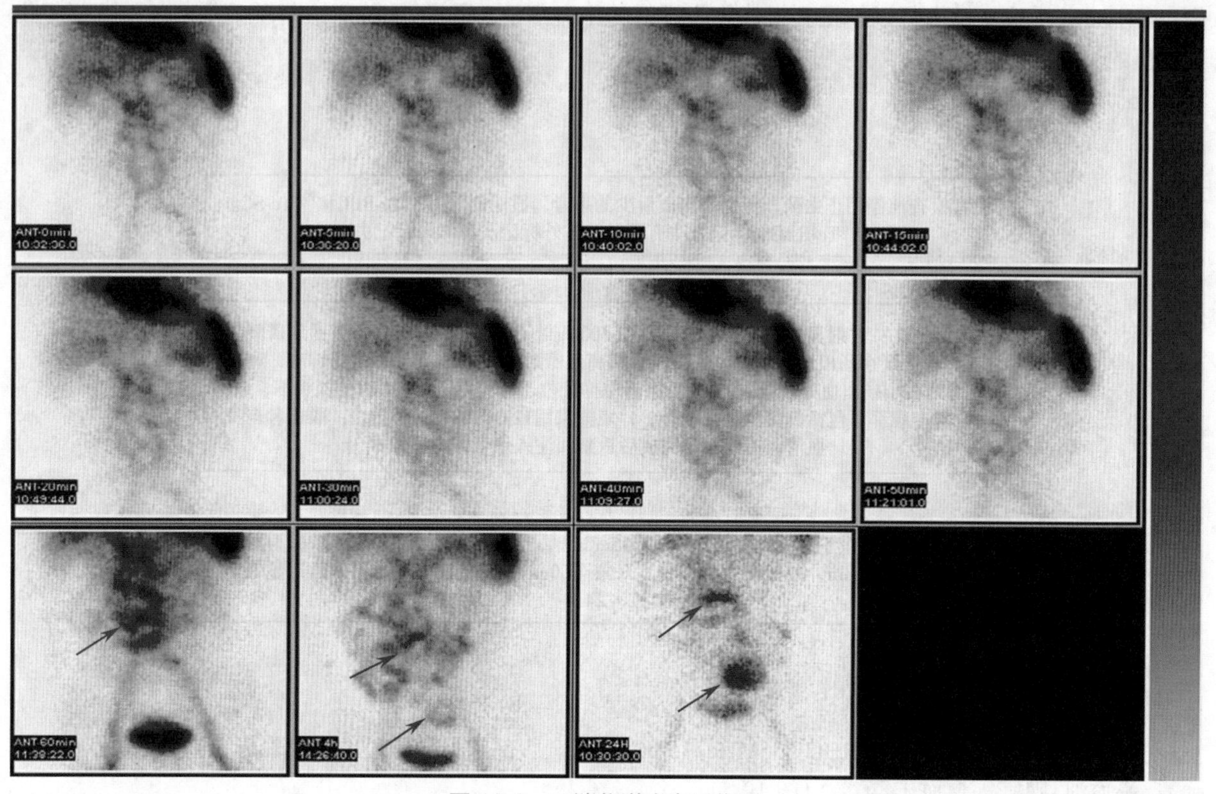

图10-6 下消化道出血显像图

3. 诊断要点 正常人腹部SPECT探头视野内无放射性显像剂浓聚,只显示肝、脾、肾及腹部大血管影。如果腹部出现圆形、不规则团块状放射性显像剂浓聚影(有时肠道出血影随肠蠕动形态及部位会发生变化),提示有消化道出血。

4. 鉴别诊断

(1)放射性显像剂污染(检查床或身体):显像起始时可见该部位放射性浓聚影,随时间延长而不改变位置,形态也无改变;消化道出血时,显像剂随时间延长或因肠道蠕动而改变位置,形态也随之改变。

(2)双肾影处及腹部大血管后位小出血灶,往往在平面显像时,由于前位像重叠遮挡易造成误判,特别是大血管正后方的小出血灶,可以做斜位显像或SPECT/CT融合断层显像鉴别。

5. 临床应用 临床上急性胃肠道出血准确的定位诊断非常重要,对于多次、反复出血而使用临床常规检查方法不能明确出血部位的患者尤为重要。

上消化道出血可以使用纤维胃镜进行定位诊断及相应的治疗,但下消化道出血一般情况下确定出血部位比较困难,内镜及钡剂造影的诊断价值有限。

^{99m}Tc-SC或^{99m}Tc-RBC显像诊断胃肠道出血的灵敏度可达85%~90%。可以探测到出血量仅为2~3ml,并可大致确定出血部位。临床上对诊断活动性出血究竟使用哪一种显像剂更为合适存在不同看法,一般认为^{99m}Tc-SC更适合正在出血和病情不稳定的重症患者,而^{99m}Tc-RBC的最大优势就是能否在足够长的时间内多次、反复显像,常用于间歇性胃肠道出血患者。

ER-10-3-1 消化道出血典型病例

第四节 异位胃黏膜显像

梅克尔憩室显像

(一) 概述

在胚胎发育期间，卵黄管先从脐端开始向肠端萎缩退化，若脐端已退化，肠端未退化则形成一盲囊，称为回肠远端憩室，1809 年梅克尔（Meckel）对这种先天性畸形，在胚胎学和临床方面作了详细的描述，因而被称为梅克尔憩室（Meckel diverticulum）。梅克尔憩室顶端常游离于腹腔内也可有残余索条与脐部相连，肠袢可环绕索带扭绞或被索带压迫而引起肠梗阻。憩室顶部也可与其他肠袢粘连而发生肠梗阻。有时憩室内翻引起肠套叠。憩室壁包含 3 层，即浆膜、肌层和黏膜，黏膜通常为回肠黏膜，约有 50% 含迷生异位组织，如胃黏膜和胰腺组织，以胃黏膜最多，这些组织能分泌盐酸和消化酶，可腐蚀憩室和其周围组织，使其发生溃疡出血与穿孔。

(二) 检查原理

异位胃黏膜最常见于梅克尔憩室，其次是 Barrett 食管和肠重复畸形。异位胃黏膜与正常胃黏膜一样具有分泌胃酸和胃蛋白酶的功能，邻近肠管和食管的黏膜可以被胃酸侵蚀而发生溃疡和出血。异位胃黏膜和正常胃黏膜一样可以摄取和分泌 $^{99m}TcO_4^-$，采用能被胃黏膜摄取和分泌的 $^{99m}TcO_4^-$ 作为显像剂，可以对异位胃黏膜部位进行显像诊断。

(三) 检查流程

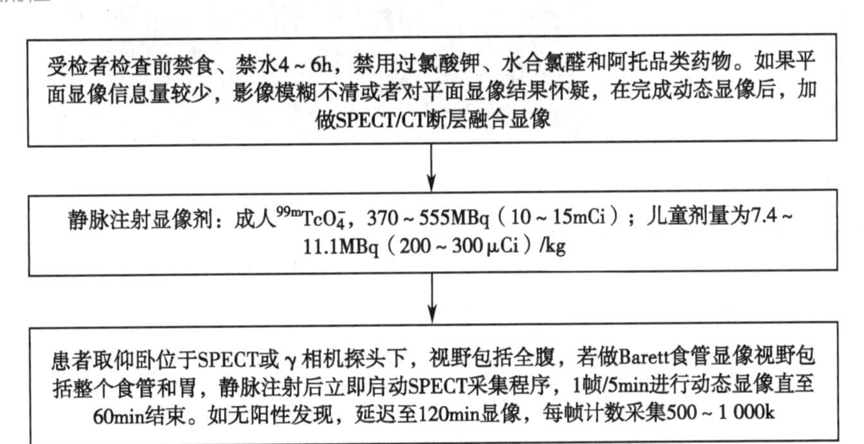

(四) 正常图像表现

正常影像仅可见胃、膀胱显影（图 10-7），腹部其他部位均显示为本底水平，十二指肠也可因胃黏膜分泌显像剂向下移行而呈一过性显影。

(五) 基于病例的实战演练

【病例】

1. 病史及检查目的 患儿，女，5 岁，间断黑便 3 年入院，患儿于三年前出现无痛性全血便，大量便血，伴有腹痛，起初为黑紫色或黑褐色血便，混有粪质，一昼夜内可有 3~5 次，可持续 2~3 天。便血持续一段时间后病儿出现面色苍白、口渴、烦躁不安、精神萎靡等症状。查体：腹部偶有轻压痛。经过输血及其他支持疗法保守治疗后，便血可以暂时停止，但经过一段时间又重复出血。临床怀疑梅克尔憩室申请做梅克尔憩室显像。

2. 检查表现 下腹部偏右侧近回盲部于 5min 时出现放射性显像剂浓聚，呈圆形，显像剂浓聚程度与胃影相近，持续至 60min 仍显影，其位置及形态未见明显变化（图 10-8）。影像诊断：右下腹梅克尔憩室。

3. 诊断要点 SPECT 探头视野内，正常人腹部除胃、膀胱显影外，无放射性显像剂浓聚；如果腹部出现与胃影同时显示的核素浓聚灶且位置不随时间变化而改变，即可确定诊断。有时受肠道蠕动影响，形态也会有细微变化。

4. 鉴别诊断 梅克尔憩室应与下腹部急性炎症、下消化道出血、低位小肠梗阻和肠套叠及小儿阑尾炎相鉴别，上述疾病急性炎症时均容易与该病相混淆，而梅克尔憩室往往与上述疾病合并出现，造成诊断困难，

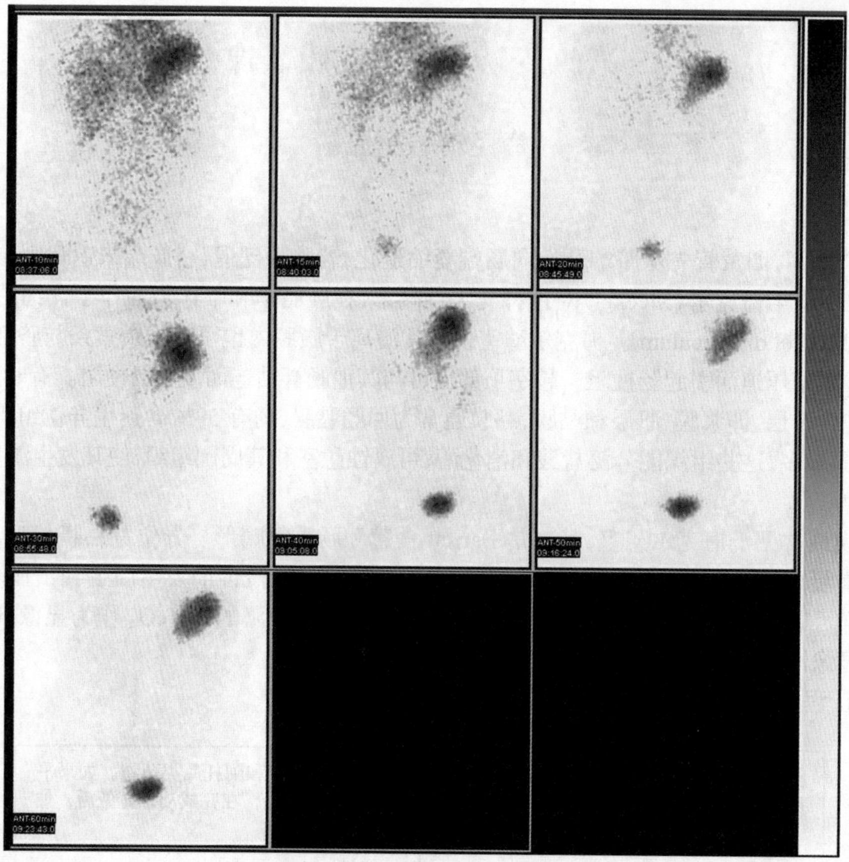

图 10-7 梅克尔憩室正常影像仅可见胃、膀胱显影

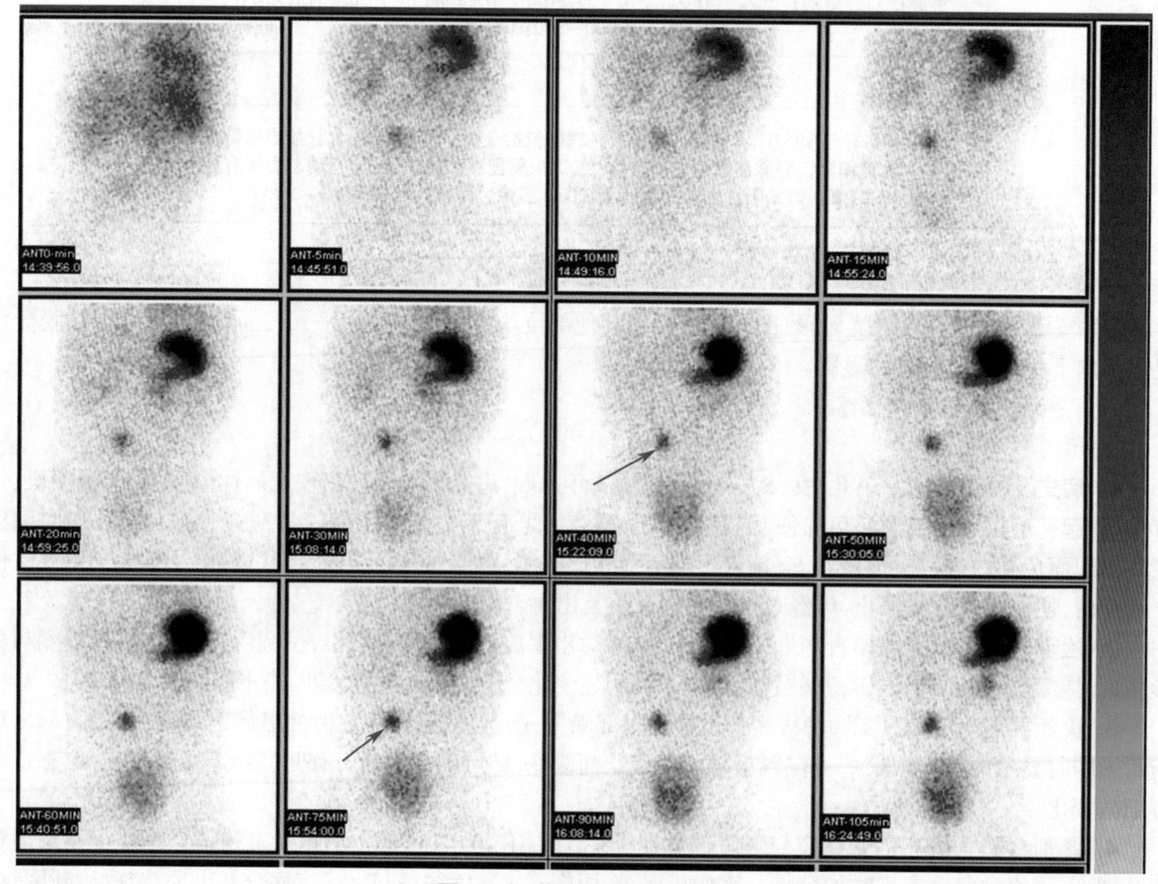

图 10-8 梅克尔憩室显像图

需要做梅克尔憩室显像加以鉴别。

5. 相关知识要点

(1) 梅克尔憩室诊断：是小儿胃肠道出血最常见的原因之一，属于先天性消化道发育异常，多发生于回肠的肠系膜对侧肠壁，在人群中的发病率为 1%~3%，2 岁以下患儿临床表现主要为消化道出血，3/4 的患儿常伴有其他症状，如炎症、梗阻、肠套叠或肠穿孔等，成人主要表现为肠套叠、梗阻、感染等并发症。图像特征为与胃影同时出现的圆形或点状放射性浓聚灶，随时间延长逐渐增浓，位置不变，多数显示部位在右下腹。有时炎症和泌尿道梗阻可出现假阳性结果，注意鉴别。核素异位胃黏膜显像是一种既能定位，又能定性诊断的显像方法。

(2) barrett 食管：是由于慢性胃食管反流引起食管下段上皮化生，由柱状上皮替代鳞状上皮而发生溃疡、狭窄等并发症。barrett 食管核素显像可在胃显影的同时，其上方的食管下段出现异常核素浓聚灶，随之延长而增浓，饮水后影像无明显变化而确诊。另外，也可以做内镜检查并取黏膜活检的方法确诊。

(3) 胃肠道重复畸形诊断：是消化道出血的原因之一，是先天性囊性或管性病变，其中小肠重复畸形占消化道畸形的 50%~60%，25%~30% 含有异位胃黏膜，其病变部位的影像特征为在胃显影的同时出现局部异常放射性浓聚区，形状不规则，可为肠袢状、条状、片状，一般病灶的影像较梅克尔憩室大。

100401

ER-10-4-1 梅克尔憩室显像

第五节 肝胆系显像

一、放射性核素肝胆动态显像

(一) 概述

肝胆动态显像主要是观察肝细胞摄取显像剂的能力，用以评价肝脏的功能及评估肝脏分泌的胆汁是否能正常输送到十二指肠，观察其胆汁排泌通道是否通畅，并在肝胆梗阻性疾病时判断胆汁梗阻的部位和原因。

(二) 检查原理

静脉注入肝胆动态显影剂后，这些显像剂在肝内被肝细胞摄取，随后通过主动转运机制分泌到肝内胆管，并随胆红素经肝胆管、胆囊、胆总管入十二指肠，最后排入肠道。

显像剂在胆道系统内的流动与胆汁一样，主要取决于胆管的开放程度，胆管内的压力及奥迪括约肌的张力情况。肝胆系统摄取、分泌和排出显像剂的过程可以应用 SPECT 或 γ 相机进行动态拍摄，通过对拍摄到的各帧图像的分析就可以了解肝胆系统的形态、功能及胆道通畅与否等信息，为临床诊断和治疗肝胆疾病提供依据。

(三) 检查流程

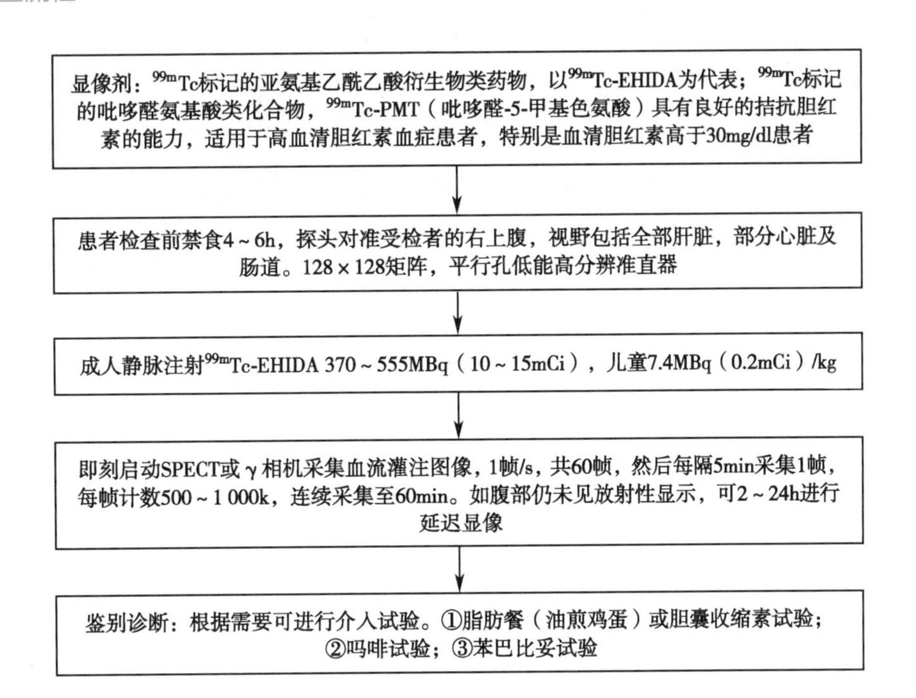

肝胆动态显像检查时间较长，婴儿镇静、制动较为重要，注意合理使用镇静药物，否则会影响显像质量。特别是延迟显像时患儿已经清醒，不宜多次使用镇静药物，患儿家长辅助制动显像。

（四）正常图像表现

1. 早期采集 1 帧 /s，共 60 帧为肝胆血流灌注图像。

2. 成人注入显像剂后 5min 评价肝脏功能，这时肝影最清晰，心血池影消退；10min 时可见肝内胆管开始显影；30min 时可见胆囊显影，此时肝内显像剂分布减低，影像变淡，近端肠道开始显影，至 50~60min 时肠道中可见大量显影剂显示，此时肝影减淡（图 10-9）；如果 60min 时胆囊、肠道未见显像剂，应视为异常情况。

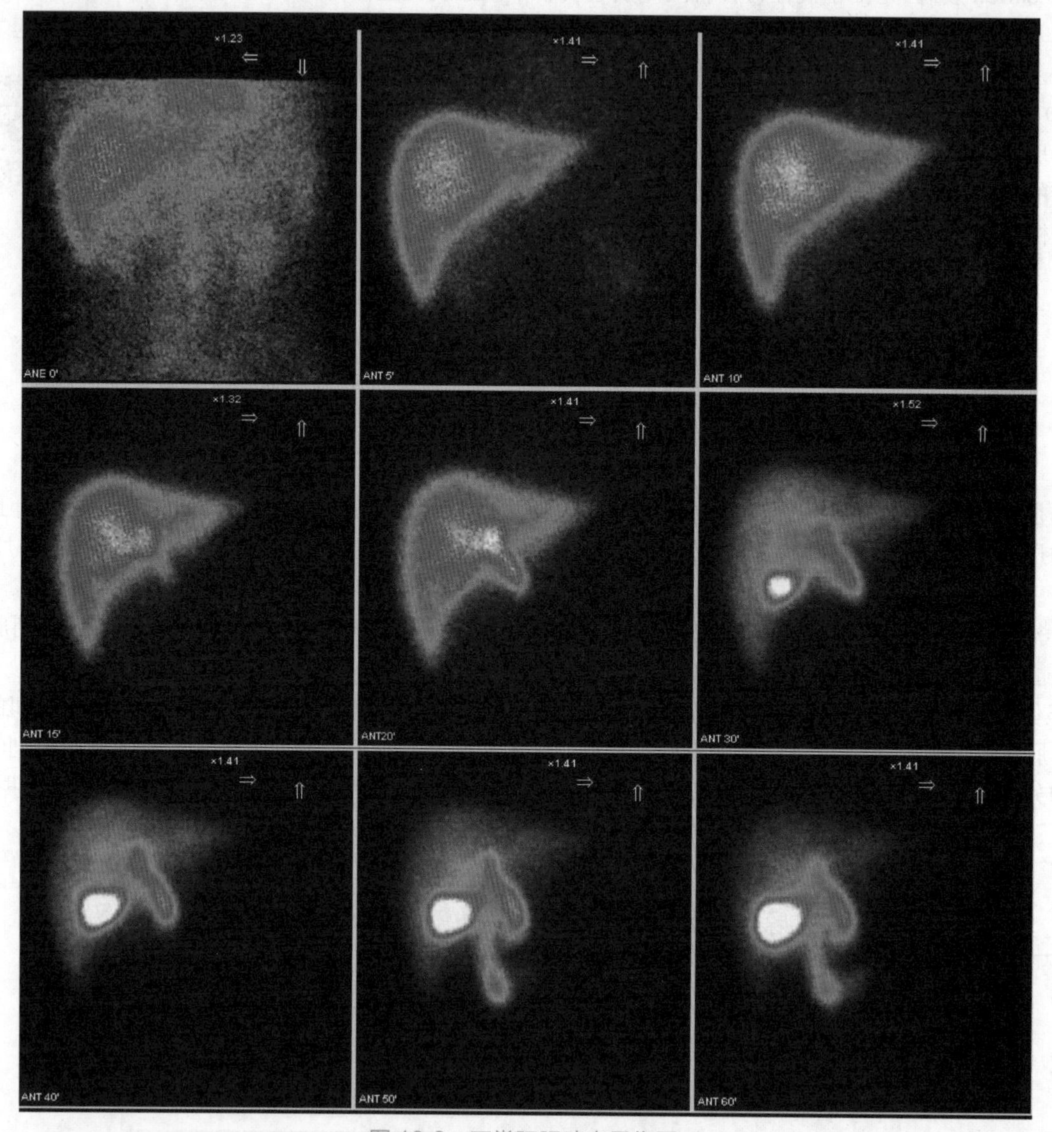

图 10-9 正常肝胆动态显像图

（10min 肝影显示清晰，肝内胆管开始显示；20min 时胆管清晰显示，肠道内可见少量显像剂出现；30min 时可见胆囊显影，肠内显像剂显示增多；50min 时胆囊显示更清晰，肝影减淡，下腹部肠内出现肠袢影）

（五）基于病例的实战演练

肝细胞性黄疸

【病例】

1. **病史和检查目的** 患儿，男，60 天，自出生后全身黄染且逐渐加重；血清总胆红素升高，以直接胆红素升高为主，谷丙转氨酶升高；肝脏肿大触诊偏硬；粪便颜色先前呈浅黄后持续陶土色；临床排除先天性遗传代谢性疾病、败血症、胆总管囊肿等疾病。

2. 检查表现 即刻影像肝影显示不清，以后各帧影像均未见肝影显示，心影及双肾影随时间渐增浓，膀胱生理性显影，至 24h 胆囊部位和肠道内均未见显像剂显示（图 10-10）。

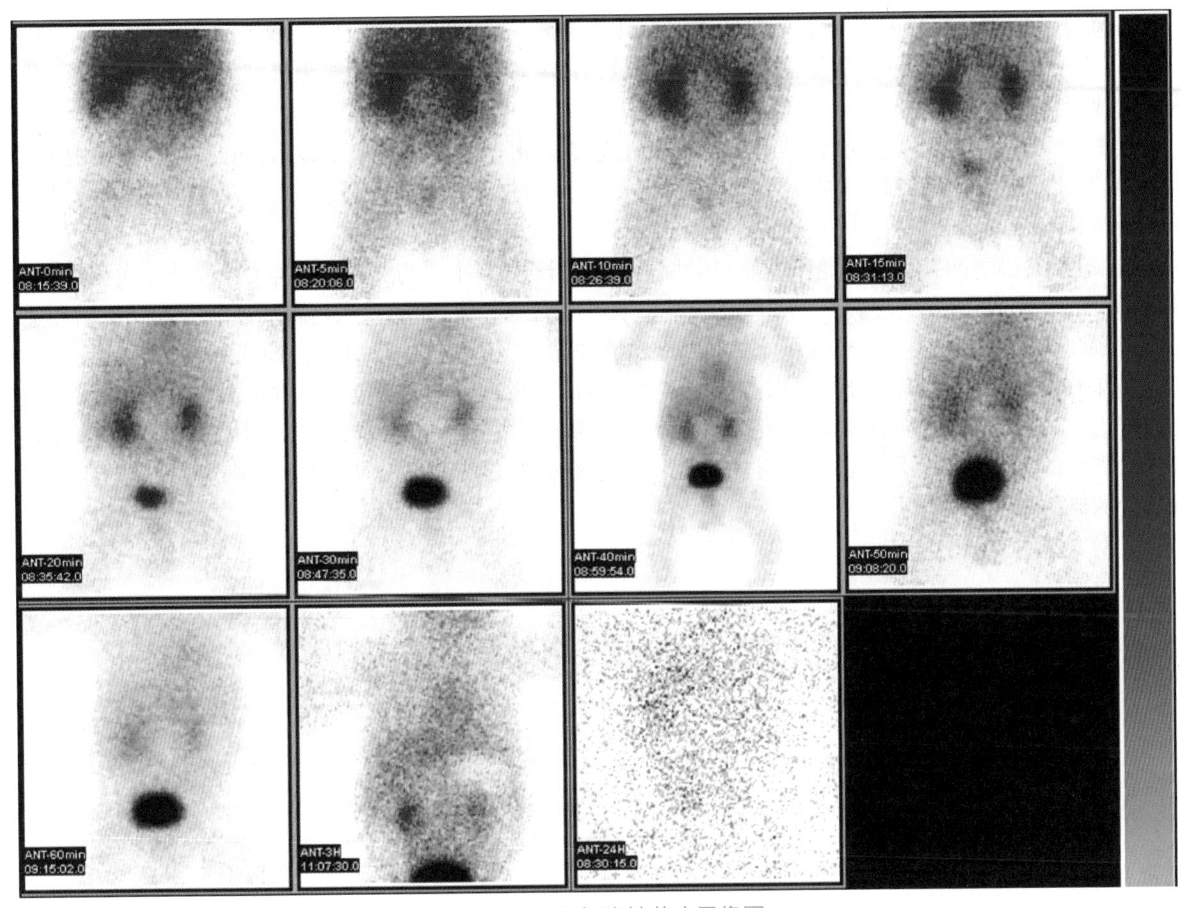

图 10-10 肝细胞性黄疸显像图

3. 诊断要点 核素肝胆动态显像可以鉴别新生儿黄疸的类型，特别是先天性胆道闭锁和瘀胆型婴儿肝炎综合征的鉴别极为重要，两种病临床上均可出现婴儿期阻塞性黄疸，但治疗方法不同，先天性胆道闭锁如能早期诊断、手术治疗，可明显改善患者的预后，而瘀胆型婴儿肝炎综合征则不能手术治疗。本例患儿即刻影像显示肝影较淡，持续至 15min 时仍未见肝影增浓，说明肝细胞损伤程度较重，吸收显像剂能力明显降低，至 1h 腹部及胆囊处未见显像剂分布，延迟显像至 24h 上述部位仍未见显像剂出现。因此，根据肝影持续显影较淡、轮廓模糊、影像显示不清，可以诊断肝细胞性黄疸；另外，胆囊及腹部一直未见显像剂出现，可以推断是由于肝功能严重受损致使胆汁淤滞而导致梗阻性黄疸。

4. 鉴别诊断

(1) 先天性胆道闭锁：肝胆动态显像即刻出现肝影，影像清晰，且随时间延长肝影逐渐增浓，至 24h 仍未见腹部及胆囊处显像剂浓聚。而瘀胆型肝炎综合征肝脏影像较淡，且随时间延长肝影模糊不清以此区别。

(2) 婴儿肝炎综合征：肝胆动态显像显示即刻肝影稍淡，随时间延长肝影消失延迟，腹部及胆囊部位依据肝功能损伤程度或较早 / 较晚出现显像剂浓聚影，腹部有时可见肠袢影。

(3) 急性胆囊炎：肝胆动态显像显示肝影正常，肠道可见显像剂出现，只是胆囊部位一直未见胆囊影。临床上可出现腹部疼痛及全身感染症状，以此可鉴别。

二、肝血流灌注和肝血池显像

（一）概述

肝脏有双重血液供应功能，这与腹腔内其他器官不同。肝动脉是来自心脏的动脉血，主要供给氧气；门静脉收集消化道的静脉血，主要供给营养。

肝脏血液供应非常丰富，采用 ^{99m}Tc-RBC 方法可以显示肝脏的血流灌注及肝内占位性病变的血液供应情况，以此鉴别占位性病变的性质。

（二）检查原理

肝动脉血流灌注显像和肝血池显像使用同一种显像剂，早期动态采集的图像是反映肝动脉血流灌注的影像，称为动脉期时相。此时，肝影往往不显示或显影较淡，而后所采集的图像为肝脏的静脉血流影像，称之为肝血池影像。

当静脉“弹丸”注射显影剂后，早期因肝动脉血流较少，肝脏显示不清或不显示，而此时在探头视野内的心血池、腹主动脉、脾脏和肾脏均显影，6~8s 后大量显影剂通过门静脉进入肝脏，此时，肝脏区域内的显像剂分布逐渐高于邻近的组织而清晰显示。

肝脏占位性病变时，如果是恶性肿瘤（恶性肿瘤血供丰富，其主要为肝动脉供血），在肝动脉血流灌注期，肿瘤部位的显像剂分布明显高于正常肝组织，呈早期过度充盈图像；而随后当显影剂逐渐进入肝血循环达平衡时，正常肝脏组织开始显影，显像剂分布逐渐与恶性肿瘤部位的分布相等，以此诊断肝脏恶性肿瘤。

如果在肝血循环达到平衡时，肝内占位性病变部位的显像剂分布明显高于周围正常肝组织，此影像特征为过度充填，是诊断肝内血管瘤的特征性诊断依据，诊断准确性及特异性非常高，特别适用于大于 1.5cm 的肝内血管瘤的诊断。如果肝内占位性病变部位未出现显像剂，表明该部位是非血管性病变，肝囊肿或肝脓肿等病变的概率大大增加。

（三）检查流程

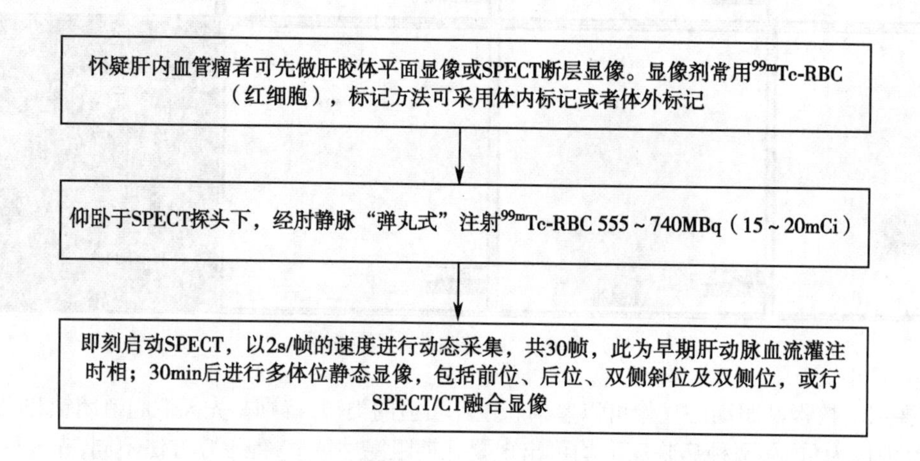

（四）正常图像表现

1. 静脉“弹丸式”注射 ^{99m}Tc-RBC 后即刻心脏显影，2~4s 腹主动脉、脾脏及肾脏显影，此时肝区无显像剂分布显示（肝动脉血流灌注时相）；12s 后肝脏影像逐渐显示清晰，位置、形态、大小基本与人体大体解剖图像相似（图 10-11）。

2. 30min 后，^{99m}Tc-RBC 在血循环中已充分混匀达到平衡状态，此时心脏、大血管、肝脏、脾脏及肾脏均显影，肝区显像剂分布均匀一致，强度低于心脏、脾脏。

（五）基于病例的实战演练

【病例】

1. 病史及检查目的 患者，男，45 岁，体检时 CT 发现肝内占位性病变，性质不确定。申请肝血池充填显像。

2. 检查表现 SPECT 肝胶体断层显像发现肝右叶上近膈肌处显像剂分布呈圆形缺损区；肝血池断层显像，原缺损区出现显像剂分布浓聚影，呈完全充填影像特征（图 10-12）。影像诊断肝内血管瘤。

3. 诊断要点 在原放射性胶体肝显像显示缺损区处出现放射性显像剂过度浓聚填充影像；随时间延长逐渐增强，接近心腔放射性浓聚程度；其他占位病变（脓肿、囊肿、结核等）无填充或填充不充分，或随时间延长逐渐清除。

4. 鉴别诊断 肝内血管瘤血运丰富，所以标记红细胞的显像剂浓聚于此处，出现过度填充显像。该方法诊断符合率较高，可达 99%。若原胶体显像稀疏缺损部位血池显像仍不显影，说明该占位性病变为无血运的肿物，一般支持肝脓肿或肝囊肿或肝内结核灶诊断。介于两者之间考虑可能为肝恶性肿瘤。

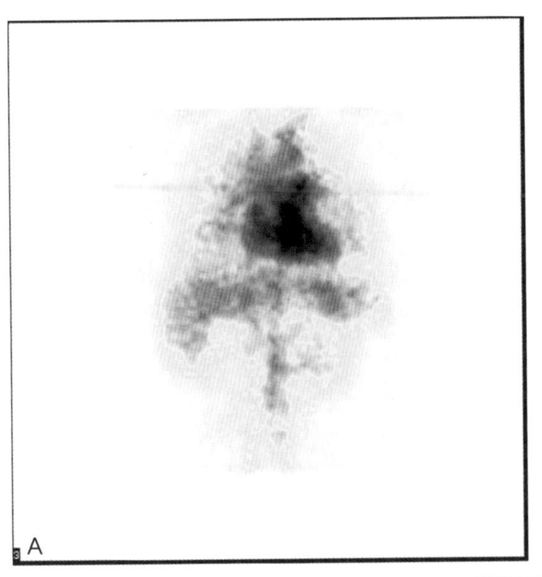

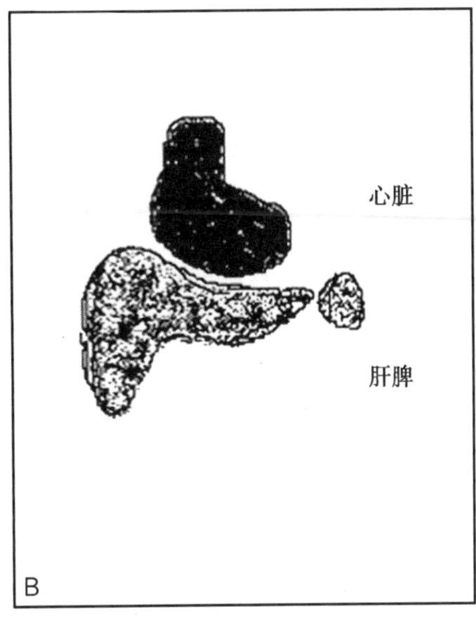

图 10-11 正常肝动脉血流图像
（A 灌注图；B 模拟图）

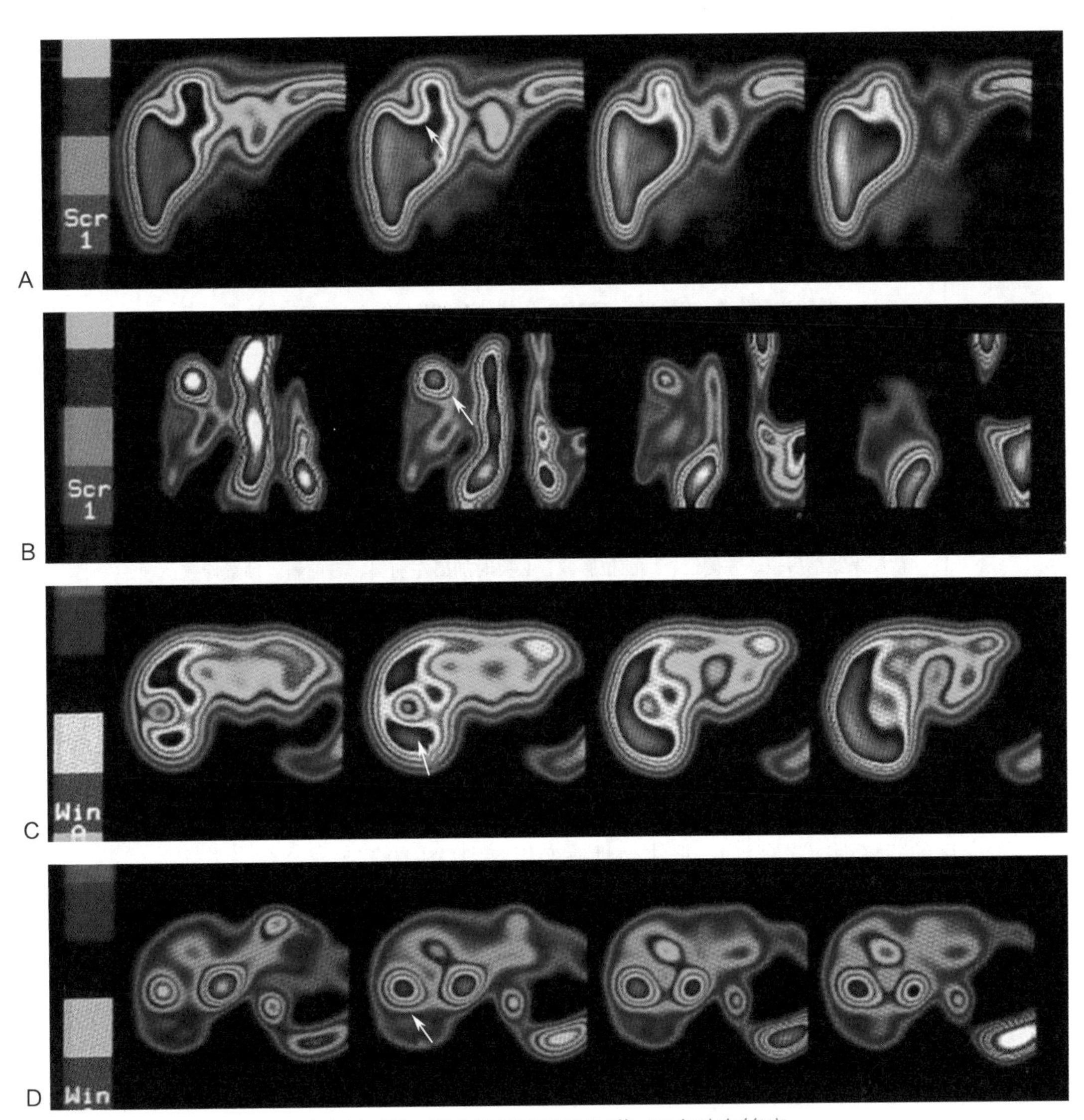

图 10-12 肝血池填充断层显像：肝右叶血管瘤
（A、C 肝胶体显像；B、D 血池填充显像）

三、肝脾胶体显像

（一）概述

肝脏是人体内最大的实质性脏器和消化腺，肝内的巨噬细胞称为库普弗细胞（Kupffer cells），由于肝脏的库普弗细胞与肝细胞平行排列，并均匀分布在肝实质中，所以使用被肝脏库普弗细胞吞噬的胶体显像剂可以使肝脏显像。

人体脾脏与肝脏毗邻，位于肝脏左侧。脾脏是重要的淋巴器官，具有造血、滤血、清除衰老血细胞及参与免疫反应等功能。脾在正常情况下，只产生淋巴细胞及单核吞噬细胞，也可以吞噬放射性胶体颗粒显像剂而使脾脏显影。

（二）检查原理

经静脉注射 ^{99m}Tc- 硫胶体（^{99m}Tc-SC，0.1~0.5μm）或 ^{99m}Tc- 植酸钠（^{99m}Tc-PHA 与血中的钙离子螯合成不溶性植酸钙胶体颗粒），这些胶体颗粒进入人体后很快被人体内的网状内皮细胞摄取，正常人体肝脏的库普弗细胞大约摄取这些胶体颗粒的 85%，脾脏的单核吞噬细胞大约摄取 10%，骨髓单核吞噬细胞摄取大约 5%。因此正常人肝胶体显像时，脾脏也显影，一般情况下看不到骨髓显影。这些被吞噬到肝脏库普弗细胞内的胶体颗粒可以在细胞中停留一段时间，血液中的半清除时间为 2~3min，这时利用 γ 照相机或 SPECT 可以在体外探测到肝脏的库普弗细胞内的胶体颗粒分布图，也即代表了肝实质影像图，脾脏的显像与肝胶体显像原理相同。

（三）检查流程

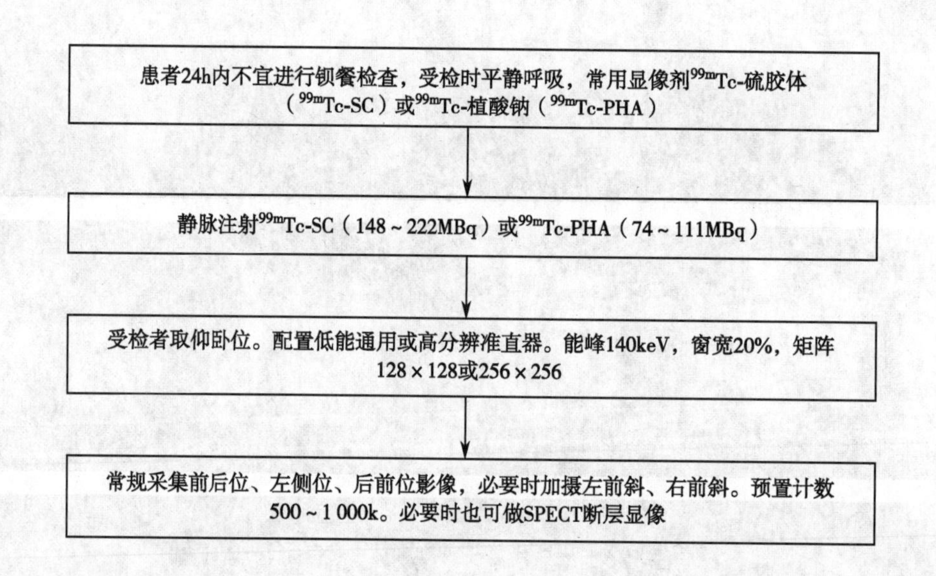

（四）正常图像表现

前位影像：肝脏多呈三角形，左叶上缘有一凹陷，为心脏压迹；右叶下缘胆囊位置出现的向内凹陷，为胆囊切迹。肝脏的正常变异较多，呈垂直形、水平形或帽形肝等，都属于正常生理变异；后位影像：肝左叶部分被脊柱遮盖，显像剂分布呈一典型的稀疏区，右叶肝影较明显，显像剂分布均匀；右侧位：肝脏多呈卵圆形或菱形，前下方、向后的凹陷为胆囊窝，应与肝占位性病变相鉴别（图 10-13）。

（五）基于病例的实战演练

【病例】

1. 病史及检查目的 患者，女，30 岁，2 年前双下肢出现不明原因紫斑，当地医院检查发现血小板减少，为 45×10^9/L，经过内科治疗，效果不明显。2 个月前出现脾脏增大，来我院就诊，门诊以原发性血小板减少性紫癜伴脾功能亢进收入院。为明确脾功能亢进程度，申请做肝脾胶体显像。

2. 检查表现 肝脏显影较淡，轮廓尚清晰，显像剂分布均匀，未见明显稀疏缺损区，脾脏形态增大，显像剂浓聚增强，其下缘已至腹腔，内部显像剂分布均匀，显像剂浓聚程度高于肝脏 50%。影像诊断为脾功能亢进（图 10-14）。

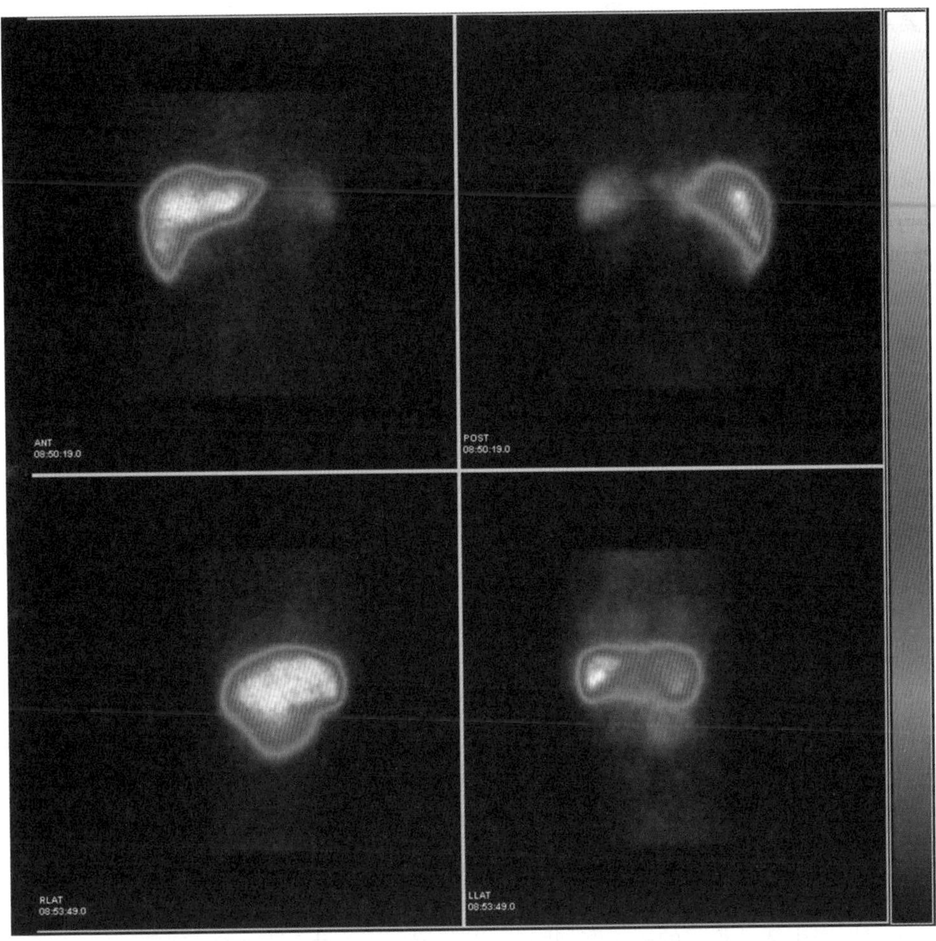

图 10-13 正常肝胶体平面显像图

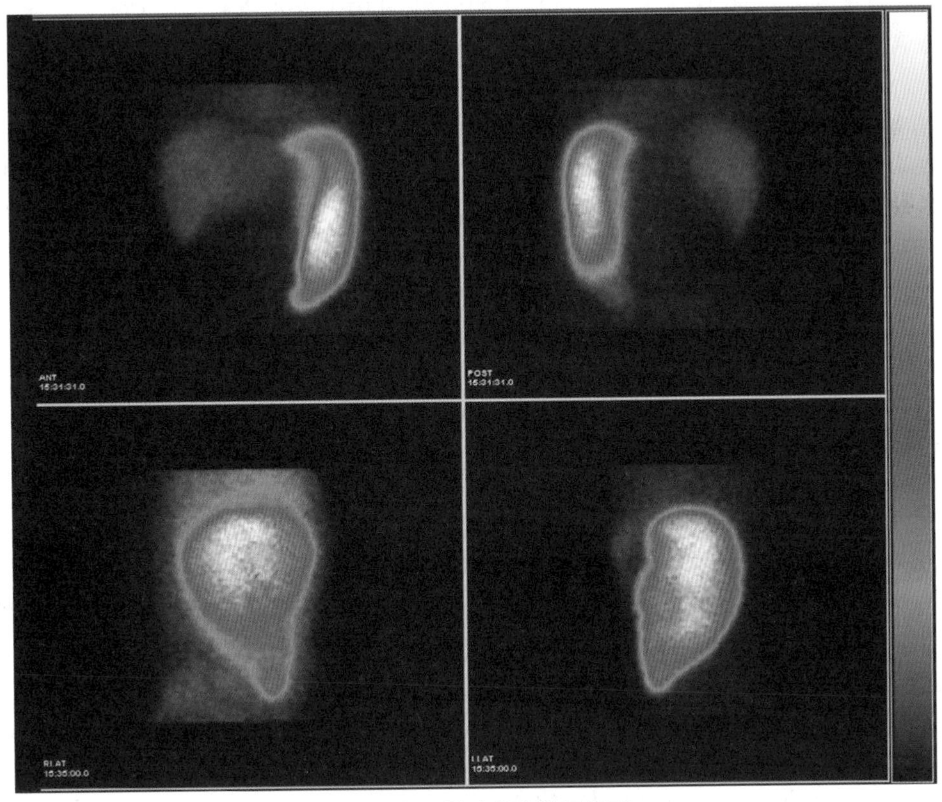

图 10-14 脾功能亢进显像图

3. 诊断要点 肝脾胶体显像首先观察肝脏吸收显像剂分布是否均匀及摄取显像剂程度，利用ROI技术与脾脏摄取程度比较，如果脾脏显影程度低于肝脏，说明脾脏亢进程度较轻，或者无亢进，治疗可采用药物治疗；如果摄取显像剂程度高于肝脏，特别是高于50%者，考虑脾功能亢进较重，可手术切除脾脏；该例患者脾脏摄取显像剂程度高于肝脏，脾中度增大。

4. 鉴别诊断 肝脾显像可以显示脾脏增大及摄取放射性胶体颗粒的程度，脾功能亢进者一般都可以明确诊断，无需与其他疾病影像鉴别；另外，还应注意区分脾功能亢进程度，脾肿大而显像剂浓聚程度较轻者，诊断脾功能亢进要慎重。

第六节 消化系统核医学中的非影像学方法

尿素呼气试验诊断幽门螺杆菌感染

（一）概述

幽门螺杆菌（Helicobacter pylori，Hp）感染与胃炎、胃溃疡、十二指肠溃疡，甚至胃癌有密切关系，将幽门螺杆菌根除，可以有效地改变上述疾病的自然史。诊断和治疗幽门螺杆菌是近代医学史的一大突破，2005年，Robin Warren和Barry Marshall两位医师由于在这方面的贡献突出而被授予诺贝尔医学奖，然而诊断幽门螺杆菌感染的方法传统上是依赖侵袭式内镜检查，很多人不愿接受，^{13}C或^{14}C-尿素呼气试验是一种无创、简便、安全、无痛苦和准确性高的检查方法，其敏感性与特异性均大于95%。

哺乳动物细胞中不存在尿素酶，故人胃中存在尿素酶是幽门杆菌存在的证据。将含有^{13}C或^{14}C尿素的胶囊让患者口服，如果胃中有幽门螺杆菌，其产生的尿素酶能迅速将尿素分解为二氧化碳和氨气，二氧化碳经血液进入肺而排出体外，将排出的$^{13}CO_2$或$^{14}CO_2$收集后在仪器上测量，即可判断胃内有无感染幽门螺杆菌。

（二）检查原理

幽门螺杆菌可以产生活性很强的尿素酶，此酶可以分解尿素产生氨和CO_2，这种水解产生的CO_2可以进入血液，然后经肺排出体外。当口服一定量的含^{13}C或^{14}C尿素胶囊后，如果胃内存在幽门螺杆菌，标有^{13}C或^{14}C的尿素胶囊被胃内的幽门螺杆菌产生的尿素酶分解，其中生成的$^{13}CO_2$或$^{14}CO_2$经肺呼出体外，通过专用装置采集含$^{13}CO_2$或$^{14}CO_2$的气体，并分析其含量，即可确定胃内有无幽门螺杆菌感染。

（三）检查方法

受检查者禁食4~12h，并停用抗生素、铋剂及硫酸铝30天以上。检查前用0.1mol/L柠檬酸漱口，采集未服用尿素示踪剂前呼出的气体作为本底计数，口服$^{13}CO_2$或$^{14}CO_2$尿素制剂胶囊，剂量为37kBq（1μCi）伴150ml橘子水服下，静坐20min，再次收集呼出气体，利用特制的液体闪烁计数仪（^{14}C）或者质谱仪或红外线分析仪（^{13}C），测呼气样本中的放射性计数。

（四）结果判断

当试验后呼气计数与试验前呼气计数相比较，^{14}C大于试验前3~5倍时为阳性，^{13}C质谱测定值的均值+3个标准差作为阳性的临界判定值。

（五）临床应用

1. 慢性胃炎、胃溃疡的病因诊断 应用该试验可以准确判断患者感染幽门螺杆菌的状态，为进一步根除治疗提供诊断依据。

2. 消化性溃疡病治疗过程中疗效观察及预后判断 幽门螺杆菌感染与上消化道疾病（如消化道溃疡、慢性胃炎、胃黏膜相关淋巴组织淋巴瘤、胃癌等）关系密切，对这些疾病常规检测，并根除幽门螺杆菌感染是综合治疗这些病变和防止复发的有力措施之一，治疗过程中是否彻底根除或复发都可以使用^{13}C或^{14}C-尿素呼气试验方法进行准确判断。

（六）注意事项

1. 孕妇、哺乳期妇女不宜作此试验。

2. 如下因素可能影响该试验的诊断结果。

（1）一个月以内使用过抗生素、铋制剂、质子泵抑制剂等幽门螺杆菌敏感药物。

(2)上消化道急性出血可使幽门螺杆菌受抑制,有可能造成试验假阴性。

(3)部分胃切除手术者可能造成 ^{13}C 或 ^{14}C 从胃中快速排空,或至患者胃酸缺乏,影响结果判断。

3. CO_2 集气剂在使用前不得开启,以免因吸收空气中 CO_2 而影响测量结果。
4. 每次取胶囊后应随即盖紧盖子,避免造成胶囊潮解粘连。
5. 胶囊如有破损,不得使用。
6. 集气剂如有渗漏,不得使用。
7. 集气剂变为无色,不得使用。
8. CO_2 集气剂与闪烁液有一定毒性,严禁内服。
9. 如在试验操作中将闪烁液洒到眼睛的敏感部位,请立即用大量清水冲洗。
10. 吸收剂如有少量吸入口中,请立即吐出,并用清水漱口。
11. 装有闪烁液的液闪瓶需回收处理。
12. 集气剂从冰箱取出后,须放置室温后方可使用,以免水汽进入。
13. 吹气管在使用时要注意方向,滴斗内有突出吸管的一端插入液面。

(冯 珏)

第十一章 呼吸系统

目前呼吸系统核素显像主要包括肺通气显像与肺灌注显像，两者常联合应用，即肺通气/灌注显像(ventilation/perfusion scintigraphy)，简称“V/Q显像”。通过V/Q显像判断肺通气功能和肺动脉血流灌注状况，对诊断肺部疾病及评估疗效具有重要的临床意义。V/Q显像主要用于肺栓塞(pulmonary embolism，PE)的诊断、疗效评价和随访；慢性阻塞性肺疾病的辅助诊断及其肺减容术适应证的选择、手术部位和范围的确定；各种肺部疾病手术前后肺功能评估等。

第一节 肺的解剖与生理

呼吸系统由呼吸道和肺两部分组成。呼吸道包括鼻、咽、喉、气管和各级支气管。临床上通常把鼻、咽、喉称为上呼吸道，把气管和各级支气管成为下呼吸道。肺由肺实质和肺间质组成，前者包括支气管树和肺泡，后者包括血管、淋巴管、神经和结缔组织等。呼吸系统的主要功能是进行气体交换，即从外界吸入氧，使其弥散到血液内被运输到全身各处，同时使来自肺动脉血中的二氧化碳弥散到肺泡后排出体外，即排出二氧化碳。

一、肺的解剖

肺位于胸腔内，左、右两肺分居横膈上方和纵隔的两侧。由于膈的右侧受肝的影响而位置较高，故右肺宽而短；左肺因心脏位置偏左，故较狭长。正常人右肺体积和重量均大于左肺。两肺外形都近似圆锥形，具有一尖一底，两面三缘。肺尖钝圆，上方覆以胸膜顶，向上突出胸廓上口到颈根部，高出锁骨中线内侧1/3上方2~3cm。肺底与膈肌相贴，凹向上，又称膈面。肋面与肋和肋间隙相邻。内侧面朝向纵隔，亦称纵隔面。

(一) 肺叶

气管在胸骨角平面分为左、右主支气管。左、右主支气管(第一级支气管)在肺门处分出肺叶支气管(第二级支气管)进入肺叶，左主支气管分2支，右主支气管分3支。支气管的分支可达23~25级，最后止于肺泡。左肺由斜裂分为上、下两叶。右肺由斜裂与水平裂分成上、中、下三叶。

(二) 肺段

肺叶支气管再分出数支肺段支气管(第三级支气管)，每一肺段支气管及其所属的肺组织称为支气管肺段，简称“肺段”。根据肺段支气管的分支和分布，右肺有10个肺段，左肺有8~10个肺段(由于左肺上叶的尖段与后段支气管、下叶的内侧基底段与前基底段支气管常出现共干，此时左肺则只有8个肺段)。各肺段呈圆锥形，尖朝向肺门，底部构成肺表面。肺段内以肺段支气管、肺动脉的分支为核心，两者相伴而行。肺静脉的属支是在肺段之间的结缔组织中行走，接受相邻两个肺段的静脉血，因此，这些段间的静脉又可作为肺叶分段的标志。

(三) 亚肺段

亚肺段是指第四级支气管所属的部分肺组织，它由肺段发出，大部分肺段分为两个亚肺段，而下叶背段及后基底段有三个亚肺段，故两肺共有38~42个亚肺段。亚肺段大体为锥形，尖朝向亚肺段门(中轴结构进入亚肺段内)，底朝向胸膜面(包括叶间裂胸膜面)，直径为5~6cm。亚肺段由中轴结构和间隔结构两部分组成，前者包括亚肺段级支气管、动脉血管、所属毛细血管床、毛细血管网际所属肺泡结构，后者包括小叶间隔及走行于小叶间隔、段间结缔组织内的肺静脉和淋巴管等。

(四)肺泡

肺泡是气体交换的场所,呈多面型囊泡。一侧开口与肺泡管、呼吸细支气管相通,其他各面则与相邻肺泡彼此紧密相接,其连接部即为肺泡壁或肺泡隔。成人肺泡直径为200~250μm,每个肺有肺泡3亿~4亿个,总面积可达70~80m^2。肺泡壁很薄,表面覆以上皮,上皮下为肺泡隔的结缔组织和毛细血管等。

(五)肺的血管

肺有肺血管和支气管血管两套功能不同的血管系统。肺动脉和肺静脉组成肺循环,肺动脉运载全身静脉血液到肺内进行气体交换,是肺的功能性血管;而属于体循环的支气管动脉和静脉,运载动脉血液到肺内进行物质交换,供给氧气和营养物质,是肺的营养性血管。

二、肺的生理

机体与外界环境之间的气体交换过程称为呼吸。呼吸过程由外呼吸、气体在血液中的运输、内呼吸三个环节组成。外呼吸包括肺通气(肺与外界环境之间的气体交换过程)和肺换气(肺泡与肺毛细血管血液之间的气体交换过程)。内呼吸是指组织毛细血管血液与组织细胞之间的气体交换过程。

(一)肺的通气功能

呼吸肌的收缩造成胸廓运动,使胸腔和肺内压力改变,引起气体在肺与外界间的流动。进入肺的气体并不能完全进入肺泡参与气体交换,故通气有肺通气量和肺泡通气量之分。

1. 肺通气量 肺通气量也称每分通气量,它等于潮气量乘以呼吸频率。静息时是通气量是6~8L/min。肺通气量随性别、年龄、身材和活动量的不同而有差异。

2. 肺泡通气量 通气量中能进入肺泡的部分称为肺泡通气量(有效通气量)。肺泡通气量是每分钟吸入肺泡的新鲜空气(潮气量减去无效腔气量)乘以呼吸频率。

(二)肺的换气功能

吸入气体经过20余级支气管分支,最后到达肺泡。肺泡气体与毛细血管之间能进行有效的气体交换,首先要求通气/血流成比例地、均匀地分布,以保证肺的正常换气功能。肺的换气功能与下列因素密切有关。

1. 气体在肺内的分布 正常肺内的气体分布是不均匀的,这是由于小气道阻力有着微小的差异。由于重力和肺弹性回缩方向的影响,胸腔负压自肺尖向肺底递减,呈垂直分布梯度,吸气时气体首先分布到肺尖,然后再逐渐向下分布;由于肺尖周围负压较高,肺尖部位部分肺泡处于充气状态,故进入肺尖部的气量较少;继续吸气时,肺内压继续降低,肺下部气道开放,大量气体进入肺基底部。呼气时,气体的排出顺序与吸气时相反。肺尖部分布的气体具有先进后出的特点,即吸气时最先进入气体,呼气时最后呼出气体。肺泡通气量肺下区最大,依次为肺中区和肺上区。

2. 肺的血流分布 肺血液循环容量约为总血容量的10%~20%,静息时通过肺循环的血流量约为6L/min。由于重力的影响,肺尖部最少,自上而下递增,肺底部血流量最多。上、中、下肺血流分别为0.6L/min、2.0L/min和3.4L/min。下肺比上肺血流多6倍。

3. 通气和血流比值(V/Q) 肺泡的通气与血流灌注必须保持一定的比例,才能保证良好的肺换气功能。在静息状态下,正常每分钟肺泡通气量为4.2L,血流灌注为5L,V/Q约为0.84。直立或坐位时,通气和血流都自肺尖向肺底增加,而以血流量的增加更为显著,故V/Q比值自肺尖向肺底递减。侧卧位时V/Q以高位肺区最大,向下递减,离高位20cm开始稍有逐渐增加的趋势。仰卧时,V/Q自背向腹面稍增,但若以单位肺泡计算,则基本无变化。V/Q对肺换气功能的影响有两种情况:V/Q>0.8时,则$PaCO_2$降低,产生低碳酸血症,引起细支气管收缩,结果通气量减少,使V/Q降低;V/Q<0.8时,则PaO_2降低,产生低氧血症,引起毛细血管收缩,肺泡血流量减少,使V/Q升高。

第二节 肺灌注显像

一、检查原理和方法

(一) 原理

静脉注射大于肺毛细血管直径(9~60μm)的放射性蛋白颗粒(MAA 颗粒直径为 10~90μm)后,随血液循环经右心房进入右心室,与肺动脉血流混合均匀后随机地一过性嵌顿到肺毛细血管床,嵌顿的颗粒数量与局部肺血流灌注量成正比。当肺动脉血流减少或中断时,放射性颗粒在该区域的分布相应减少或缺如,则在肺影像的相应区域出现放射性分布稀疏或缺损。通过对图像的分析,结合临床表现和其他检查结果,可以协助诊断及评估肺栓塞等多种肺部疾病。

由于一次常规显像注入的显像剂颗粒数在 20 万 ~70 万,一过性阻塞的肺毛细血管数量仅占全部肺毛细血管的 1/1 500,一般不会引起肺血流动力学改变。显像剂在肺内的生物半衰期为 2~6h,降解后被肺泡内单核吞噬细胞系统吞噬清除。

(二) 方法

患者取仰卧位,将双肺同时包括在探头视野内。静脉缓慢注射 ^{99m}Tc-MAA(111~185MBq)。

平面显像:常规取 8 个体位,即前位、后位、左侧位、右侧位、左后斜位、右后斜位及左前斜位和右前斜位。每个体位采集计数为 500k 或 800k。准直器:低能高分辨型,矩阵:256 × 256,ZOOM 1.5~2.0;断层显像:探头旋转 360°,每 6° 采集一帧,每帧采集 12~15s。采用低能高分辨型准直器,矩阵 128 × 128,ZOOM 1~1.8。采集过程中嘱患者平稳呼吸,以减少呼吸运动对肺显像的干扰。原始数据经断层图像处理,得到肺横断面、冠状面及矢状面图像,层厚 3~6mm。

二、正常影像表现

双肺各段叶放射性分布均匀,无明显稀疏或缺损(图 11-1、图 11-2)。

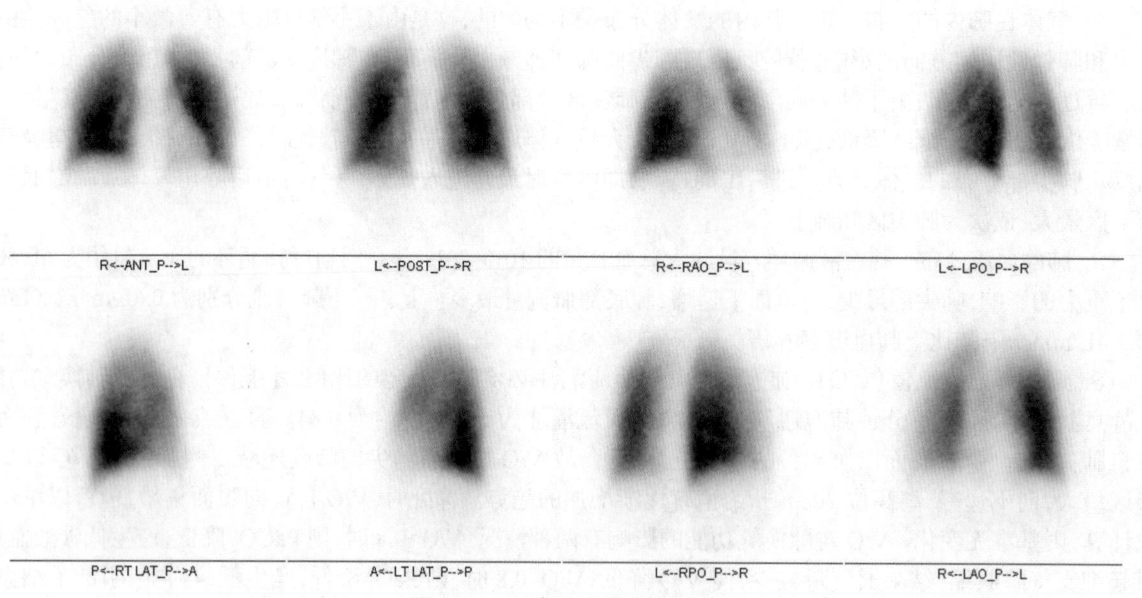

图 11-1 正常肺灌注平面显像

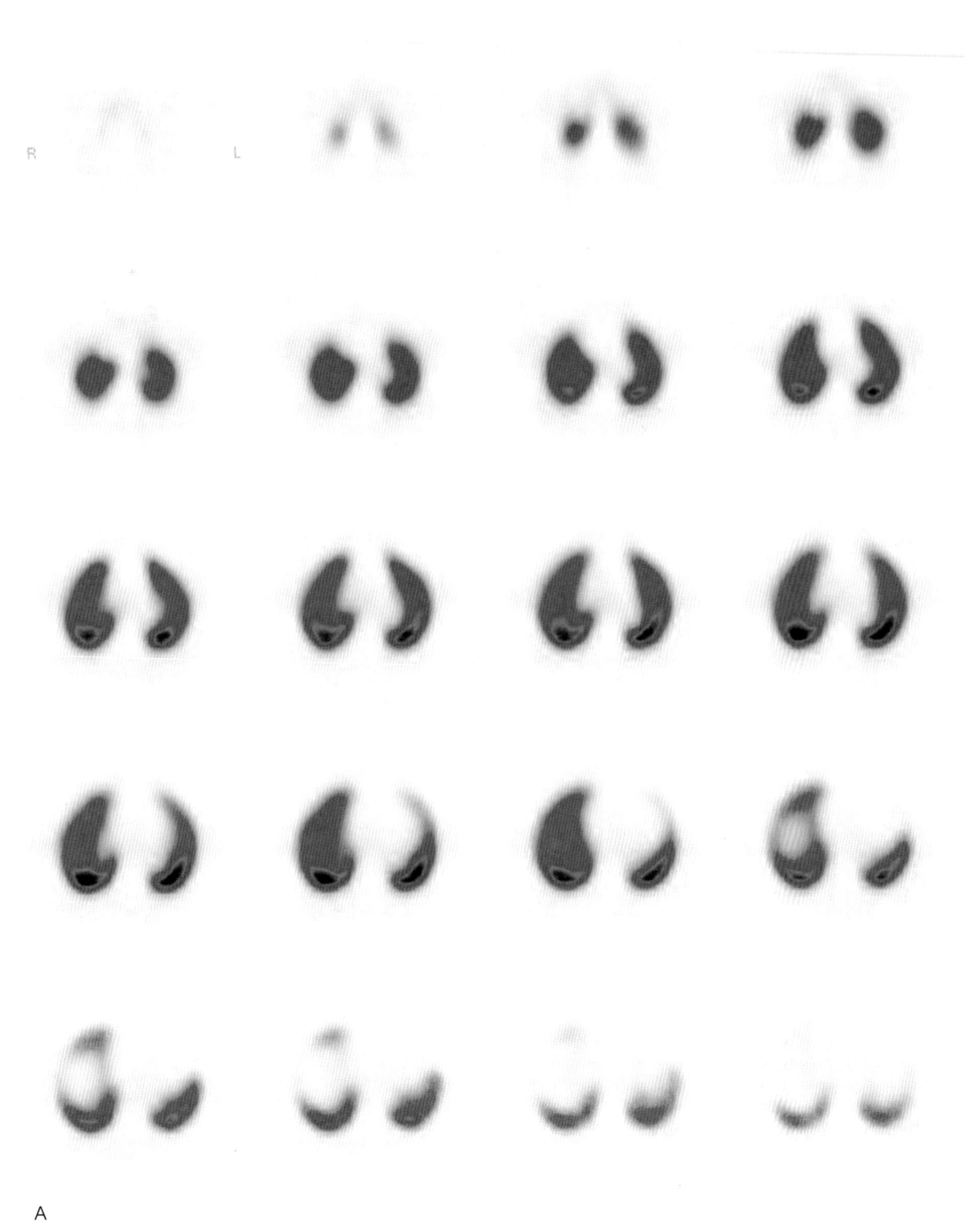

A

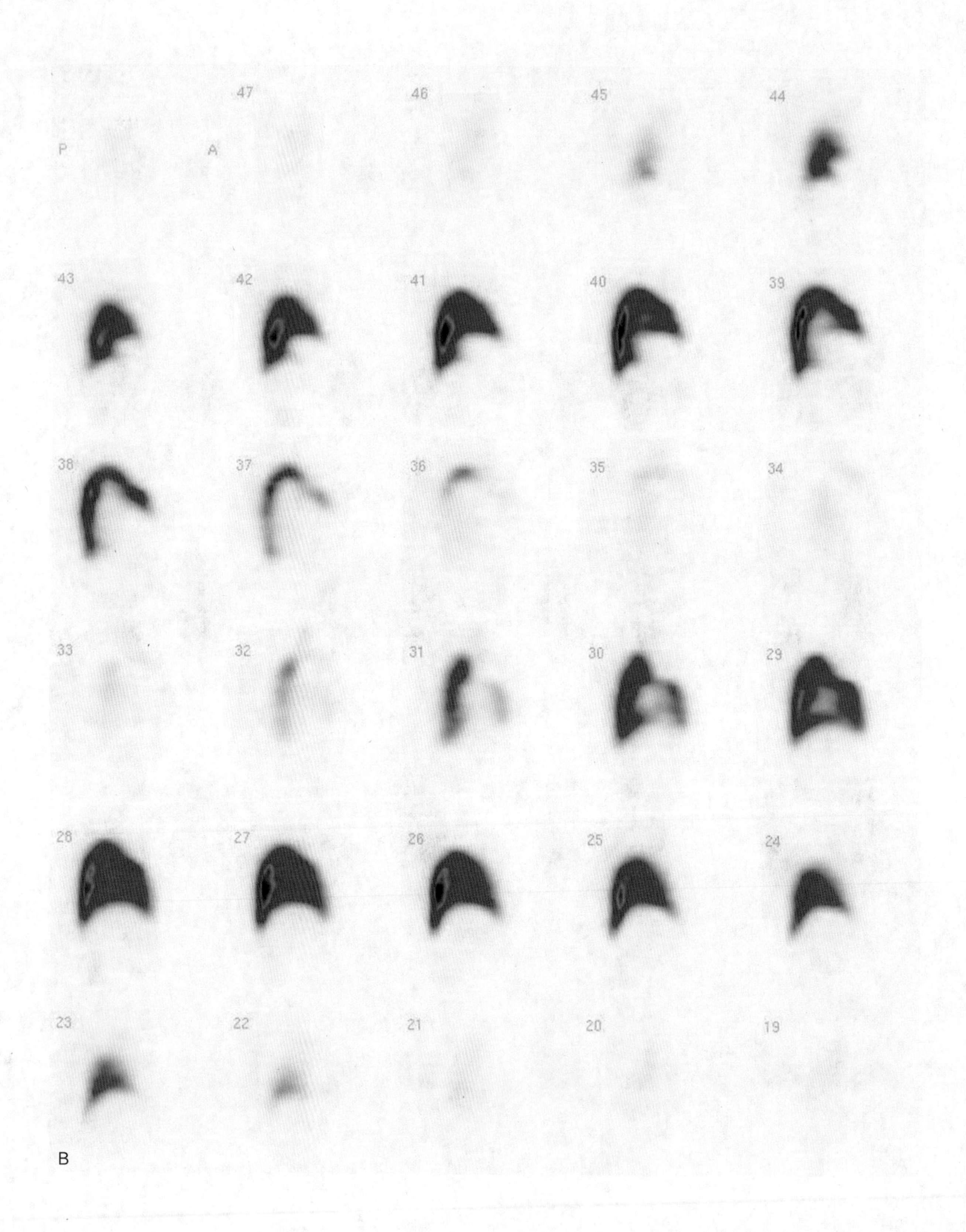
47
46
45
44
P
A
43
42
41
40
39
38
37
36
35
34
33
32
31
30
29
28
27
26
25
24
23
22
21
20
19
B

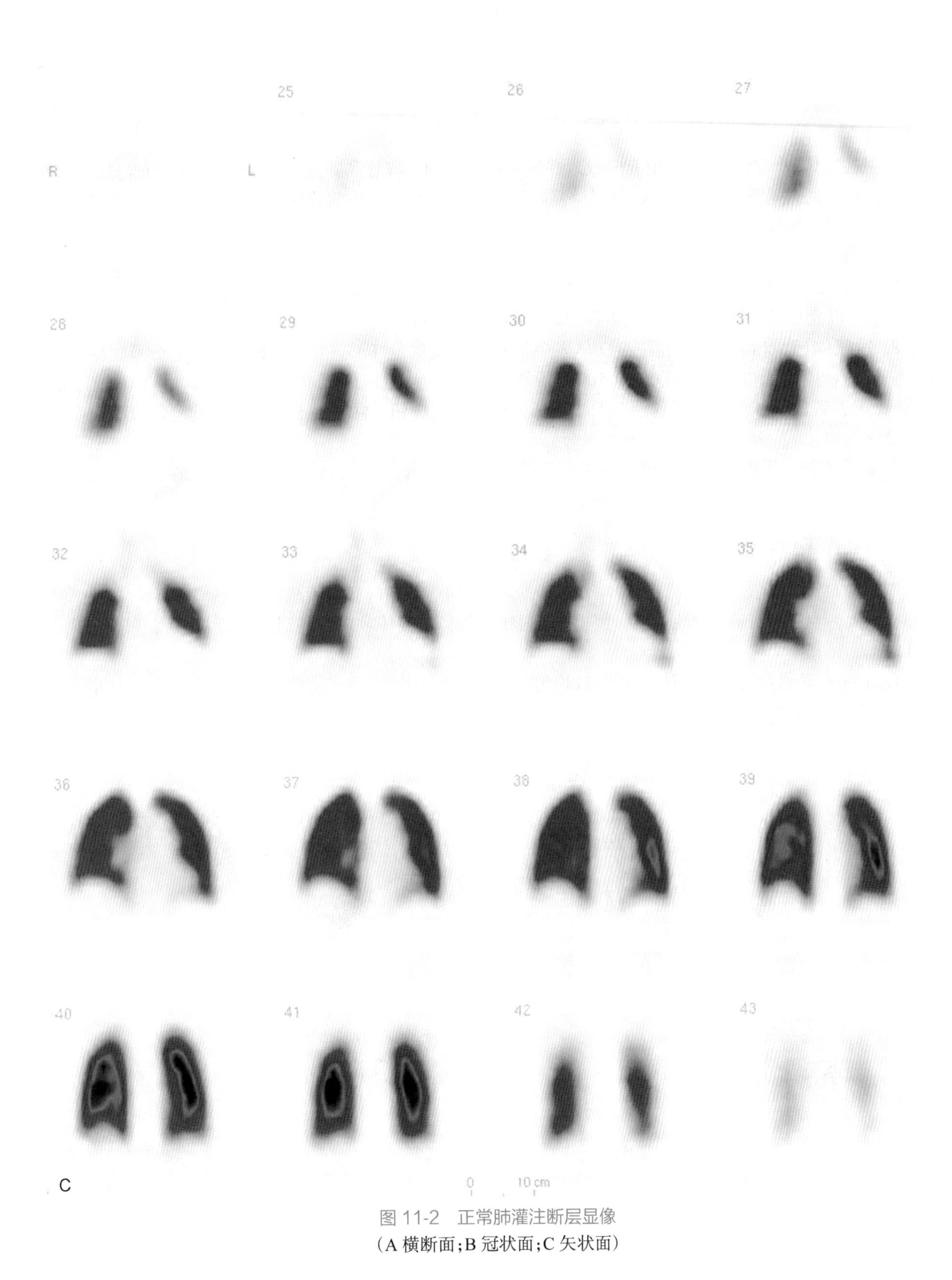

图 11-2 正常肺灌注断层显像
（A 横断面；B 冠状面；C 矢状面）

第三节 肺通气显像

一、检查原理和方法

(一) 原理

放射性气体或气溶胶经呼吸道充分吸入并沉积在终末细支气管和肺泡内，其在肺内的分布与局部肺通气量成正比。通过γ照相机或SPECT体外显像装置，显示双肺各部位的放射性分布影像，评估肺的局部通气功能和气道通畅情况。

(二) 方法

1. 放射性气溶胶 气溶胶雾化器将^{99m}Tc-DTPA溶液(740~1 480MBq)雾化为直径1~30μm放射性胶体微粒。患者取坐位，尽可能多地吸入气溶胶，吸入时间为5~8min。

2. 锝气体(Technegas) 利用锝气体发生器将高比度的$^{99m}TcO_4^-$(>370MBq)吸附于石墨碳棒上，在充满氩气的密闭装置内通电加温，在2 500℃条件下获得直径为2~20nm的Technegas。患者取坐位或仰卧位，要求患者吸气、呼气，然后深吸气(同时按下通气输送按钮)，憋气3~5s后呼气，重复深吸气-憋气-呼气过程。

3. 显像方法 平面显像：每个体位采集计数为300k或500k；断层显像：每帧采集15~20s，余条件同肺灌注显像。

二、正常影像表现

^{99m}Tc-DTPA气溶胶显像：双肺放射性分布基本均匀(周边和肺门区稍稀疏)。因气体颗粒不均匀及受气流影响较大，大气道常有放射性滞留。因检查要求反复吸入，气体颗粒容易通过食管进入胃，使胃部显影(图11-3)。

Technegas显像：双肺内放射性分布大致均匀。因气体颗粒均匀，大气道较少出现显影，与正常肺灌注图像基本一致(图11-4)。

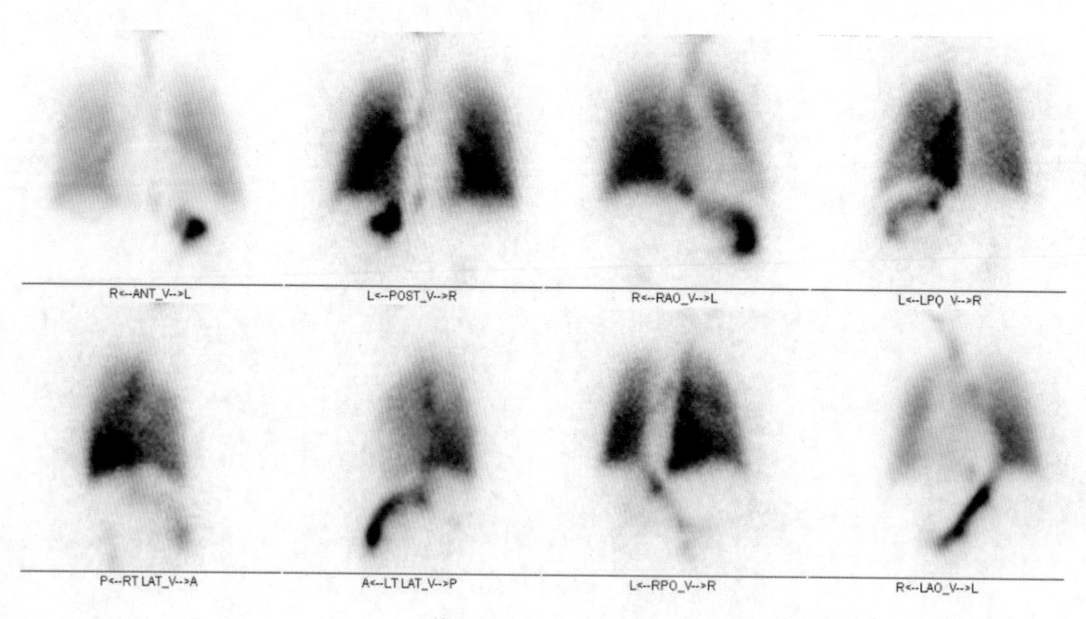

图11-3 正常^{99m}Tc-DTPA气溶胶肺通气平面显像

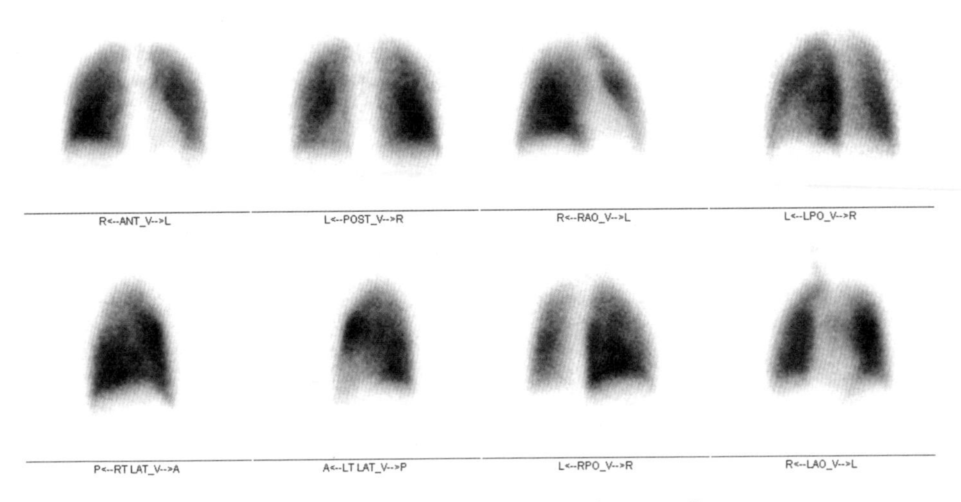

图 11-4　正常 Technegas 肺通气平面显像

第四节　下肢深静脉显像

一、检查原理和方法

（一）原理

自足背静脉注射显像剂，观察其随静脉血液经下肢深静脉回流至心脏的过程。

（二）方法

双踝上方约 3cm 处扎止血带阻断浅静脉回流，2 支注射器各抽取 ^{99m}Tc-MAA（111~185MBq），由足背静脉同时缓慢匀速推注，同时启动 SPECT 进行全身显像，扫描速度 30cm/min。矩阵 256 × 1024，ZOOM 1.0。扫描范围：从双足至双肺尖。全身扫描后，去除止血带，患者行双下肢伸屈活动 2~3min，再行下肢延迟显像，扫描条件与全身扫描条件一致。

二、正常影像表现

两侧下肢静脉和下腔静脉依次显影，静脉形态连贯，走行自然，两侧基本对称，浅静脉不显影，无侧支循环形成；延迟显像无明显放射性滞留（图 11-5）。

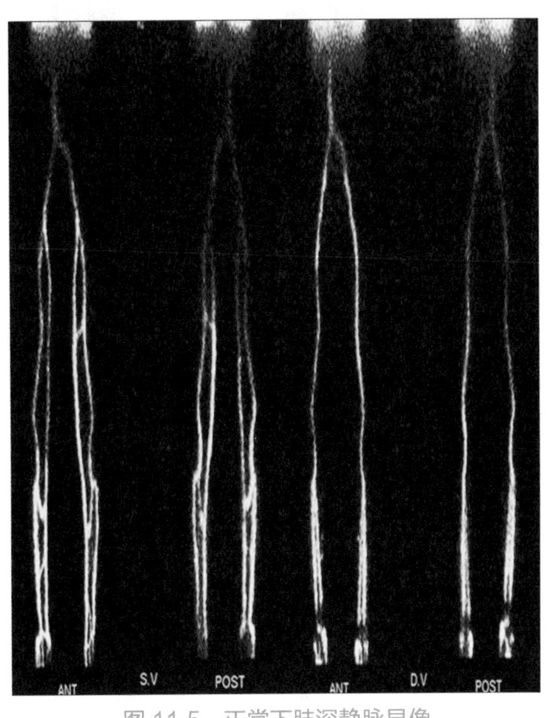

图 11-5　正常下肢深静脉显像

第五节　常见疾病的影像诊断

基于病例的实战演练

（一）肺栓塞（pulmonary embolism，PE）

【病例】

（1）病史摘要：患者，女，72 岁，反复胸痛、气促 1 个月。查体示脉搏 100 次 /min，呼吸 27 次 /min，血压 120/70mmHg。听诊双肺呼吸音减弱，双下肺闻及少许湿啰音。实验室检查示 D- 二聚体 3 085μg/L。下肢静脉彩超示双侧下肢深静脉血栓形成。为明确患者是否存在肺栓塞,行 V/Q 显像。

(2)检查方法:患者首先行 Technegas 肺通气平面显像,后行肺通气断层显像。肺通气显像结束后注射 ^{99m}Tc-MAA,行肺灌注平面与断层显像。患者体位保持不变,同机行胸部 CT 平扫。CT 扫描参数:管电压 130kV,自动管电流调节,层厚 3mm。

(3)检查表现(图 11-6)

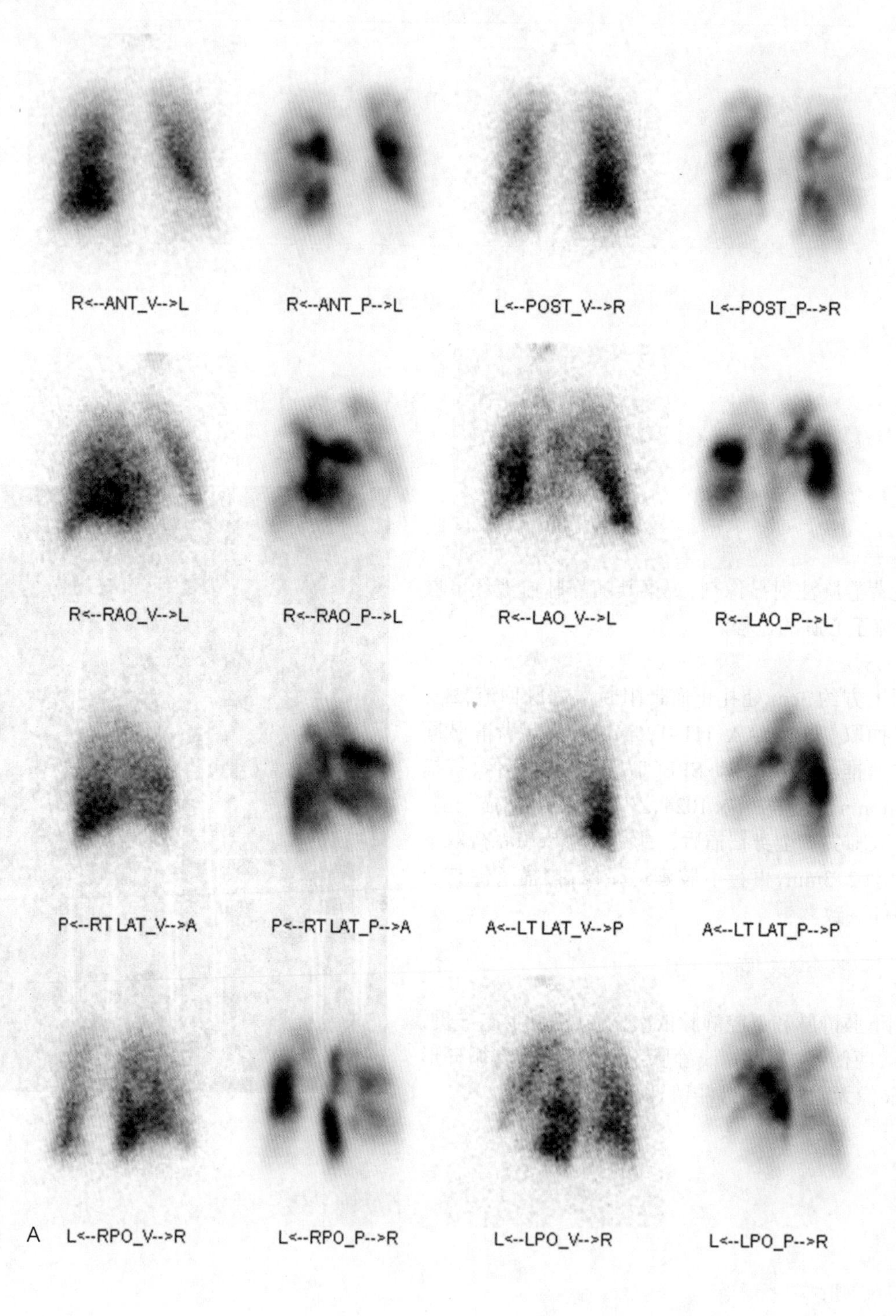

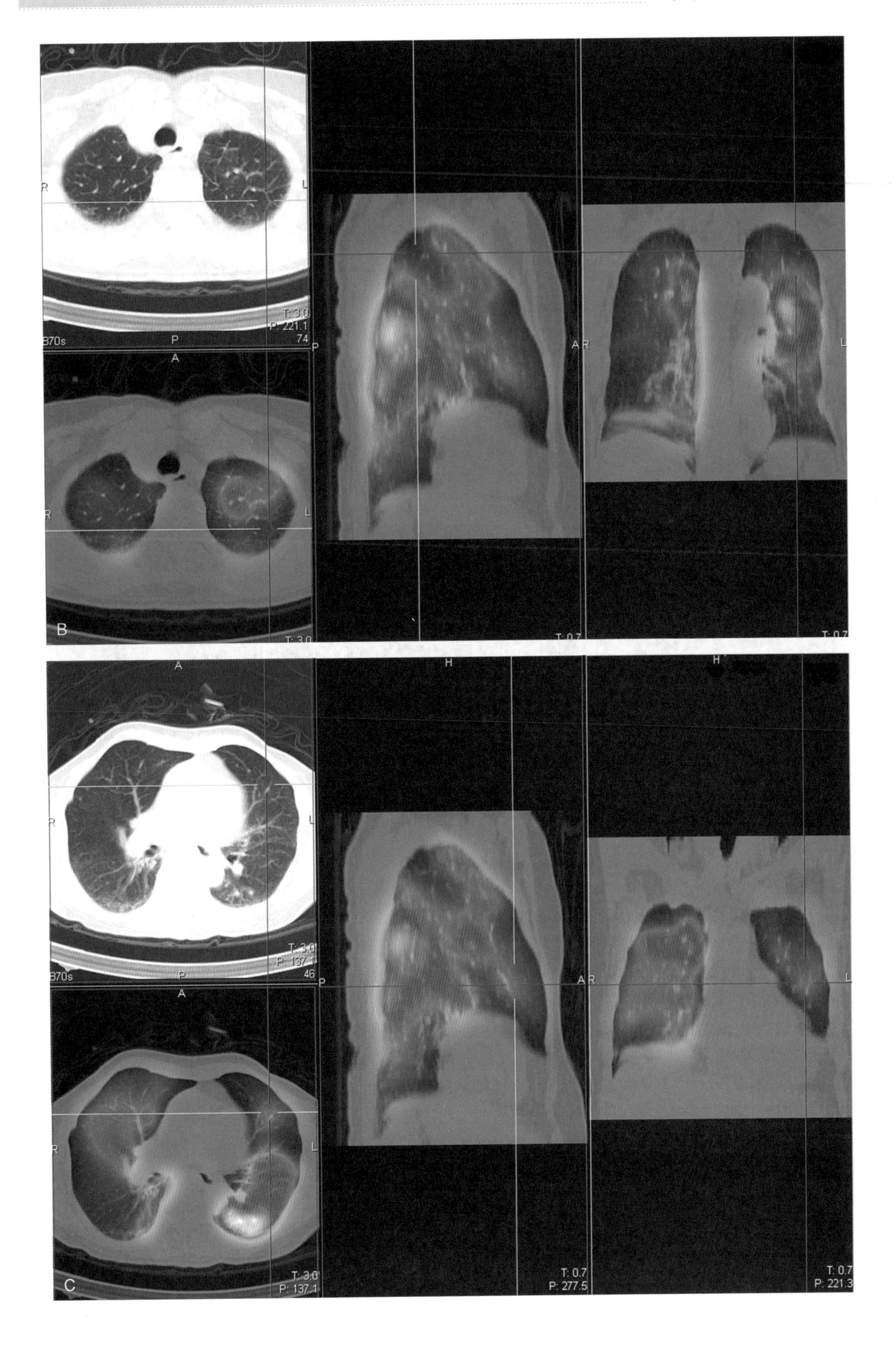
R
L
T: 3.0
P: 221.1
B70s
P
74
A
B
T: 0.7
H
T: 3.0
P: 137.1
46
C
T: 0.7
P: 277.5
T: 0.7
P: 221.3

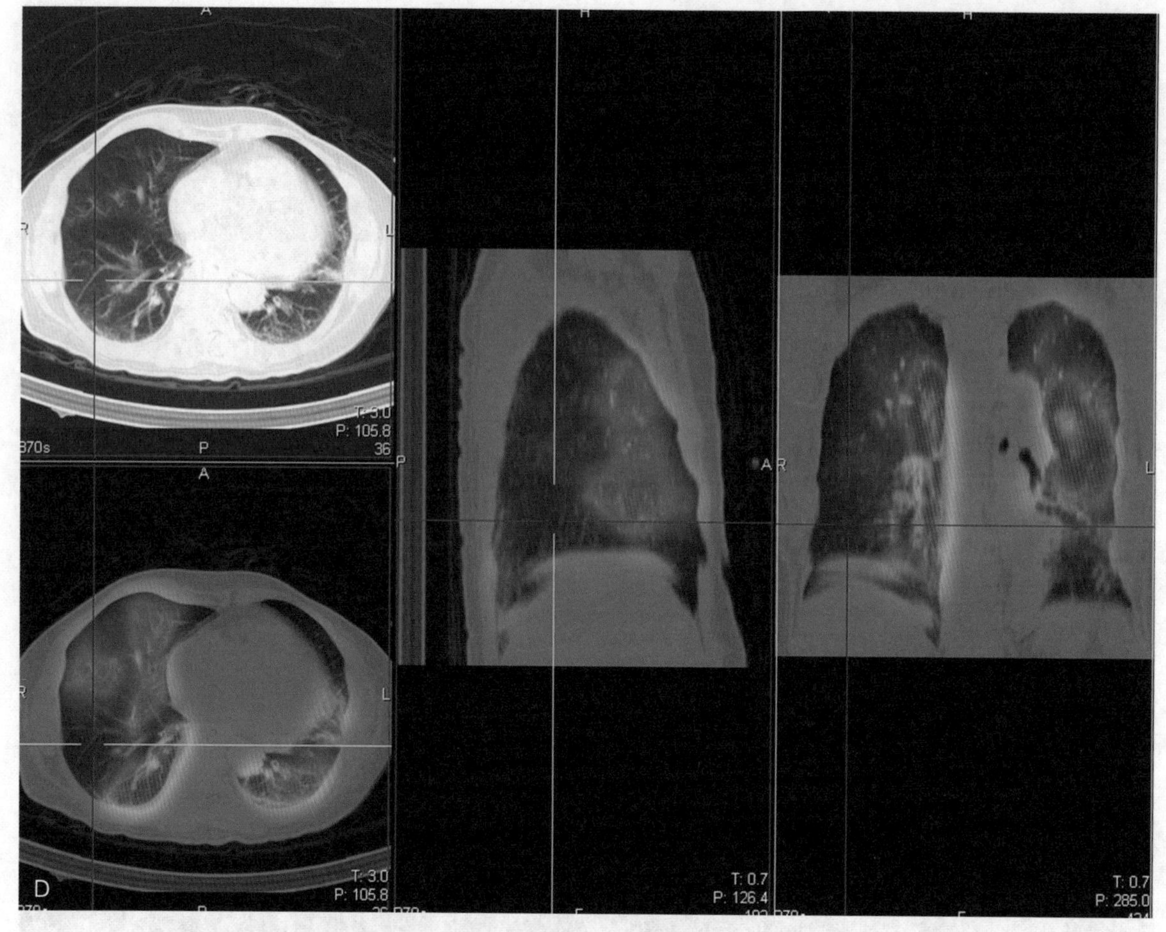

图 11-6 肺栓塞 V/Q 显像

（A V/Q 平面显像；B 双肺上叶肺灌注 SPECT/CT 融合显像；C 左上肺舌段肺灌注 SPECT/CT 融合显像；D 右下肺基底段肺灌注 SPECT/CT 融合显像）

1）平面显像

肺通气显像：双肺显影尚清晰，双肺放射性分布尚均匀（上野放射性稍稀疏），未见明显稀疏缺损改变。

肺灌注显像：双肺显影尚清晰，双肺放射性分布不均匀，可见多发性稀疏缺损改变；上述肺灌注显像与通气显像呈不匹配性改变。

2）SPECT/CT 融合显像：双肺各叶放射性分布不均匀，可见多发肺段性放射性稀疏缺损改变（以左肺上叶尖后段、舌段，右肺上叶尖段，左肺下叶基底段及右肺下叶前、外基底段稍甚），相应部位 CT 见左上肺舌段及左下肺前内基底段少许斑片状及条索状密度增高影，余未见明显密度改变。

（4）诊断意见：双侧肺动脉栓塞。

（5）随访结果：综合患者的临床表现、D- 二聚体结果、下肢静脉彩超、V/Q 显像等诊断为双侧肺动脉栓塞。

（6）诊断要点

1）患者临床表现为反复胸痛、气促 1 个月，体征脉搏、呼吸加快，双肺可闻及湿啰音。

2）D- 二聚体明显升高。

3）下肢静脉彩超提示双侧下肢深静脉血栓形成。

4）V/Q 显像：双肺多发性肺段性灌注缺损，相应部位肺通气显像正常，两者不匹配。

（7）鉴别诊断：慢性阻塞性肺疾病起病缓慢、病程较长。主要症状为慢性咳嗽、咳痰、气短或呼吸困难等，查体见桶状胸。肺灌注显像见双肺多发非肺段性放射性稀疏缺损改变，与肺通气显像呈匹配性改变；肺动脉畸形、肺动脉病变（包括肺动脉闭锁、肺动脉狭窄、肺动脉发育不全或缺如等）及全身性疾病（包括大动脉炎、胶原病等）累及肺动脉，V/Q 显像表现可与肺栓塞相似，需结合临床及其他影像学检查予以鉴别（图 11-7）。

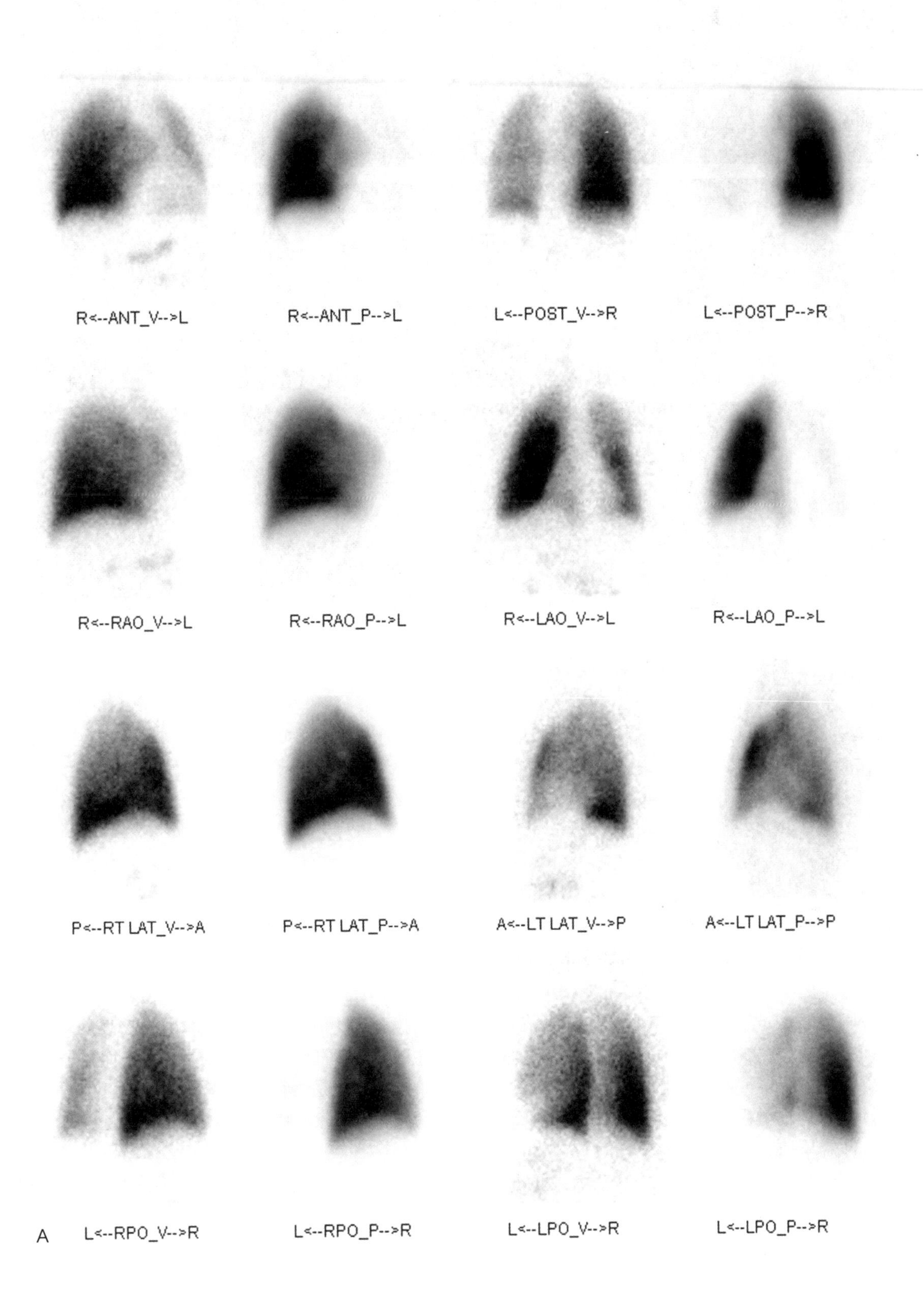
R<--ANT_V-->L
R<--ANT_P-->L
L<--POST_V-->R
L<--POST_P-->R
R<--RAO_V-->L
R<--RAO_P-->L
R<--LAO_V-->L
R<--LAO_P-->L
P<--RT LAT_V-->A
P<--RT LAT_P-->A
A<--LT LAT_V-->P
A<--LT LAT_P-->P
A
L<--RPO_V-->R
L<--RPO_P-->R
L<--LPO_V-->R
L<--LPO_P-->R

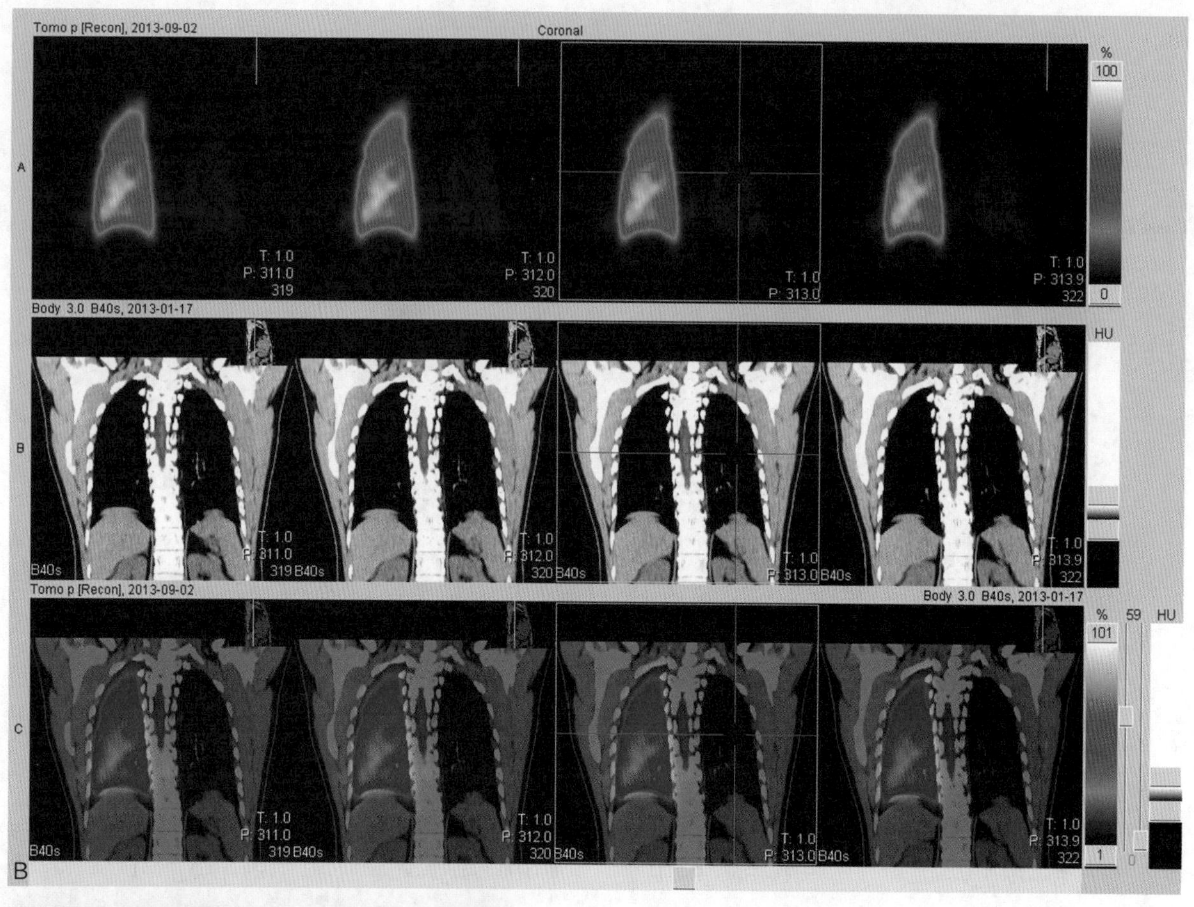

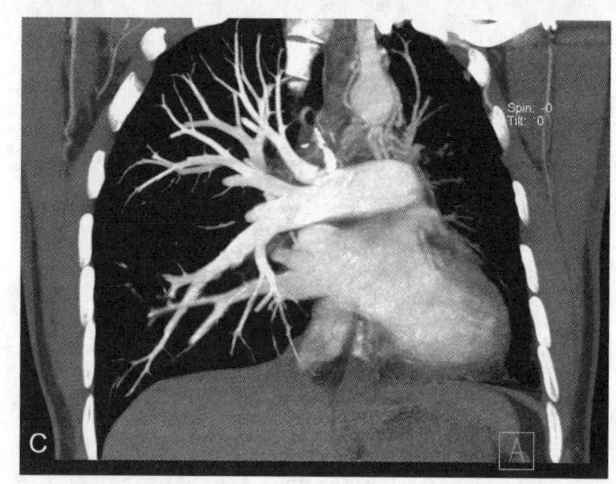

图 11-7　左肺动脉发育不全 V/Q 显像
（A　V/Q 平面显像；B　肺灌注 SPECT/CT 融合显像；C　CTPA 显像）

(8) 临床表现：PE 的临床表现多样，无特异性。常见症状有以下几种。①不明原因的呼吸困难及气促；②胸痛；③晕厥，可为 PE 的唯一或首发症状。传统上诊断 PE 的三联征（呼吸困难、胸痛、咯血）同时存在者仅占 20%。体征以呼吸急促最常见。在考虑 PE 诊断的同时，常注意是否存在下肢深静脉血栓。其主要表现为患肢肿胀、周径增粗、疼痛或压痛、皮肤色素沉着、行走后患肢易疲劳或肿胀加重等。

(9) 注意事项

1) ^{99m}Tc-MAA 注射前需振荡摇匀，注射时尽量避免回血，以防止血液与 MAA 凝聚成更大颗粒，导致肺内出现大“热点”假象。

2) 有条件的医院可行 SPECT/CT 同机融合显像，以提高诊断 PE 的准确性。

(10) 相关知识点

1) 高危疑诊肺栓塞：高危疑诊肺栓塞的诊断主要基于超声心动图和 CT。因为高危疑诊肺栓塞会迅速危及患者生命，并且有休克或低血压等严重的临床问题。鉴别诊断包括心源性休克、急性瓣膜功能障碍、心脏压塞及主动脉夹层等，因此首选的检查方法为超声心动图，不做 D- 二聚体检测。对于病情高度不稳定的患者或不具备其他检查的条件时，超声心动图显示间接征象可以诊断肺栓塞，但患者病情稳定后，需要进一步检查以明确诊断。有时也可以选择单纯肺灌注显像。CT 通常能够确诊肺栓塞，此外，对因胸痛而怀疑有主动脉夹层的患者，CT 可以鉴别诊断。鉴于高危疑诊患者，必须快速作出诊断和治疗，其诊断策略须与实际的临床情况和医院的条件相适应（图 11-8）。

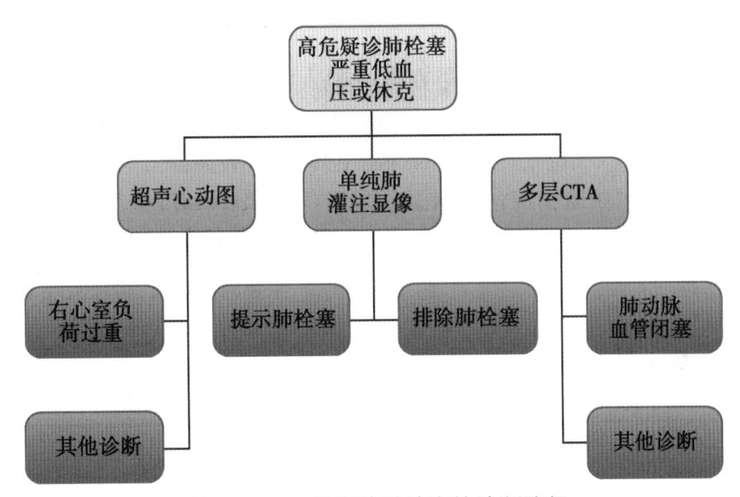

图 11-8 高危疑诊肺栓塞的诊断路径

2）非高危疑诊肺栓塞：非高危疑诊肺栓塞的诊断主要基于临床可能性评估、D- 二聚体检测、肺动脉造影（CTPA）和 V/Q 显像。非高危疑诊肺栓塞患者在影像学检查之前应根据临床预测规则对其进行临床可能性评估。如果临床可能性评估低或中度，建议进行 D- 二聚体检测，如果 D- 二聚体阴性，肺栓塞可排除；如果 D- 二聚体阳性，建议进一步检查。而对于临床可能性较高的患者不建议进行 D- 二聚体检测，多层螺旋 CT（MDCT）可作为一线检查，其灵敏度和特异度均较高，阳性可以确诊肺栓塞，阴性有待进一步检查；临床可能性较高的患者也可行 V/Q 显像和静脉加压超声（CUS），对于 V/Q 显像结果呈高度可能性或 CUS 发现近端深静脉血栓可以确诊肺栓塞，V/Q 显像结果正常或极低可能性、V/Q 显像中或低度可能性且 CUS 阴性可排除肺栓塞。至于选择 V/Q 显像还是 MDCT 检查，则取决于医院设备配置情况、医师的经验及患者的临床情况。与 MDCT 相比，V/Q 显像几乎没有禁忌证，并且辐射剂量也大大降低，而前者应用更广泛且容易进行（图 11-9）。

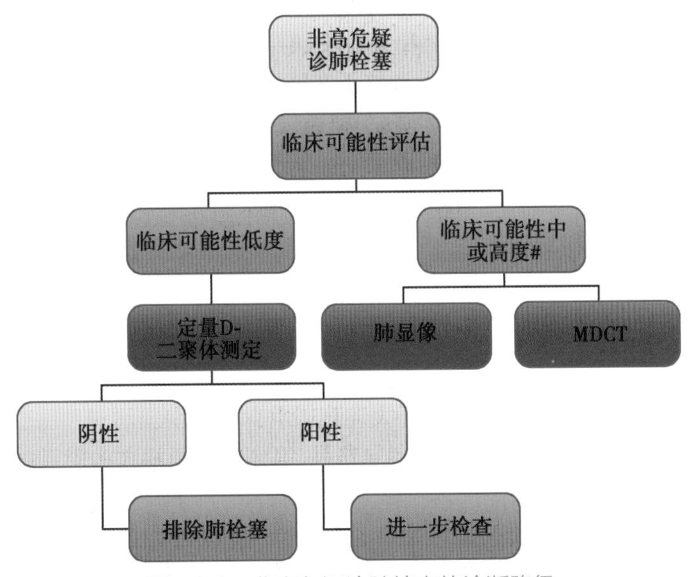

图 11-9 非高危疑诊肺栓塞的诊断路径

（11）相关影像学方法比较：V/Q 显像是 PE 诊断、疗效评价和随访的重要影像学方法。目前诊断 PE 的一线影像学检查包括 V/Q 显像、CTPA。在诊断 PE 的问题上，V/Q 显像与 CTPA 优势互补，需根据实际情况针

对性地选择。(表 11-1)

表 11-1 CTPA 和 V/Q 显像在 PE 诊断中的优势和缺点

	优势	缺点
CTPA	对肺段或以上的 PE 准确度高； 不同医师诊断的一致性高； 采集速度快，可用于急诊，并与其他疾病进行鉴别诊断	辐射剂量较大； 存在患者安全问题，如对比剂导致的过敏反应、肾损害等； 对亚肺段肺栓塞的诊断有一定限度； 费用较高； 不适合随访
V/Q 显像	无创性、功能性检查； 灵敏度高； 无明显禁忌证； 辐射剂量低； 适合随访	特异度较低； 采集时间较长，多数医院不能用于急诊； 不能对其他伴随疾病进行诊断

(二) 慢性阻塞性肺疾病

【病例】

(1) 病史摘要：患者，男，56 岁，反复活动后气促 8 年。查体示脉搏 78 次 /min，呼吸 20 次 /min，血压 126/68mmHg。视诊胸廓前后径增大呈桶状胸，右肺叩诊呈过清音，听诊右肺呼吸音明显减弱，呼气延长，双侧肺底可闻及少许干性啰音。肺功能检查 FEV_1/FVC=58%。实验室检查示血常规白细胞计数 8.2×10^9/L，中性粒细胞百分比 0.87。血气分析示 pH 7.1，PO_2 90mmHg，PCO_2 64mmHg。胸部 CT 平扫示两肺多发肺大疱、肺气肿。为评估患者病情程度及明确肺减容术手术部位、范围，行 V/Q 显像。

(2) 检查方法：同“肺栓塞”。

(3) 检查表现(图 11-10)

1) 平面显像：肺通气显像示右肺显影差，放射性分布明显下降，呈稀疏缺损改变。左肺显影欠清晰，放射性分布下降且分布不均，可见多发性稀疏缺损改变，以左肺上叶及下叶背段为甚。双肺灌注显像和通气显像呈大致匹配性改变。

2) SPECT/CT 融合显像：SPECT 见右肺放射性分布明显下降，仅见少量放射性药物分布；左肺放射性分布不均匀，可见多发性稀疏缺损改变，以左肺上叶尖后段、前段及下叶背段等为甚；相应部位 CT 见双肺透亮度增高，肺纹理紊乱，可见多发囊状透光影，最大者位于右肺上叶前段，大小约 9.9cm × 15cm，边界清晰。

(4) 诊断意见：右肺通气和灌注功能严重受损；左肺通气和灌注多发功能受损，以左上肺尖后段、前段及下叶背段等为甚，符合两肺肺气肿并多发肺大疱改变。

(5) 随访结果：患者行胸腔镜右肺大疱切除术，术中见右肺各叶泡性肺气肿，可见多发肺大疱。术后病理示肺大疱症。

(6) 诊断要点

1) 反复活动后气促 8 年，查体为桶状胸，叩诊过清音，听诊右肺呼吸音明显减弱，呼气延长。

2) $FEV_1/FVC<70\%$。

3) 胸部 CT：两肺多发肺大疱、肺气肿。

4) V/Q 显像：双肺呈匹配性多发通气、灌注缺损，以右肺为甚。

(7) 临床表现

1) 症状：①慢性咳嗽，通常为首发症状；②咳痰，咳嗽后通常咳少量黏液性痰，部分患者在清晨较多；合并感染时痰量增多，常有脓性痰；③气短或呼吸困难，是慢性阻塞性肺疾病的标志性症状，是患者焦虑不安的主要原因；④喘息和胸闷；⑤全身性症状。

2) 病史特征：慢性阻塞性肺疾病患病过程应有以下特征。①吸烟史；②职业性或环境有害物质接触史；③家族史；④多于中年以后发病，症状好发于秋冬寒冷季节，常有反复呼吸道感染及急性加重史；⑤慢性肺源

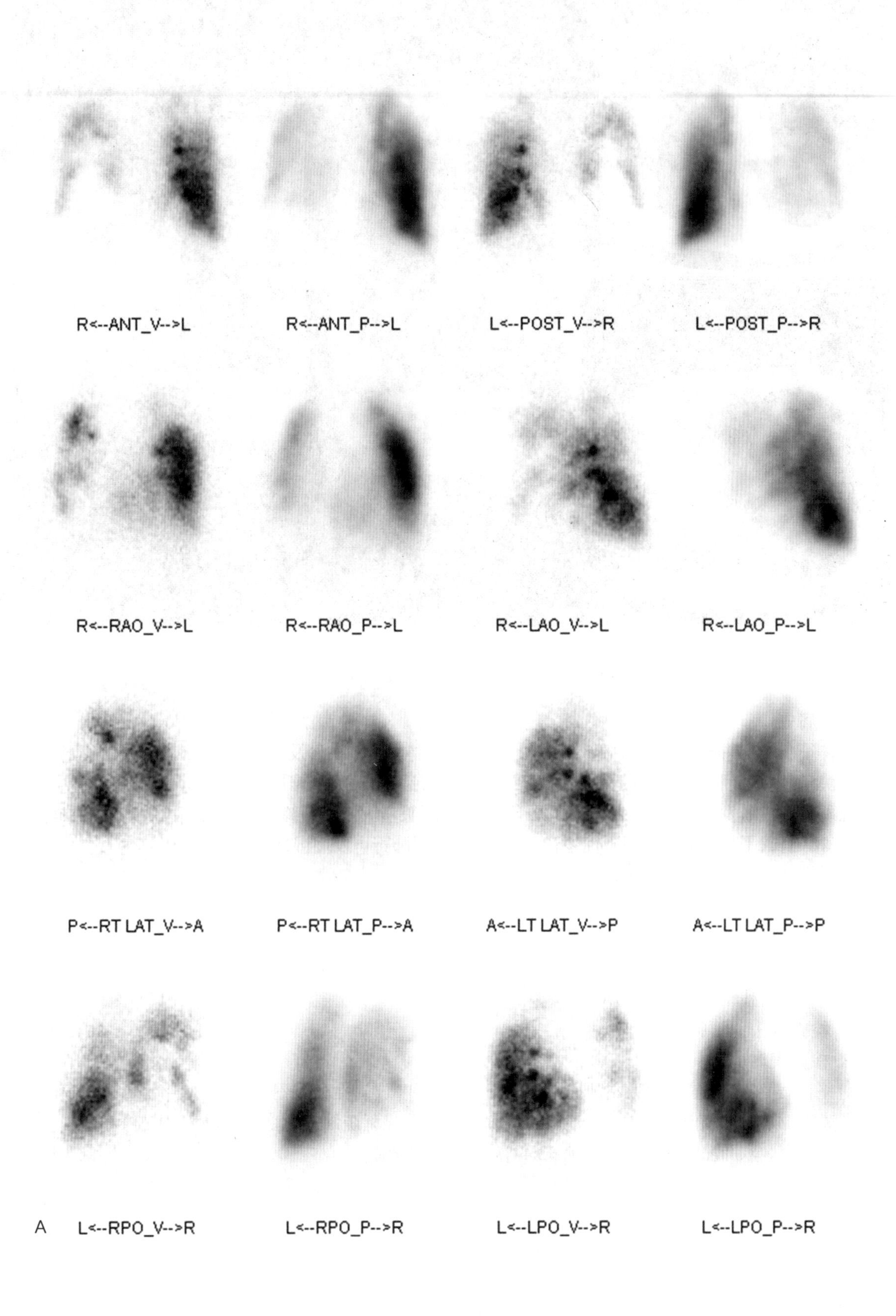
R<--ANT_V-->L
R<--ANT_P-->L
L<--POST_V-->R
L<--POST_P-->R
R<--RAO_V-->L
R<--RAO_P-->L
R<--LAO_V-->L
R<--LAO_P-->L
P<--RT LAT_V-->A
P<--RT LAT_P-->A
A<--LT LAT_V-->P
A<--LT LAT_P-->P
A
L<--RPO_V-->R
L<--RPO_P-->R
L<--LPO_V-->R
L<--LPO_P-->R

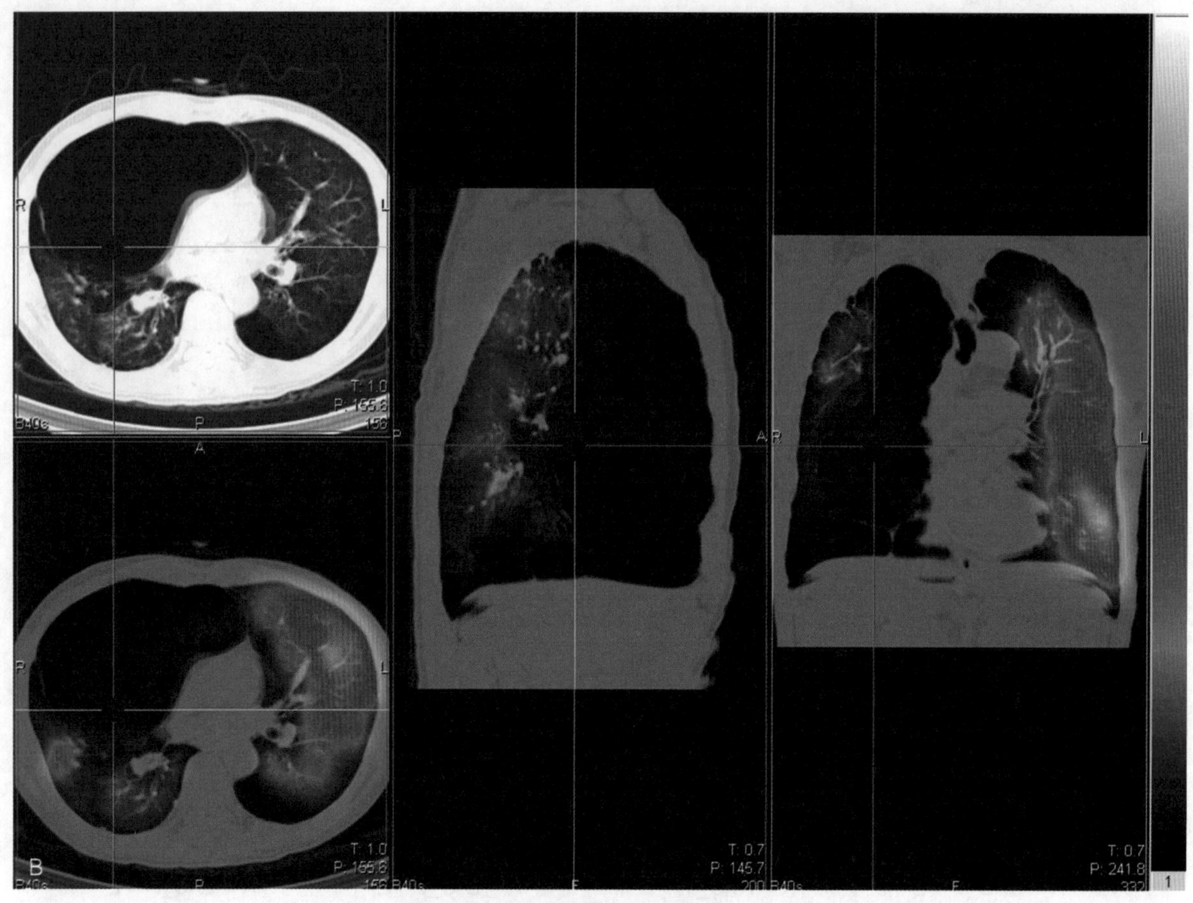

图 11-10 慢性阻塞性肺疾病 V/Q 显像

（A V/Q 平面显像；B 肺灌注 SPECT/CT 融合显像）

性心脏病病史。

3）体征：早期体征可不明显。随疾病进展，常有以下体征。①视诊及触诊：胸廓形态异常；常见呼吸变浅，频率增快，辅助呼吸肌参加呼吸运动，重症可见胸腹矛盾运动；呼吸困难加重时常采取前倾坐位；低氧血症者可出现黏膜及皮肤发绀，伴右心衰竭者可见下肢水肿、肝脏增大。②叩诊：呈过清音。③听诊：两肺呼吸音减低，呼气相延长，平静呼吸时可闻干性啰音，两肺底或其他肺野可及闻湿性啰音。

（三）肺部疾病手术决策与肺功能评估

【病例 1】

⑴病史摘要：患者，男，63 岁，行胸部 CT 发现左下肺肿块，予以抗感染、对症等治疗，复查胸部 CT 见肿块逐渐增大，考虑肺癌。查体示脉搏 80 次 /min，呼吸 20 次 /min，血压 130/85mmHg。肺功能检查示 FEV_1 1.33L。为评估患者术后残留肺功能，行 V/Q 显像。

⑵检查方法：同“肺栓塞”。

⑶检查表现（图 11-11）

1）平面显像：肺通气显像见左肺显影欠清晰，左肺下叶放射性分布不均匀，可见片状稀疏缺损改变。右肺显影清晰，放射性分布尚均匀（上野分布略稀疏），未见明显稀疏缺损改变。双肺灌注显像和通气显像呈大致匹配性改变。双肺灌注功能分布左肺 32.44%，右肺 67.56%。

2）SPECT/CT 融合显像：左肺下叶背段见一软组织肿块影，大小约 3.7cm × 6.3cm，密度不均匀，可见空洞形成，壁厚薄不均，内见多个斑点状钙化，病灶周围见斑片状模糊影，相应部位见左肺下叶放射性分布明显下降，呈稀疏缺损改变，受损范围大于 CT 所见肿块的大小。余双肺放射性分布尚均匀，未见明显放射性稀疏缺损改变。

⑷诊断意见

1）左下肺背段肿块，左下肺通气和灌注功能重度受损。

2）左上肺、右肺通气和灌注功能大致正常。

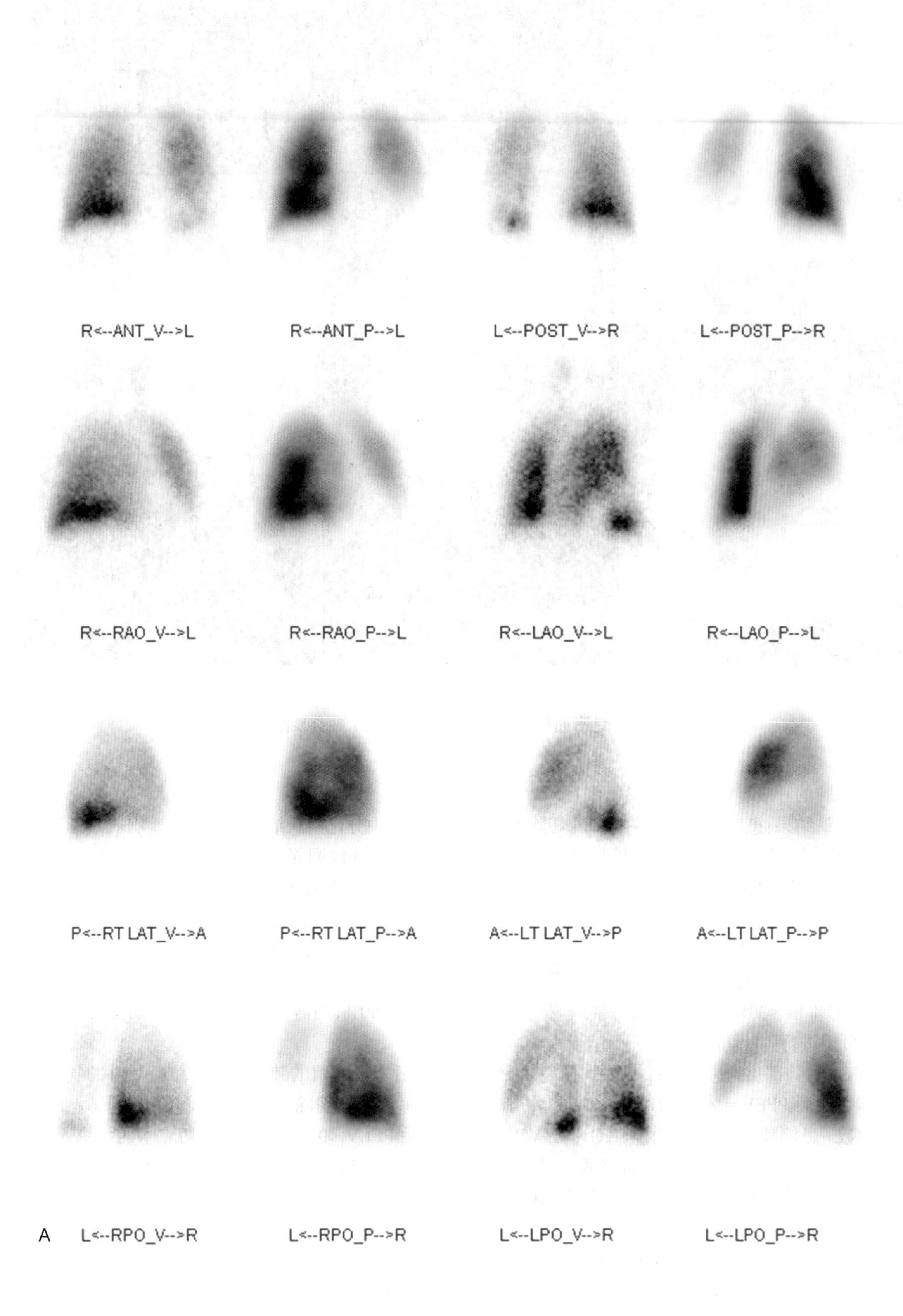
R<--ANT_V-->L
R<--ANT_P-->L
L<--POST_V-->R
L<--POST_P-->R
R<--RAO_V-->L
R<--RAO_P-->L
R<--LAO_V-->L
R<--LAO_P-->L
P<--RT LAT_V-->A
P<--RT LAT_P-->A
A<--LT LAT_V-->P
A<--LT LAT_P-->P
A
L<--RPO_V-->R
L<--RPO_P-->R
L<--LPO_V-->R
L<--LPO_P-->R

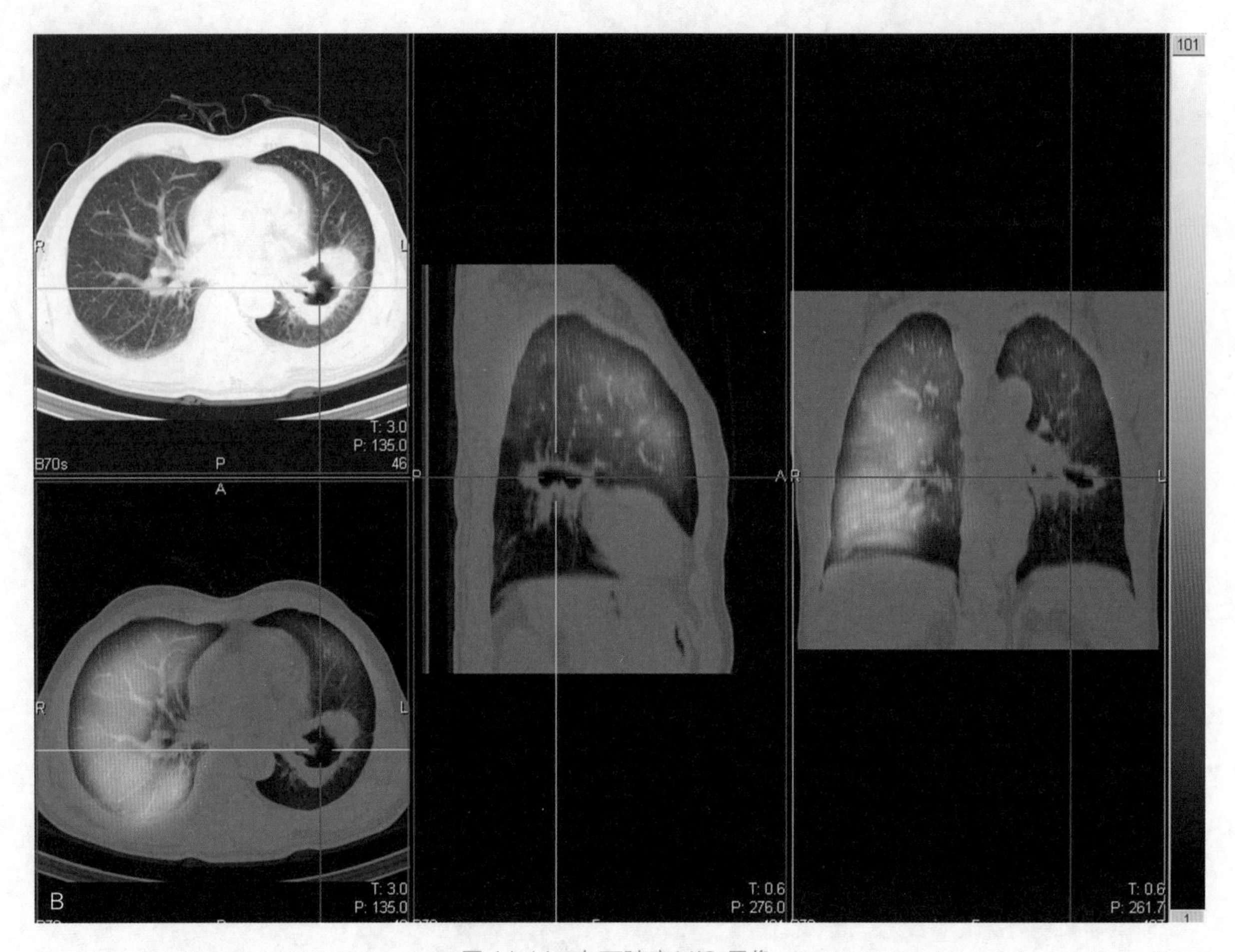

图 11-11 左下肺癌 V/Q 显像
（A V/Q 平面显像；B 肺灌注 SPECT/CT 融合显像）

3）残肺的呼吸容积（$PFEV_1$）为 1.11L。

4）随访结果：患者全麻下行左下肺叶切除术后，术后病理：中分化鳞状细胞癌。

（5）相关知识点：肺癌、支气管扩张等疾病的病灶可直接压迫或浸润邻近血管，导致其灌注区的血流灌注减少，在肺灌注显像上表现为放射性稀疏或缺损区，根据放射性稀疏或缺损区的大小估计肺血管的受累程度，对决定能否进行手术治疗、手术切除范围和术前准确预测术后残肺的功能均有重要的意义。

肺灌注残余量占全肺灌注量的百分数（Q%）：术前将两肺的放射性计数通过勾画感兴趣区（ROI）进行定量测算，计算出患侧肺灌注残余量占全肺灌注量的百分数（Q%），Q% 值越小说明患侧肺血管受累程度越大，如果 Q% 值 <30%，手术切除的成功率很小；Q% 值在 30%~40%，则需要进行患侧全肺切除；如果 Q% 值 >40%，可望进行肺叶切除。

$PFEV_1$：肺部疾病患者能否接受手术治疗，还应考虑患者术后残留的肺功能能否维持足够的气体交换。一侧肺切除后 $PFEV_1$= 术前 FEV_1 × ［1– 患侧肺 Q% 或 V%］。肺叶切除后 $PFEV_1$= 术前 FEV_1 × ［1–（切除肺叶段数 / 患侧肺段总数）× 患侧肺 Q% 或 V%］。预测术后 $PFEV_1$<0.8L，通常为肺切除术的禁忌证。预测术后 $PFEV_1$>0.8L，即使是手术高危患者，术后 30 天内死亡率仅 15%，因此患者可以耐受肺切除术。本法可为肺部疾病手术治疗决策和预测术后肺功能提供科学依据。

【病例 2】

（1）病史摘要：患者，男，74 岁，反复咳嗽，咳痰 20 余年，气促 10 余年，加重 5 天。肺功能示极重度阻塞性通气功能障碍。查体示脉搏 122 次 /min，呼吸 25 次 /min，血压 116/80mmHg。桶状胸，肋间隙增宽，呼吸稍促。触诊语颤减弱，双肺叩诊呈过清音，听诊双肺呼吸音减弱，可闻及呼气相哮鸣音及吸气相湿啰音。V/Q 显像示双肺多发，散在通气、灌注功能（匹配性）明显受损。临床诊断为慢性阻塞性肺疾病终末期，内科常规治疗缓解不明显，随予全麻下行右肺移植术。术后为评估右移植肺功能行 V/Q 显像。

(2) 检查方法：患者先行肺灌注平面显像，2 天后行肺通气平面显像。

(3)检查表现(图 11-12、图 11-13)：平面显像示肺通气显像，右肺肺移植术后，右肺门可见放射性异常浓聚，右肺放射性分布欠均匀，右肺上叶尖、后段等可见放射性分布下降。左肺放射性分布明显下降，放射性分布不均匀，可见明显稀疏缺损改变，以左下肺为著。肺灌注显像示右肺放射性分布不均，右肺上叶、中叶等可见放射性稀疏缺损改变，部分与肺通气欠匹配。左肺血流放射性分布大致匹配。肺血流灌注功能分布：左肺上部 11.3%，中部 15.1%，下部 11.7%，共计 38.1%。右肺上部 22.6%，中部 25.6%，下部 13.7%，共计 61.9%。

(4) 诊断意见

1) 右肺移植术后改变。

2) 左肺通气和灌注功能严重受损。

3) 与术前结果对比：右移植肺通气功能较前明显改善；左肺下野通气功能较前下降。

(5) 相关知识点：急性排斥反应、慢性排斥反应、感染以及胸膜腔并发症是肺移植术后的主要异常改变。肺移植术后的 V/Q 显像改变缺乏特异性。常表现为一侧肺叶或者不同肺段的通气和灌注功能下降或者丧失。但肺通气的改变和肺血流灌注的改变不尽相同，并不是完全匹配的。动态进行 V/Q 显像是评判移植肺功能的好方法。

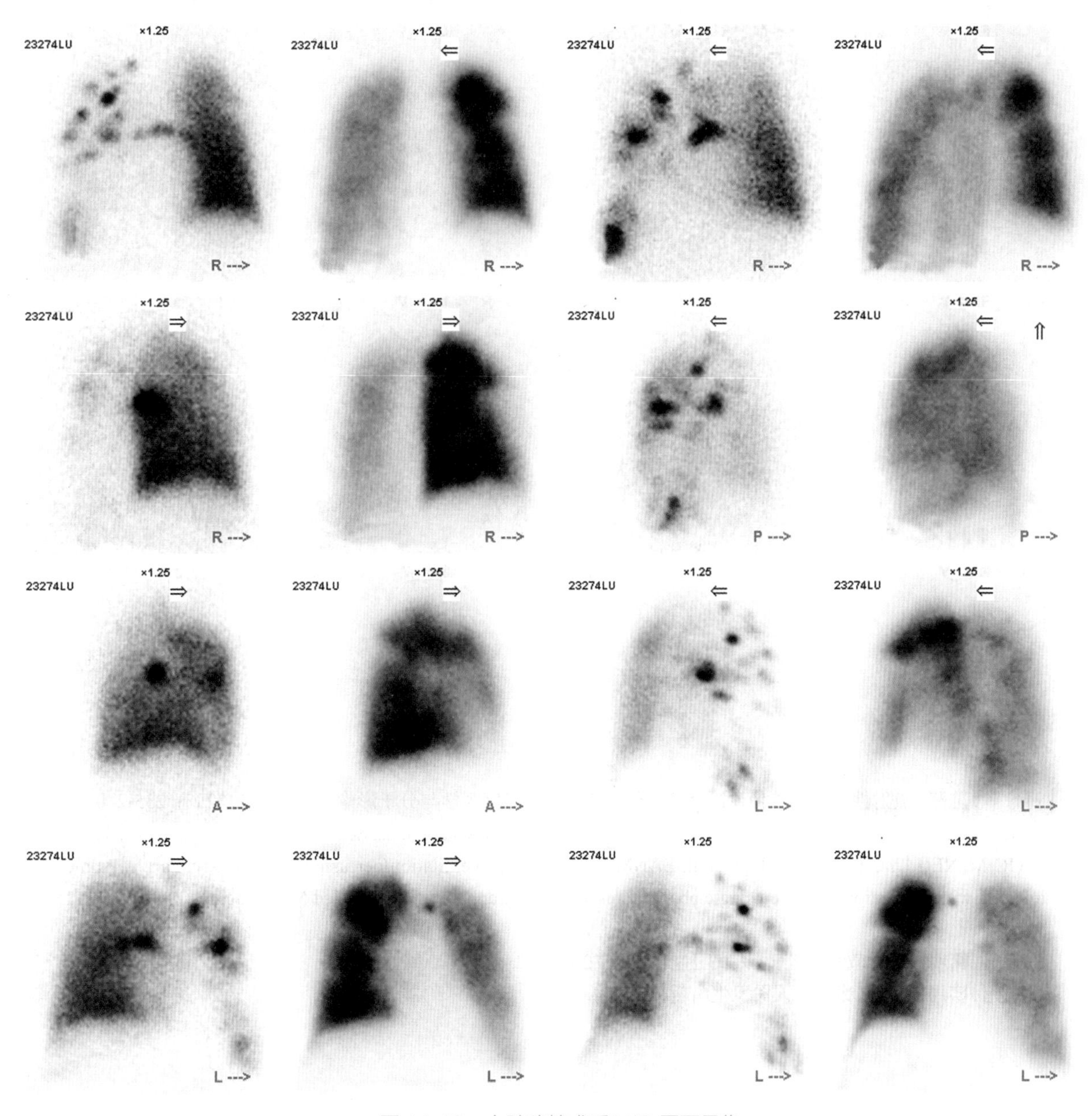

图 11-12　右肺移植术后 V/Q 平面显像

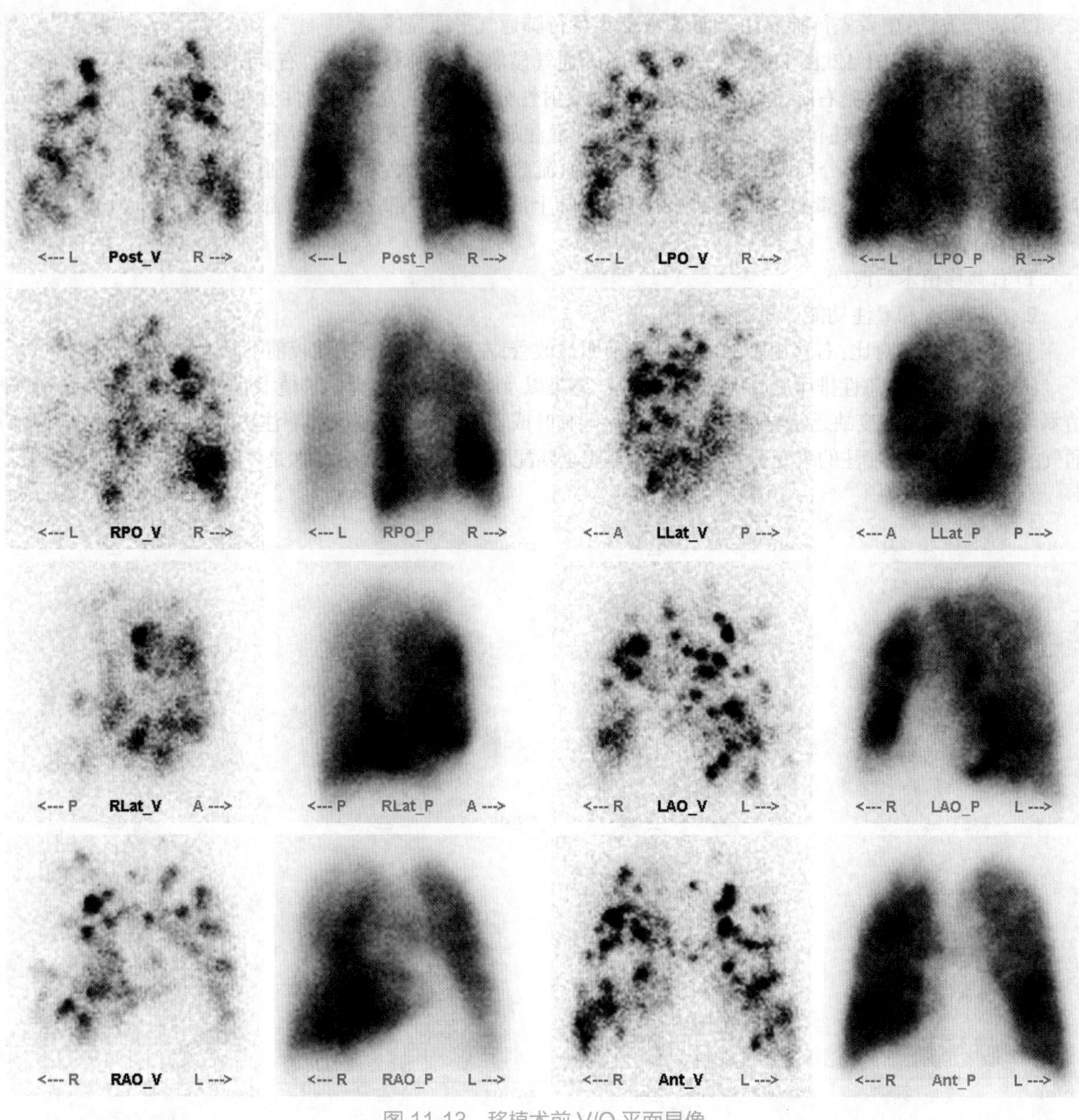

图 11-13 移植术前 V/Q 平面显像

（陈 萍）

参考文献

[1] 刘海平，陈萍．放射性核素肺显像诊断肺栓塞研究进展．中华核医学与分子影像杂志，2012, 32 (3): 235-240.

[2] BAILEY E A, BAILEY D L, ROACH P J. V/Q imaging in 2010: a quick start guide. Semin Nucl Med, 2010, 40 (6): 408-414.

[3] BAJC M, NEILLY J B, MINIATI M, et al. EANM guidelines for ventilation/perfusion scintigraphy: Part 1. Pulmonary imaging with ventilation/perfusion single photon emission tomography. Eur J Nucl Med Mol Imaging, 2009, 36 (8): 1356-1370.

[4] 蒋宁一．简明核医学教程．北京：人民卫生出版社，2011.

[5] 潘中允．实用核医学．北京：人民卫生出版社，2014.

第十二章　骨　显　像

第一节　骨的解剖与生理

骨(bone)是以骨组织为主体构成的器官,是在结缔组织或软骨基础上经过较长时间的发育过程(骨化)形成的。成人有206块骨头,按照形态学分为长骨、短骨、扁骨和不规则骨。长骨主要存在于四肢,呈长管状,可分为一体两端。体又叫骨干,其外周部骨质致密,中央为容纳骨髓的骨髓腔。两端较膨大,称为骺。骺的表面有关节软骨附着,形成关节面,与相邻骨的关节面构成运动灵活的关节,以完成较大范围的运动。短骨为形状各异的短柱状或立方形骨块,多成群分布于手腕、足的后半部和脊柱等处。短骨能承受较大的压力,常具有多个关节面,与相邻的骨形成微动关节,并常辅以坚韧的韧带,构成适于支撑的弹性结构。扁骨呈板状,主要构成颅腔和胸腔的壁,以保护内部的脏器,扁骨还为肌肉附着提供宽阔的骨面,如肢带骨的肩胛骨和髋骨。不规则骨形状不规则且功能多样,有些骨内还生有含气的腔洞,叫做含气骨,如构成鼻旁窦的上颌骨和蝶骨等。

全身骨可分为中轴骨和四肢骨,其中中轴骨包括颅骨(脑颅骨和面颅骨)和躯干骨(椎骨、胸骨和肋骨)。骨的外表面为骨膜,中间为骨质,内为骨髓,富含血管、淋巴和神经,不断进行新陈代谢和生长发育,并具有修复、再生和改建的能力。骨组织由细胞和细胞间质组成,骨细胞主要包括骨原细胞、成骨细胞、骨细胞、破骨细胞,细胞间质主要由有机质和无机质组成,前者主要是骨胶原纤维束和黏多糖蛋白等,后者主要是羟基磷酸钙。在成熟的骨密质中,矿物质含量很高,主要成分为羟基磷灰石晶体,每克骨内的羟基磷灰石表面积约100m^2,是阳离子和阴离子吸附和交换的场所。骨与骨之间的间隙一般称之为关节,除了少部分的不动关节可能以软骨连接之外,大部分是以韧带连接起来的。关节可分成不动关节、可动关节及难以被归类的中间型可称为少动关节。

骨显像是国内核医学科检查频率最高的检查项目,约占核医学日常工作的1/3,甚至更多。骨显像既可显示骨骼形态,同时反映骨骼病变的局部血流、代谢情况,因此,骨显像在早期诊断方面具有很高的灵敏度和独到的优势。

第二节　静态骨显像

一、原理及方法

(一)原理

目前骨显像最常用的显像剂是阴离子显像剂,如^{99m}Tc-膦酸盐,氟化钠(^{18}F-sodium fluoride,^{18}F-NaF)。被标记的膦酸盐经静脉注射后与骨的主要无机盐成分羟基磷灰石发生化学吸附、离子交换及与骨组织中的有机成分相结合,而进入骨组织,使骨骼显像。氟(^{18}F)是钙和氢氧根离子的类似物,它们经静脉注入体内后随血流经骨骼时,与骨的无机成分羟基磷灰石晶体上的Ca^{2+}和OH^-进行离子交换,从而聚集在骨骼上,使骨骼显像。骨晶体结构中的膦酸盐骨骼各部位摄取放射性的多少与血流量、无机盐代谢更新速度、成骨细胞活跃的程度和交感神经张力有关,细胞内外的环境、疾病的种类等因素也可以影响放射性的摄取。由于全身各部位骨骼生理和病理状态不同,示踪剂摄取程度亦不同。当骨组织无机盐代谢更新旺盛、局部血流量增加、成骨细胞活跃和新骨形成时,可较正常骨骼聚集更多的显像剂,在图像上呈现异常的显像剂浓聚区;当骨骼组织血液供应减少,或

ER-12-2-1　骨显像原理

由于多种因素造成破骨细胞活性增强发生溶骨时，骨显像剂的聚集较正常骨骼少，呈现显像剂分布稀疏或缺损区。如果交感神经兴奋，使毛细血管收缩，则显像剂的聚集也会减少；若病变使骨内交感神经受损，会导致血管扩张，局部血流增加，显像剂在骨内聚集增多。骨显像可以反映骨骼血流、代谢、成骨和破骨的状态，可对病变进行定位和定性的诊断。

（二）显像剂

亲骨性好、血液清除快、骨/软组织比值高、有效半衰期短、γ射线能量适中，是理想的骨显像剂应具备的五个特点。目前临床常用的骨显像显像剂主要为 ^{99m}Tc 标记的膦酸盐、^{99m}Tc 标记的磷酸盐和 ^{18}F。^{99m}Tc 标记的膦酸盐主要包括亚甲基二膦酸盐（MDP）、亚甲基羟基二膦酸盐（HMDP）及乙烯羟基二磷酸盐。^{99m}Tc 标记的磷酸盐主要包括焦磷酸盐（PYP）和多磷酸盐（PPI）。目前最常用的显像剂是 ^{99m}Tc 标记亚甲基二膦酸盐（^{99m}Tc-MDP）。^{99m}Tc-MDP 在体内稳定，生物性能好，注射后 2h 约有 50% 聚集在骨表面，骨组织摄取率高，在血液和软组织中清除快。^{18}F 的物理半衰期为 1.85h，以正电子发射方式衰变，约 50% 的剂量结合到羟基磷灰石晶体上，其余 50% 迅速由肾脏排泄，骨/软组织比值较高。

骨显像时，通过静脉注射显像剂，如 ^{99m}Tc-MDP 成人的注射剂量 20~25mCi（740~925MBq），叮嘱患者注射显像剂后多饮水，注射药物 3~6h 后进行骨显像。儿童的注射剂量一般采用 0.25mCi/kg（9.3MBq/kg），静态显像最低给药剂量为 1.0mCi（37MBq/kg）。

（三）方法

骨显像可分为平面显像和断层显像，平面显像包括动态显像和静态显像，前者分为三时相法和四时相法，后者分为全身显像和局部显像。

1. 骨静态显像

（1）全身骨显像：静脉注射 ^{99m}Tc-MDP 20~25mCi（740~925MBq）后，叮嘱患者多饮水，排尿时避免尿液污染衣服及皮肤，注射显像剂 3~6h 后进行显像。上机前要求患者排空小便。探头配低能通用型准直器，能峰 140KeV，窗宽 20%，矩阵为 256×1 024，Zoom 为 1.0。受检者仰卧于检查床上，根据机器型号不同采取合适的扫描速度（通常 15~25cm/min），进行连续扫描获得全身骨骼的前位像和后位像。

ER-12-2-2 骨显像注意事项

（2）局部骨显像：局部骨显像的显像剂注射剂量及注意事项与全身骨显像一致。局部骨显像矩阵一般为 128×128 或者 256×256，Zoom 为 1.0~1.5，预置计数为 500~1 000k，需将检查部位置对准探头。全身显像结果有疑问的部位，可加做不同体位的局部显像，提高诊断率，但是平面显像因前后骨骼重叠而影响定位诊断。

2. 骨断层融合显像 骨断层显像受检者的准备、显像剂及注意事项同全身骨显像。探头配低能通用型准直器，能峰 140KeV，窗宽 20%，矩阵为 128×128，Zoom 为 1.0~1.5，环形或椭圆形轨迹旋转 360°，每旋转 6°采集 1 帧，采集时间为 15~20s/帧，共采集 60 帧投影像。CT 采集电流为自动毫安（100~200mA），不同部位及儿童推荐参数可参考《CT 检查操作规程》（WS/T 391—2012）。用采集后的数据经重建处理后即可获得横断层、矢状位和冠状位断层图像。

SPECT/CT 骨断层融合显像充分发挥骨显像范围广、灵敏度高、发现病灶早的优势，又弥补了骨显像定位不准确的缺点，使功能显像与解剖显像两者完美结合。SPECT/CT 骨断层融合显像分辨率高，结合同机 CT 像，可以观察到骨骼形态学改变（骨转移瘤、原发骨肿瘤、骨折、骨质增生等），为临床医生提供患者全身骨骼的骨盐代谢信息及局部骨骼的形态学改变情况，从而提高诊断的准确率。

3. 骨动态显像 静脉“弹丸”式注射 ^{99m}Tc-MDP20~25mCi（740~925MBq）后，立即进行采集，能峰 140Kev，窗宽 20%，矩阵为 64×64，Zoom 为 1.0~1.5，首先以 2~3s/帧的速度采集 60s，获得动脉血流灌注影像，即血流相；然后以 1min/帧的速度计数 300~500/帧，采集 4 帧，获得血池相；3~6h 后采集的静态影像为延迟相，这就是我们通常所说的三相骨显像。如果加做 24h 的静态影像，则称为四相骨显像。骨三相法主要用于评价创伤、炎症、股骨头坏死、原发骨肿瘤及一些软组织肿物等。骨四时相法常用于诊断骨髓炎、外周血管疾病或静脉功能不全时，对鉴别病变的良、恶性有一定的价值。

二、正常影像表现

全身骨骼呈对称性的放射性分布，但由于不同部位骨骼的结构、代谢程度及血流状况不同，示踪剂摄取也不同。鼻咽部和副鼻窦区血流丰富,椎骨、肋骨、髂骨、颅骨板及长骨的骨骺端等部位因含有大量代谢活跃、血运丰富的松质骨,摄取示踪剂较多,显影清晰;长骨血运不丰富,摄取示踪剂较少,显影相对欠清晰。前位像可见颅骨板、锁骨、肩峰、胸锁关节、肋软骨结合处、肘关节、腕关节、髂骨翼、股骨粗隆、膝关节、踝关节等对称显影;胸骨显影清晰;肋骨条条清晰可辨。后位像可见脊柱显影清晰,但由于正常生理弯曲,胸椎中下段和腰椎上段显影更为清晰;肩胛骨的喙突、肩峰、肩胛骨、肩胛下角显影较其余部分更为清晰;后肋、骶骨、骶髂关节对称显影;坐骨结节也较清晰;肾脏显影比前位清晰(图 12-1)。

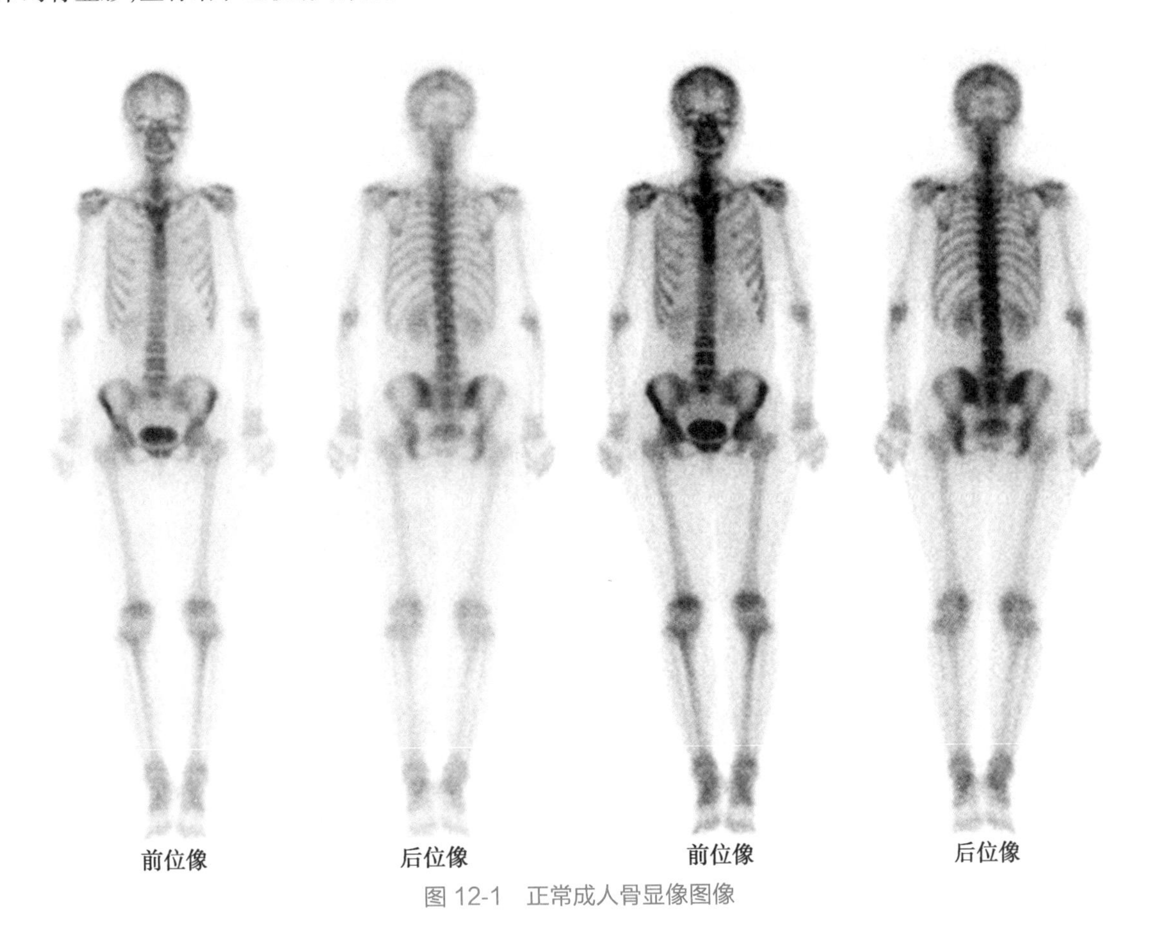

图 12-1 正常成人骨显像图像

各年龄段儿童的骨显像表现也不同,与正常成年人骨显像有区别。在正常儿童四肢长骨发育期,关节软骨下骨板壳形成过程直至骺线闭合,骨骺和骨化中心周围的软骨钙化带都表现为放射性增高带,为正常骨显像表现(图 12-2)。

三、异常影像表现

骨显像图上出现与对侧或周围的正常放射性分布不同的局部或弥散性显像剂浓集(热区)或减低(冷区)即为异常骨显像。以显像剂浓集灶最为常见,可有点状、圆形、条形、片状和团块状等不同形态,数目分为单发和多发。由于破骨细胞引起骨破坏的同时常伴有病变周围成骨细胞的活性增加,因此显像图可显示为病灶中心显著的显像剂缺损冷区,而环绕冷区的周围呈现异常显像剂浓集影,形成炸面圈(doughnut)征象。

四、诊断与鉴别诊断

肿瘤骨转移在全身骨显像上的表现呈现多样化,通常典型的骨转移征象为多发、非对称、无规律的放射性浓聚灶,80% 以上的骨转移灶位于中轴骨(即脊柱、骨盆、肋骨和胸骨),仅有不到 20% 的病灶位于四肢骨和颅骨;对于伴有骨质破坏的病灶,因局部骨被肿瘤所替代或血供闭塞,可表现为放射性缺损区。

超级骨显像:显像剂在全身骨骼分布呈均匀、对称性异常浓聚,软组织分布很少,骨骼影像非常清晰,而

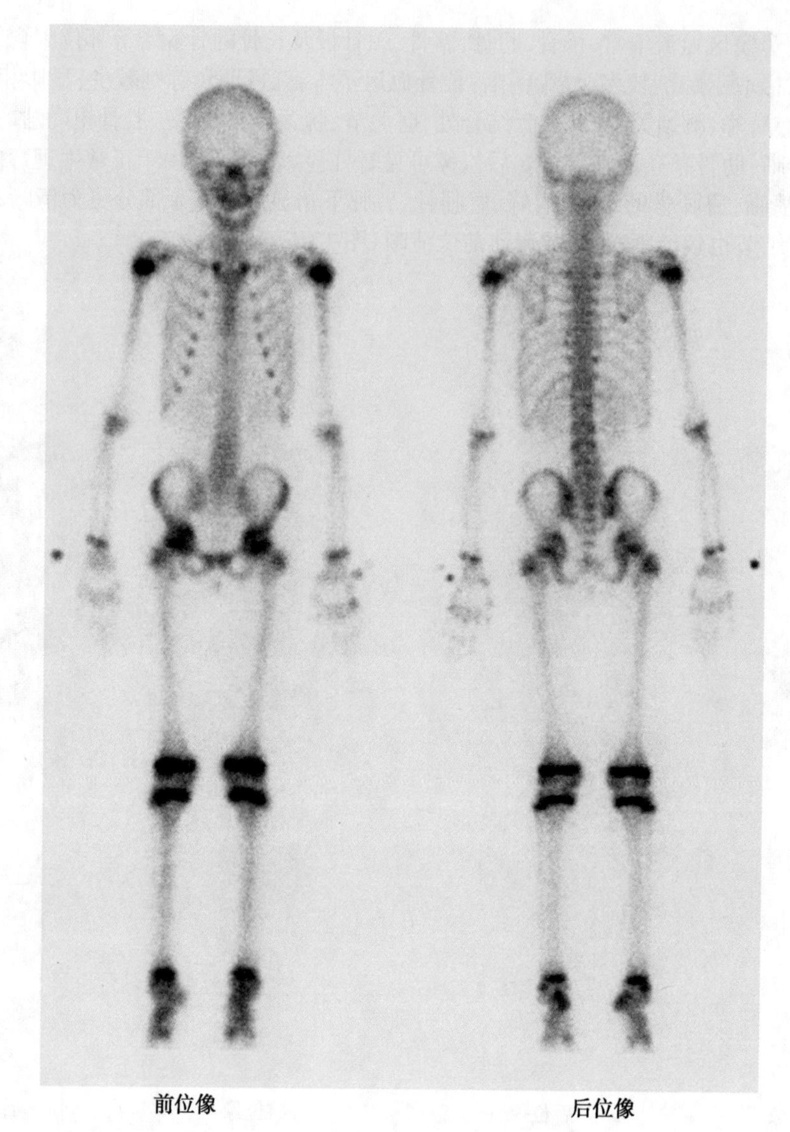

图 12-2 正常儿童骨显像图像

肾脏常不显影或显淡影，其机制主要与弥漫的反应性骨形成有关。常见于恶性肿瘤广泛性骨转移和代谢性骨病。前者显像剂主要浓聚在中轴骨和四肢骨的近心端，显像剂分布为无规律、多发浓聚灶；后者显像剂主要浓聚全身骨骼，包括颅骨、躯干骨和四肢骨。

肿瘤骨转移常与以下疾病进行鉴别诊断。

1. 多发骨髓瘤 多发性骨髓瘤病变部位以肋骨、腰椎、胸椎、颅骨为最多，其次为肩胛骨、骨盆、四肢骨、胸骨和锁骨等，主要表现为病变部位呈异常放射性浓聚灶和多发性浓聚合并放射性稀疏减淡或缺损区，多发性为主，肋骨病灶常为点状或串珠样。

2. 骨折 肋骨骨折表现为与肋骨走行相垂直的短线状显像剂浓聚，或者小结节状的显像剂浓聚；骨折线多为竖行或斜行，骨折端无或轻度移位。脊柱骨折常表现为低于正常椎体高度的横行短条状显像剂浓聚；椎体均表现为不同程度塌陷、变扁，呈楔形或鱼椎样改变。四肢骨折常表现为条状或者结节状显像剂浓聚灶。

3. 骨结核 骨结核以脊椎结核常见。在全身骨显像上通常表现为邻近多个椎体显像剂异常浓聚。累及椎间盘时，可导致椎间隙模糊不清。而脊柱转移瘤常累及附件，侵犯椎弓根。

4. 代谢性骨病 显像剂主要浓聚全身骨骼，中轴骨、长骨、关节周围放射性摄取均增高；典型表现如颅骨和下颌骨示踪剂摄取增加，呈“黑颅”；肋软骨呈串珠状改变；胸骨呈领带征。

5. 多发性骨纤维异常增殖症 该病的骨骼病灶面积往往较大。典型病例在全身骨显像具有颅骨、髂骨等大片状显像剂浓聚。肋骨、四肢长骨等“条状”显像剂异常浓聚，以及骨骼畸形等特征性改变。

五、基于病例的实战演练

（一）诊断骨转移瘤

1. 多发骨转移

【病例】

（1）病史和检查目的：患者，男，70 岁，痰中带血 1 月余，全身多处疼痛，临床诊断肺癌。

（2）检查方法：静脉注射 ^{99m}Tc-MDP（30mCi），4h 后采集全身后前位、后位图像。患者取仰卧位，SPECT 配备通用型准直器，检查床行进速度为 15cm/min。

（3）全身骨显像（图 12-3）。

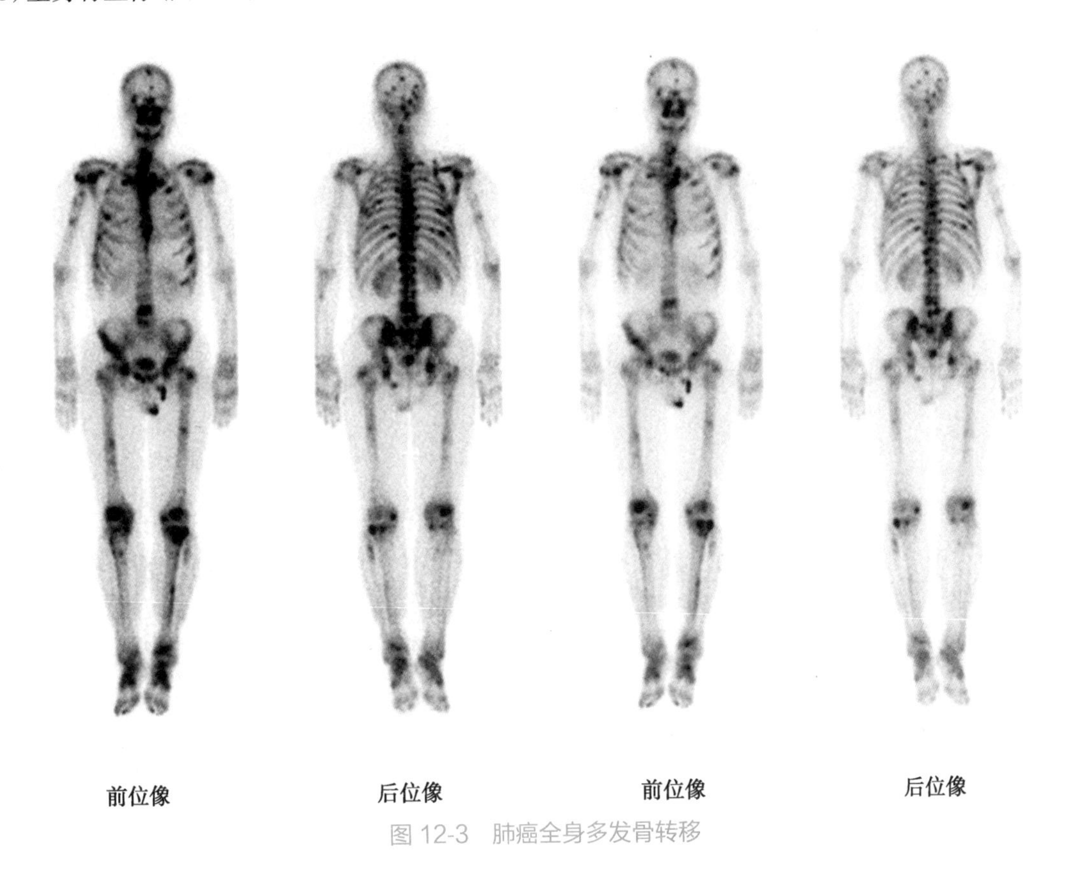

图 12-3 肺癌全身多发骨转移

（4）检查表现：颅骨、双侧锁骨、胸骨、右侧肩胛骨、脊柱、双侧肋骨、骨盆及四肢长骨可见多发异常放射性浓聚区。

（5）诊断意见：肺癌多发骨转移。

（6）诊断要点

1）肺癌病史，伴骨痛。

2）多发、散在、无规律的异常放射性增高区。

（7）鉴别诊断：骨显像图像表现为多发、散在、无规律的异常放射性增高区，除可见于骨转移瘤外，还可见于其他疾病（表 12-1）。

（8）临床表现：主要症状是进行性加重的疼痛，侵犯部位不同，可有不同的临床表现。实验室检查血清钙和磷在溶骨性转移中常增高。成骨性转移者碱性磷酸酶升高。

（9）相关知识点

1）骨转移瘤是骨显像的首选适应证，主要是用于判断恶性肿瘤是否出现骨转移，以确定临床分期和治疗方案，评价治疗效果和随诊等，骨显像诊断骨转移的灵敏度 >95%。

2）临床上最易发生骨转移的肿瘤有前列腺癌、肺癌、乳腺癌、甲状腺癌和肾癌等。膀胱癌、子宫癌次之，食道癌、卵巢癌和脑肿瘤等较少发生骨转移。在儿童，成神经细胞瘤、尤因肉瘤、骨肉瘤易发生骨转移。

表 12-1 骨显像的规律特征及鉴别诊断

规律特征	常见疾病	少见疾病	罕见疾病
多发的、无规律的、大小和形态各异的放射性增高或浓聚区	牙齿疾患 骨折 骨转移 骨关节病 畸形性骨炎 外科手术后 类风湿关节炎 尿液污染	无菌性坏死、膀胱憩室、三角肌粗隆不对称、骨纤维异常增殖症、甲状旁腺功能亢进症、肺性肥大性骨病、"彩点肋"、淋巴瘤、骨髓瘤、骨髓纤维变性、骨软化、骨髓炎、其他关节病、反射性交感神经营养不良综合征、肾性骨营养不良、外胫夹	骨脓肿 甲状腺功能亢进 甲状旁腺功能减退症 麻风病 迁徙性骨质疏松
孤立性放射性增高或浓聚(热区)	原发性良性肿瘤、牙齿疾患、骨折、前位下段颈椎的高摄取(正常)、原发恶性肿瘤、骨转移、骨关节炎、骨髓炎、外科术后改变、劳动和运动侧肩关节的高摄取	脓肿、路易斯角、活检部位、肾盂与肋骨重叠、蜂窝组织炎、囊肿、骨纤维异常增殖症、梗死、反射性交感神经营养不良综合征、外胫夹、应力性骨折、交感神经切除术后、尿液污染	骨岛 黏液囊炎 肋软骨炎 外周神经病
弥漫性病变,又称"超级骨显像"	延迟显像(可见于正常人) 骨转移 肾性骨营养不良	原发和继发甲状旁腺功能亢进症 骨软化 畸形性骨炎	再生障碍性贫血、高磷酸盐血症、骨纤维异常增殖症、维生素 D 过多症、白血病、营养不良、骨髓纤维变性、骨质疏松

3)疼痛和压痛是骨转移瘤最常见的症状,有时可晚于骨转移,约 1/4 病例合并有病理性骨折。

4)骨转移骨显像特点还包括:随时间延长异常放射性增高区数目增多、范围增大、强度增高;同一块骨上呈非对称性的放射性增高或浓聚区;放射性增高或浓聚区伸进骨髓腔;放射性增高区的中间呈放射性减低,即靶形损害;超级骨显像;放射性缺损区。

(10)相关影像学方法比较

1)CT:成骨型转移为高密度,边缘模糊不清,溶骨型转移为低密度骨破坏区,边缘比较清晰。一般无骨膜反应。常见病理性骨折。混合型表现为骨硬化和骨破坏同时存在。

2)MRI:MRI 发现骨转移早,准确性高,对骨显像可疑部位行 MRI 进一步检查。由于 MRI 对水肿特别敏感,故发现的病灶比 CT 和骨显像多而广。对于脊柱转移,可了解转移瘤对椎弓、椎板、小关节及神经根、脊髓的侵犯程度。

(11)注意事项

1)检查前应详细地询问病史,对于已经做过骨显像的患者,需询问其前一次检查后至目前又经历的治疗经过及患者自觉症状的变化,同时与前次骨显像比较分析,作出相应诊断。

2)做必要的体检,了解患者的症状、体征,取得尽可能全面的临床资料。

2. 超级骨显像

【病例】

(1)病史和检查目的

A:患者,女,39 岁,反复复发尿路结石 3 年,全身骨痛,临床诊断甲状旁腺功能亢进,行全身骨显像了解全身骨骼代谢情况。

B:患者,男,65 岁,前列腺癌,全身多处骨痛,行全身骨显像了解是否多发骨转移。

(2)检查方法:同"多发骨转移"。

(3)检查表现(图 12-4)

A:全身骨骼摄取好,显影异常清晰,双侧基本对称。颅骨、脊柱、肋骨及四肢长骨示踪剂摄取明显增高。

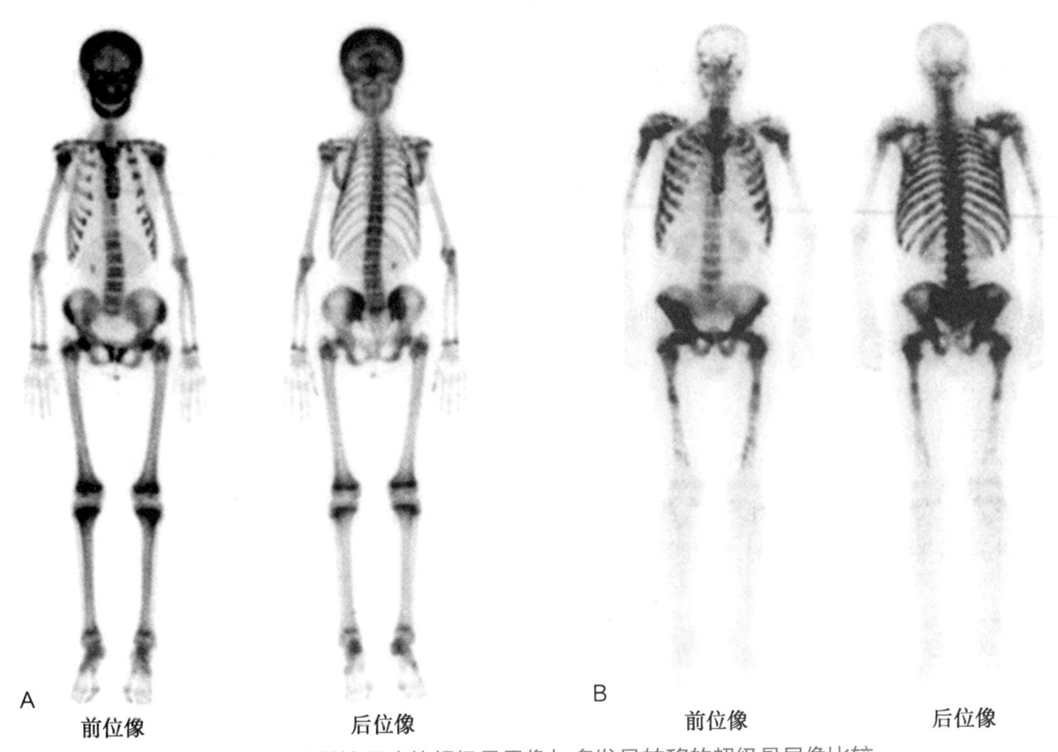

图 12-4　代谢性骨病的超级骨显像与多发骨转移的超级骨显像比较
（A 甲状旁腺功能亢进；B 前列腺癌）

B：全身骨骼摄取尚可，显影清晰，脊柱、肋骨、骨盆及四肢长骨近段示踪剂摄取明显增高且放射性分布不均匀。

（4）诊断意见

A 超级骨显像：代谢性骨病（继发于甲状旁腺功能亢进）。

B 超级骨显像：前列腺癌伴全身多发骨转移。

（5）诊断要点

1）既往史：A 为甲旁亢，B 为前列腺癌，都伴有骨痛症状。

2）超级骨显像表现。

（6）鉴别诊断

1）肿瘤引起的超级骨显像表现为四肢长骨中远段一般没有弥漫性摄取增强，多见于前列腺癌、乳腺癌和胃癌等。

2）代谢性骨病的超级骨显像特征是包括颅骨和四肢长骨在内的的全身骨骼广泛的、均匀的示踪剂摄取增高。

3）结合病史、实验室检查及其他相关影像学检查鉴别。

（7）临床表现

1）甲状旁腺功能亢进性骨病患者易骨折、骨密度降低，血甲状旁腺激素增高。

2）多发骨转移是晚期癌症患者骨痛的常见原因，多有原发性肿瘤的表现，最常见的症状是骨痛，但 25% 以上的患者骨转移无疼痛，有时多处转移却仅 1~2 处有疼痛症状。

（8）相关知识点

1）超级骨显像（super scan），或称超级影像，是指全身骨显像呈现普遍均匀摄取增加，显影异常清晰，软组织显像很少，双肾未显影，多见于全身多发骨转移和代谢性骨病。

2）根据发生率的高低，恶性肿瘤呈现超级骨显像，依次可见于前列腺癌、乳腺癌、肺癌、膀胱癌、淋巴瘤等。

3）代谢性骨病呈现超级骨显像常见于原发性和继发性甲状旁腺功能亢进症、肾性营养不良综合征、骨质疏松症、骨软化症及畸形性骨炎（Paget 病）等。

（9）相关影像学方法比较

1）X 线、CT 和 MRI 检查除发现骨骼病灶外，还可得到其他组织、器官的信息，有利于诊断引起超级骨显像的原发疾病。

2)核素骨显像虽然只能判断骨质代谢情况,但可以得到全身骨骼代谢的信息,且功能显像比形态学显像更灵敏,能够早期看到骨骼的变化。

(10)注意事项:骨恶性肿瘤和代谢性骨病均可表现为超级骨显像,诊断时要密切结合病史,并仔细观察病灶特征。

3. 闪耀现象

【病例】

(1)病史和检查目的:患者,女,53岁,肺癌,全身多发骨转移,化疗后半年,骨痛减轻,先后行三次全身骨显像,了解骨转移情况及化疗效果。

(2)检查方法:同“多发骨转移”。

(3)检查表现(图12-5)

A:多发骨转移改变。

B:化疗后三个月,骨转移病灶增多,放射性强度增加,似有加重。

C:停化疗后半年,骨转移缓解,符合闪耀现象。

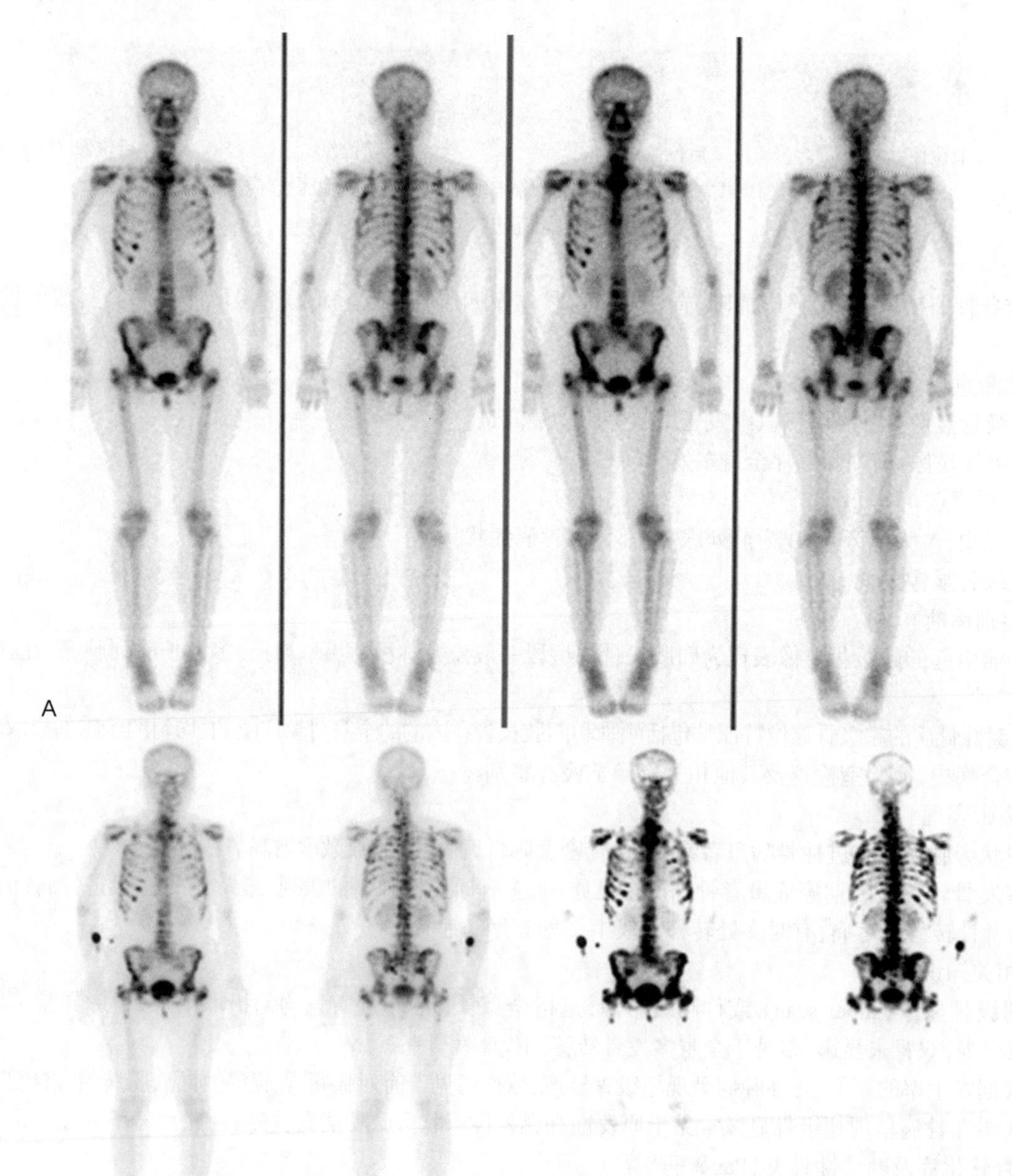

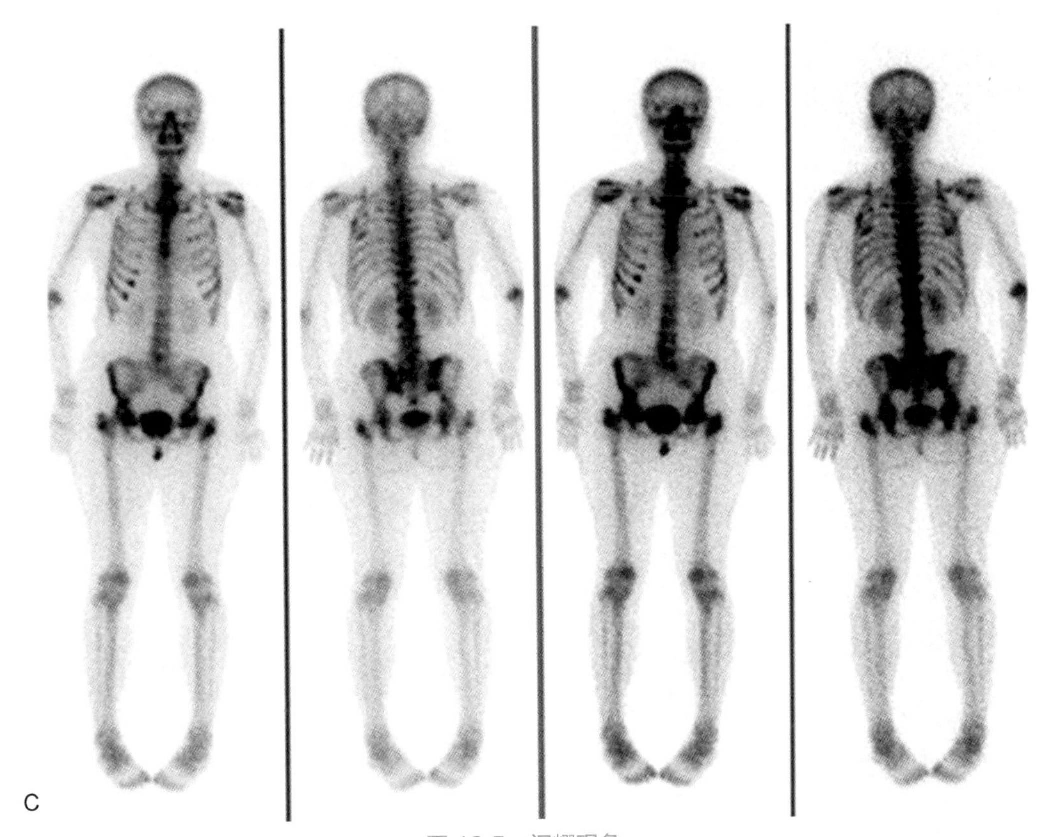

图 12-5 闪耀现象
（A 多发骨转移；B 化疗后三个月；C 停化疗后半年）

(4) 诊断意见：肺癌骨转移治疗后好转，符合闪耀现象。

(5) 诊断要点

1) 既往骨转移病史。

2) 化疗前骨显像示全身骨转移。

3) 化疗中患者症状减轻，骨显像示病灶数目增多，放射性增强。

4) 化疗结束后骨转移缓解。

(6) 鉴别诊断：与骨转移进展鉴别，可以通过随诊骨显像，在随后的 3~6 个月复查骨显像，异常放射性增高或浓聚区的数目、范围和放射性强度逐渐减少或下降，患者临床症状有改善，骨痛症状有缓解，可诊断为闪耀现象；反之，则提示骨转移进展。

(7) 相关知识点

1) 闪耀现象（flare phenomenon），也称闪烁现象，是指恶性肿瘤经过化疗或激素治疗后一段时间，患者临床症状有改善，但骨显像似有加重的表现，放射性增高或浓聚区的数目、范围和放射性强度均有增加，称之为闪耀现象，在乳腺癌、肺癌和前列腺癌相对常见。

2) 闪耀现象的发生通常是以下两个原因：炎性反应导致血流增加，以及正在愈合的新骨的骨转换增加。

3) 一般发生在治疗后 3 个月，持续 6 个月或更长。这种现象是转移瘤对治疗有反应的表现。但没有闪耀现象并不意味转移瘤对治疗没有反应。

(8) 注意事项：闪耀现像是治疗后好转的征象，应注意与骨转移治疗后进展的鉴别，对比图像时注意结合患者的治疗经过及临床表现，动态观察有助于鉴别。

（二）原发骨肿瘤

成骨肉瘤

【病例】

(1) 病史和检查目的：患者，男，18 岁，右下肢肿痛 2 月余。X 线检查示右股骨远端成骨肉瘤。病理检查示右股骨远端成骨肉瘤。术前行全身骨显像,了解全身骨骼情况。

(2)检查方法:同"多发骨转移"。

(3)检查表现:第 12 胸椎、第 3 腰椎、左髋臼、右股骨下端、胫骨中段放射性异常增高区(图 12-6)。

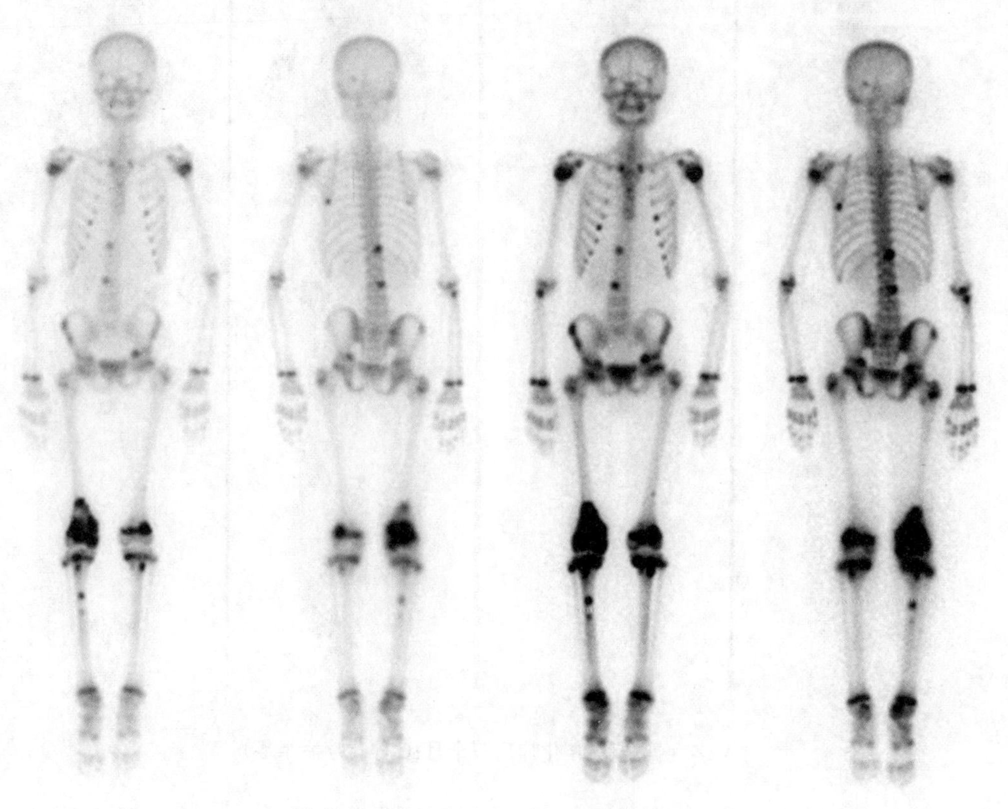

图 12-6 成骨肉瘤患者全身骨显像图像

(4)诊断意见:右股骨远端恶性骨肿瘤伴多处骨转移。

(5)诊断要点

1)青少年患者,股骨远端病变。

2)血流相、血池相及延迟相表现基本一致,均为放射性分布浓聚灶。

(6)鉴别诊断

1)成骨性转移瘤:通常可以找到原发灶,诊断不难。

2)根据患者的年龄、部位、临床和影像学表现可以作出成骨肉瘤的初步诊断,但并非所有的病例都有典型的影像学表现,要注意与尤因肉瘤、淋巴瘤的鉴别。

(7)临床表现:成骨肉瘤(osteogenic sarcoma),又称骨肉瘤,是最常见的骨原发性恶性肿瘤,起源于骨的未分化纤维组织,约占骨原发性恶性肿瘤的 1/3。多发生在 15~25 岁,男女比例为 2∶1。好发于长管状骨的骨端或干骺端,转移快且早。多数转移第一站是肺部。初期常无典型症状,仅有围绕关节的疼痛,中等程度并间歇性发作,活动后加剧,数周后疼痛加剧,局部可出现肿胀,并持续发作。

(8)相关知识点

1)原发性骨肿瘤(primary bone tumors)是来源于骨骼系统本身的肿瘤。与转移性骨肿瘤相比较少见,按肿瘤的结构、生长和对机体的影响分为良性骨肿瘤和恶性骨肿瘤两大类。按组织来源可分为骨、软骨、纤维、骨髓、神经和脊索等。多数骨肿瘤为单发,但骨软骨瘤、软骨瘤、骨髓瘤等为多发。

2)恶性骨肿瘤以成骨肉瘤、软骨肉瘤为多见,尤因肉瘤、多发性骨髓瘤次之;良性骨肿瘤以骨软骨瘤、软骨瘤为多见,骨巨细胞瘤次之。

3)对骨肿瘤的诊断必须依靠临床、病理和影像学结合,骨显像的意义在于了解原发性骨肿瘤病变的部位和是否有骨、肺和软组织转移,协助进行疗效监测。

4)成骨肉瘤骨显像表现为血流相、血池相、延迟相的放射性浓聚区,延迟相的中心可有大小不等的放射性减低区。骨显像还可发现其多发病灶、骨转移病灶或骨化肺性转移病灶，联合 CT、MRI 监测治疗后局部复发的情况。

(9)相关影像学方法比较

1)X 线、CT、MRI 等形态学检查可以发现骨质破坏及软骨肉瘤的特征形态学变化，如肿瘤软骨钙化。

2)骨显像基于其反应骨代谢的灵敏性，虽然不能对原发性骨肿瘤进行定性诊断，但对于有无其他骨转移、是否为多发病变及有无跳跃灶的判断有特别意义，可判断病变范围、有无远处转移及复发。

(10)注意事项：原发性骨肿瘤种类繁多，初期临床表现无特异，核素骨显像均表现为放射性浓聚灶，需根据病灶的形状、范围进行初步判断，诊断需结合多种影像学检查，但最终确诊仍然依靠病理结果。

(三) 代谢性骨病

胃和双肺钙化

【病例】

(1)病史和检查目的：患者，女，42 岁，反复发作泌尿系结石 5 年。甲状旁腺激素升高，血钙升高，血磷降低，临床诊断为原发性甲状旁腺功能亢进。病理检查示甲状旁腺增生。

(2)检查方法：同“多发骨转移”。

(3)检查表现：全身骨骼显影异常清晰，双侧对称。颅骨、脊柱、肋骨和四肢长骨示踪剂摄取明显增高。双肺隐约显影，胃可见较多示踪剂摄取(图 12-7)。

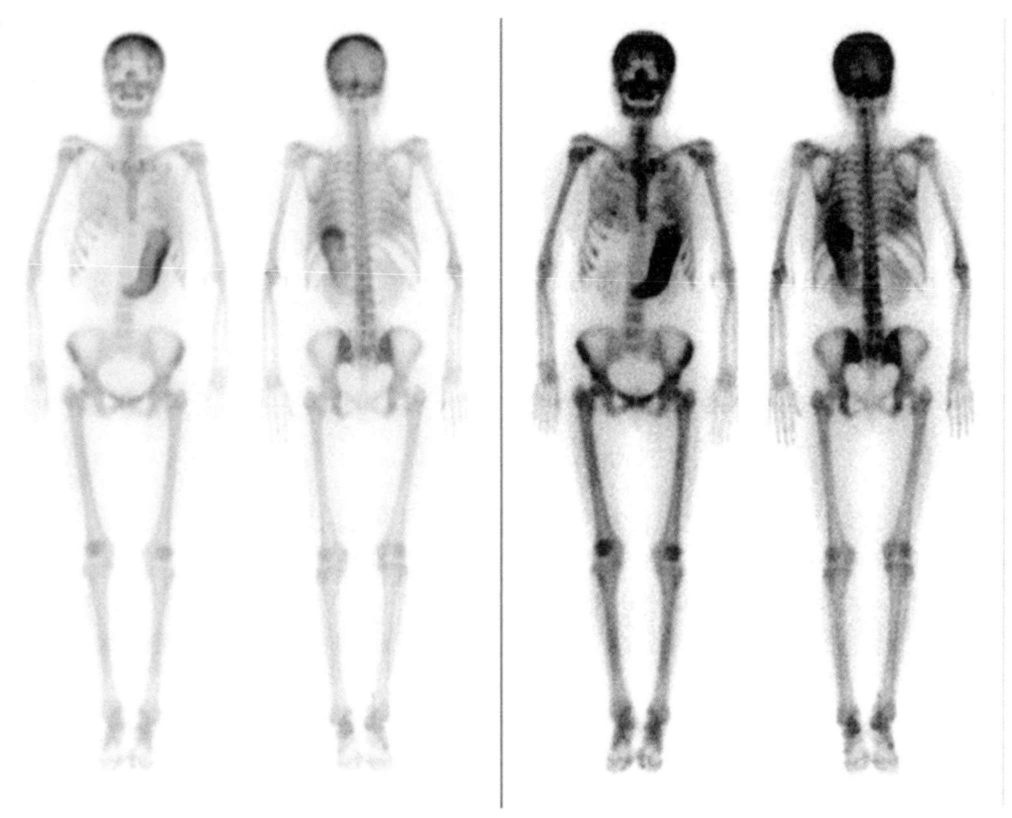

图 12-7 原发性甲状旁腺功能亢进所致软组织钙化(胃和双肺钙化)

(4)诊断意见：原性甲状旁腺功能亢进致胃及双肺钙化。

(5)诊断要点

1)甲状旁腺功能亢进病史。

2)骨显像见软组织显影或出现超级骨显像。

(6)鉴别诊断：主要是和高血钙且导致全身钙磷代谢异常的疾病进行鉴别。

1)恶性肿瘤骨转移。

2)肿瘤分泌某些物质有甲状旁腺激素样作用，即所谓假性甲状旁腺功能亢进症。

3)引起高血钙的其他因素,如维生素 D 中毒、类肉瘤、肾上腺皮质功能衰竭等。

(7)临床表现:早期患者可无临床表现,中晚期因甲状旁腺激素的作用可致骨脱钙、泌尿系结石及高血钙等明显的临床症状。

(8)相关知识点

1)代谢性骨病(metabolic bone disease)是指由于营养缺乏、内分泌失调、酸碱失衡、肾脏疾病和遗传缺陷等引起的骨代谢紊乱,可造成弥漫性骨骼病变。

2)代谢性骨病包括多种疾病,常见的有原发性甲状旁腺功能亢进、肾性骨营养不良、骨质疏松症、骨软化症和 Paget 病等。

3)轻度骨代谢增加的病例,骨显像可正常。严重的病例可见到典型的特征:中轴骨、长骨、关节周围示踪剂摄取增高;颅骨和下颌骨示踪剂摄取增加,呈"黑颅";肋软骨呈串珠状改变;胸骨呈领带征;肾影变淡或消失,与恶性肿瘤广泛骨转移的超级骨显像有相似之处。

(9)相关影像学方法比较

1)对原发性甲状旁腺功能亢进症原发病灶的诊断,核医学的方法有独到的优势。行 ^{99m}Tc-MIBI 或者 ^{201}Tl 双时相显像对功能亢进的甲状旁腺组织进行定位,准确性可达 90% 以上,因此,在寻找异位甲状旁腺腺瘤方面更能发挥作用,较超声、CT、MRI 等形态学检查特异性强。

2)对原发性甲状旁腺功能亢进继发其他器官的钙代谢异常的观察,核素骨显像特异性和灵敏性均较高,能在形态学检查发现钙含量异常之前相当长时间内发现骨代谢活跃。

(10)注意事项:骨显像见软组织显影应排除 ^{99m}Tc-MDP 标记率低所致假阳性。如同时发现甲状腺显像可证实。

(四) 正常变异

"彩点肋"

【病例】

(1)病史和检查目的:患者,男,45 岁,胃癌术后 1 年,腰腿痛 1 个月,行骨显像排除骨转移。

(2)检查方法:静脉注射 ^{99m}Tc-MDP(30mCi),4h 后采集全身后前位、前后位图像。患者取仰卧位,SPECT 配备通用型准直器,检查床行进速度为 15cm/min。

(3)检查表现:双侧第 7~11 后肋可见局限性放射性增高区,为"彩点肋"(图 12-8)。

(4)诊断要点

1)双侧第 7~11 后肋可见局限性放射性增高。

2)增高区放射性强度低于肩胛下角。

(5)鉴别诊断

1)肋骨骨转移,多有原发肿瘤病史,表现为多发、散在、形态各异的放射性浓聚区。

2)肋骨骨折,有或无明显外伤史,X 线或 CT 可见骨折线,多病灶时排列规律。

(6)相关知识点:"彩点肋"是骨显像中的一种正常变异,约占 7%,后位骨显像单侧或双侧有数根肋骨有局灶性放射性稍增高区,但较肩胛骨的尖端处放射性略低,是胸段髂肋肌插入所致,患者无任何症状,X 线片肋骨正常。

骨显像中正常变异较多,除"彩点肋"外还有如下几种。

1)颅骨放射性可不均匀,表现为不规则和斑状放射性聚集灶,前位像矢状缝两侧对称性放射性增加,侧位像蝶骨翼放射性增高。

2)儿童胸骨放射性分布均匀,成年后胸骨变异呈多样性,多见胸骨柄放射性增加、胸骨边缘放射性增加、胸骨角放射性增加、剑突放射性增加、胸骨体放射性增加、胸骨下端放射性缺损等。胸骨远端可以呈鸭嘴形,中心放射性可减低,右侧胸锁关节放射性可较左侧增高。

3)肋软骨和甲状软骨钙化,可呈放射性增高。

4)两侧肱骨三角肌粗隆可以不对称,劳动和运动侧的骨骼放射性稍增高,约占 7%。

(五) 技术因素影响

1. 示踪剂标记率差

【病例】

(1)病史及检验目的:患者,男,65 岁,左肺占位,术前行骨显像排除骨转移。

(2)检查方法:同“多发骨转移”。

(3)检查表现:全身骨骼显影欠清晰,唾液腺、甲状腺和胃显影(图 12-9)。

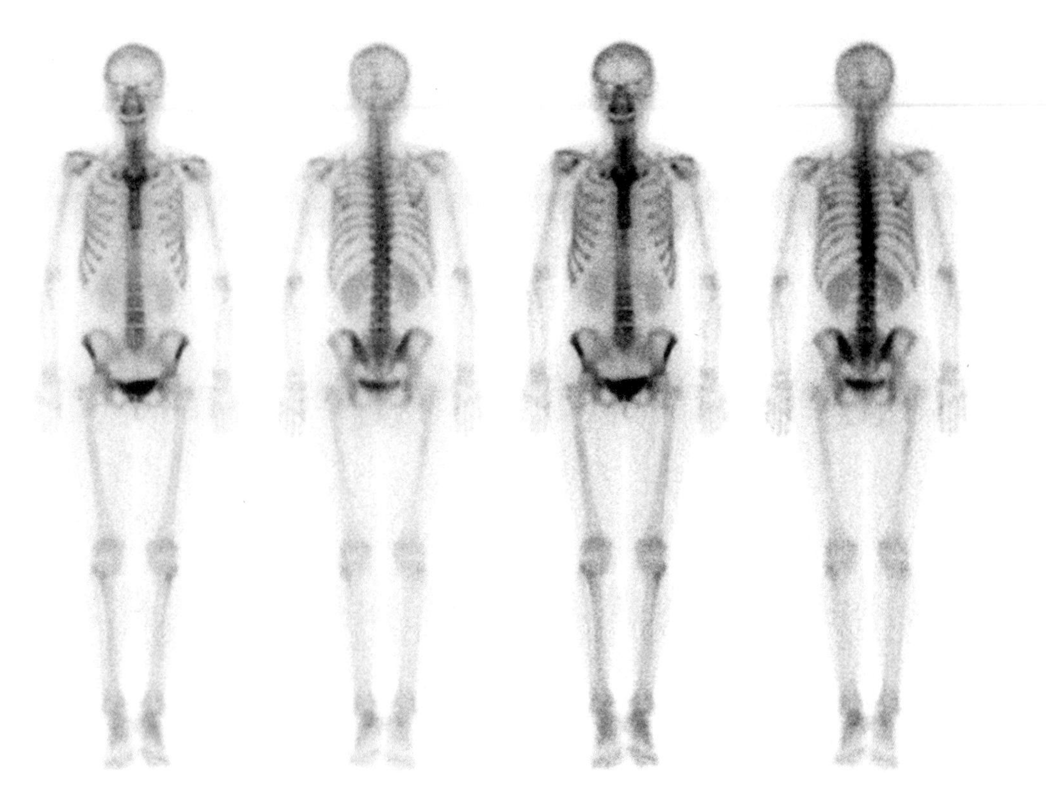

图 12-8 “彩点肋”(正常变异)

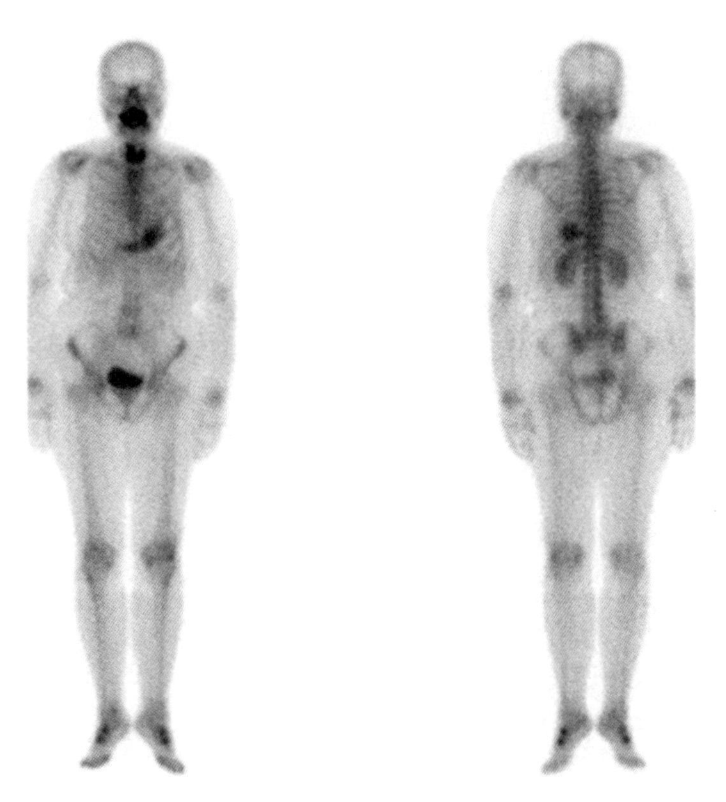

图 12-9 全身骨显像提示示踪剂标记率差

(4) 讨论：示踪剂标记率过低，游离锝比例过多，注射显像剂后导致骨骼显影欠清，唾液腺、甲状腺及胃黏膜显影。

2. 体外饰物伪影

【病例】

(1) 病史及检验目的：患者，男，48 岁，胰腺癌术后，腰背痛 2 个月，行骨显像排除骨肿瘤。

(2) 检查方法：同“多发骨转移”。

(3) 检查表现（图 12-10）

A：（前后位）相当于中腹部方形放射性缺损区，为皮带金属扣伪影。

B：去除皮带扣后的局部像。

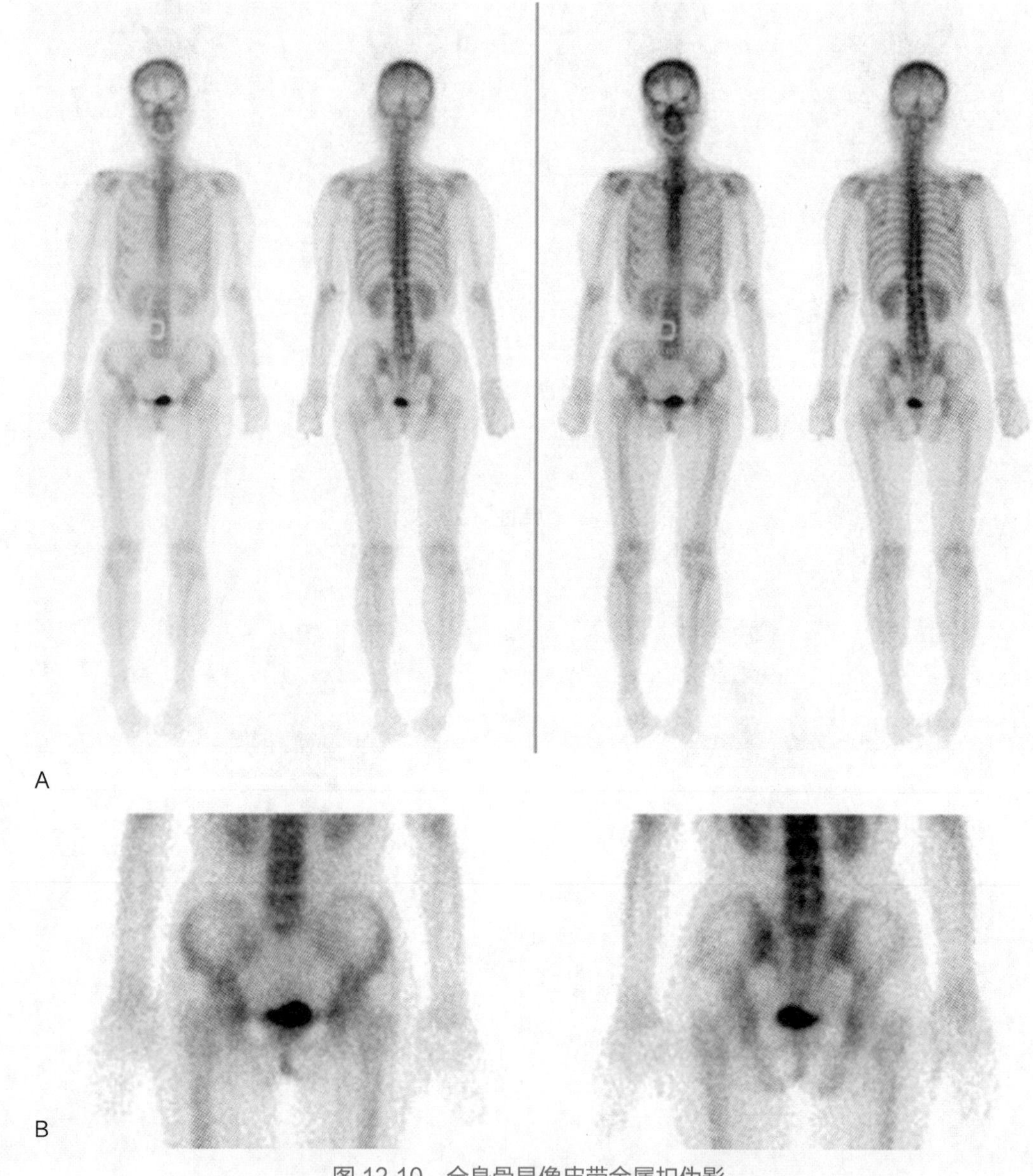

图 12-10　全身骨显像皮带金属扣伪影
（A 全身骨显像前后位；B 去除皮带扣后的局部像）

(4) 相关知识点

1) 患者体外的金属物品，如皮带扣、项链、硬币、钥匙、手机等都可遮挡射线，引起显像图上的放射性缺损区，即人工伪影。

2) 患者体内的金属移植物，如起搏器、导管、关节假体等也会引起相应部位的放射性缺损区。

3)其他常见的伪影来源于肠腔内的高密度对比剂。

(5)注意事项:采集病史时,应询问患者有无体内金属移植物,如起搏器、导管及关节假体等,近期有无进行过消化道造影等引入高密度对比剂的检查。在采集图像前,应嘱患者去除体外的金属物品。

(六)骨外组织显影

恶性肿瘤软组织显影

【病例】

(1)病史和检查目的:患者,女,54岁,左乳癌,局部巨大质硬肿物,伴表面红肿,行全身骨显像,了解全身骨骼情况。

(2)检查方法:同“多发骨转移”。

(3)检查表现:左乳腺软组织显影(图12-11)。

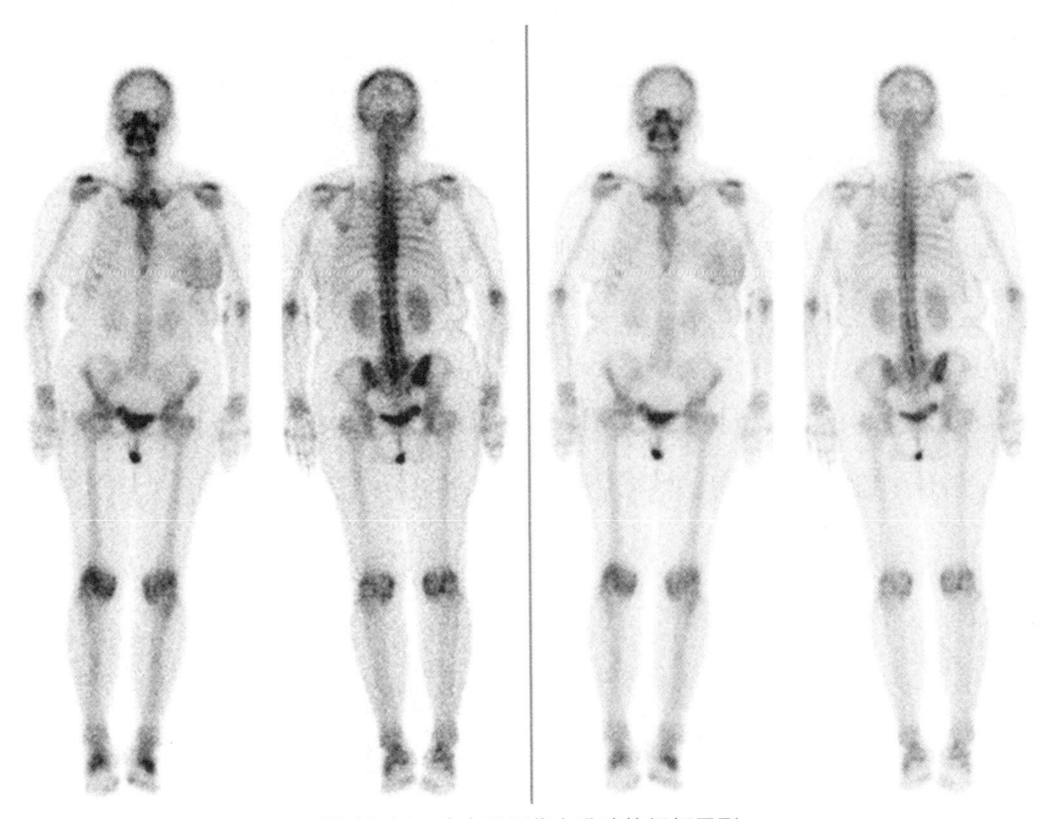

图12-11 全身骨显像左乳腺软组织显影

(4)诊断意见:乳腺肿瘤显影。

(5)诊断要点

1)女性,54岁,左乳巨大肿块,质硬,伴表面红肿。

2)骨显像左乳放射性浓聚灶。

(6)鉴别诊断

1)乳腺摄取骨显像剂主要的病变为原发性和转移性的乳腺癌及乳腺腺瘤。

2)其他比较少见的原因包括乳房修复术和纤维腺瘤、血肿、囊性肉瘤、成骨肉瘤、导管内乳头状癌和淀粉样变性等。

3)乳腺癌术后健侧乳腺有时也会显影,可能是一侧乳腺切除术后,对侧代偿性增生导致单侧乳腺正常摄取所造成的。

(7)临床表现:乳腺癌主要表现为乳腺肿块,常为无痛性,质地较硬,表面凸凹不平,并与周围组织界限不清。亦可表现为溢乳、局部皮肤酒窝征、橘皮样变等特殊体征、乳头或乳晕异常、腋窝肿大淋巴结等。

(8)相关知识点

1)部分软组织肿瘤及其转移灶,如乳腺癌、肺癌、肝癌和脑癌都具有摄取骨显像剂的能力。

2)在出现软组织异常摄取显像剂时,无论是出现在任何性别、任何年龄、任何级别、任何部位和器官,该异常摄取部位为恶性肿瘤的可能性总是最大的,并且有研究表明,摄取程度越高,病变的恶性程度越高。

3)目前软组织对骨显像剂异常摄取的机制尚未完全明了,软组织中异常显像剂的存在可能是由于局部血流增加、钙离子浓度升高(如肾功能衰竭和高钙血症软组织内发生钙盐沉积)、毛细血管通透性增加、手术创伤、放化疗后内分泌功能的改变、注射药物及肿瘤压迫导致肢体静脉淋巴回流障碍所致。

(9)相关影像学方法比较

1)核素骨显像发现软组织肿块显影往往是在观察是否存在骨转移时意外发现。

2)软组织对骨显像剂异常摄取对疾病的诊断无特异性,仅能提示病变的大概位置和摄取显像剂情况,常需要结合其他影像学检查联合诊断。

3)钼靶、超声、MRI、CT、PET/CT均可清楚显示病变的具体位置、范围和肿块密度、边缘等信息,在此不做详细解读。

(10)注意事项:分析软组织显影时,需密切结合临床及其他相关检查加以证实。

(七)其他骨病

1. 肺性肥大性骨关节病

【病例】

(1)病史和检查目的:患者,男,50岁,非小细胞肺癌,行全身骨显像,了解全身骨骼情况。

(2)检查方法:同“多发骨转移”。

(3)检查表现:四肢长骨骨皮质放射性分布明显增高,呈双轨征,下肢较上肢明显(图12-12)。

(4)诊断意见:肺性肥大性骨关节病。

(5)诊断要点

1)肺癌病史。

2)四肢长骨骨皮质放射性分布明显增高,呈现典型的双轨征。

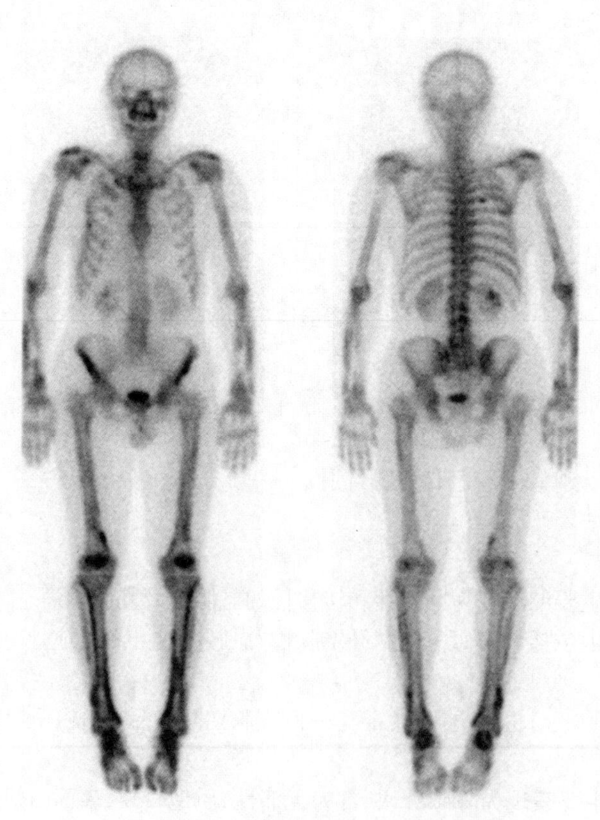

图12-12 非小细胞性肺癌的肺性肥大性骨病

(6)鉴别诊断

1)类风湿关节炎:为对称性关节肿胀,腕、掌指近端指间关节肿常见,有晨僵现象。

2)肢端肥大症:除具有典型面貌外,尚有蝶鞍区压迫征等全身征象。

3)骨转移瘤:常表现为全身广泛播散的放射性分布浓聚灶或稀疏缺损区。

4)超级骨显像:一些恶性肿瘤引起的广泛骨转移,弥漫性的累及全身骨骼。

(7)临床表现:本病特点是胸部病变的同时伴有四肢骨关节疼痛,并发生骨膜下骨质增生,对称性骨膜炎、关节炎和杵状指/趾为本病的主要表现。由于部分患者四肢疼痛症状的出现早于胸部症状,故早期在临床上有不少病例误诊为风湿或类风湿关节炎。

(8)相关知识点

1)肺性肥大性骨关节病又称 Marie-Bamberger 综合征,特点为多发性关节炎、骨膜炎与杵状指/趾、膝肘腕踝等关节常被累及,病骨区软组织肿胀压痛,以胫腓骨和尺桡骨远端较为明显,严重者可累及股骨、肋骨和掌骨等。

2)临床上常分为杵状指/趾型、类风湿关节类型和肢端肥大型。

3)肺性肥大性骨关节病继发于胸部疾病,其中恶性肿瘤居多,其次为炎症,少部分可由支气管扩张、膈下脓肿等引起。

(9)相关影像学方法比较

1)X 线:本病特征性 X 线表现为四肢骨的对称性骨膜增生。骨膜增生在原发病灶清除或经过治疗后,四肢疼痛和骨膜增牛逐渐好转或吸收。

2)CT:胸部 CT 有助于肺部病变病因的判断。

(10)注意事项:核素骨显像表现典型的双轨征,结合肺部病变史,诊断较为容易,但当表现不典型时常需要结合其他检查。

肺性肥大性骨关节病继发于胸部疾病,其中恶性肿瘤居多,其次为炎症,少部分可由支气管扩张、膈下脓肿等引起。病因诊断要密切结合临床。

2. 畸形性骨炎

【病例】

(1)病史和检查目的:患者,女,68 岁,右胫前皮温升高,右胫骨畸形 15 年。X 线检查示右胫骨骨密度增高,骨干粗大弯曲,骨皮质变厚,髓腔变窄,髓腔及松质骨内见粗大骨梁及骨化阴影,符合畸形性骨炎。

(2)检查方法:同“多发骨转移”。

(3)检查表现:第 7、12 胸椎可见异常放射性增高区,呈小鼠面征,右胫骨示踪剂摄取异常增高且弯曲变形,颈椎及第 5 腰椎示踪剂摄取稍增高(图 12-13)。

(4)诊断意见:第 7、12 胸椎可见异常放射性增高区,呈小鼠面征,右胫骨示踪剂摄取异常增高且弯曲变形,考虑为 Paget 病所致。

(5)诊断要点

1)骨骼畸形。

2)局部皮温增高。

3)骨显像特征性胸椎小鼠面征,病变累及部位放射性明显增高。

(6)鉴别诊断

1)核素骨显像对 Paget 病的早期诊断比较有效,结合特征性的病变部位及放射性浓聚程度明显增高的特点,一般可以做出诊断。

2)若病变累及颅骨、椎骨,需行相应部位的 CT 或 MRI 检查,以分辨局部细微结构的异常。

3)Paget 病有 5%~10% 可恶变为骨肉瘤或纤维肉瘤,须结合 MRI 等检查。

(7)临床表现:常多处骨骼同时发病,疼痛是主要症状。病损部位不同会出现不同的临床特点。如颅骨病变致脑神经相应症状,下肢、骨盆病变致运动障碍、步态不稳、跛行等。患病骨骼血流量往往明显增加,皮温高,甚至会因此导致心血管负荷增加而致心脏病。实验室检查碱性磷酸酶水平升高,可高出正常 20 倍以上,标志破骨活动的活跃。

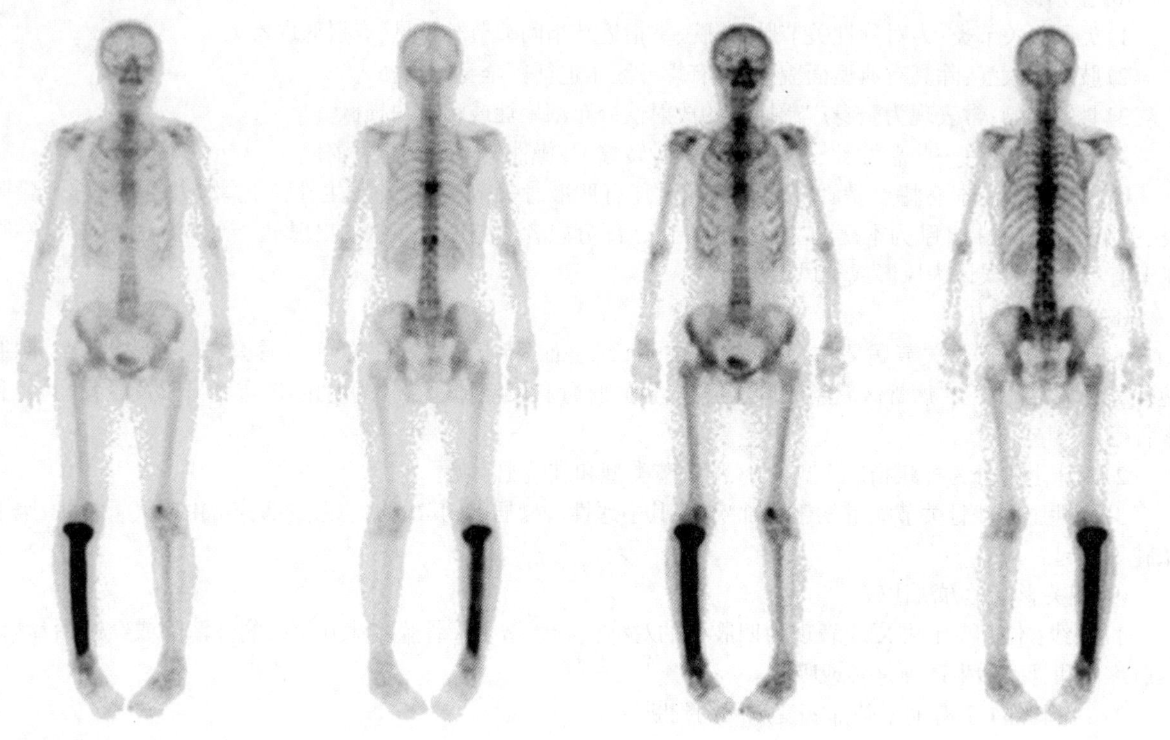

图 12-13 Paget 病

(8) 相关知识点

1) 畸形性骨炎(osteitis deformers)又称 Paget 病,是一种慢性进行性骨病。骨破坏和骨增生同时存在,常见于长管状骨和颅骨,多见于 40 岁以上的中老年人,15%~30% 有家族史。

2) 早期为溶骨性病变,破骨细胞活动显著增强,继而骨质重吸收增加,发展为混合期,骨质破坏和新生同时存在,骨质疏松、软化、骨小梁结构异常;以后发展为成骨活动代偿性增加,骨组织的异常生长使受累骨骼增大畸形,最终成为硬化期,成骨活动停止,骨组织无破坏与新生,但以后仍可复发。

3) 骨显像特点:受累骨的全部或大部分呈异常放射性浓聚区;椎骨病变呈倒三角形的小鼠面征(图 12-13),下颌骨单骨病变呈黑胡征,脊柱、骨盆和股骨上段病变呈短罩征;四肢骨病变几乎总是源于关节端,向骨干进展,严重的损害可见有锐利的 V 形边缘,X 线表现为囊性火焰形吸收;在溶骨期,骨显像更灵敏,在硬化期骨显像可能为阴性,X 线表现异常。

(9) 相关影像学方法比较

1) 骨扫描是评估 Paget 病病变范围的有效方法,可作为初期评估检查的一部分。然而作为诊断的辅助检查,全身骨显像敏感性高,但特异性低。

2) X 线、CT 影像学特征表现为横向性透亮区、弥漫性骨质疏松、骨骼增宽、弥漫性溶骨改变及刀割样溶骨破坏,骨皮质增厚、骨小梁紊乱或硬化性改变。

3) 出现颅骨病变和精神异常时,进行颅骨影像学检查、磁共振影像学或定量 CT 检查有助于诊断颅底扁平、颅骨扁平、颅底陷入症或罕见并发症脑水肿。

(10) 注意事项:Paget 病有 5%~10% 可恶变为骨肉瘤或纤维肉瘤,MRI 对确定有无恶变具有明显优势。

3. 骨纤维异常增殖症

【病例】

(1) 病史和检查目的:患者,女,13 岁,颜面部不对称,左上肢不适 6 年,临床确诊为骨纤维异常增殖症。

(2) 检查方法:同“多发骨转移”。

(3) 检查表现:颅骨、脊柱、肋骨、骨盆及四肢长骨可见多发异常放射性浓聚区(图 12-14)。

(4) 诊断意见:骨纤维异常增殖症。

(5) 诊断要点:病史和特征性病变范围。

(6) 鉴别诊断

1) 畸形性骨炎。

2) 骨嗜酸性肉芽肿。

3) 骨转移瘤。

(7) 临床表现：早期常无症状。病变累及负重长骨并弯曲畸形，造成跛行。颅面骨出现不对称性畸形隆突，往往伴有头痛、鼻塞、眼突等。在儿童可出现性早熟。

(8) 相关知识点

1) 骨纤维异常增殖症（fibrous dysplasia of bones）又称为骨纤维结构不良，是正常骨组织逐渐被异常增生的纤维组织所替代的一种良性病变。

2) 多发生在儿童，60% 发生于 20 岁以前，偶见于婴儿和 70 岁以上老年人。

3) 骨显像表现为病变部位的放射性浓聚区，倾向于累及长骨的干骺端并影响骨骼的正常解剖形态而造成畸形，通常是不规则的，而 Paget 病的放射性浓聚是弥漫的。

4) 骨纤维异常增殖症属于良性病变，但临床应彻底切除以防复发，全身及局部骨显像可提供帮助。

(9) 鉴别诊断

1) 转移瘤。

2) 成软骨细胞瘤。

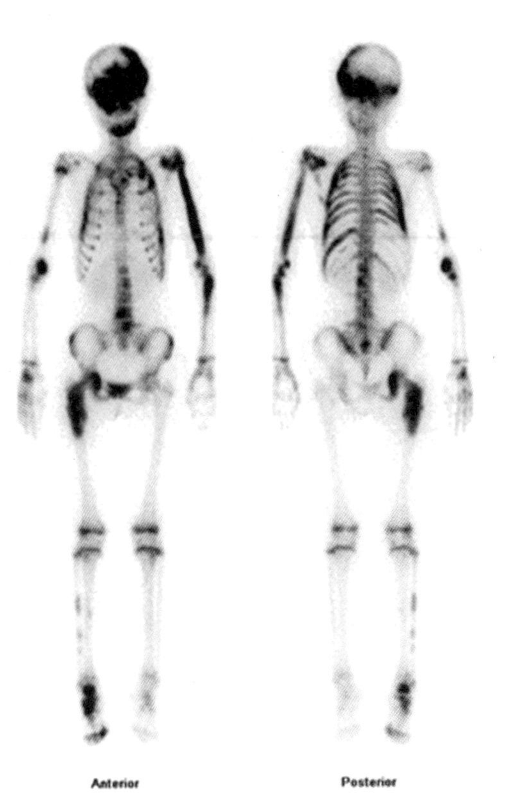

图 12-14 骨纤维异常增殖症

(10) 相关影像学方法比较

1) X 线表现常较典型，诊断不难。

2) CT 主要用于 X 线不易显示的颅面、颅底骨的检查。可显示病变的范围和程度，有助于了解病变对颅底结构的侵犯。

3) MRI 对病理成分的显示优于 X 线和 CT。

4) 骨显像在确定病变范围上比 X 线片更准确，对确定手术范围更有帮助。

(八) 对人工关节置换术后随诊

假体松动

【病例】

(1) 病史和检查目的：患者，女，45 岁，右侧髋关节人工关节置换术后 5 年余，疼痛半年，加重 1 个月。

(2) 检查方法：同“多发骨转移”。

(3) 检查表现：右股骨头、股骨上段可见异常放射性减低区，相当于髋臼、大转子、股骨中段可见异常放射性增高区（图 12-15）。

(4) 诊断意见：假体松动。

(5) 诊断要点

1) 人工关节置换病史。

2) 疼痛和功能下降等症状。

3) 人工关节置换后假体松动放射性核素骨显像表现：在大小转子、假体末端见放射性高摄取；股骨头 - 假体和股骨颈 - 假体周围见放射性摄取；股骨颈和局部假体柄周围见放射性摄取。

4) X 线表现为假体周围透亮带形成。

(6) 鉴别诊断：人工关节置换后感染，核素骨显像表现为骨 - 假体放射性过度摄取，可见周围软组织内放射性分布浓聚。

(7) 临床表现：主要是疼痛，且进行性加重，髋部疼痛可向同步或腿部放射。当髋关节活动时其深部有响声，直腿抬高时髋部或大腿疼痛，或有交锁现象发生。

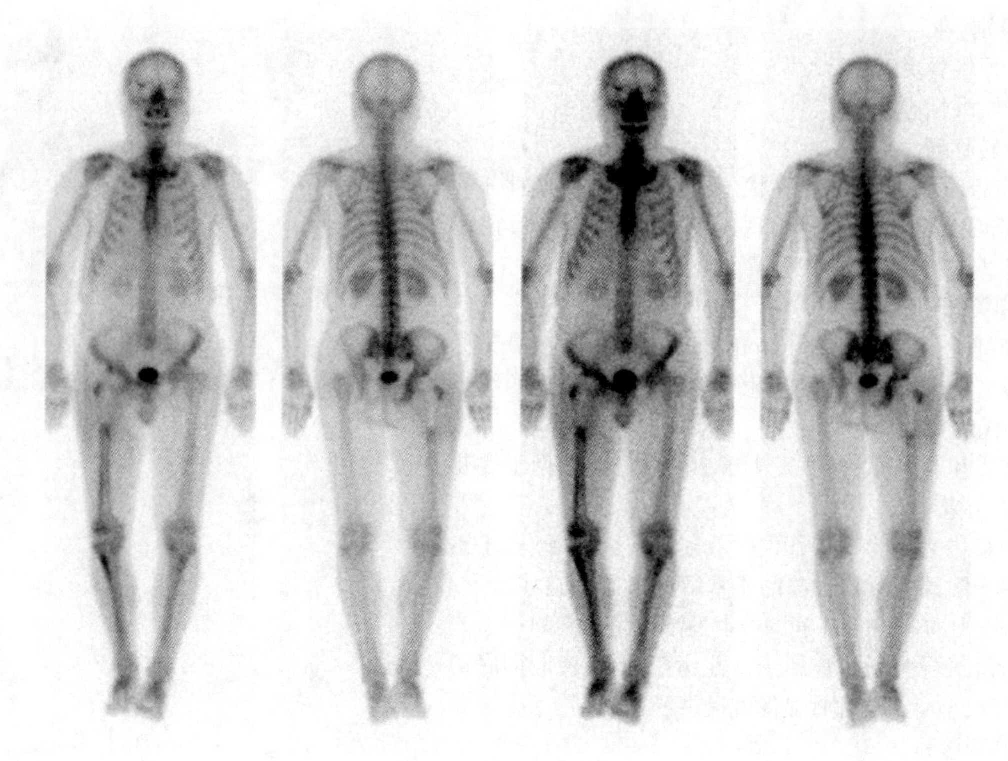

图 12-15 假体松动

(8)相关知识点：人工关节置换术并发症主要有假体松动、感染、异位骨形成、感染性滑囊炎、人工髋关节脱位等。由于假体内金属固定材料的使用，限制了CT和MRI的应用，所以骨显像的应用才显得更有意义。

骨显像特点：

1)假体松动时血流相及血池相正常，延迟相表现为假体远端或两端骨组织有局灶性放射性增高。

2)假体植入后感染时血流相及血池相可见放射性增高，延迟相可见假体周围弥漫性放射性增高，当然，感染也可以引起假体松动。

3)术后异位骨形成时延迟相可见骨以外的放射性增高区，常发生于关节周围的软组织内。

4)^{67}Ga、^{99m}Tc或^{111}In-白细胞显像对于假体植入后感染的诊断敏感性和特异性更高。

(9)相关影像学方法比较

1)在鉴别诊断人工关节置换后的松动与感染方面，放射性核素骨显像有较高的灵敏度。

2)放射性核素骨显像由于假阴性相对较少，对于造成假阳性的损伤、炎症，通过病史可排除，所以鉴别诊断人工关节置换后松动与感染，放射性核素骨显像为首选。

3)放射性核素骨显像联合其他几种影像学检查方法，能互相弥补单项检查诊断的不足，可明显提高早期人工关节置换后松动与感染的检出率和诊断的准确性。

(九)骨断层SPECT/CT显像在鉴别骨转移及退行性变中的优势

全身骨显像对恶性肿瘤患者腰椎骨盆病灶具有较高的敏感性，其相比于X线诊断发现时间更早，但由于腰椎和骨盆主要以髋部疼痛和腰部疼痛等作为临床表现，且溶骨性转移常存在软组织包块，导致其闭孔被压迫，形成与椎间盘突出十分相似的腰疼伴下肢疼痛，进而导致临床对于退行性变和肿瘤骨转移病灶鉴别困难。而骨断层SPECT/CT显像主要结合SPECT骨代谢异常和CT，提供病灶形态学变化，比单一CT检查或SPECT检查具有更高的诊断价值。

当病灶累及椎弓根或者椎体时，常提示恶性肿瘤骨转移，上述病变在全身骨显像上一般呈现类圆形放射性分布浓聚，CT表现为骨质破坏影、骨质密度增高影或者软组织影形成(图12-16)。而退行性变多累及椎体的边缘或者椎小关节处，常表现为倒“八”字形放射性浓聚，CT表现为椎体边缘骨质硬化及骨赘形成，以及椎小关节增生、肥大，骨赘形成及关节面硬化等(图12-17)。

ER-12-2-3 全身骨转移断层显像

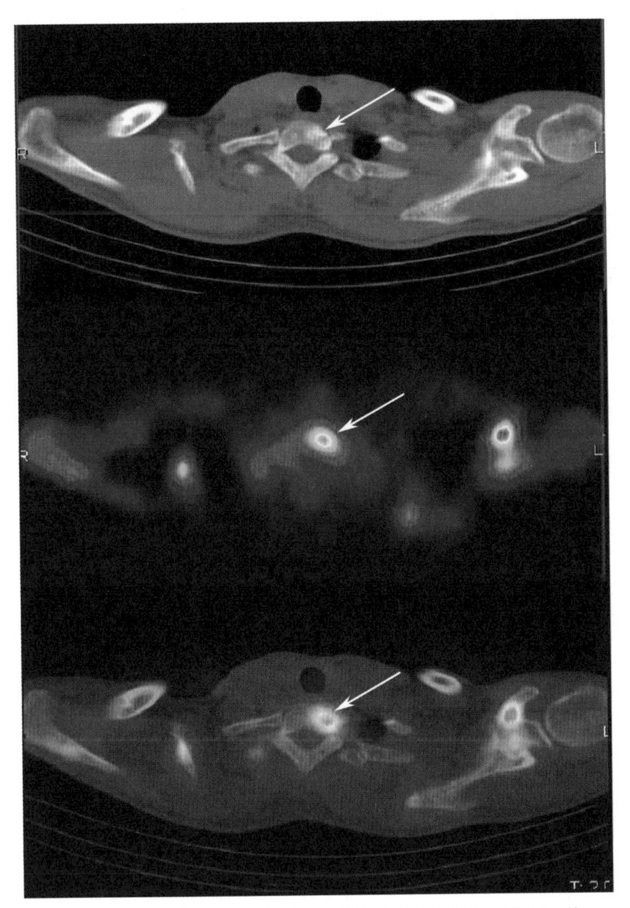

图 12-16 肿瘤骨转移患者骨断层 SPECT/CT 显像
(患者,女,53 岁,乳腺癌术后 3 年余,疼痛 3 个月,加重 1 个月。显像所见 T_1 椎体、双侧肩胛骨见放射性分布浓聚灶,伴骨质密度增高影,考虑骨转移)

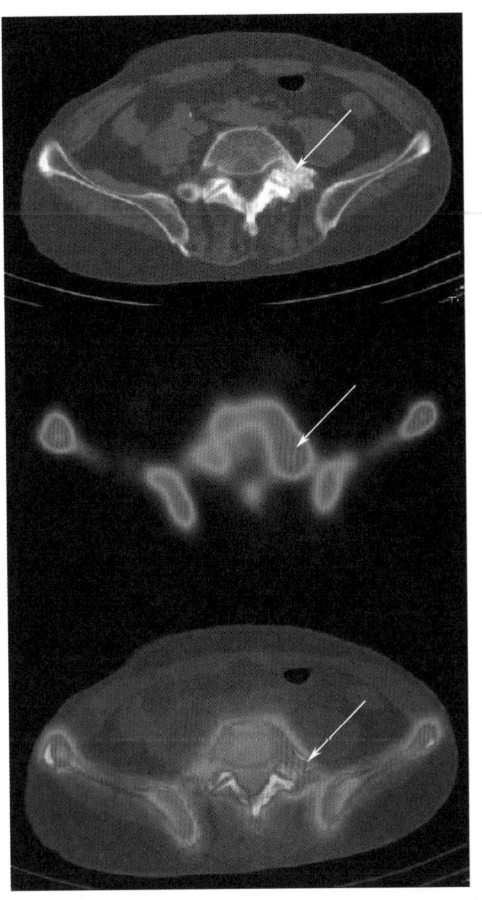

图 12-17 骨退行性变患者骨断层 SPECT/CT 显像
(患者,男,61 岁,肺癌术后 2 年余,腰骶部疼痛 5 个月。显像所见 L_5 椎体左侧椎小关节骨质增生放射性分布浓聚,考虑退行性变)

骨断层 SPECT/CT 显像既可以对 SPECT 平面显像中骨代谢增高的病灶进行准确定位,还能够了解 CT 显示的病灶是否具有骨代谢的改变,从而提高诊断的准确性。

第三节 动态骨显像

一、方法

三时相法是在静脉弹丸式注射显像剂后于不同时间进行动态连续显像,包括血流相、血池相及延迟相,用于评价创伤、炎症、原发骨肿瘤及一些软组织肿物等。四时相法是在三时相法的基础上再加一次 18~24h 的延迟显像,常用于诊断骨髓炎、外周血管疾病或静脉功能不全,对鉴别病变的良、恶性有一定的价值。

二、正常影像表现

1. 血流相 可见静脉注入显像剂后 8~12s 大血管显影清晰,两侧基本对称,随之可见软组织轮廓,放射性相对均匀地分布于软组织。

2. 血池相 2min 后为血池相,仍可见大血管影,软组织进一步显影,轮廓更为清晰,放射性分布均匀,基本对称。

3. 延迟相 2~4h 后为延迟相,表现同静态显像。

4. 18~24h 延迟相,基本与静态显像相同(图 12-18)。

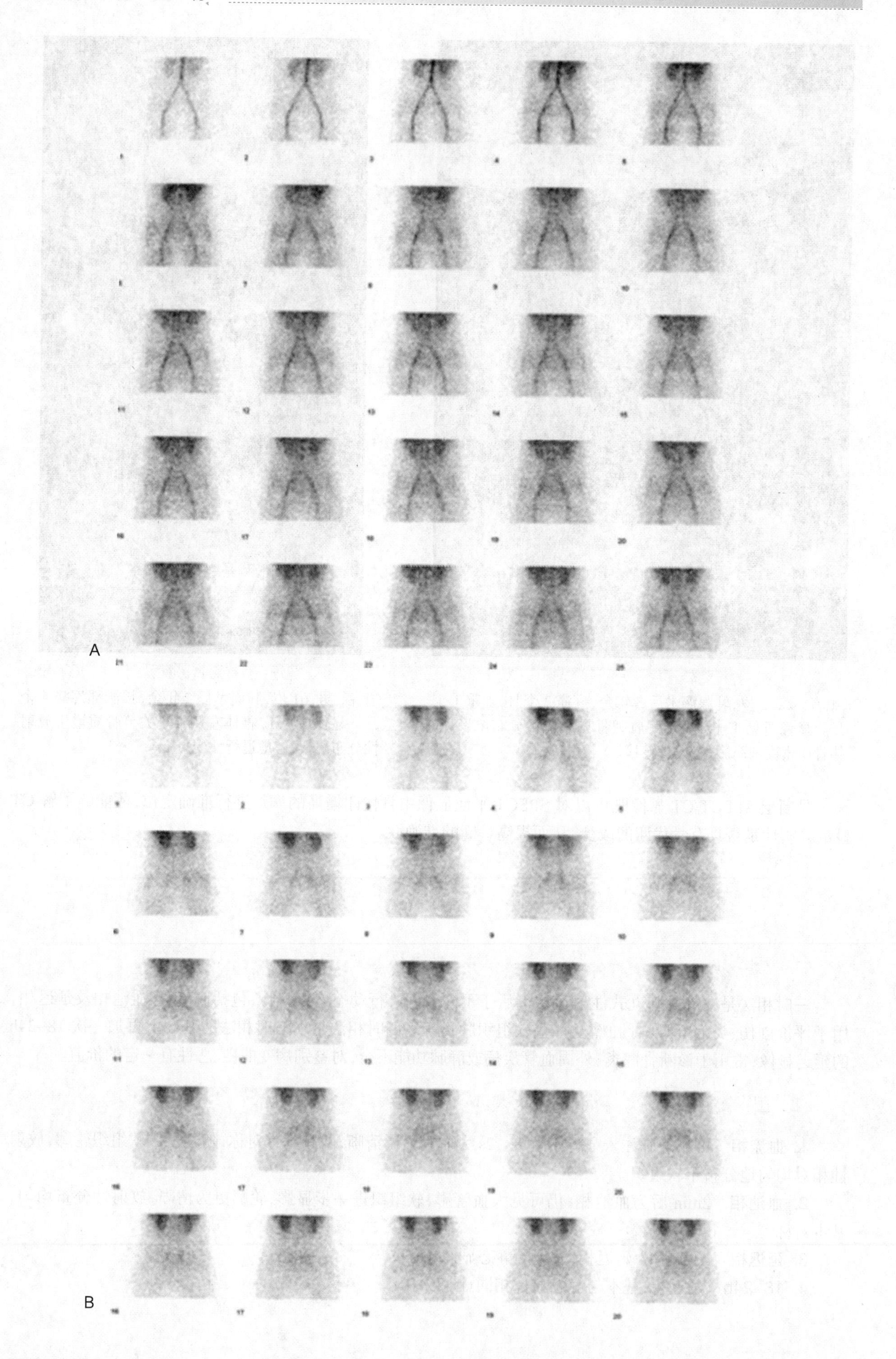
A
B

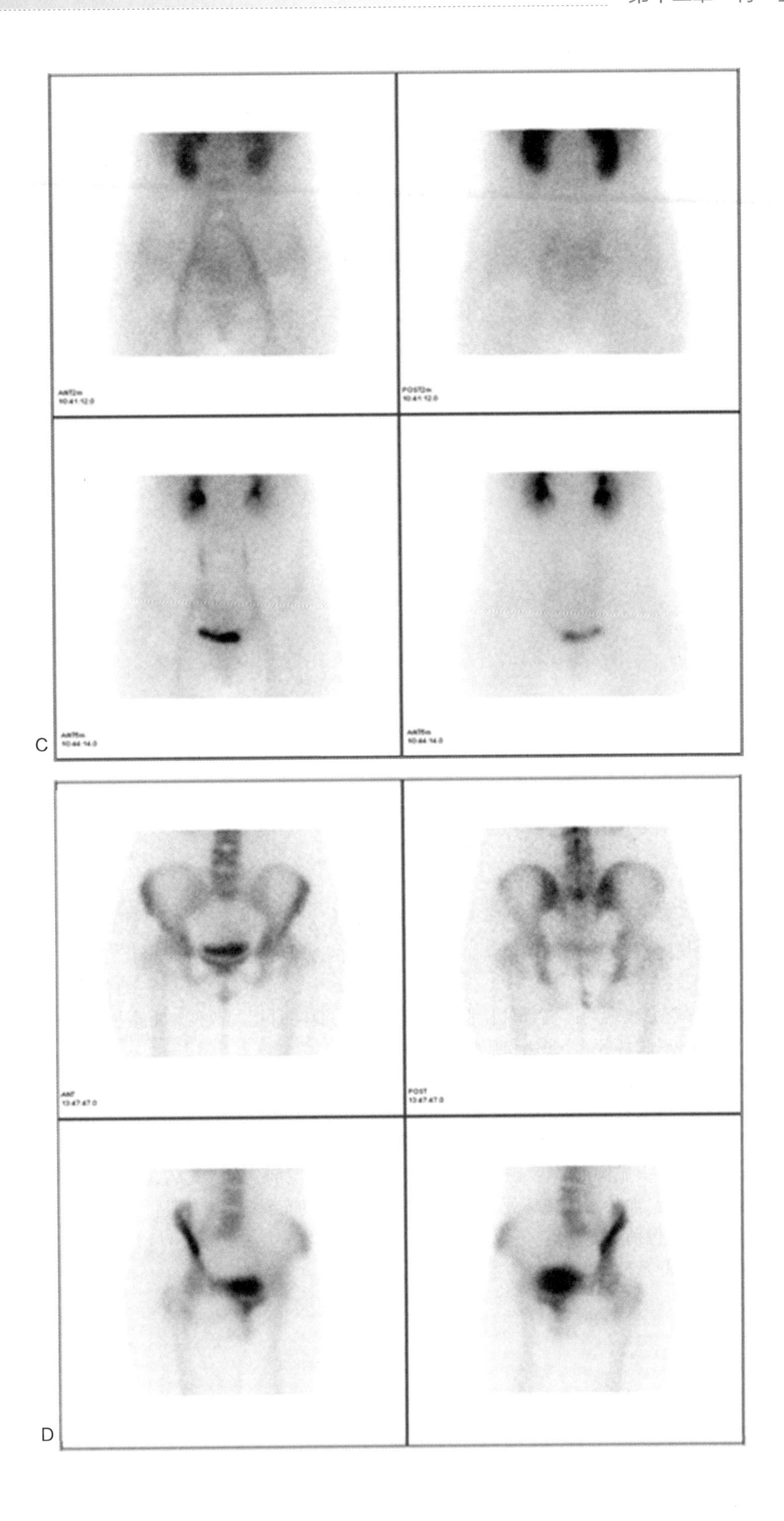

C

D

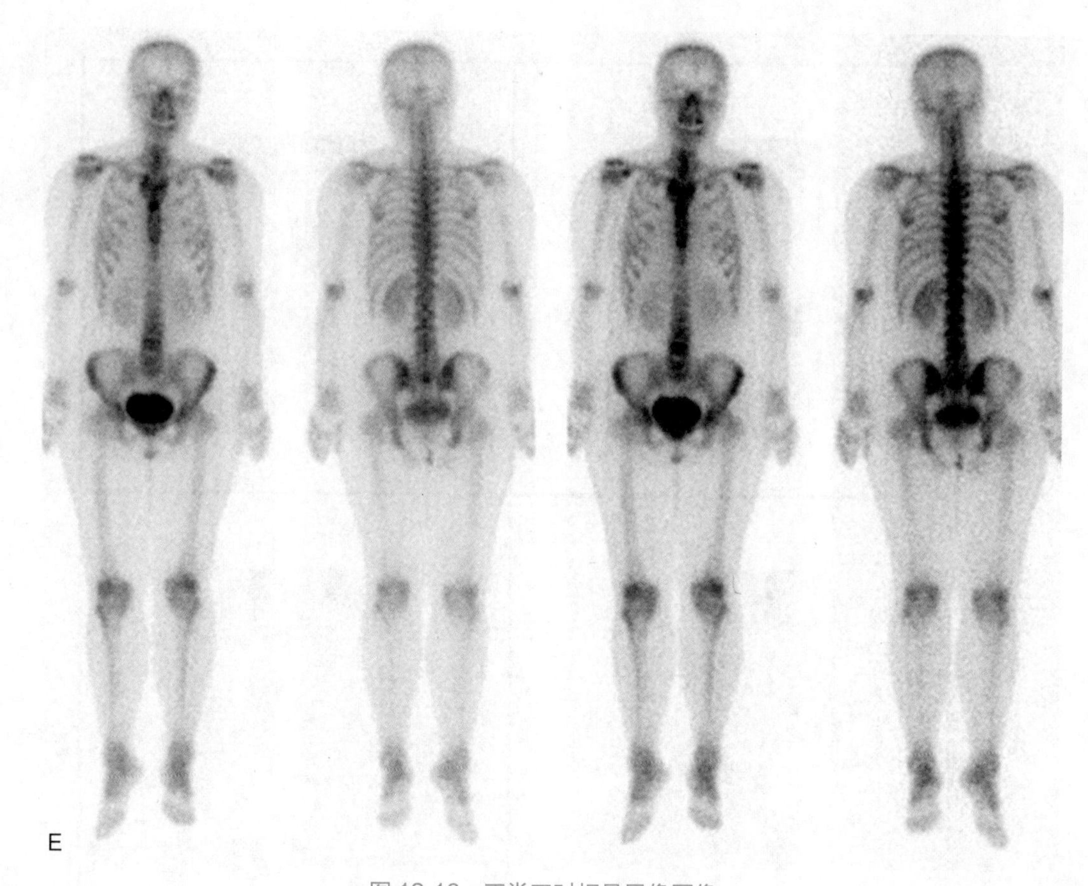

图 12-18 正常三时相骨显像图像
[A 血流相(前后位);B 血流相(后前位);C 2min 和 5min 血池相;D 局部延迟相;E 全身延迟相(静态相)]

三、异常影像表现

1. 血流相

(1)动脉灌注增强:表现为患侧局部大血管位置、形态的改变及显像剂异常聚集,多见于原发性骨肿瘤和急性骨髓炎等。

(2)动脉灌注减少:表现为病变部位显像剂稀疏、缺损,灌注时相的改变,如灌注的峰时延迟、峰值降低,见于骨血流完全中断、骨坏死,骨梗死和某些良性骨病。

2. 血池相

(1)局部的软组织或其周围软组织显像剂异常增高:见于恶性骨肿瘤、急性骨髓炎、蜂窝织炎等。这是由于局部血管增生、扩张所致;也见于股骨头无菌性坏死,由静脉回流障碍引起。

(2)骨局部的软组织显像剂稀疏、缺损:通常表现为局部显像剂分布欠均匀,显像剂增高的同时伴显像剂减低,提示有供血不足、血栓形成或坏死存在。图 12-19 所示动态骨显像,右股骨下端骨肉瘤在血流相、血池相表现为病灶局部显像剂明显浓集。

3. 延迟相 同静态骨显像。

四、基于病例的实战演练

缺血性骨坏死

【病例】

(1)病史和检查目的:男,35 岁,双髋痛 1 年余,进行性加重。

(2)检查方法:同三时相法动态骨显像。

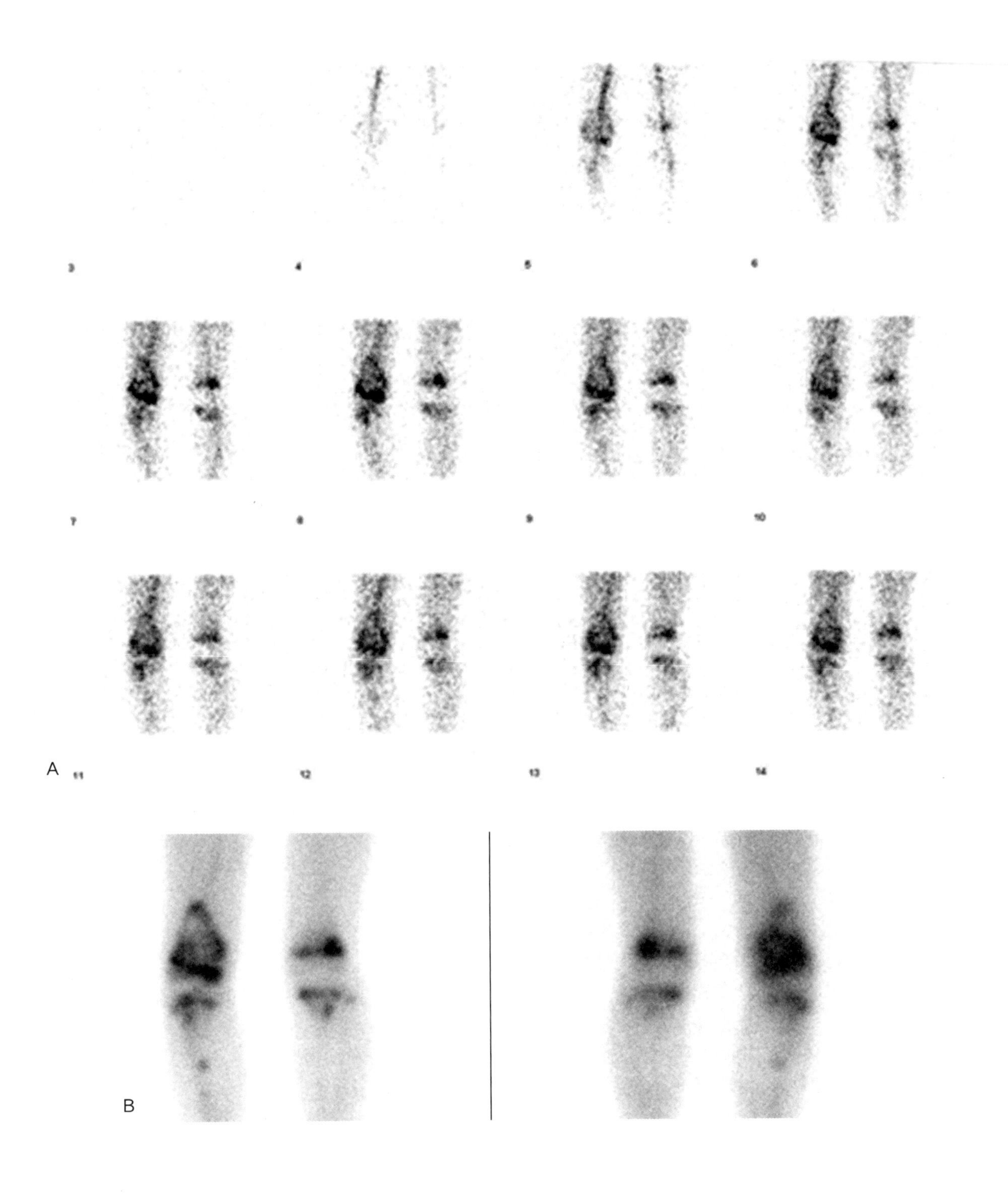
3
4
5
6
7
8
9
10
A
11
12
13
14
B

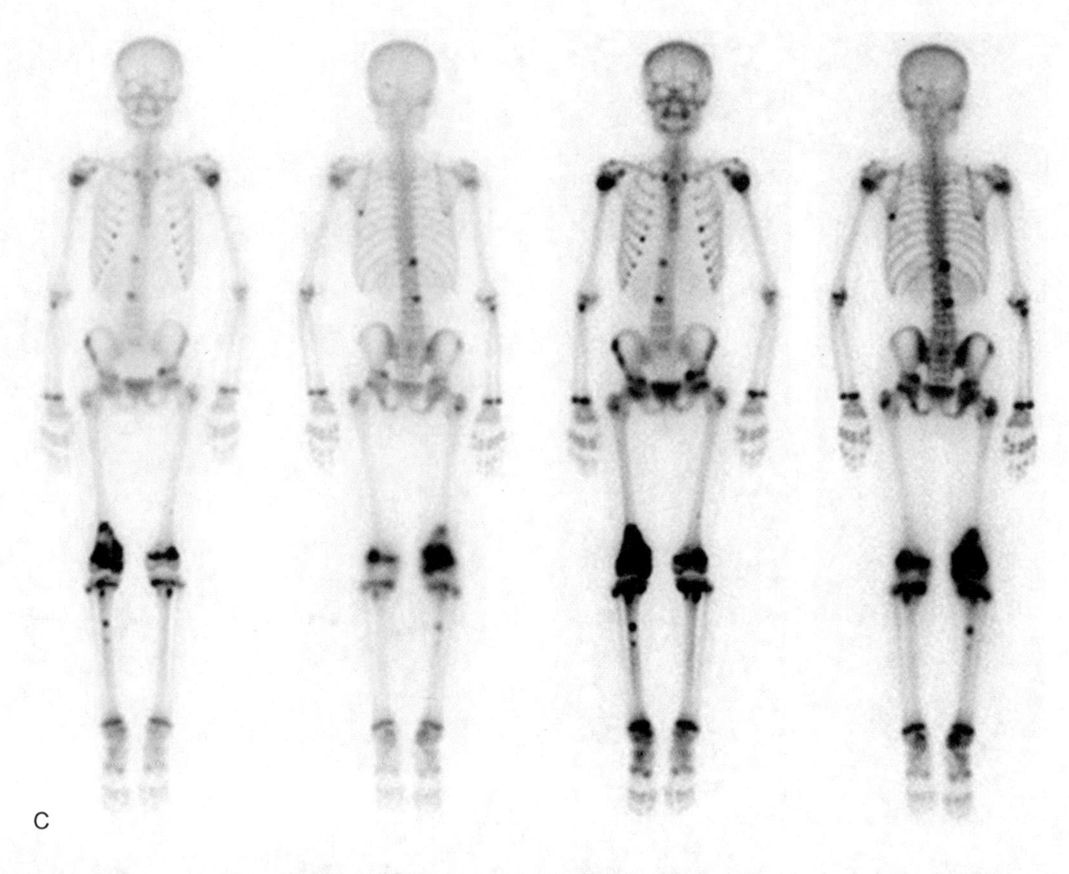

图 12-19　成骨肉瘤骨三相

(患者,男,18 岁,右下肢肿痛 2 月余。术前行骨显像。X 线:右股骨远端成骨肉瘤。病理:右股骨远端成骨肉瘤。显像所见:A 血流相及 B 血池相均可见右股骨远端异常放射性增高区。C 延迟相见第 12 胸椎、第 3 腰椎、左髋臼、右股骨下端、胫骨中段异常放射性浓聚区)

(3)检查表现

A 血流相:双侧股骨头未见异常放射性增高及减低区;

B 2min 和 5min 的血池相:双侧股骨头可见环状放射性增高区,左侧为著;

C 延迟相:双侧股骨头呈“炸面圈”征,左侧为著;

D X 线片:双侧股骨头缺血坏死(图 12-20)。

(4)诊断意见:双侧股骨头缺血坏死。

(5)诊断要点

1)患者出现原因不明的局部疼痛,尤其是髋痛,偶有跛行。

2)有明显诱因,如长期或短期大量应用类固醇激素、长期大量饮酒、胶原病(系统性红斑狼疮、类风湿病等)、镰状细胞贫血、戈谢病、减压病等各种诱发骨坏死的病史。

3)全身骨显像表现为股骨头区放射性缺损(即冷区)或放射性分布缺损周边有环形、新月形浓聚带,晚期股骨头坏死呈典型炸面圈样表现。

(6)鉴别诊断

1)髋关节结核。

2)暂时性骨质疏松。

(7)临床表现:以间歇性或持续性髋关节疼痛、跛行及髋关节活动受限为主要临床表现。

(8)相关知识点:股骨头缺血性坏死多是由于骨折、代谢性疾病、脂肪栓塞、使用皮质类固醇激素、溶血性贫血、潜水病、放射性损害及酗酒等引起,其中 90% 与使用皮质类固醇激素和酗酒有关,骨显像可在起病后、数小时后、数日后有异常表现。

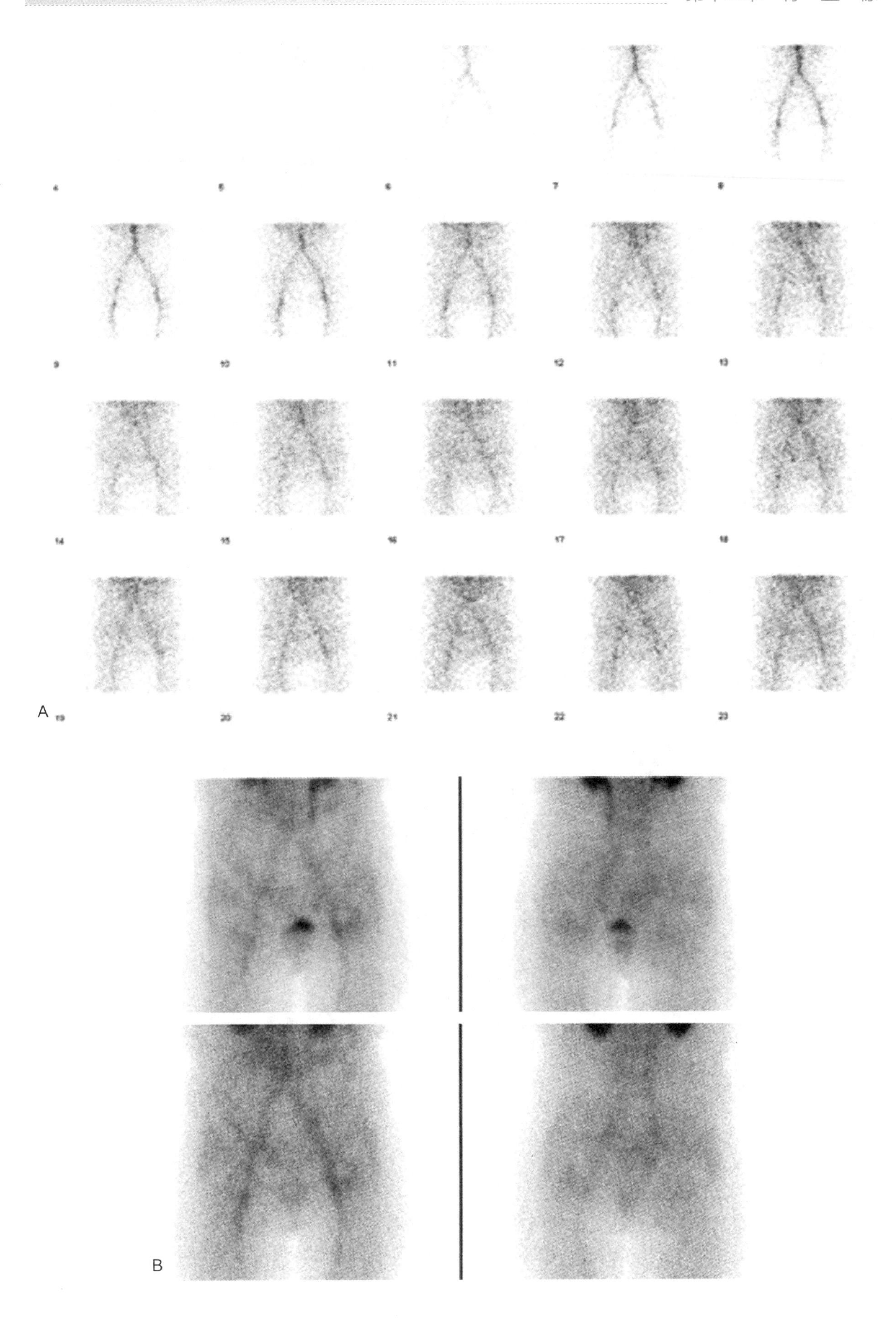

4
5
6
7
8
9
10
11
12
13
14
15
16
17
18
A 19
20
21
22
23
B

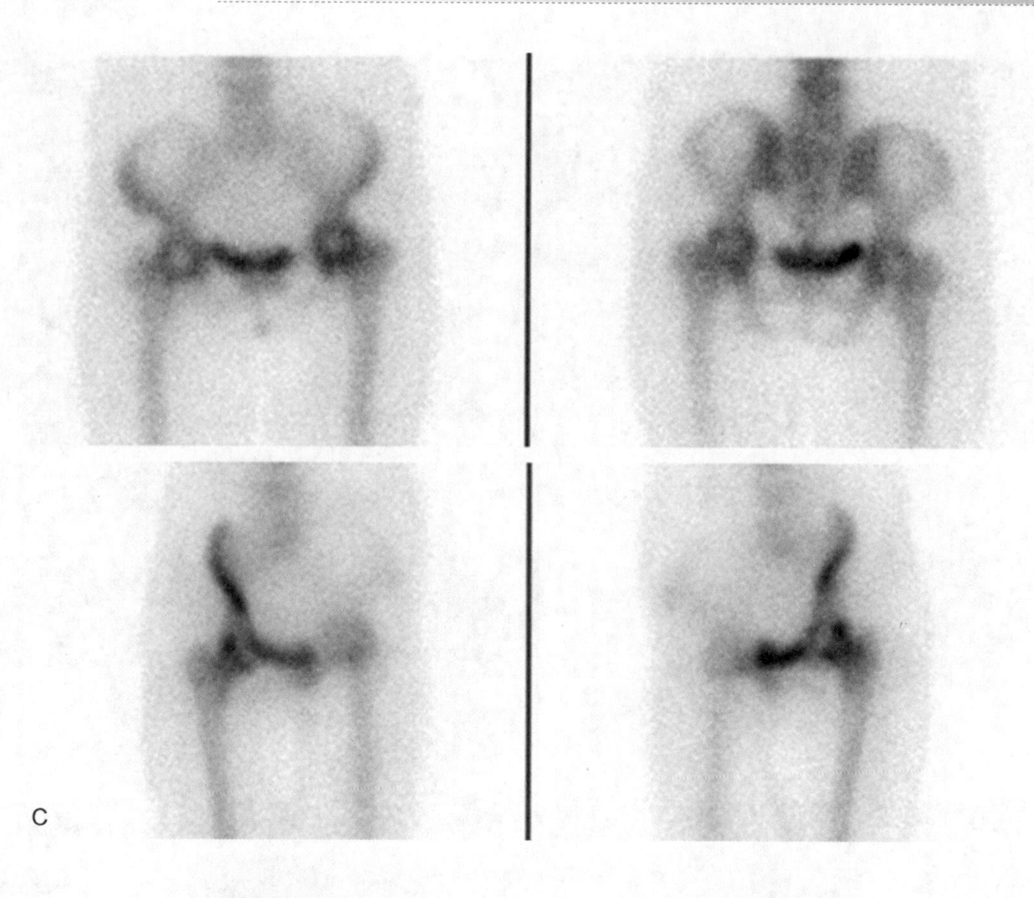

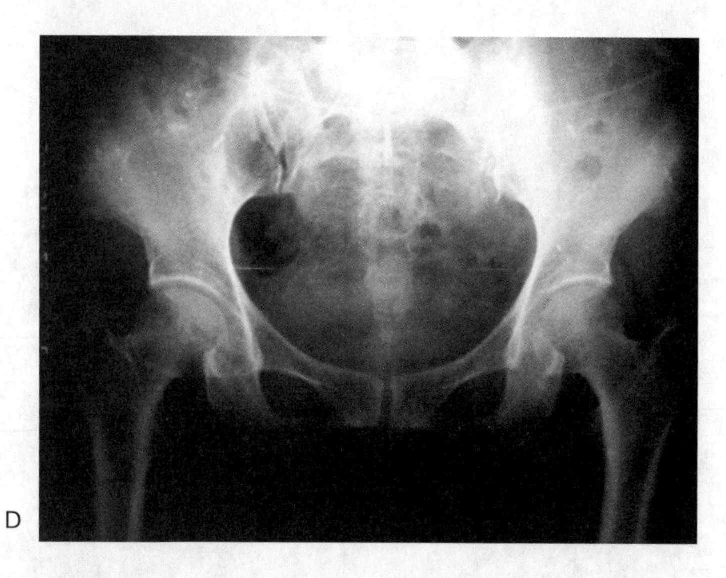

图 12-20 双侧股骨头缺血坏死
(A 血流相;B 2min 和 5min 的血池相;C 延迟相;D X 线片)

骨显像的特点:

1)骨显像的早期表现为股骨头骨骺部位血流灌注低于健侧股骨头或双侧均低下。

2)随着骨修复的开始,病变部位血池相可见到放射性增高区,延迟相出现典型的炸面圈征。

3)若病变治愈,放射性逐渐恢复正常;若进一步发展至晚期,则放射性浓聚更加明显。

(9)相关影像学方法比较

1)X 线片检查是本病诊断和分期的主要方法,但难以显示早期病变。

2)CT 可清楚地显示股骨头缺血坏死早期骨小梁星芒结构的改变。观察股骨头坏死区内囊变、塌陷和碎裂等,CT 较 X 线片具有明显的优势,可用于明确 X 线片阴性或可疑病例的检查。

3) MRI 可显示坏死期的改变,是诊断早期股骨头缺血坏死较为敏感和特异的方法,能直接多方位确定骨缺血坏死的位置和范围。

4) 骨显像最适于早期诊断股骨头缺血坏死,能比 X 线检查提前 3~6 个月作出诊断。骨断层显像能显示股骨头及其周围的放射性变化,断层显像见到典型的炸面圈影像,可明确诊断股骨头坏死。

第四节 关节显像

一、原理和方法

(一) 原理

当关节发生炎症或退行性变时,大量的滑膜增生、水肿,关节液增多,血管增生,毛细血管通透性增加,导致局部血运增加,还有软骨破坏伴周围成骨反应性增生,使 ^{99m}Tc-MDP 或 $^{99m}TcO_4^-$ 在增生的滑膜上过度聚集,从而使骨关节显影。显像剂主要使用 ^{99m}Tc-MDP 或 $^{99m}TcO_4^-$。用 $^{99m}TcO_4^-$ 关节显像,受检者须口服 $KClO_4$ 400mg 封闭甲状腺,1h 后静脉注射显像剂,立即检查,30min 内完成,因为 $^{99m}TcO_4^-$ 在关节的浓聚与清除很迅速,延迟检查会误诊。使用 ^{99m}Tc-MDP 时使用剂量同骨显像。

(二) 方法

根据需要确定体位和采集方式,可局部显像、全身显像或动态显像。一般手、足局部显像,脊柱关节、肩关节和髋关节用前位和后位,膝关节前位侧屈曲 60°。动态采集可以观察关节、滑膜及骨在三时相(血流相、血池相和延迟相)的变化,必要时可以进行关节断层显像和半定量分析。使用 ^{99m}Tc-MDP 关节显像的患者不需要特殊准备,同骨显像。仍采用局部静态骨显像、三时相骨显像、全身骨显像和 SPECT/CT 融合图像。

二、正常影像表现

关节由骨端骨松质、软骨和滑膜三种组织组成。各关节处显像剂浓集高于邻近骨组织。内部显像剂分布匀称,松质骨摄取较多,密质骨较少,因软骨基本无血运,故关节显像时骨不显影(显像剂为 $^{99m}TcO_4^-$)。关节腔显像清晰,双侧关节对称均匀分布。儿童、青少年关节显像较老年人明显,生长期的儿童骨骼板表现为双侧规则、对称的条状聚集带。四肢骨的大关节可见对称性显像剂浓集,在肌腱附着区和持续的骨形成区也可见显像剂增高。肱骨头显示清晰,右肩关节由于多数人右手劳动常比左侧显像剂增多。小儿干骺端显像剂呈对称性浓集。

三、异常影像表现

对关节影像的分析,要结合临床病史、发病机制、好发部位等因素综合考虑,必要时做定量分析。在关节三时相、局部显像和全身骨显像时,见到病变的关节呈现异常显像剂浓集,可在临床和 X 线片检查出现异常前检出阳性结果。若有坏死存在,关节显像可表现为显像剂稀疏、缺损区。

小 结

骨显像在早期诊断方面具有很高的灵敏度和独到的优势。肿瘤侵犯骨骼的前期是侵犯骨髓,然后逐步破坏相邻的骨小梁。骨骼的破坏过程可以非常迅速,也可以相对缓慢。患者早期可以没有症状,骨小梁破坏不多时,骨骼形态不会发生显著变化,X 线片与 CT 难以显示早期的转移性骨肿瘤。MRI 虽然相对比较敏感,但通常不做全身检查,难以显示所有的骨骼病灶。全身骨显像最能体现核医学优势,可一次进行全身扫描而不增加额外的辐射剂量,克服只对某一部位或区域成像的局限性,因此更加经济实用,观察范围大,能有效防止漏诊和误诊。SPECT/CT 图像融合的发展和应用,对提高其特异性、灵敏度,起到了巨大的推动作用。

(韩星敏)

第十三章 泌尿系统

核医学是评价泌尿系统疾病,尤其是肾脏疾病的一种重要方法,在上尿路梗阻、肾盂肾炎、肾性高血压等疾病的诊断及鉴别诊断中发挥着不可替代的作用。此外,所有核医学检查方法可以分别测量双侧肾功能,评价肾脏供体及移植肾功能。应重点掌握肾动态显像、不同类型肾图的图像分析,了解介入肾显像的方法及适应证。

第一节 肾脏的解剖和生理基础

肾是机体的主要排泄器官。通过尿的生成和排出,排出机体代谢终末产物以及体内过剩的物质和异物,并调节水和电解质平衡、体液渗透压及酸碱平衡等。同时肾也是一个内分泌器官,可合成和释放肾素,参与动脉血压的调节。

一、肾脏的解剖结构

肾脏是成对器官,左右各有 1 个,形似蚕豆,位于腹膜后椎体两侧。右肾紧贴肝脏,通常略低于左肾,跨越第 12 胸椎至第 3 腰椎。双肾的血液循环来自腹主动脉,并通过左、右肾动脉进入肾脏。其动脉末梢形成肾小球的毛细血管网,即肾小囊,包绕在肾小球的外面,与入球小动脉、出球小动脉和肾小管共同形成肾单位 - 尿生成的基本功能单位。每个肾脏都有 100 万 ~125 万个肾单位。肾单位按其所在部位分为皮质肾单位和近髓肾单位两类,前者占肾单位的 80%~90%。

肾实质分为皮质和髓质两部分。前者位于肾实质的浅层,主要由肾小球和肾小管构成。髓质位于肾实质的深部,由 15~20 个锥体组成,肾锥体尖部突入肾小盏成为肾乳头。2~3 个肾小盏合成一个肾大盏,2~3 个肾大盏再合成肾盂,肾盂出肾门后移行为输尿管。

二、肾小球滤过率的测定

静息状态下的心搏出量大约为 5L/min,肾脏的血供约占 25%,即成人每分钟约有 1 200ml 血液流经肾脏。总肾血浆流量(renal plasma flow,RPF)约为 600ml/min,滤过分数(GFR/RPF)约为 20%,故每分钟经肾小球过滤进入肾小管的血流量即肾小球滤过率(glomerular filtration rate,GFR)约为 120ml/min。其余 80% 未被肾小球滤过的血浆进入肾小管周围的体液,再经主动或被动机制排泌至肾小管。

血浆清除率(plasma clearance,CL)指两肾在 1min 内能将多少毫升血浆中所含的某种物质完全清除出去,被完全清除了的该物质的血浆毫升数,称为该物质的血浆清除率。根据尿中该物质的浓度(U,mg/ml)、每分钟尿量(V,ml/min)及血浆中该物质的浓度(P,mg/ml),该物质的血浆清除率(C,ml/min)可用下式计算:$U \times V = P \times C$,即 $C = (U \times V)/P$。

如果某物质可自由通过肾小球滤过膜,则该物质在肾小囊超滤液中的浓度与血浆浓度相同。同时,如果该物质在肾小管和集合管中既不被重吸收又不被分泌,则单位时间内该物质被肾小球滤过的量应等于该物质从尿中排出的量($U \times V$),因此,该物质的血浆清除率等于 GFR,菊粉即是符合上述条件的物质,可用于肾小球滤过率的测定。

三、尿生成的三个步骤

尿的生成包括以下步骤:①血浆在肾小球毛细血管滤过,形成超滤液;②超滤液在流经肾小管和集合管的过程中选择性重吸收;③肾小管和集合管的分泌,最后形成尿液,经肾盂、输尿管排入膀胱。

第二节 肾动态显像

一、显像剂

1. 肾小管分泌型肾功能显像剂

(1) ^{99m}Tc-EC:静脉注入后快速被肾脏浓集,约3min双肾皮质浓集达高峰。成人用量为296~370MBq(8~10mCi)。

(2) ^{99m}Tc-MAG$_3$:静脉注入后绝大部分被肾小管摄取及排泌,2~4min双肾皮质浓集达高峰。使用量同上。

(3) ^{131}I/^{123}I-OIH:是经典的肾小管分泌型肾显像剂,由于^{131}I的能量高(364kev),不适合γ照相机射显像,国外已经改用^{123}I-OIH,国内少用。

2. 肾小球滤过型肾功能显像剂 ^{99m}Tc-DTPA通常在肾血流灌注显像之后,继续采集动态影像,综合了解肾血流灌注、肾实质功能和上尿路通畅情况。成人用量为111~185MBq(3~5mCi)。

二、显像原理

以“弹丸”形式注入显像剂,当其通过腹主动脉、肾动脉、肾血管床时,迅速采集系列影像,可以了解双肾血流灌注、双肾的大小及形态、双肾血流灌注曲线和有关参数。

当其流经肾脏时可迅速获取显像剂从肾实质浓集至肾盏、肾盂、输尿管排入膀胱的动态过程。经ROI技术可获取显像剂通过肾脏的时间-放射性曲线(即肾图)和有关功能,包括定量参数。

三、显像方法

1. 准备 患者饮食饮水如常,检查前20~30min饮水(5~10ml/kg)并排尿。

2. 体位 仰卧位较常用,其主要优点是肾不易活动,两肾深度差别最小,也可用坐位。探头视野包括双肾和膀胱。采集后位影像,必要时可采集前位影像。

3. 采集条件 使用^{99m}Tc标记物时,配置低能平行孔通用型准直器,能峰140keV,窗宽20%,矩阵64×64或128×128,1min/帧,共采集20~30帧。

4. 图像处理 应用ROI技术分别勾画出两肾区,获取双肾时间-放射性曲线(肾图)。必要时勾画腹主动脉、膀胱和肝区,获取相应的时间-放射性曲线。

四、肾动态显像和肾图的正常所见

(一)肾动态显像

1. 肾血流灌注显像

(1) 时相:自肘静脉注入显像剂开始计算,腹主动脉早期充盈相10~12s;肾动脉早期充盈相11~16s;肾微循环、静脉相和早期皮质相16~20s,20s以后为肾血流清除和肾排泄相。

(2) 影像:在腹主动脉显影清晰时,双肾隐约可见,此后2~4s双肾影明显可见。双肾大小对称,形态完整,放射性分布均匀。腹主动脉显影后2s左右,双肾影初现,4~6s后肾影轮廓清晰,腹主动脉影开始消退(图13-1)。

2. 肾功能显像 静脉注入显像剂后1min双肾显影,2~4min双肾放射性活度达高峰,肾影清晰、大小对称、形态完整。此后肾盏、肾盂放射性浓集,肾影开始淡化。15~20min时,肾影基本消失,而膀胱影像逐渐浓集,输尿管通常不显影(图13-1)。

(二)肾图

典型正常肾图曲线分为三段:a段称血管段;b段称示踪剂摄取段或功能段;c段称排泄段(图13-2)。

1. a段 静脉注射显像剂后10s左右,肾图曲线出现急剧上升段。此段为血管段,时间短,约30s,其高度在一定程度上反映肾动脉的血流灌注量。

2. b段 a段之上升段3~5min达高峰,其上升斜率和高度主要与肾血流量、肾皮质功能(肾小球或肾小

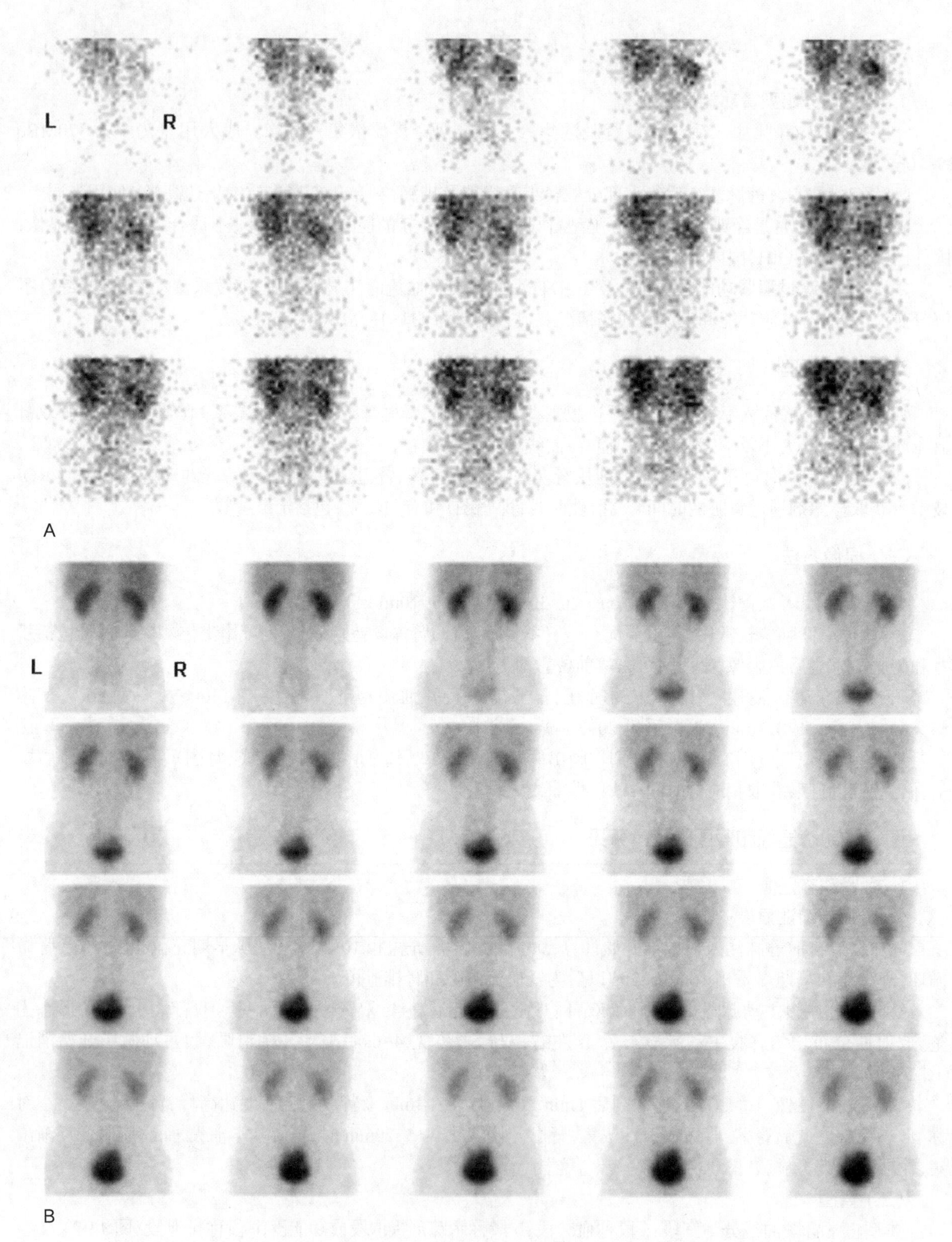

图 13-1 正常肾动态显像
（A 为肾血流灌注显像；B 为肾功能显像）

管功能)有关。

3. c段 b段之后的下降段,前部下降较快,斜率与b段上升斜率相近,后部下降较缓慢。该段反映显像剂经肾集合系统排入膀胱的过程,主要与上尿路通畅程度和尿流量多少有关。

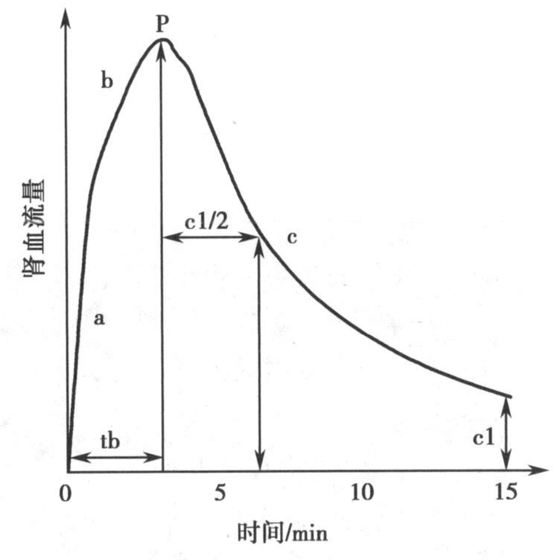

图13-2 正常肾图

五、GFR的测定原理和方法

1. 原理 GFR是指单位时间内从肾小球滤过的血浆容量,是肾功能的重要指标。利用只从肾小球滤过、无肾小管分泌的显像剂,连续动态采集获得显像剂由灌注到清除的全过程影像,由计算机得出GFR值。理想的测定GFR的放射性药物是^{99m}Tc-DTPA。

2. 方法 肾动态显像法测定GFR是在静脉注射^{99m}Tc-DTPA后,通过γ照相机及计算机系统采集双侧肾区时间-放射性曲线,利用注射后2~3min或高峰前1min的肾摄取率推算出GFR。由于方法简便易行而得到推广,目前一般的γ照相机、SPECT或SPECT/CT均有专门测定和计算GFR的程序,在做肾动态显像时仅要求输入患者的身高、体重和注射^{99m}Tc-DTPA前后注射器的放射性计数等数据,并在计算机显示器上从肾动态影像中准确勾面肾脏和本底的ROI,即可自动计算出分肾和总肾的GFR值。与血浆标本法相比,测定GFR的准确性略差,但其优点是测定CFR的同时可评价分肾及总肾功能、显示泌尿系影像和尿路通畅情况,重复性好、不需要采血,还可以获得肾图曲线及一系列肾脏功能指标。

血浆标本法测定GFR:主要有多标本法、双标本法(双血浆法)和单标本法。其中多标本法与菊粉清除率相关性最好,平均偏差仅3.5ml/min,但需要多次抽血,患者不易接受。单标本法的准确性较差,而双血浆法则与多标本法具有良好的相关性,平均偏差为2.8ml/min。因此,被推荐作为测定GFR的标准。双血浆法通常于注射^{99m}Tc-DTPA后2h和4h分别从药物注射的对侧前臂肘静脉取血4ml,肝素抗凝,离心分离血浆,γ计数仪测量血浆放射性计数。根据公式计算出双血浆法GFR,然后用体表面积进行标准化处理。

3. 正常成人(<65岁)GFR参考值 男性96~145ml/min;女性75~115ml/min。

六、肾有效血浆流量的测定原理和方法

1. 原理 肾有效血浆流量(effective renal plasma flow,ERPF)指单位时间内流经肾单位的血浆流量。通常采用肾小管分泌型放射性药物^{123}I-OIH、^{99m}Tc-MAG和^{99m}Tc-EC等进行测量。此类药物静脉注射后,一次流经肾脏时几乎完全被清除而不被重吸收,故单位时间内肾脏对该物质的血浆清除率即相当于肾血浆流量。因肾脏血供量的非泌尿部分(如肾被膜、肾盂等)不参与肾清除作用,所以测得的肾血浆流量称为肾有效血浆流量。

2. 方法 在实际工作中,通常采用肾动态显像法测定ERPF。γ相机、SPECT或SPECT/CT也通常配有已编制好的ERPF处理软件,按其说明进行操作处理即可算出ERPF值。因此,除使用放射性药物不同外,操作程序与肾动态显像法测定GFR基本相同。

3. 推荐^{123}I-OIH测定ERPF的正常参考值 总肾(537.86±109.08)ml/min,右肾(254.51±65.48)ml/min,左肾(281.51±54.82)ml/min。若使用^{99m}Tc-MAG和^{99m}Tc-EC测定ERPF,应建立相关正常参考值。

七、异常肾图曲线的临床意义

异常肾图:包括分侧肾图曲线自身异常和双侧曲线对比异常,常见的异常图类型如下。

1. 持续上升型 a段基本正常,b段持续上升,未见c段出现。单侧出现时见于急性尿路梗阻;双侧同时出现,多见于急性肾性肾衰竭(图13-3)。

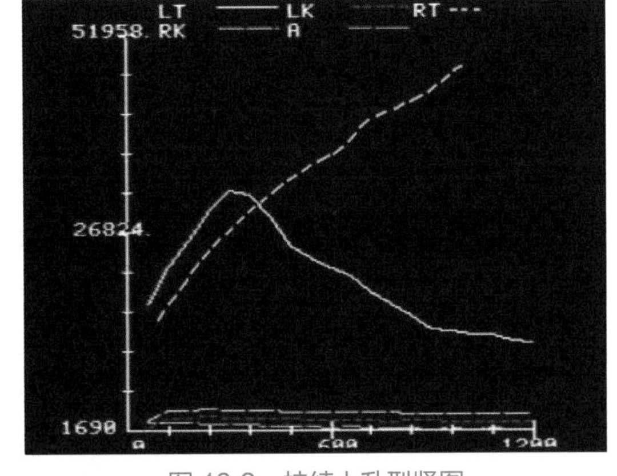

图13-3 持续上升型肾图

2. 高水平延长线型 a段基本正常，b段斜率降低、上升较慢，此后基本维持在同一水平，未见明显下降的c段（图13-4）。多见于上尿路梗阻伴明积水。

3. 抛物线型 a段正常或稍低，b段上升缓慢，峰时后延，c段下降缓慢，峰形圆钝（图13-5）。主要见于脱水、肾缺血、肾功能受损和上尿路引流不畅伴轻、中度肾盂积水。

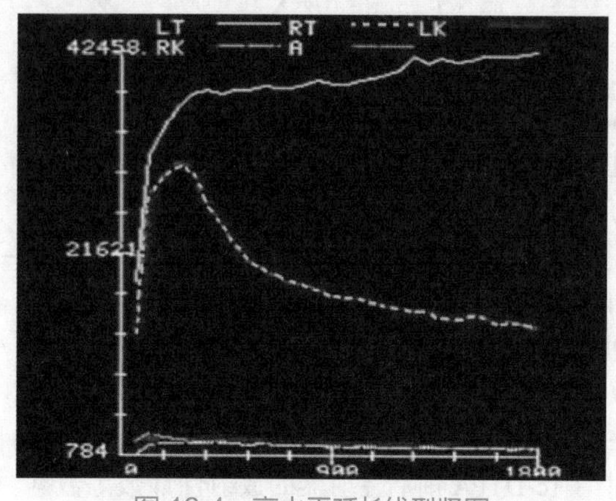

图13-4 高水平延长线型肾图

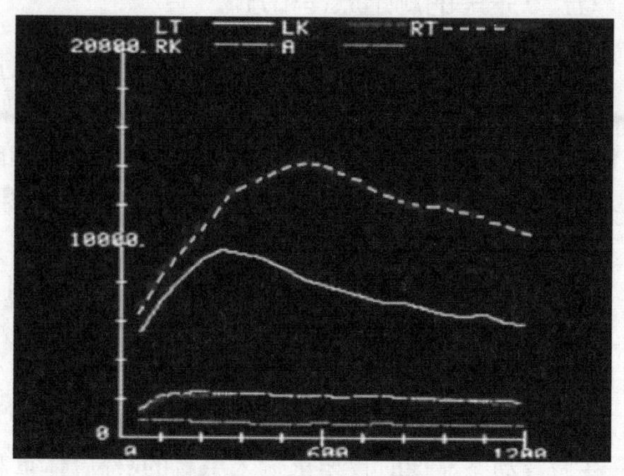

图13-5 抛物线型肾图

4. 低水平延长线型 a段低，b段上升不明显，基本维持在同一水平（图13-6）。见于肾功能严重受损和急性肾前性肾衰竭，也可见于慢性上尿路严重梗阻。当梗阻原因解除，肾图可很快恢复正常。

5. 低水平递降型 a段低，无b段并缓慢递减（图13-7）。见于肾脏无功能、肾功能极差、肾缺如或肾切除。

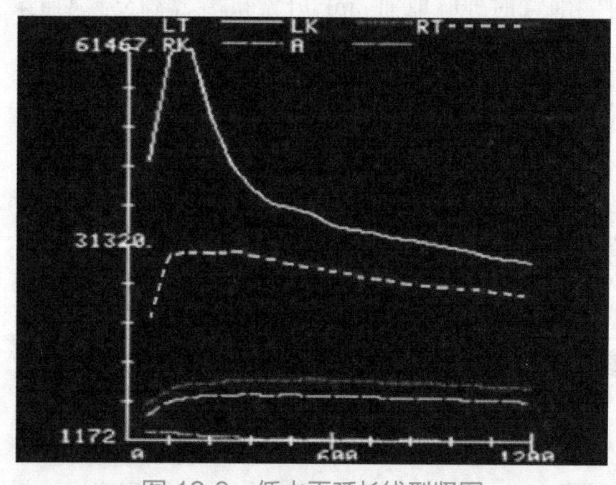

图13-6 低水平延长线型肾图

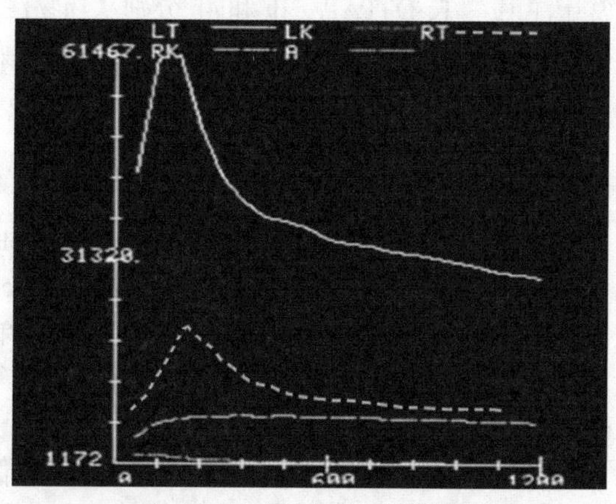

图13-7 低水平递降型肾图

6. 阶梯状下降型 a、b段基本正常，c段呈规则的或不规则的阶梯状下降（图13-8）。见于输尿管尿反流和因疼痛、精神紧张、尿路感染、少尿或卧位等所致的上尿路不稳定性痉挛。

7. 单侧小肾图 较对侧正常肾图幅度明显减低，但其形态正常，a、b、c段都存在（图13-9）。可见于单侧肾动脉狭窄、先天性小肾脏和游走肾坐位采集肾图。

八、利尿肾显像

（一）原理

由于非机械性梗阻原因导致肾盂扩张，此时因肾盂张力使尿流速率减慢，上尿路出现假性梗阻影像。利尿剂的作用是促进放射性药物在无梗阻的系统中加速排出，而在有梗阻的系统中排出非常少、引起放射性药物的滞留延长，从而可鉴别真性及假性尿路梗阻。

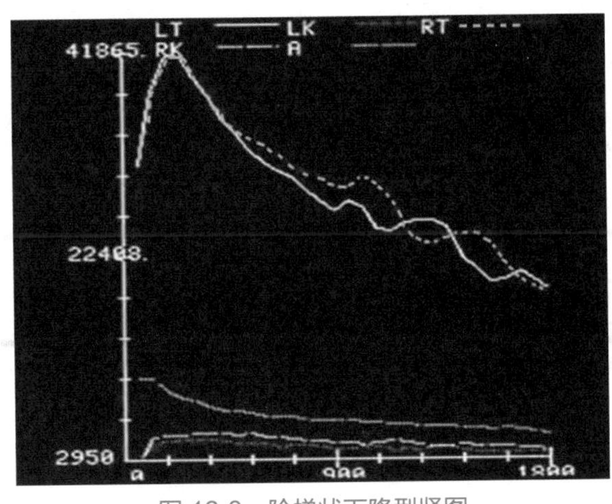

图 13-8　阶梯状下降型肾图

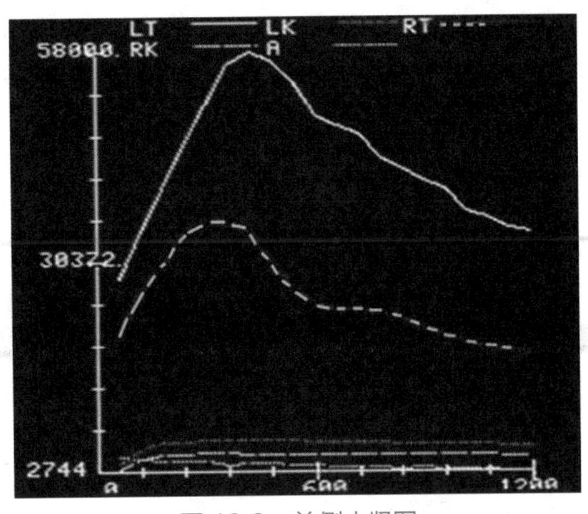

图 13-9　单侧小肾图

（二）方法

1. 利尿剂　国内外常规使用的利尿剂是呋塞米，其作用是封闭髓袢下降支肾小管上皮细胞对氯化物和 Na^+ 的主动重吸收。因口服呋塞米利尿高峰在 1h 后出现，故需静脉注射。我国操作规范规定成人及儿童呋塞米剂量均为每公斤体重 0.5mg，最大剂量为 40mg。

2. 利尿剂的注射方法有 3 种。

（1）F+20：注射放射性药物后 20min 注射利尿剂。

（2）F-15：注射放射性药物前 15min 注射利尿剂。

（3）F+0：放射性药物与利尿剂同时注射。

F+0 最初仅应用于婴幼儿，目的是缩短采集时间，避免二次注射。近年来，F+0 被提倡，该法不仅应用于儿童，也应用于成人。应用利尿肾显像时，检查前的水负荷必须充分，尤其婴幼儿。

（三）适应证

1. 上尿路扩张的鉴别诊断。

2. 判断盆腔肿瘤患者有无真性梗阻。

3. 上尿路梗阻术后疗效的评价。

（四）影像所见

1. 对比注射呋塞米前后的两次肾图曲线，可以作出判断。机械性梗阻时，注射利尿剂后肾图曲线缓慢上升，利尿剂无作用。非机械性梗阻时，注射利尿剂后（F+20）曲线的高峰很快下降，可在 10min 内下降一半以上。

2. 显像前 15min 注入呋塞米（F-15），若出现正常肾图曲线，则排除机械性上尿路梗阻。

3. 显像剂与呋塞米同时注射（F+0），若出现正常肾图曲线，也可排除机械性上尿路梗阻。

九、卡托普利介入肾动态显像

（一）原理

肾小球入球小动脉血流灌注压降低，刺激患侧肾脏的近球小体分泌肾素增多。肾素促进血管紧张素原转换为血管紧张素Ⅰ，后者在血管紧张素转换酶作用下转换为血管紧张素Ⅱ。血管紧张素Ⅰ对肾小球出球小动脉产生收缩效应，从而维持肾小球毛细血管滤过压，使 GFR 保持正常。卡托普利是一种良好的血管紧张素转换酶抑制剂，可以阻断血管紧张素Ⅰ转化为血管紧张素Ⅱ，舒张肾小球出球小动脉，降低肾小球毛细血管滤过压，使 GFR 减少。这种变化可通过卡托普利介入肾动态显像和肾图表现出来：口服卡托普利前，基础肾动态显像和肾图显示患侧肾脏功能正常或轻度异常，卡托普利介入肾动态显像和肾图可以显示患侧肾功能异常或原有异常明显加剧，而健侧肾脏功能则无明显变化。这种双侧肾脏功能的不对称性改变可明显提高肾血管性高血压检出率。

（二）方法

停服血管紧张素转换酶抑制剂、利尿剂及 β 受体阻滞剂 3~5 天。卡托普利介入试验前，进行常规肾动态显像或肾图检查作为基础对照。介入试验时，口服卡托普利25~50mg，饮水300~500ml，密切监测受检者血压，1h后进行第二次肾动态显像或肾图检查，即卡托普利介入检查。

（三）结果分析

将基础对照和介入检查结果进行对比分析，正常肾脏的两次检查结果无明显变化。若介入检查显示患侧肾脏显影延迟、影像减弱、消退延缓、GFR降低，肾图表现为峰值降低、峰时后延和c段下降缓慢，提示为单侧肾动脉狭窄。若无明显变化，则肾动脉狭窄的可能性很小。

（四）临床意义

卡托普利介入试验诊断单侧肾动脉狭窄的灵敏度在80%左右，特异性达95%以上，假阳性结果极少。但严重肾动脉狭窄（狭窄超过90%）者，由于肾功能严重下降，对卡托普利反应已不敏感，可出现假阴性。

十、临床应用

（一）尿路梗阻

1. 概述 尿路梗阻（urinary tract obstruction）是指尿液排出过程受阻。尿路任何部位出现梗阻均会导致不同程度的肾盂积水和肾功能损害。尿路梗阻的常见原因是尿路结石，包括肾结石和输尿管结石。造成梗阻的其他原因还有炎症、肿瘤、先天异常等。根据梗阻部位、时间和程度的不同，尿路梗阻分为上、下尿路梗阻；急性、慢性尿路梗阻及完全性和部分性尿路梗阻。

2. 显像表现

（1）患者肾影出现及消退均延迟，肾图呈抛物线型或高水平延长线型，示梗阻时间长，肾功能受损。

（2）患肾不显影，肾图呈低水平延长线型或低水平递降型，示肾功能严重受损或功能丧失。

（3）梗阻以上部位可见显像剂滞留示尿路扩张。

（4）患肾放射性浓聚影持续增强，肾图呈持续上升型，提示急性梗阻。

（5）双肾影持续不退，膀胱不显影，肾图呈持续上升型，示双侧尿路完全性梗阻。

3. 基于病例的实战演练

【病例】

（1）病史摘要：患者，男，68岁，主因右肾结石5年余于门诊就诊。5年前，患者因右肾结石进行冲击波碎石治疗，后病情反复，间断血尿及腰部胀痛。

（2）SPECT肾显像及肾图表现：右肾峰值减低，肾盂内显像剂滞留，排泄功能明显延缓。肾图呈持续上升型（图13-10）。

（3）SPECT肾显像拟诊：右侧输尿管结石伴肾功能受损。

（4）进一步鉴别梗阻类型，在20min时静脉注射呋塞米40mg，其肾图曲线未见明显下降，因此判断为右侧尿路完全梗阻。

（二）肾小球肾炎

1. 临床概述

急性肾小球肾炎（acute glomerulonephritis）简称"急性肾炎"，多见于链球菌感染后，以水肿、高血压、血尿和蛋白尿为主要临床表现。发病年龄多在儿童和青少年，男女之比为（2~3）：1，病后恢复较快，预后好。

慢性肾小球肾炎（chronic glomerulonephritis）简称"慢性肾炎"，指蛋白尿、血尿、高血压水肿为基本临床表现，起病方式不尽相同，病情迁延，进展缓慢，可有不同程度肾功能减退，最终发展为慢性肾衰竭的一组肾小球病。

2. 显像表现

（1）急性肾小球肾炎：因肾脏充血血流量增加，早期ERPF值升高。病情发展后呈现双肾影出现和消退延缓，GFR和ERPF均降低。

（2）慢性肾小球肾炎：双肾影出现和消退延迟，严重者GFR明显降低，ERPF降低。

3. 基于病例的实战演练

【病例】

（1）病史摘要：王某，女，37岁，双脚踝浮肿半个月，加重伴眼睑颜面部浮肿半天。尿蛋白及潜血均阳性。

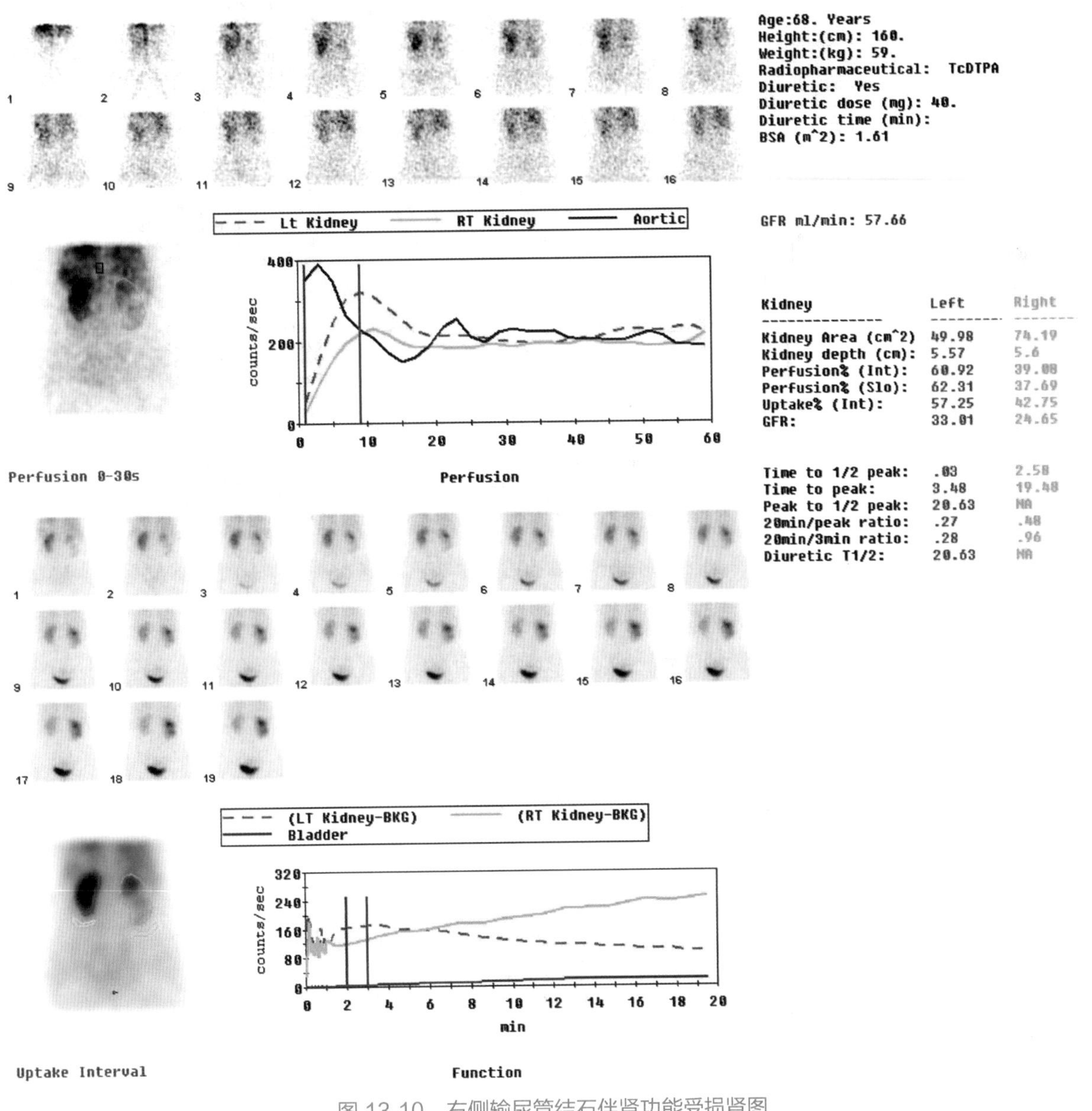

图 13-10 右侧输尿管结石伴肾功能受损肾图

（2）SPECT 肾动态显像表现：双肾位置、大小未见异常，显影延迟，放射性分布减低，双肾 GFR 均明显降低（图 13-11）。

（3）SPECT 拟诊：急性肾小球肾炎。

（三）肾衰竭

1. 临床概述 急性肾衰竭（acute renal failure，ARF）是由各种原因引起的肾功能在短时间内突然下降而出现的临床综合征。肾功能下降可发生在原来无肾功能不全的患者或原有慢性肾脏病（chronic kidney disease，CKD）的恶化。其主要表现为血肌酐和尿素氮的升高，水、电解质和酸碱平衡的紊乱及全身各系统并发症。

近年美国肾脏病基金会专家组对慢性肾脏病的分期提出新的建议，将慢性肾脏病分为 5 期：Ⅰ期，已有肾损伤，GFR 正常（≥ 90ml/min）；Ⅱ期，GFR 轻度降低（60~89m/min）；Ⅲ期，GFR 中度降低（30-59ml/min）；Ⅳ期，GFR 重度降低（15~29ml/min）；Ⅴ期，GFR<15mlmin（肾衰竭）。广义的慢性肾衰竭（chronic renal failure，CRF）是指慢性肾脏病引起的 GFR 下降及与此相关的代谢紊乱和临床症状组成的综合征，可分为 4 期：即肾功能代偿期、肾功能失代偿期、肾衰竭期和尿毒症期。如果仅有 GFR 下降而无肾损伤症状，不能认为存在明确的慢性肾脏病。

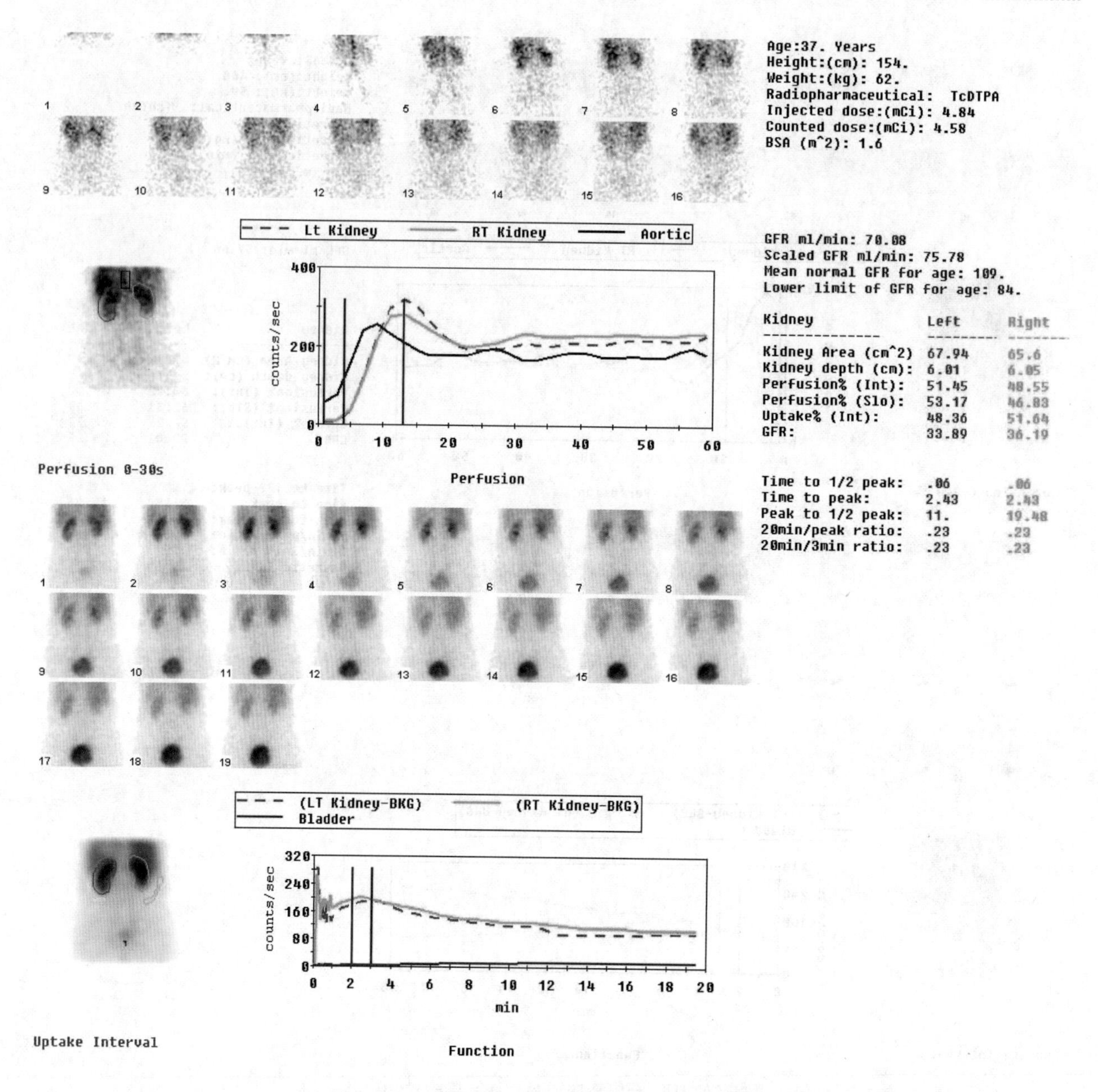

图 13-11 急性肾小球肾炎 SPECT 肾动态显像

2. **影像表现** 肾功能显像可呈现不同程度的显像不良，肾图显示肾排泌功能指标异常，功能受损。介入肾动态可观察早期肾储备功能的下降。晚期慢性肾脏疾病或慢性肾衰竭呈现无功能，GFR 明显下降。

3. **基于病例的实战演练**

【病例】

(1)病史摘要：患者，男，36 岁，腹胀伴全身水肿 1 周，门诊血肌酐 1 038μmol/L，尿素氮 20.89mmol/L。血压 140~150/70~90mmHg。泌尿系彩超见双肾皮质回声增强，腹腔积液。

(2) SPECT 肾显像所见：双肾显影放射性分布不均匀减低，肾图曲线呈低水平延长线型，双肾 GFR 明显减低(图 13-12)。

(3)保肾治疗后出院前复查肾功能，尿素氮正常，肌酐 151μmol/L，临床诊断为急性肾损害，原因不明。

(四) 移植肾的评估

1. 肾移植(renal transplantation，RT)是大多数终末期肾病(end-stage renal disease，ESRD)患者的治疗选择。近年来肾移植患者的生存率明显提高，这与外科技术、免疫抑制剂的发展及移植后综合治疗的改进有关。肾移植可能出现许多并发症，包括移植前、移植中、移植后及药物或手术。急性肾小管坏死(acute tubular necrosis，ATN)是肾移植早期并发症，常在移植后 1~3 周内发生。急性排斥反应是最常见的并发症，常发生

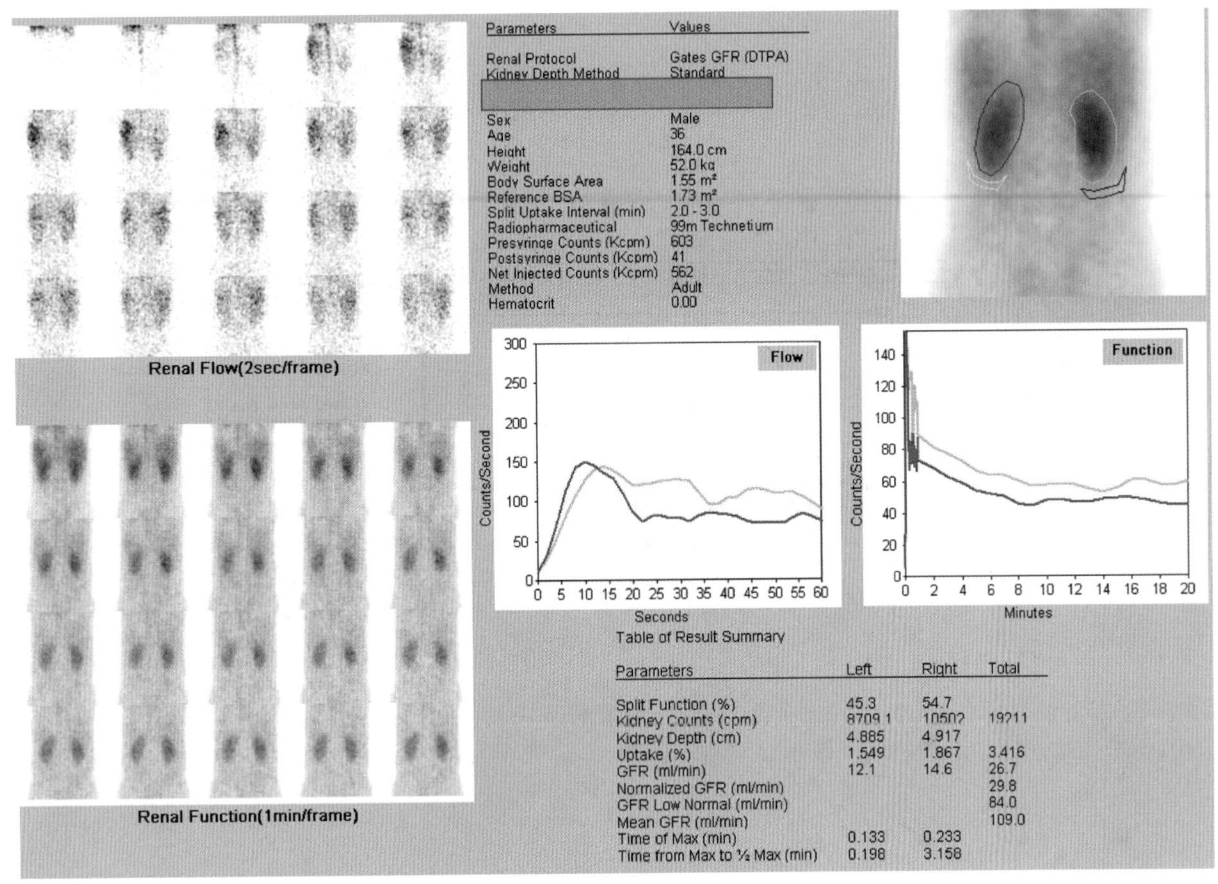

图 13-12 急性肾衰竭 SPECT 肾显像

在术后第一周。慢性排斥反应是肾移植失败的主要原因。肾移植后发生的高血压中，1%~5% 是由于移植肾肾动脉狭窄造成的，这可能发生在肾移植后的早期或晚期。应用无创性方法监测移植肾功能和早期诊断排斥反应等并发症的发生及类型，及时采取措施，是移植肾成活的关键。由于其无创性特点和可重复性，核医学技术已广泛用于肾移植的监测。核素肾灌注和肾功能显像是监测移植肾最常用的技术。

2. 显像表现

(1) 正常移植肾影像：移植肾灌注良好，肾影清晰，放射性分布均匀，排泄功能正常，肾功能参数在正常范围。

(2) 异常移植肾影像

急性肾小管坏死：核素显像表现为灌注显像良好，肾功能很差，排泄功能明显减低。

各种排斥反应：核素显像表现为移植肾血流灌注减少，放射性分布不均匀，呈斑状浓集；肾图排泄段下降延缓、不下降或持续上升，膀胱与肾区放射性比值（B/K）下降，各项肾功能参数异常，肾功能受损，ERPF 和 GFR 均降低。

3. 基于病例的实战演练

【病例 1】

(1) 病例摘要：患者，女，54 岁，慢性肾小球肾炎 10 余年，肾衰竭透析治疗 2 年，一年前行肾移植术，术后规律服药，现门诊就诊，常规复查。

(2) SPECT 肾显像：左侧髂窝内移植肾边界清楚，显像剂分布均匀，肾图曲线及肾功能参数均在正常范围（图 13-13）。

(3) SPECT 评价肾功能正常。

【病例 2】

(1) 病例摘要：患者，男，59 岁，肾移植术后半年，近 1 个月出现少尿、尿频、尿蛋白升高，并可见镜下血尿。

(2) SPECT 肾显像所见：左侧髂窝内移植肾血流灌注减少，放射性分布不均匀，呈斑片状浓集；肾图排泄

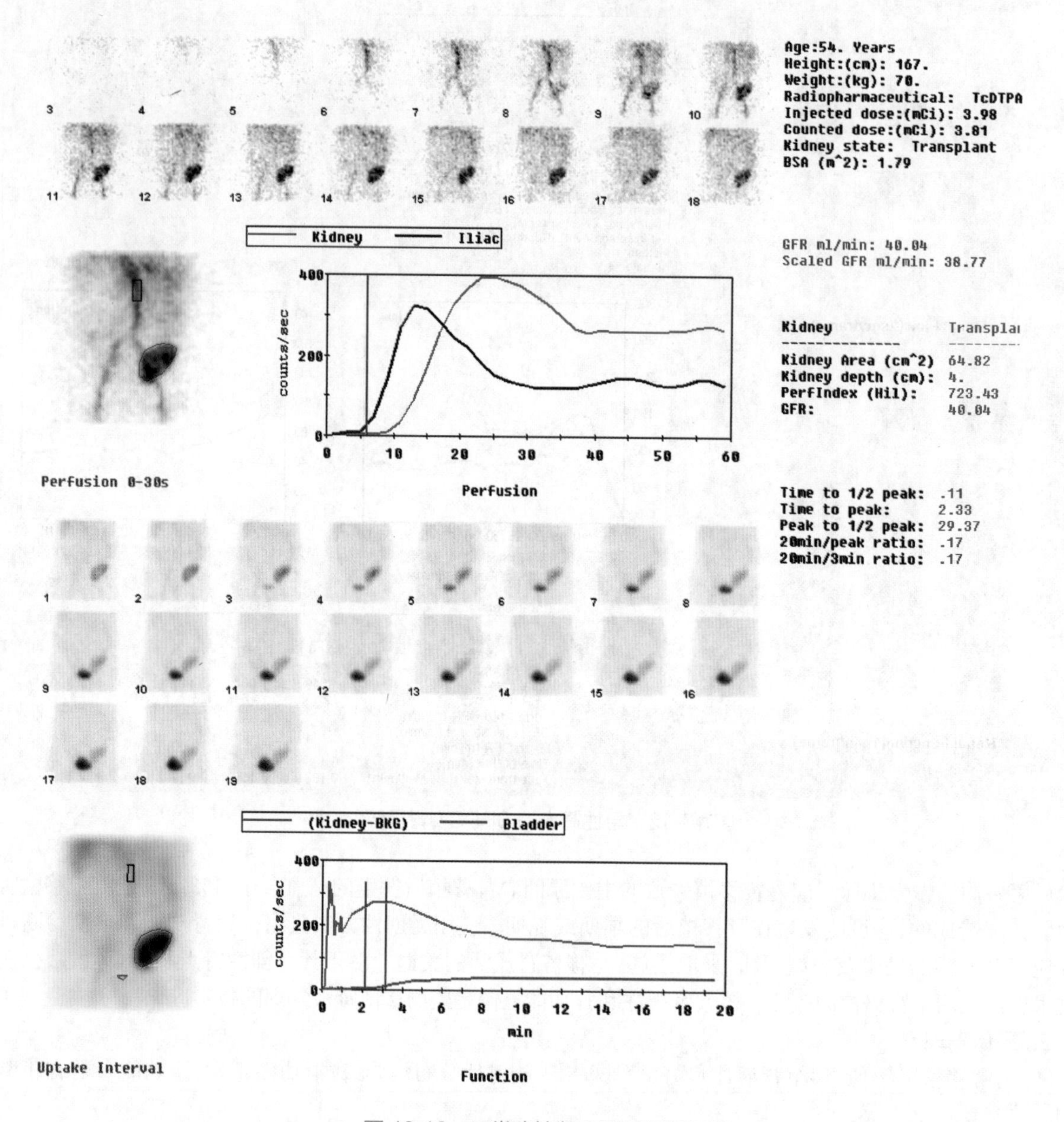

图 13-13 正常移植肾 SPECT 肾显像

段下降延缓，膀胱与肾区放射性比值（B/K）下降，各项肾功能参数异常，肾功能受损，ERPF 和 GFR 均降低（图 13-14）。

(3) SPECT 评价移植肾功能受损。

（五）泌尿系先天畸形

1. 概述 泌尿生殖系统先天异常的发生率大约为 10%，且常与消化道和心血管系统先天异常并存。肾的先天性畸形最常见，尤其儿童，也最容易发生并发症，其诊治尤为重要。较常见的畸形有以下几种。

(1) 单纯性肾囊肿：是肾囊性病中最多见的，一般为单侧。

(2) 融合肾：其中以马蹄肾最多见，600~1 800 人中有一例，多为男性。

(3) 交叉异位肾：指一侧肾脏跨越中线移至对侧，而其输尿管仍在原侧。异位肾多位于对侧肾下极下方，或与下极融合。

(4) 先天性肾盂输尿管连接部梗阻：乳儿多见，是小儿常见的泌尿系统先天异常。

(5) 重复输尿管与重肾：完全性双输尿管是泌尿系统最常见的畸形之一，尸检发病率为 0.9%，单侧多见，女性略多于男性。双输尿管各自引流其所属肾的尿液，但两肾常融合成一体，称为重肾，分为上肾段与下肾

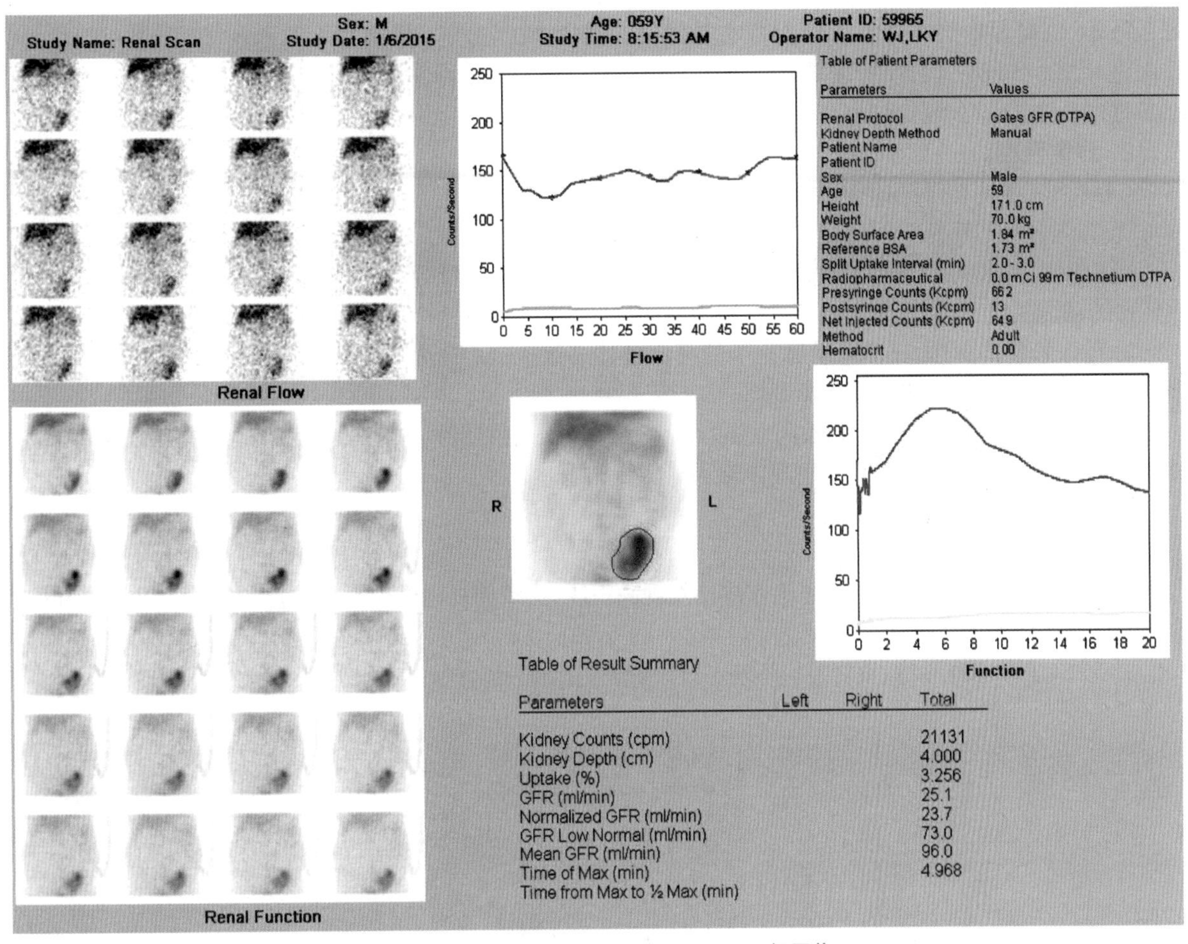

图 13-14 移植肾肾功能受损 SPECT 肾显像

段两部，在肾表面可见一浅沟为界。

(6)先天性后尿道瓣膜性狭窄：是男孩膀胱出口梗阻最常见的病因。

2. **显像所见**

(1)单肾：显像一侧肾影缺如，对侧肾影代偿性增大，肾功能正常。

ER-13-2-1 重复输尿管与重肾 SPECT 显像图

(2)重复输尿管与重肾：显示重肾侧肾影增大，可见双肾盂和双输尿管，无并发症时肾功能正常。

(3)马蹄肾：显示两肾自外上方向内下方倾斜呈倒“八”字马蹄形肾脏。

ER-13-2-2 马蹄肾 SPECT 显像图

(4)肾发育不良：显示患肾缩小，放射性分布减低，各项肾功能指标减低；健侧肾多数代偿性增大，形态和功能正常。

(5)异位肾：显示单肾或两肾位置异常，肾影常呈圆形或椭圆状，放射性分布与肾功能相关。

(六) 高血压

1. 临床概述 原发性高血压是以血压升高为主要临床表现的综合征，大约占高血压患者 90% 以上，是常见的心血管系统疾病。其病因不明确，系为多因素，是遗传易感性与环境因素相互作用的结果。高血压的发病与肾脏关系密切，但肾脏病变是高血压的病因还是果尚不清楚。高血压的诊断靠经校准的血压计测量的血压值。高血压早期无明显病理改变。目前，原发性高血压尚无根治方法。

ER-13-2-3 异位肾 SPECT 显像图

一旦确定高血压的诊断，必须鉴别是原发性还是继发性。继发性高血压是由某些确定的疾病或病因引起的高血压，小于全部高血压的 10%。肾动脉狭窄所致的肾血管性高血压是最容易治愈的继发性高血压，仅占全部高血压的 0.5%~3%，而因难治性高血压到专科医院就诊的高血压患者，肾血管性高血压的发病率可占 15%。由于发病率低，筛选试验十分重要，筛选目的是发现能通过介入治疗获得缓解或治愈的患者。据国内学者报道,33 例肾血管性高血压中 ACEI 肾显像阳性者 26 例,其中 24 例(92%)介入治疗有效,而 7 例 ACEI 肾显像阴性者中,介入治疗有效的仅 2 例(28%)。血压正常者中不同程度肾动脉狭窄的发病率可高达 17.2%~50.8%,因此,肾动脉狭窄不等于肾血管性高血压。ACEI 肾显像的重要价值在于筛选出具有血流动力学意义的肾动脉狭窄,有效治疗肾血管性高血压。

2. 显像表现

(1)肾血流灌注显像:患侧肾血流灌注减低。

(2)介入肾动态显像

1)原发性高血压:多数原发性高血压运动介入后可出现双肾对称性异常肾显像及肾图,其摄取排泄放射性药物的功能延缓,典型者介入后双肾呈梗阻型曲线。

2)肾血管性高血压:单侧肾动脉狭窄的肾血管性高血压,ACEI 介入前肾显像及肾图正常,介入后摄取和排泄均明显延缓,典型者呈梗阻型肾图。

3)双侧肾动脉狭窄的肾血管性高血压,ACEI 介入易出现假阴性,如使用 ACEI- 运动联合介入可提高灵敏度,介入后双肾动态显像和肾图出现异常。

3. 基于病例的实战演练

【病例】

(1)病史摘要:患者,男,31 岁,2 年前体检发现高血压,头晕伴视物模糊 8 天,门诊测血压 220/160mmHg,诊断为高血压急症入院治疗。

(2)SPECT 动态肾显像:双肾显影不清,肾图曲线呈低水平递降型,双肾功能重度受损(图 13-15)。

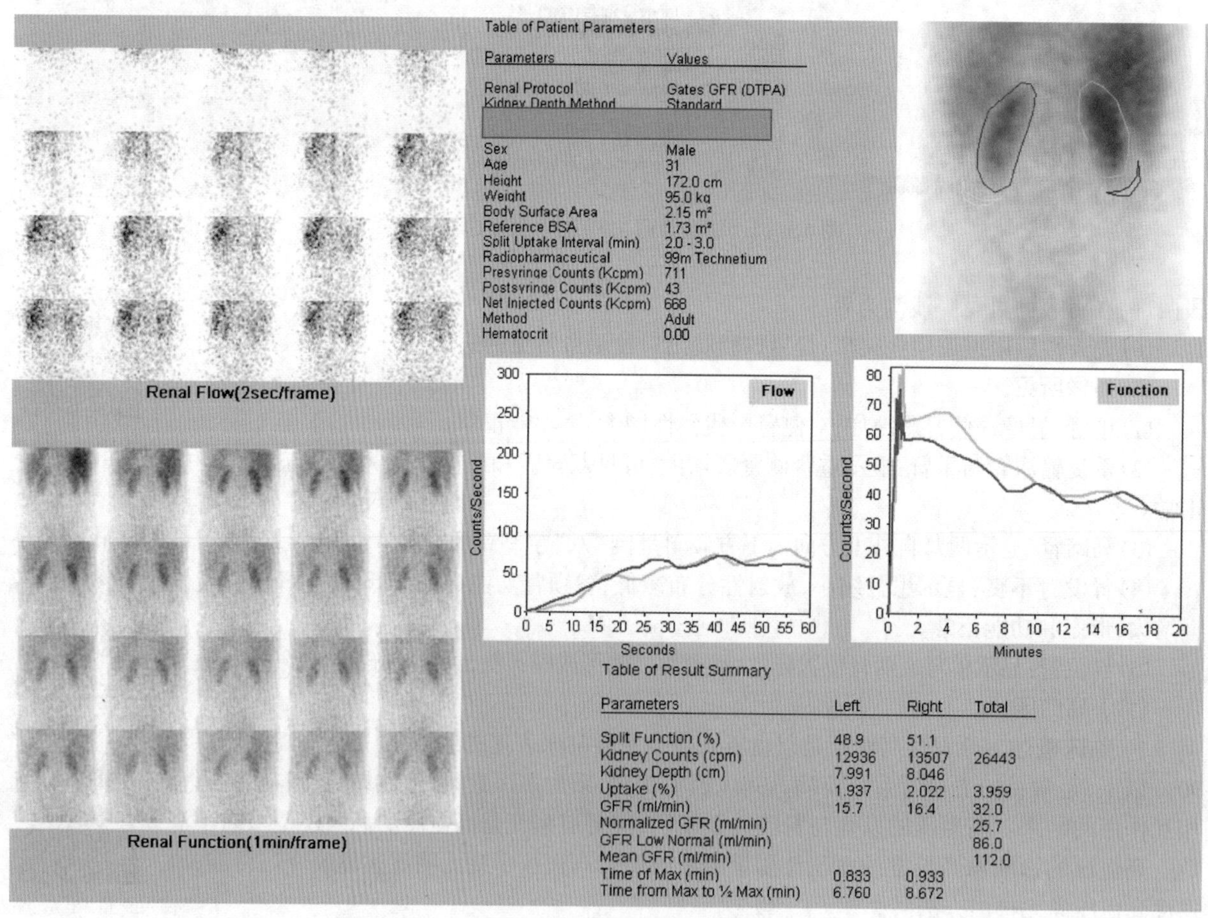

图 13-15　继发双肾功能受损 SPECT 动态肾显像

(3)双侧肾上腺未见明显异常,小剂量地塞米松实验阳性,临床诊断为原发性高血压,继发双肾功能受损。

第三节 肾静态显像

一、显像原理

静脉注入肾皮质显像剂后，当其通过肾脏时可被肾小管摄取并与之结合，固定在肾皮质，因而可清晰显示肾脏位置、大小、形态、有无感染病灶或占位性病变。

二、显像剂

1. ^{99m}Tc-DMSA是目前最常用的肾皮质结合型显像剂，适于观察双肾形态和有无感染病灶。成人剂量74~185MBq（2~5mCi）。

2. ^{99m}Tc-GH也可用于肾皮质显像，性能不如^{99m}Tc-DMSA，较少使用。

三、显像方法

（一）平面显像

1. 准备 受检者无需特殊准备，显像前排尿。

2. 体位 仰卧位，双手抱头，探头中心对准两肾，取后位（POST）、左后斜位（LPO）和右后斜位（RPO）投影。

3. 采集条件 能峰140keV，窗宽20%，矩阵128×128，Zoom 1~1.5，优先采用针孔准直器，每个体位采集100K计数；也可采用低能平行孔通用型准直器，采集500K计数。静脉注入^{99m}Tc-DMSA后2~3h显像；注入^{99m}Tc-GH后1h显像。

（二）断层显像

体位同平面显像，探头旋转180°，采用低能平行孔通用型准直器或低能平行孔高分辨型准直器。矩阵128×128，6°/帧，40s/帧，共采集60帧，经重建技术，可获得双肾横断面、冠状面和矢状面断层图像。

四、正常显像表现

（一）平面影像

双肾形似蚕豆，边缘光滑整齐，外侧面向外突出，肾门区略向内凹陷，呈“八”字形，位于体轴两侧，多数右肾略低于左肾。左肾稍长，右肾稍宽，大小约为11cm×6cm。肾影的外带放射性较浓，中心和肾门区略低，两肾放射性分布均匀。

ER-13-3-1 正常肾静态显像平面影像

（二）断层影像

各层面肾皮质显像清晰，边缘光滑，放射性分布均匀，髓质放射性减低，肾盂部位放射性缺损。

五、临床应用

（一）尿路感染

1. 概述 尿频、尿急、尿痛、排尿困难等下尿路感染症状，是儿童泌尿道感染的主要病因。慢性肾盂肾炎是急性肾盂肾炎的后遗症，常伴肾实质瘢痕形成和肾功能受损。高血压及伴有膀胱输尿管反流的泌尿道感染是发生肾瘢痕的高危因素。肾瘢痕可致高血压、蛋白尿和肾衰竭。如果早期诊断急性肾盂肾炎并有效治疗，肾瘢痕可预防或减少。因此，准确及时诊断急性肾盂肾炎非常重要。应用^{99m}Tc-DMSA及针孔准直器行平面或断层显像，诊断急性肾盂肾炎的准确率高达95%以上，已成为诊断急性肾盂肾炎和治疗后随访的主要手段。

2. 显像表现

（1）急性肾盂肾炎：^{99m}Tc-DMSA肾皮质显像示双肾位置、大小正常，放射性分布不均匀，呈现单个或多个边界欠清晰的放射性减低或缺损区，可见病变区肾边缘下陷或变平，不伴肾容积的缩小。

（2）慢性肾盂肾炎（chronic pyelonephritis，CPN）：由于瘢痕形成使皮质变薄，出现不同程度的肾功能受损，类似于急性肾盂肾炎影像表现。典型的肾瘢痕其放射性缺损区呈三角形，边缘清晰，伴肾容积的缩小。

3. 基于病例的实战演练

【病例】

(1)病史摘要:患者,女,65岁,反复腰痛伴尿频、尿急,尿痛10年,肋脊点和肋腰点有压痛。尿红细胞和白细胞增高。静脉尿路造影未见确切异常。

(2)SPECT肾静态显像所见:右侧体积缩小,肾盂处见三角形放射性缺损(图13-16)。

(3)诊断为慢性肾盂肾炎。

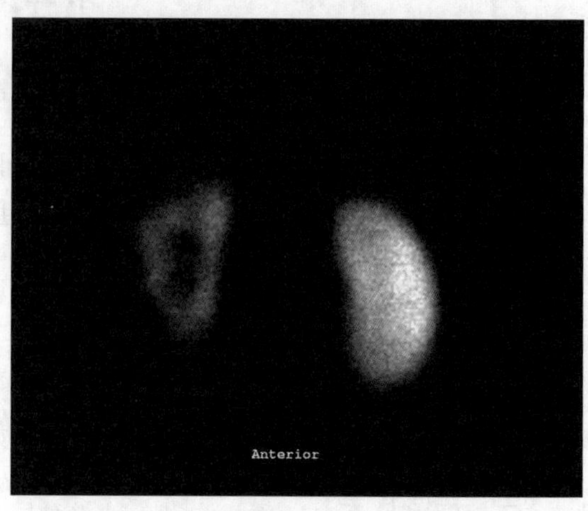

图13-16 慢性肾盂肾炎、左肾瘢痕SPECT肾静态显像

4. 比较影像学

(1)肾脏超声检查:探测肾盂肾炎灵敏度偏低,仅对严重的泌尿道感染有用。

(2)MRI尿路成像(magnetic resonance urography,MRU):是诊断急性肾盂肾炎可靠的技术,并可提供详细的解剖学信息,具有鉴别急性肾盂肾炎与肾瘢痕的潜力。缺点是婴幼儿检查时需要使用镇静剂,测费用较高,设备尚未普及。

(3)静脉肾盂造影(intravenous pyelography,IVP):因辐射剂量高及造影剂毒性不适用婴幼儿。

(4)核素肾显像:可鉴别上下尿路感染、显示肾脏形态及功能受损情况,是诊断急性肾盂肾炎和随访跟踪的良好方法,辐射剂量低尤其适用婴幼儿。

(二)肾小球肾炎

1. 急性肾小球肾炎 影像表现为双肾位置、大小、形态正常,放射性分布不均匀。

2. 慢性肾小球肾炎 早期肾功能受损轻微,肾显像可正常,随病情加剧,肾脏放射性分布明显减低。

第四节 膀胱显像

一、显像原理

通过直接或间接方法将放射性药物和生理盐水输入膀胱,使膀胱尽量充盈并嘱受检者憋尿,膀胱内压力随充盈逐渐升高,患有功能性无力的膀胱输尿管瓣膜开放,导致尿液反流。在膀胱充盈及排尿过程中应用γ照相机动态采集双肾、输尿管及膀胱的影像,即可显示膀胱和反流。

二、显像剂

直接法核素膀胱显像(direct radionuclide cystography,DRNC):高锝酸钠淋洗液($^{99m}TcO_4^-$ Na)或^{99m}Tc-硫胶体,后者的优点是不被膀胱黏膜吸收,剂量为37MBq(1mCi)。

间接法核素膀胱显像(indirect radionuclide cystography,IRNC):^{99m}Tc-DTPA或^{99m}Tc-EC,剂量为185MBq(5mCi)。

三、显像方法

(一)直接法

操作前应先向患者解释检查意义和方法,取得患者的理解和合作。患者排尿后插入导尿管,操作者应该非常熟练导尿管的插入技术。自导尿管将37MBq(1mCi/5ml NS)$^{99m}TcO_4^-$ Na淋洗液或^{99m}Tc-硫胶体注入膀胱,然后再缓慢注入生理盐水,使膀胱逐渐得到足够的充盈,嘱患者憋尿。在膀胱充盈过程中和排尿前后应用γ照相机动态采集双肾、输尿管和膀胱的影像,采集速率为1s/帧。患者可取卧位或坐位,取坐位时背部紧贴探头。如患者不合作,可适当应用镇静剂。该法的检测灵敏度高,可以检出轻度的膀胱输尿管反流。

(二)间接法

静脉注入^{99m}Tc-DTPA或^{99m}Tc-EC 185MBq(5mCi),与一般动态肾显像方法相同,嘱患者尽量饮水,当膀胱充盈后令患者尽力憋尿。显像时可在膀胱区加压，边排尿边采集双肾、输尿管及膀胱的影像。该法较少用，仅能检测排尿过程中的反流，不能检测充盈阶段的反流，其检测灵敏度较低。

(三) 残留尿容积和尿反流率的测定

用 ROI 技术计算膀胱残留尿容积(ml)和尿反流率(%)：

膀胱残留尿容积(ml) = 排尿量(ml)× 排尿后膀胱计数率(计数 /min) / 排尿前膀胱计数率(计数 /min) – 排尿后膀胱计数率(计数 /min)

尿反流率(%) = 尿反流部位(输尿管或肾盂)计数率(计数 /min) / 同一时间膀胱计数率(计数 /min)

(四) 适应证与禁忌证

适应证：

1. 评价尿路感染者有无尿反流。
2. 诊断家族性尿反流。
3. 随访膀胱输尿管反流患者抗感染治疗或反流矫正术后的疗效。
4. 系列评价反流患者的膀胱功能障碍(如神经源性膀胱)。

禁忌证：尿路急性感染期禁用直接法。

四、正常显像

充盈和排尿期间仅见膀胱显像，输尿管和肾盂均无异常放射性浓聚。

(武志芳)

第十四章　骨髓、淋巴显像

第一节　骨 髓 显 像

一、造血组织的解剖生理

骨髓是成人主要的造血组织。造血组织是指生成血细胞的组织，包括骨髓、胸腺、淋巴结、肝脏、脾脏、胚胎和胎儿的造血组织。造血细胞均发生于胚胎的中胚层，在胚胎发育过程中，造血中心发生转移。出生前的造血分别经历卵黄囊造血期、肝脾造血期、骨髓造血期三个阶段，胎儿第5个月以后骨髓成为主要造血组织。

具有造血功能的骨髓称为红骨髓，红骨髓主要由造血干细胞和单核巨噬间质细胞构成，分布于血窦中的单核巨噬细胞相互交错，形成骨髓的网状支架，构成骨髓的内环境，造血细胞散布其中。新生儿全身骨髓均为红骨髓，5岁以后四肢远侧外周红骨髓逐渐被脂肪组织所取代，成为黄骨髓。正常成人红骨髓主要分布于躯干骨、颅骨、股骨和肱骨近端1/3，其余为黄骨髓。黄骨髓正常情况下无造血功能，但在生理需要时（如缺氧、贫血等），部分黄骨髓、肝、脾，甚至淋巴结可恢复造血功能，称为髓外造血（extramedullary hemopoiesis）。

放射性核素骨髓显像能够显示全身红骨髓的分布及其活性情况，是独特的无创性评价人体造血功能及其变化状态的影像学方法。

二、检查原理和方法

（一）原理

本节主要介绍目前最为常用的放射性胶体骨髓显像。骨髓间质中的单核巨噬细胞能吞噬和清除放射性胶体物质而使骨髓显像。静脉注射放射性核素标记的胶体后，除了大部分被肝脾摄取外，15%~20%由骨髓的单核巨噬细胞摄取。由于骨髓内单核巨噬细胞与造血骨髓分布一致，因此，通过胶体骨髓显像可以间接观察红骨髓的分布情况及其功能状态。常用显像剂主要有^{99m}Tc-硫胶体和^{99m}Tc-植酸钠，还有^{99m}Tc-血清白蛋白毫微胶体（^{99m}Tc-nanocolloid）等。

此外，还可利用能与转铁蛋白结合并参与红细胞生成代谢的铁的放射性核素（如单光子核素^{59}Fe、正电子核素^{52}Fe等）进行显像，以反映红骨髓的分布和造血活性。通过核素标记的粒细胞抗体与粒细胞结合的显像原理亦可显示造血活性骨髓。

（二）方法

以目前临床常用的放射性胶体骨髓显像为例：检查前患者无需特殊准备，静脉注射^{99m}Tc-硫胶体或^{99m}Tc-植酸钠555~740MBq（15~20mCi），20~120min后行图像采集。

图像采集：能峰设置和准直器选择按照常规。一般行全身前位和后位采集，类似全身骨显像，矩阵256×1 024；Zoom 1.0；扫描速度10~15cm/min。亦可行多部位局部前、后位显像，矩阵128×128，第一幅显像取胸廓后位，700k计数，所需时间作为其他部位图像采集的预置时间。

三、正常影像表现

放射性胶体显像时，显像剂分布与骨髓中具有造血活性的红骨髓分布一致，主要集中在正常成年人中轴骨、肱骨和股骨的上1/3部位。颅骨可较淡显影。由于肝、脾显影浓，与胸椎下段和腰椎上段重叠而影响该段骨髓的显示。颈椎和腰椎下段、骨盆、肩关节和髋关节显影清晰。胸骨和肋骨虽含有活性红骨髓,但显影往往不清楚。正常成人外周骨髓不显影(图 14-1)。通常可根据骨髓影像将骨髓活性分为 0~4 级(表 14-1)。

正常婴幼儿所有骨髓都是红骨髓,所以除中心骨髓显影外,整个四肢骨髓包括骨髓腔和骨骺均可显影;5~10 岁时胫骨、腓骨、尺骨、桡骨可不显影或部分显影;10~18 岁肱骨、股骨下段开始不显影,18~20 岁以上则呈成人骨髓影像。

表 14-1 骨髓活性水平分级

分级	骨髓显影表现	骨髓活性
0 级	骨髓未显影,中心骨髓放射性分布与周围软组织相似	骨髓活性严重抑制
1 级	骨髓隐约显影,略高于周围软组织本底,轮廓不清晰	骨髓活性轻、中度抑制
2 级	中心骨髓显影较清晰,轮廓基本清晰	骨髓活性正常
3 级	骨髓清晰显影,摄取放射性增多,轮廓清晰	骨髓造血活性高于正常
4 级	骨髓显影十分清晰,与骨显像的程度相似	骨髓活性明显增强

四、常见疾病的影像表现

(一) 再生障碍性贫血

再生障碍性贫血是骨髓造血功能衰竭导致的贫血,主要表现为骨髓造血功能低下、全血细胞减少和贫血、出血、感染症候群。骨髓显像可呈如下改变:①全身中心骨髓活性抑制,甚至中心骨髓完全不显影,外周骨髓亦不显影,此类表现最为常见,与其造血组织的造血功能衰竭的临床和病理特征一致,预后较差。②在全身中心骨髓受到不同程度抑制的同时,外周骨髓出现活性扩张或灶状放射性浓聚影。慢性再障患者上述表现较为常见。③全身骨髓分布基本正常,活性水平 2 级,这类患者贫血症状较轻,预后较好。骨髓显像不仅有助于了解再障患者全身骨髓活性、判断病情,还对于治疗过程中观察骨髓再生情况、评估疗效有一定价值。

(二) 白血病

急性白血病(leukemia)的骨髓显像多种多样,常见为中心骨髓明显抑制而外周骨髓显著扩张。中心骨髓受抑制的程度与病理类型及年龄无关,而与骨髓内白血病细胞比例有关。有时全身各部骨髓抑制的程度不一致,出现花斑样骨髓影像。放射性胶体骨髓显像时亦可见中心骨髓显影明显者。有研究表明,白血病外周骨髓扩张是四肢长骨骨干中原本无造血功能的黄骨髓重新活化并转变为白血病性骨髓的结果。这些白血病性骨髓对化疗的敏感性不如中心骨髓,经过治疗后外周骨髓扩张的恢复比中心骨髓的恢复缓慢,对中心骨髓已完全缓解而外周骨髓仍处于部分缓解的患者不宜放松治疗,否则很容易导致白血病复发。故骨髓显像有助于白血病治疗的监测随访。

慢性白血病骨髓显像的结果与急性白血病相似,表现为中心骨髓抑制和外周骨髓扩张(图 14-2),当慢性白血病晚期伴发中轴骨纤维化时,外周骨髓扩张更为明显。部分患者可出现脾脏肿大,脾脏的大小及变化是白血病治疗过程中判断疗效的指标之一。

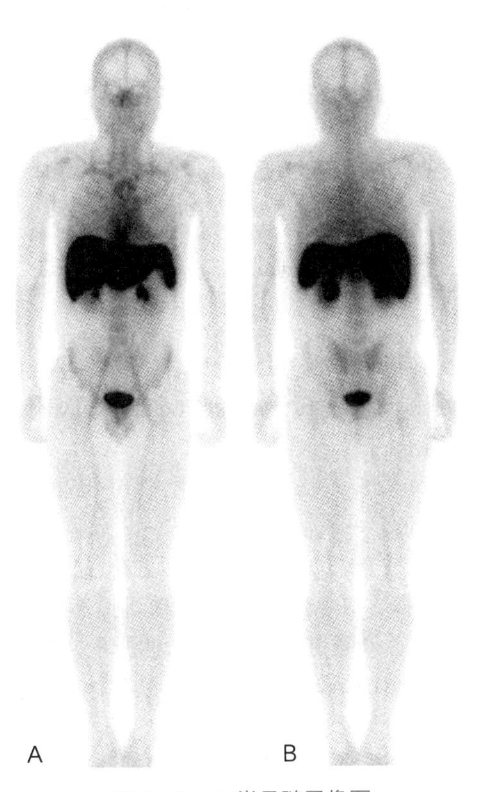

图 14-1 正常骨髓显像图
(A 前面观;B 后面观)

（三）多发性骨髓瘤

40%~50% 的患者中心骨髓可见多发性局灶性缺损，这种变化较 X 线检查出现溶骨性改变早几个月发现。外周骨髓可出现扩张。骨髓显像对多发性骨髓瘤诊断的敏感性高于骨骼显像。

（四）骨髓纤维化

骨髓纤维化时，早期表现为中心骨髓受抑制，外周骨髓扩张。随着病情发展，外周骨髓开始纤维化时，其活性也逐渐被抑制。

（五）骨髓栓塞

镰状细胞性贫血常出现骨髓栓塞（bone marrow embolization），临床上主要表现为贫血伴局部骨痛、关节疼痛与肿胀。急性期 X 线片常无异常发现，骨髓显像表现为局灶性放射性缺损，周边显像剂浓聚，有时伴有外周骨髓代偿性扩张。动态观察骨髓局部缺损区的变化可作为判断疗效和预后的指标。

（六）其他血液系统疾病

原发性真性红细胞增多症和骨髓增生异常综合征均表现为中心骨髓正常或活性增强伴外周骨髓扩张，骨髓显像非常清晰，类似骨骼显像。晚期中心骨髓活性降低，外周骨髓进一步扩张，脾脏肿大，是骨髓纤维化的表现。

慢性溶血性贫血、慢性失血性贫血和缺铁性贫血时，骨髓显像可见中心骨髓活性明显增强、外周骨髓扩张及脾脏肿大。这些改变是机体对贫血的一种生理性代偿反应，不同于白血病的外周骨髓扩张。随着病情的好转，骨髓的改变可恢复正常。急性溶血性贫血骨髓显像可正常或中央骨髓活性轻度增强。

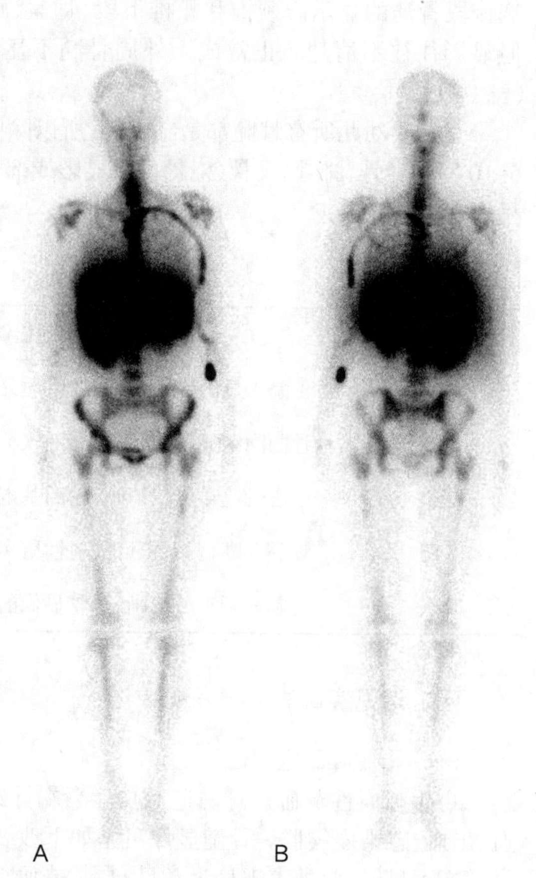

图 14-2 急性非淋巴细胞白血病骨髓显像
（中心骨髓活性增强，外周骨髓明显扩张；A 前面观；B 后面观）

骨髓显像也可以早期发现肿瘤骨转移，转移灶呈放射性缺损表现。

（七）协助选择有效的骨髓穿刺或活检部位

骨髓显像能显示全身骨髓的分布和比较各个部位骨髓活性，指导选择最有效的穿刺活检部位，避免取材不当导致误诊和假阴性，弥补穿刺活检的不足，大大提高血液系统疾病诊断的正确性。

五、基于病例的实战演练

【病例】

(1) 病史和检查目的：患者，女，28 岁。因头晕、乏力 4 月就诊。体检：贫血貌，皮肤散在出血点。血常规：红细胞 2.2×10^{12}/L，血红蛋白 60g/L，白细胞 2.4×10^{9}/L，血小板 60×10^{9}/L，网织红细胞 0.15%。为了解骨髓造血功能行骨髓显像。

(2) 检查方法：静脉注射 ^{99m}Tc- 硫胶体 740MBq（20mCi），30min 后行前位和后位全身采集，扫描速度 15cm/min。

(3) 检查表现：颅骨、椎骨、肋骨、盆骨等中心骨髓均未见明显显影，外周骨髓亦未见显影，肝脏显影，脾脏轻度显影。中心骨髓活性严重抑制，未见外周骨髓扩张表现（图 14-3）。

(4) 诊断意见：中心骨髓活性严重抑制，未见外周骨髓扩张表现，结合临床符合再生障碍性贫血改变。

(5) 随访结果：骨髓穿刺细胞学提示再生障碍性贫血。

(6) 讨论：

1) 诊断要点：①临床贫血表现，血常规全血细胞减少。②再生障碍性贫血典型的骨髓显像表现为全身中心骨髓活性抑制，甚至中心骨髓完全不显影，外周骨髓亦不显影。在慢性再障患者可见到全身中心骨髓受到不同程度抑制的同时，外周骨髓出现活性扩张或灶状放射性浓聚影。③确诊依据骨髓细胞学检查。

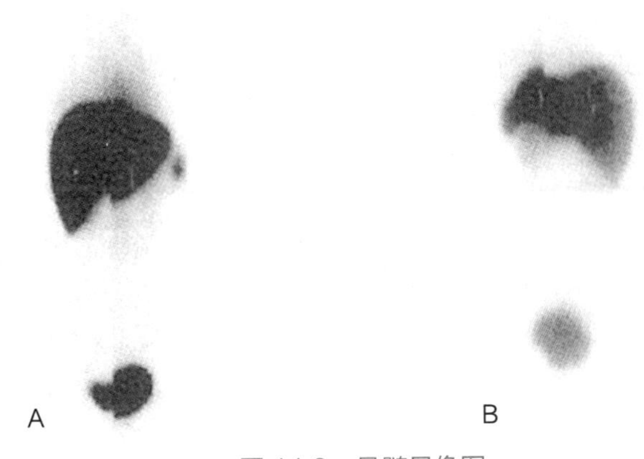

图 14-3 骨髓显像图
(A 前面观;B 后面观)

2)鉴别诊断:①白血病,白血病的外周血象亦可呈全血细胞减少。不过骨髓显像多为中心骨髓明显抑制而外周骨髓显著扩张,肝脾肿大常见。②增生性贫血(如溶血性贫血、缺铁性贫血、巨幼细胞贫血等),骨髓显像表现为中心骨髓活性增高,常伴外周骨髓扩张和脾脏肿大。

3)临床表现:急性型再障起病急,进展迅速,常以出血和感染发热为首起及主要表现。几乎均有出血倾向,60% 以上有内脏出血。皮肤、黏膜出血广泛而严重,且不易控制。病程中几乎均有感染所致发热,如仅采用一般性治疗多数在一年内死亡。慢性型再障起病缓慢,以贫血为首发和主要表现;出血多限于皮肤黏膜,且不严重;可并发感染,常以呼吸道为主,容易控制。若治疗得当,不少患者可获得长期缓解以至痊愈,但也有部分患者迁延多年不愈,少数到后期出现急性再障的临床表现,称为慢性再障急变型。

(7)相关知识点:再生障碍性贫血(aplastic anemia,AA)简称“再障”,是由多种病因、多种发病机制引起的一种骨髓造血功能衰竭症,主要表现为骨髓有核细胞增生低下、全血细胞减少及由其导致的贫血、出血和感染。再障分为先天性和获得性。确切的发病机制尚未明确,目前认为 T 淋巴细胞异常活化、功能亢进造成骨髓损伤、造血细胞凋亡和造血功能衰竭在原发性获得性再障发病机制中占主要地位。先天性再障罕见。

再障诊断标准:

1)血常规检查:全血细胞减少,校正后的网织红细胞比例 <1%,淋巴细胞比例增高。至少符合以下三项中两项:血红蛋白 <100g/L;血小板计数 $<50\times10^9/L$;中性粒细胞绝对值 $<1.5\times10^9/L$。

2)骨髓穿刺:多部位(不同平面)骨髓增生减低或重度减低;小粒空虚,非造血细胞(淋巴细胞、网状细胞、浆细胞、肥大细胞等)比例增高;巨核细胞明显减少或缺如;红系、粒系细胞均明显减少。

3)骨髓活检(髂骨):全切片增生减低,造血组织减少,脂肪组织和 / 或非造血细胞增多,网硬蛋白不增加,无异常细胞。

4)除外检查:必须除外先天性和其他获得性、继发性骨髓衰竭性疾病。

(8)相关影像学方法比较:核素骨髓显像是评价全身各部位骨髓造血功能独特的影像学方法。目前超声和 CT 尚无这方面的应用。MRI 可以进行骨髓组织成像,能够清楚显示骨髓的脂肪成分。不过目前主要用于肿瘤性病变的诊断,很少用于全身骨髓的造血活性的评价。

第二节 淋 巴 显 像

一、淋巴系统的解剖生理

淋巴系统由遍布全身的淋巴管、淋巴组织和淋巴器官构成。淋巴组织包括弥散淋巴组织和淋巴小结,淋巴器官包括淋巴结、胸腺、骨髓、脾、扁桃体等。在功能上,一方面淋巴系统构成了人体的防御免疫体系,具有产生淋巴细胞、参与免疫应答、过滤淋巴液等作用;另一方面淋巴系统将细胞间隙组织液收集经由淋巴管道回流到循环系统,起到辅助静脉回流、维持体液平衡的作用。

（一）淋巴管结构和淋巴液循环

淋巴管分为毛细淋巴管、淋巴管、淋巴干和淋巴导管。毛细淋巴管起自组织间隙，是淋巴管的起始部位，管壁由单层内皮细胞构成，其通透性比毛细血管大。毛细淋巴管彼此吻合成网，向心汇合成淋巴管。组织液中的小部分进入毛细淋巴管成为淋巴液，为无色透明的液体，沿淋巴管道向心性流动。由于毛细淋巴管通透性比毛细血管大，一些大分子物质如蛋白质、脂滴较容易进入毛细淋巴管，最后回流到静脉进入血液循环；同时病原微生物和癌细胞亦可通过毛细淋巴管，成为扩散途径之一。

淋巴管结构上主要特征是具有大量的瓣膜，使得淋巴液只能向心流动。淋巴管分为浅、深淋巴管，浅淋巴管位于皮下，常与浅静脉伴行，收集皮肤和皮下组织的淋巴；深淋巴管与深部的血管伴行，收集肌和内脏的淋巴液。全身各部浅、深淋巴管共汇集成以下 9 条淋巴干：头颈部淋巴管汇合成左、右颈干；上肢及部分胸壁的淋巴管汇合成左、右锁骨下干；胸腔器官及部分胸腹壁的淋巴管汇合成左、右支气管纵隔干；腹腔不成对器官的淋巴管汇合成 1 条肠干；下肢、盆部和腹腔成对器官及部分腹壁的淋巴管汇合成左、右腰干。9 条淋巴干最后合成 2 条淋巴导管，即胸导管和右淋巴导管。胸导管是全身最大的淋巴导管，长 30~40cm，通常起自第 1 腰椎椎体前方的乳糜池。乳糜池为胸导管起始处的膨大，由一条肠干和左、右腰干汇合而成。胸导管经膈肌的主动脉裂孔入胸腔，在左颈根部注入左静脉角。在注入静脉角前，还接纳左颈干、左锁骨下干和左支气管纵隔干。胸导管主要收集双下肢、腹盆部、左半胸、左上肢和左半头颈部（占全身 3/4）的淋巴液回流。右淋巴导管位于右锁骨上窝深部，长约 1.5cm，由右颈干、右锁骨下干和右支气管纵隔干汇合而成，注入右静脉角。右淋巴导管收集右半头颈部、右上肢和右半胸部（占全身 1/4）的淋巴回流。

（二）淋巴结的结构与功能

淋巴结为长径 0.1~2.5cm 大小不等的圆形或椭圆形小体，实质由淋巴组织和淋巴窦构成。淋巴结由出入的淋巴管腔与其他淋巴结相连。淋巴结的主要功能为滤过淋巴液、产生淋巴细胞和参与免疫反应。全身淋巴结数百个，常聚集成群，亦有浅、深之分，沿血管周围分布，常按所在部位和伴随血管命名，如腹股沟淋巴结、腹主动脉旁淋巴结等。淋巴液经淋巴管向心回流过程中，通常经过多个淋巴结，可获得淋巴结产生的淋巴细胞，而淋巴液内的病原微生物、癌细胞等则被滤过消灭。分散于身体各部分的淋巴结可有效阻止经淋巴管进入的病原微生物。局部感染时，细菌、病毒或癌细胞等可沿淋巴管侵入，引起局部淋巴结肿大。掌握淋巴结群的位置及收纳范围和流注方向，对诊断和治疗某些疾病有重要意义。

放射性核素淋巴显像既能显示淋巴结和淋巴管的形态变化，还可以反映淋巴液回流动力学的改变。

二、检查原理和方法

（一）原理

由单层内皮构成的毛细淋巴管是淋巴管的初始部位。许多大分子内皮细胞间隙和内皮细胞通过胞饮作用进入淋巴系统。淋巴显像是将放射性胶体颗粒或高分子物质注射到皮下或组织间隙，通过上述机理，这些高分子物质或胶体颗粒迅速进入毛细淋巴管，引流至淋巴结，其中一部分被淋巴窦单核吞噬细胞摄取或吞噬而滞留在该站淋巴管内，另一部分随淋巴液继续转运至下一站淋巴结，还有一部分最后进入血液循环，被肝、脾单核吞噬细胞吞噬清除。通过显像可以追踪显像剂的动态过程、获得淋巴结和淋巴液循环的动态影像，显示引流淋巴结及淋巴链的分布、形态、功能状态和淋巴液流通情况。当淋巴结结构与功能受损（如肿瘤淋巴结转移），则病变淋巴结摄取显像剂的能力下降或消失，表现为放射性减低或缺损。由于各种原因导致的淋巴引流受阻、淋巴链显影中断时，显像剂滞留于阻塞的远端部位。常用的淋巴显像剂见表 14-2。

表 14-2　常用淋巴显像剂

类型	显像剂	颗粒大小	特点	常用剂量
胶体类	^{99m}Tc- 硫胶体（^{99m}Tc-SC）	> 100nm	局部清除慢，体内稳定	37~74MBq（1~2mCi）
	^{99m}Tc- 硫化锑（^{99m}Tc-ASC）	3~30nm	局部清除慢，体内稳定	37~74MBq（1~2mCi）
	^{99m}Tc- 植酸钠（^{99m}Tc-PHY）	4~12nm		37~74MBq（1~2mCi）

续表

类型	显像剂	颗粒大小	特点	常用剂量
高聚物	^{99m}Tc-大分子右旋糖酐 (^{99m}Tc-DX)	6~7nm	移行快，适于动态显像	74~222MBq (2~6mCi)
蛋白类	^{99m}Tc-人血清白蛋白 ^{99m}Tc-HSA		移行快，适于动态显像	74~222MBq (2~6mCi)

(二) 方法

显像剂注射部位按照检查部位和淋巴循环的区域引流规律来确定。常用的注射部位及其显示淋巴系统的范围见表 14-3。

表 14-3　常用淋巴显像的注射部位和显像体位

显像区域	注射点	注射深度	显像体位
颈淋巴	①双侧耳后乳突部	皮下 (0.5cm)	前、左右侧位
	②口内上下齿咬合线中点	黏膜下 (0.2cm)	
腋淋巴	双手Ⅰ、Ⅱ指蹼	皮下 (0.5~1cm)	前、左右侧位
胸廓内淋巴	双肋弓下 1~2cm，中线旁 3cm	腹直肌后鞘前 (3~6cm)	前位
腹股沟髂部淋巴	双足Ⅰ、Ⅱ足蹼	皮下 (0.5~1cm)	前、后位
盆腔内淋巴	①肛 - 尾骨尖连线中点	组织内 (2~4cm)	后、前位
	②肛周 3 点、9 点		
纵隔淋巴	右下腹阑尾点下	腹腔内	前位
病灶引流淋巴	病灶周缘	皮下或黏膜下	按需

每个注射点注入显像剂 37~74MBq (1~2mCi)，体积 0.1~0.2ml. 显像方式可按照检查目的灵活选择。①局部显像：注射后 30min 可行局部或全身显像，必要时进行延迟显像。探头配置低能通用型平行孔准直器，时间采集 3~6min 或预置计数 2×10^5~3×10^5。②全身显像：全身、下肢和躯干部淋巴显像时，可采用全身扫描，扫描速度 10~20cm/min。③动态显像：为观察淋巴引流功能，可用颗粒小、淋巴引流快的显像剂。在远端注入显像剂后立即开始，以 30~60s/ 帧速度采集至 20~30min 结束。然后再行局部静态显像。

注射显像剂前回抽注射器确保避免注入血管。肢体远端投药时，可让患者肢体主动运动，有助于显像剂的淋巴回流。在该肢体淋巴水肿时尤为重要。在其他部位注射时，可在注射点不断按摩，促进淋巴回流。盆腔淋巴显像注射显像剂时，可同时做直肠指诊协助，以防误注入直肠壁。为利于淋巴结解剖定位，应确定体表标志。

三、正常影像表现

正常除注射点相应的引流区域淋巴系统显影外，肝、脾、膀胱可轻度显影，其他组织一般不显影。

正常人的淋巴系统，特别是淋巴结的数量、大小及分布，即使是同体两侧亦可不同。淋巴显像的清晰度和影像完整性受穿刺质量、淋巴结功能的影响较大。对正常图像的判断需结合显像部位淋巴系统的解剖特点、两侧对比，观察其走行趋势和连贯性，不拘泥于淋巴结的数目、大小、形态、显像剂分布的绝对一致和对称。淋巴系统显像具有以下共同特点：淋巴结影像较清晰；淋巴链影像连贯，无固定的中断现象；根据采集方式不同，淋巴管不一定显影；淋巴结影呈圆形或卵圆形，显像剂分布均匀，左右两侧大致对称（图 14-4）。

常见部位正常淋巴结正常影像分述如下。

1. 颈部淋巴结　前位可见乳突注射点下方较大的耳后淋巴结(这个淋巴结显示与否可作为注射质量的客观判断指标)。向下可见两侧颈深和颈浅两组淋巴结,每组2~7个淋巴结。颈深淋巴结向内下,沿气管两旁走行,颈浅淋巴结在颈外侧皮下向下延伸,两侧大致对称;侧位像可见两条淋巴链呈"人"字形;颈深淋巴结在前,颈浅淋巴结在后。

2. 腋窝和锁骨下淋巴结　前位像可见两侧淋巴结群对称地从腋窝斜向上延伸至颈根部,呈"八"字形分布。侧位像在条件合适时可显示腋窝淋巴结中央群、外侧群、后群等,大致呈菱形分布。一般锁骨上淋巴结不显影。

3. 胸廓内淋巴结　在胸骨旁1~3cm处肋间隙可见每侧各3~7个淋巴结影,上下排列成链状。20%的正常人两侧淋巴结间有横跨交通支。注射点到肋弓水平可见到1~2个膈淋巴结,这是注射成功的重要标志。部分正常人可见到位于中线的剑突淋巴结。

4. 腹股沟与腹膜后淋巴结　腹股沟深组、浅组淋巴结,髂外和髂总淋巴结、腹主动脉旁淋巴结群组成的淋巴链呈倒"Y"形排列,两侧淋巴链基本对称。正常人乳糜池和胸内淋巴系基本不显影。

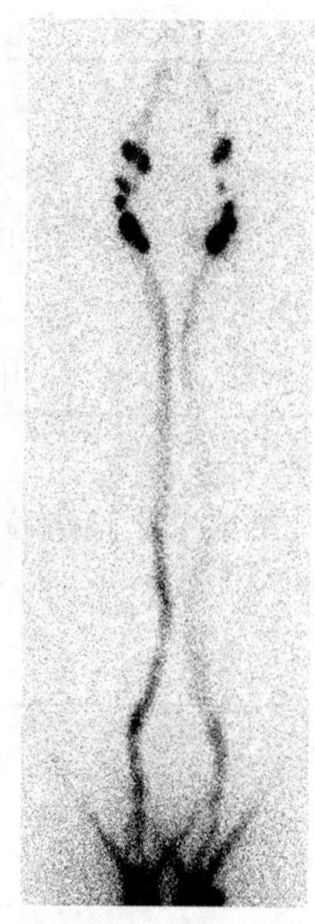

图14-4　正常下肢 ^{99m}Tc-硫胶体淋巴显像(前位)

四、常见疾病的影像表现

(一) 淋巴水肿

淋巴水肿(lymphedema)是最常见的良性淋巴疾病,下肢淋巴水肿最为多见,是由于淋巴液回流受阻或淋巴液反流所引起的浅层软组织内体液集聚。原发性淋巴水肿下肢淋巴管显影中断,淋巴结摄取显像剂量少,显像剂向表皮反流扩散,甚至不显像,显像剂滞留在注射部位。继发性淋巴水肿可发生于外伤、感染、寄生虫病、肿瘤、辐射损害等情况,可发生于淋巴系统的任何部位,淋巴显像可见局部淋巴引流缓慢甚至停滞,淋巴管显影中断并多有扩张,可出现多条侧支淋巴管显影等表现。淋巴显像可有助于判断肢体水肿性质,淋巴引流障碍的部位和程度,为手术提供可靠的依据,且具有简便、无创的优点。

(二) 乳糜外溢

临床上常见的乳糜外溢(chyle leakage)有乳糜胸、乳糜腹、乳糜尿、乳糜阴囊等。根据病因,可分为原发性和继发性两种。原发性是由于先天性淋巴系统缺陷;继发性常是由于寄生虫感染、手术、外伤、肿瘤等原因引起。淋巴显像有助于上述乳糜症的诊断和疗效评价。

以乳糜尿为例,系由于各种原因引起肾淋巴管内压增高所致。最常见的是丝虫病。由于丝虫体在淋巴管特别是胸导管内堆积,造成淋巴回流受阻,内压增高,以致肾盏的穹窿处小淋巴管破裂,造成乳糜液流进肾内形成乳糜尿。检查应待患者乳糜尿阳性时进行。方法上宜在显像剂进入静脉前早期进行动态淋巴显像,见到输尿管或肾盂比膀胱显影早或同时,即为阳性影像。淋巴显像可提供有无乳糜尿症及乳糜尿来自何侧肾脏的影像依据,辅助制订治疗方案。

(三) 其他

淋巴显像还有助于恶性淋巴瘤分期、恶性肿瘤区域淋巴结转移诊断、淋巴管炎诊断等。

140201

ER-14-2-1　乳腺癌前哨淋巴结显像

五、基于病例的实战演练

【病例】

(1)病史和检查目的:患者,女,47岁,宫颈癌根治术后2年,术后5个月右下肢出现持续肿胀。查体左下肢未见异常,整个右下肢呈非凹陷性水肿,皮肤增厚、粗糙。彩超提示超双下肢深静脉通畅,为了解肿胀原因行淋巴显像。

(2)检查方法:患者仰卧位,双足Ⅰ、Ⅱ足蹼皮下同时各注射 ^{99m}Tc-硫胶体37MBq(1mCi)/0.1ml,注射后于注射点稍加按摩,约1min后开始启动全身扫描程序采集,前后位,扫描速度10cm/min,至上腹部时终止采集。1h后探头对准腹股沟区域静态采集,前后位,矩阵128×128,预置计数 3×10^5。

(3)检查表现:左下肢淋巴链显影正常,全身显像和1h静态显像均可见左侧腹股沟和髂外淋巴结正常显示。在全身显像图上,右下肢深部淋巴链未显影,亦未见右侧腹股沟淋巴结显影;右足和右小腿显影剂淤滞、外溢,可见侧枝淋巴管显影。1h静态显像仍未见右侧腹股沟淋巴结显影(图14-5)。

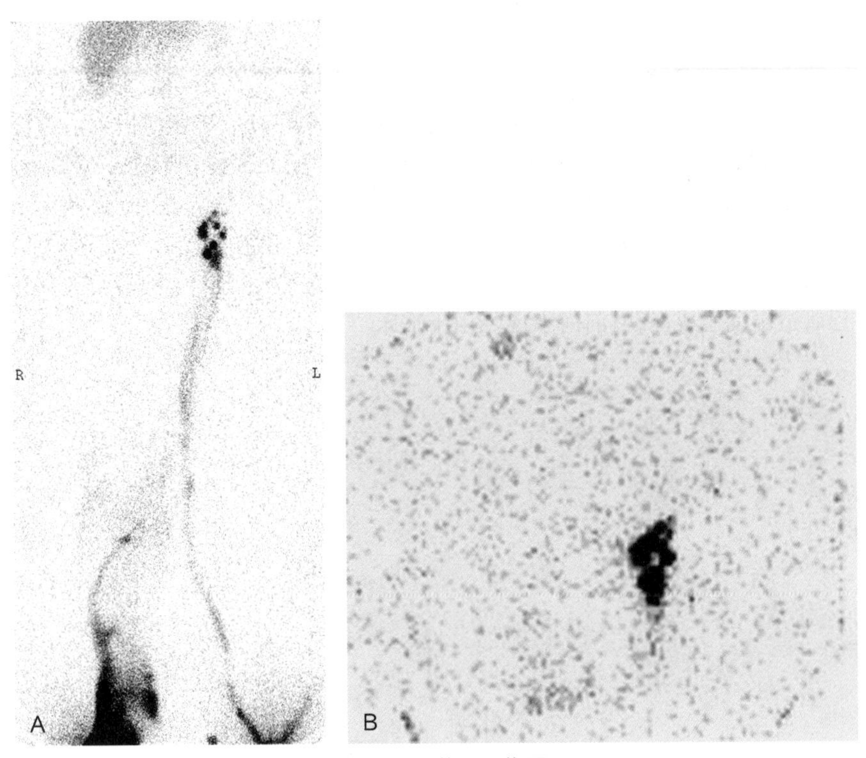

图14-5　淋巴显像图
(A全身显像;B 1h腹股沟区静态显像)

(4)诊断意见:右下肢淋巴回流障碍。

(5)随访结果:临床最终诊断右下肢淋巴水肿。

(6)讨论

1)诊断要点

①病史:继发性淋巴水肿中,常见的丝虫感染现已少见。链球菌感染及癌症施行放射治疗和淋巴结清扫术后等,为引起淋巴水肿的主要原因。原发性淋巴水肿由淋巴管发育异常所致。

②一侧肢体肿胀,晚期典型表现为象皮腿征。

③核素淋巴显像患侧淋巴回流障碍表现。

④深静脉引流正常(超声、核素、X线造影检查)

2)鉴别诊断:①静脉性水肿多见于下肢深静脉血栓,以单侧肢体突发性肿胀,急性起病,伴皮肤青紫、腓肠肌及股三角区明显压痛、浅静脉显露为其临床特点。淋巴水肿则起病较为缓慢。行下肢深静脉造影(核素、X线造影)或超声深静脉检查,结合核素淋巴显像可对二者有效鉴别。②全身性疾病所致水肿,如心力衰竭、肾脏疾病、肝硬化、黏液性水肿等均可产生下肢水肿。肢体水肿一般为双侧对称性,并伴有各自的原发疾病临床表现。综合病史、查体及相应的辅助检查等可鉴别。必要时结合下肢深静脉检查和淋巴显像进行鉴别。

3)临床表现:主要表现为一侧肢体肿胀,开始于足踝部,以后涉及整个下肢。早期呈凹陷性水肿,抬高肢体后水肿可减退或消失,皮肤尚正常。逐渐进展至水肿,压之不再凹陷,抬高肢体水肿消退不明显,皮肤出现度纤维化表现。晚期由于组织间隙中积聚的蛋白浓缩、皮下组织的炎症和纤维化等原因,水肿呈非凹陷性,皮肤增厚、干燥、粗糙、色素沉着,出现疣或棘状物,呈象皮腿样特征。

(7)相关知识点:肢体淋巴水肿是由于淋巴液回流障碍,使淋巴液在皮下组织积聚而形成组织肿胀,逐渐引起纤维增生、脂肪硬化,后期肢体肿胀,且皮肤增厚、粗糙、坚如象皮,故又称“象皮肿”。淋巴水肿的病因主要分为原发性和继发性两大类。原发性淋巴水肿大多是淋巴管扩张、瓣膜功能不全或缺如等先天发育不良所致。继发性淋巴水肿大部分由淋巴管阻塞引起，可发生于外伤、手术、感染（如链球菌感染）、肿瘤、辐射损害、寄生虫病等情况，丝虫病曾是淋巴水肿的主要病因，现已少见。

临床表现：皮肤和皮下组织增生，皮皱加深，皮肤增厚变硬粗糙，并可有棘刺和疣状突起，外观似大象皮肤。早期患肢肿胀，抬高后可减轻。晚期患肢肿大明显，表面角化粗糙，呈象皮肿。少数可有皮肤裂开、溃疡或疣状赘生物。

（8）相关影像学方法比较：核素淋巴显像是目前诊断淋巴水肿首选的影像检查，具有简便、无创、能够确定是否淋巴水肿并能够反映淋巴回流的功能变化的优点，对于建立诊断、确定淋巴水肿范围和程度、疗效评价均有很好的价值。不过，核素淋巴显像不能精确显示淋巴管病变的部位和形态。X 线淋巴管造影有助于了解淋巴管的形态和病变部位，对于手术治疗具有指导意义。但是该检查操作复杂，且需切开皮肤，可能出现切口感染、淋巴漏、局部淋巴管反应性炎症，使淋巴水肿加重等并发症，很少作为常规检查。CT 和 MRI 常规成像可反映淋巴水肿的范围和程度，但难以判断阻塞部位，不能评价淋巴引流情况。通过局部注入磁共振造影剂可进行淋巴管造影动态成像，目前尚未成熟用于临床。

（吴 华）

第十五章　体外分析技术

体外分析技术（in vitro analysis techniques）是核医学专业的重要组成部分，是核医学专业发展的基础。

核医学体外分析是在放射免疫分析基础上发展起来的，集各种体外分析方法为一体，以标记免疫分析（放射性核素及各类发光物质为标记物）为核心，其他分析方法为辅助的临床检测方法。20 世纪 50 年代，放射免疫分析法的建立与临床应用开创了微量物质检测的新纪元。

核医学体外分析技术是对取自人体的生物样本（组织、血液、尿液或其他体液等）进行微生物学、免疫学、生物化学、细胞学、病理学或其他检测分析，被广泛应用于临床的各个领域，为人类疾病的诊断、鉴别诊断、疗效评估、预后判断提供了可靠的信息。体外分析技术分为放射性分析技术与非放射性分析技术。

本章重点介绍放射免疫分析与免疫放射分析，并简介其他体外分析方法、体外分析实验室质量管理、体外分析的临床应用。

第一节　放射性分析技术

一、放射免疫分析

放射免疫分析（radioimmunoassay，RIA）是美国科学家 Yalow 和 Berson 教授在 1959 年建立的超微量体外分析方法，它解决了当时难以测量微量生物活性物质的难题，对现代医学的发展起到了极大的推动作用，发明者于 1977 年获得了诺贝尔奖。在 RIA 的基础上，通过改变被标记物、改变结合体等，建立了众多的标记免疫分析方法。目前 RIA 仍是核医学体外分析实验室的核心方法之一，其检测的微量物质超过 300 种。

（一）原理

RIA 是以放射性核素作示踪剂的标记免疫分析方法，是建立在放射性分析高度灵敏性与免疫反应高度特异性基础之上的超微量分析技术。

RIA 基本原理（图 15-1）：Ag（标准品、质控品或待测样本）、*Ag（标记抗原）竞争性地与限量的 Ab（特异性抗体）发生免疫结合反应，根据可逆反应的质量作用定律，反应达到平衡时，形成一定量的抗原抗体复合物 B（Ag-Ab、*Ag-Ab）、未结合的游离抗原 F（*Ag、Ag），B、F 与 Ag 的量呈函数关系。其反应式如下。

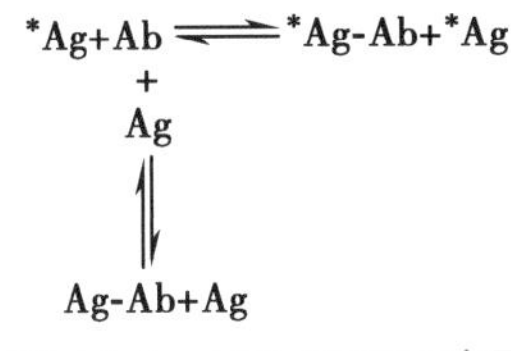

图 15-1　RIA 原理示意图

反应结束后，将结合（*Ag-Ab）与游离（*Ag）有效分离，测量结合的（*Ag-Ab）CPM（放射性计数 /min），计算放射性结合率，据此通过适当的数学模式，推算 Ag 浓度。

1. RIA 成立的条件

（1）标记抗原（*Ag）、非标记抗原（Ag）免疫活性相同。

（2）抗体（Ab）、标记抗原（*Ag）的量（体积）是已知定量。

（3）Ag 加 *Ag 大于 Ab 的有效结合点。

（4）合适的反应条件（时间、温度、pH、反应介质）。

2. 测定待测样本

（1）建立标准曲线：用系列梯度浓度的标准品，在相同的条件下与 Ab 反应，获得各浓度标准品的放射性结合率，以标准品的浓度为横坐标，以 B（标准品的 CPM）或 B/B_0%（B_0 为标准品“0”浓度的 CPM）为纵坐标，计算机自动处理数据，画出模拟标准曲线（图 15-2）。

（2）质量控制：用已知浓度的样本替代标准品，用于监测本次检测质量。

（3）待测样本：用临床患者的样本替代标准品，计算机依据标准曲线拟合状态自动计算样本含量（浓度）。

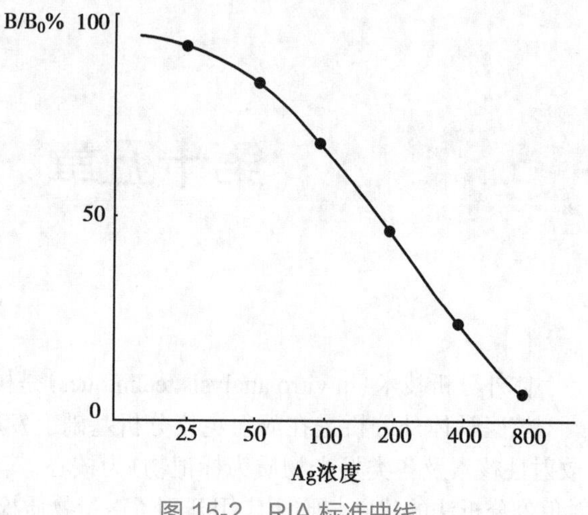

图 15-2　RIA 标准曲线

（二）基本试剂和要求

RIA 试剂盒内包括抗体、标记抗原、标准品、质控品、分离试剂或分离材料，请严格按说明书操作，并在有效期内使用。

1. 抗体是 RIA 分析最重要试剂，要求有高亲和力、高特异性、高滴度，抗体的质量是形成高质量 RIA 的前提。迄今为止，RIA 多数已用单克隆抗体，少数仍沿用多克隆抗体。

2. 标记抗原质量要求

（1）比活度和放化纯度必须足够高，以保证分析的灵敏度。

（2）半衰期不能太短，应保证完成运输、保存和整个分析过程。

（3）不改变原有抗原的特性（特异性、亲和力、免疫活性等）。

（4）放射免疫分析常用的放射性核素有 ^{125}I、^{3}H、^{14}C 等，其中使用最广泛的是 ^{125}I。^{125}I 半衰期为 60.2 天，化学性质稳定。

3. 标准品是定量的依据，要求高纯度、配制浓度精确和较好的溯源性。

4. 质控品是一组与待测样本性质相同（人血清样本）而含量已知的特殊试剂，是用于监测检验结果偏差、漂移的客观指标。

5. 分离方法、试剂与材料　RIA 分析绝大多数是除去游离抗原，保留标记抗原抗体复合物，并通过测定复合物的 CPM 计算待测抗原的量。常用的分离方法可分两大类。

（1）液相分离方法：抗原抗体是在液相中反应，常用的有双抗体沉淀法、聚乙二醇（PEG）沉淀法、PEG + 双抗体法等。

（2）固相分离方法：预先将抗体包被在固相载体上，抗原抗体反应在固相载体上进行，反应结束后只需将未结合的游离抗原洗去，测定固相载体上的放射性。常用的固相载体有塑料（聚乙烯、聚苯乙烯、尼龙等）、纤维素、凝胶颗粒（葡聚糖、琼脂糖、聚丙烯酰胺等）和多孔玻璃微球。

（三）检测步骤

RIA 的操作一般包括加样、孵育、分离结合和游离部分、测结合物放射性、数据处理五个步骤，检测过程请严格按照相应的说明书或标准操作规程（SOP）操作（表 15-1）。

1. 加样　在试管中加入相应体积的标准品（或待测样本）、标记抗原、抗体，有 2 种方式：①经典加样法，即标准品（或待测样本）、标记抗原、抗体全部加完后开始孵育；②顺序加样法，即标准品（或待测样本）、抗体，孵育一定时间后再加入标记抗原。与经典加样法比较，灵敏度较好，但稳定性、重复性较差。此外，还应设非特异结合（NSB）管，NSB 的放射性代表反应体系对标记抗原的非特异性吸附。所有试管测得的值减去 NSB 才是抗原抗体的特异结合。全部试管的加样总体积应一致，不足时按要求补足到相同体积。

2. 孵育　不同分析对象反应达到平衡所需孵育时间和温度不同，应根据要求选择。

3. 分离结合和游离部分　根据要求选择分离方法与分离剂。

4. 测量放射性　^{125}I 为示踪剂时，直接用 γ 免疫计数器测量总放射性（T）与结合放射性（B），并自动求出结合率和拟合标准曲线、质控品浓度与被测样本的含量，打印纸质报告或对接医院信息系统发放的电子检测报告。

表 15-1　RIA 分析流程　　单位：μl

试剂	NSB 管	S_0~S_5 标准管	质控管	样本管
标准品	100（零标准品）	100	-	-
质控品	-	-	100	-
待测样本	-	-	-	100
标记抗原（^{125}I-Ag）	100	100	100	100
蒸馏水	100	-	-	-
抗体	-	100	100	100
混匀，37℃温育 1h				
分离试剂（PEG）	500			
充分混匀，室温（15~28℃）下放置 15min，离心（3 500 转 /20min，2~8℃）				

注：①测总放射性 CPM（T）；②结合与游离分离：弃去上清液，保留结合部分；③测量结合 CPM（B），标准曲线建立与被测样本检测；④检测报告审核；⑤放射性废物处理。

（四）质量控制和注意事项详见本章第三节。

二、免疫放射分析

（一）原理

免疫放射分析法（immunoradiometric assay，IRMA），是用过量的放射核素标记抗体（Ab*）与待测或标准抗原（Ag）结合，形成 Ag-Ab*，其 Ag-Ab* 放射性 CPM 和所加 Ag（标准品或待测样本）的量呈正相关，通过 Ag 与 Ag-Ab* 放射性的量效关系，求出待测样本的量。其反应式如下：

$$Ag + Ab^* \rightleftharpoons Ag\text{-}Ab^* + Ab^*$$

（二）IRMA 的主要特点

1. 非竞争性免疫结合反应　低剂量区无不确定因素，灵敏度较高。

2. 抗原抗体复合物的量与所加非标记抗原的量呈正相关。

3. 很多在 RIA 中常用的分离方法都不能用，需要用特异抗体作分离剂，目前应用最多的是双抗体夹心法。

4. 由于 Ag 越少，Ag-Ab* 放射性越低，所以在 IRMA 中 NSB 的高低对低剂量 Ag 测量的准确性影响大，如何降低 NSB 对灵敏度很重要。

（三）试剂组成

由标记抗体、标准品、质控品、分离材料和缓冲液组成。

1. 标记抗体　^{125}I 标记的单克隆抗体。

2. 标准品或校准试剂　标准品是定量的依据，要求纯度尽量高，配制时浓度应准确，并注意保存，溯源性好。

3. 分离材料（固相抗体）　常用的固相载体如塑料（聚乙烯、聚苯乙烯、尼龙等）、纤维素、凝胶颗粒（葡聚糖、琼脂糖、聚丙烯酰胺等）、多孔玻璃微球、磁性颗粒等。

4. 质控品和缓冲液要求和 RIA 相同。

（四）检测步骤

IRMA 的测定方法一般也包括加样、孵育、分离结合和游离部分、测放射性、数据处理等五个步骤。很多方面和 RIA 相似。

（五）分离方法

1. 双抗体夹心法　即抗原 + 固相抗体→结合后 + 标记抗体结合；或者标记抗体 + 抗原结合后→固相抗体结合。

2. 标记第三抗体法　这种方法是将 ^{125}I 标记在第三个抗体上，如果分析抗体是鼠抗体，第三抗体用兔(或羊或豚鼠)抗鼠的抗体。所以这种抗体具有多用性，凡是分析抗体来自同一种动物的都可以用。

3. 双标记抗体法　为了进一步提高 IRMA 的灵敏度，建立了双标记抗体法。该法要求待测抗原有三个以上抗原决定簇，形成至少三个不同结合位点的抗体，其中一个作分离剂，另两个以 ^{125}I 标记，用作分析抗体。

4. 生物素 - 链霉亲和素分离法　该方法对提高灵敏度和缩短分析时间有较明显的效果。生物素可以用来标记抗体，用生物素标记的抗体代替 ^{125}I 标记的分析抗体，充分反应后再加 ^{125}I 标记的亲和素，形成上述复合物，使分析灵敏度明显提高。

(六) RIA 与 IRMA 比较

IRMA 灵敏度比 RIA 高，反应速度快、特异性强、稳定性好。同时，它还避免了离心分离的烦琐，检测更加方便、可靠(表 15-2)。

表 15-2　RIA 与 IRMA 的比较

类别	放射免疫分析(RIA)	免疫放射分析(IRMA)
标记物	抗原(Ag)	抗体(Ab)
免疫反应原理	竞争性结合反应	非竞争性结合反应
抗体用量	限量	过量
标准曲线	负相关	正相关
达到反应平衡时间	长	短
可测量范围	窄	宽
应用对象	适用于大、小分子物质检测	只适用于大分子物质检测

(七) 质量控制和注意事项详见第三节。

三、放射受体分析

受体是存在于细胞表面、胞质或细胞核内的生物活性物质，其功能是和细胞外的信息分子(配体)特异性结合，将信息转变为生物效应。受体是从细胞或组织中分离、提取，并可以进行定量和定位分析。放射受体分析(radioreceptor assay，RRA)是建立在放射性标记配体与受体之间的结合反应基础上，对受体分子进行定量和定位分析研究的一项灵敏、可靠技术。RRA 在药物设计、作用机理、生物效应、疾病的病因探讨、诊断和治疗等方面有较好的应用。

RRA 的原理与 RIA 相似，是应用放射性核素标记配体，在一定条件下与相应的受体结合成配体 - 受体复合物。放射受体分析 RRA 可用于测定受体的亲和常数、解离常数、受体结合数及定位分析。

RRA 是以配体与受体间的特异结合反应为基础的分析技术，在反应体系中定量标记配体[L*]和变量的非标记待测配体[L]与定量的特异受体[R]发生竞争结合反应，通过测定[LR]* 复合物的放射性来计算出待测非标记配体的量。这一过程可用下式表示：

$$L^* + L + R \rightleftharpoons [LR]^* + [LR]$$

RRA 也是竞争性结合分析，与 RIA 不同的是以特异性受体蛋白取代了抗体，利用被测配体与特异性受体结合的原理进行测定，所得结果代表被测物质的生物活性。

RRA 分析有商品试剂盒，试剂盒提供了 RRA 的主要试剂，同 RIA。RRA 检测步骤同 RIA。

第二节　非放射性标记免疫分析技术

在 RIA 基础上建立起来的非放射标记免疫分析技术因其操作简便、自动化程度高、灵敏度和稳定性好、无放射性污染、出结果快且准确、可随机检测和大样本检测等优点，被应用于临床医疗，已成为激素、肿瘤标志物等免疫分析检测的主要手段。

一、化学发光免疫分析

(一) 直接化学发光免疫分析

1. 原理　化学发光免疫分析(chemiluminescence immunoassay,CLIA)是用发光物质标记抗体或抗原,标记的发光物质通过氧化反应获得能量,处于激发态,当返回基态时以光子的形式释放能量,其发光强度与被测物质浓度相关。

直接化学发光免疫分析是指化学发光剂不需要酶的催化作用直接参与发光的反应。用于标记的化学发光物质有:①吖啶酯类;②氨基苯二酰肼类,即异鲁米诺及其衍生物,如氨基己基乙基异鲁米诺(AHEI)、氨基丁基乙基异鲁米诺(ABEI)、半琥珀酰胺、硫代异氰酸等;③苯酚类化合物;④咪唑类;⑤芳基草酸脂类。

2. 吖啶酯特点　吖啶酯类是目前应用较为广泛的发光物质。它是一种三环类有机化合物,在碱性介质中易氧化,其氧化过程产生一个电激发的10-甲基吖啶酮,当它回到基态时释放出光子。吖啶酯的特点:①分子量小,因而对被标记物的空间位阻小;②发光反应快速而强烈、背景噪音低;③直接发光、无需酶催化、反应时间短、误差小;④受pH、温度影响小、检测精确度高、性质稳定、试剂保存期长。

3. 仪器与试剂　CLIA是由全自动的免疫分析设备与配套试剂组成,是封闭试剂系统。试剂由校准品、吖啶酯标记抗原或抗体、抗体包被顺磁性固相磁性磁粒子、预激发液、激发液、洗涤液组成,检测过程均按预设程序自动完成。

(二) 化学发光酶免疫分析

1. 原理　化学发光酶免疫分析(chemiluminescenceenzyme immunoassay,CLEIA)是以酶标记抗原或抗体,当免疫反应结束,在免疫反应复合物上的酶与加入的发光底物发生酶促反应使底物断裂,产生化学发光。

2. 酶标记物分类

(1)辣根过氧化物酶(HRP):HRP标记的抗原或抗体与被测样品结合成抗原抗体复合物后,再加入鲁米诺作为发光底物,HRP可使H_2O_2产生新生O_2作用于鲁米诺,形成激发态中间体,并分解发光。

(2)碱性磷酸酶(ALP):碱性磷酸酶-环1,2-二氧乙烷衍生物系统,常用的发光底物为(金刚烷基1,2-二氧乙烷磷酸盐)与AMPPD[3-(2-螺旋金刚烷)-4-甲氧基-4-(3-磷酸氧基)-苯基-1,2-环二氧乙烷],AMPPD在碱性和热环境下稳定性好,故本底低,pH 9.5时酶解速度快,发光持续15~60min,光强度稳定。

3. 仪器与试剂　CLEIA是由全自动的免疫分析设备与配套试剂组成,是封闭试剂系统。试剂由校准品、包被着抗抗体或者抗体的顺磁性微粒、ALP标记抗体或抗原、发光底物液与清洗缓冲液组成,检测过程均按预设程序自动完成。

二、电化学发光免疫分析

(一) 原理

电化学发光免疫分析(electrochemluminescence immunoassay,ECLI)是在电极表面由电化学引发的化学反应,主要反应物质是三联吡啶钌$[Ru(bpy)_3]^{2+}$和电子供体三丙胺(TPA)。

抗原抗体复合物被运送到电解槽后,在电场的作用下,阳电极表面$[Ru(bpy)_3]^{2+}$和TPA^*可同时失去一个电子而发生氧化反应,分别变成三价$[Ru(bpy)_3]^{3+}$和阳离子自由基TPA^+,后者很不稳定,可自发地失去一个质子,形成自由基TPA^*,而TPA^*是一种很强的还原剂,可将一个电子递给三价的$[Ru(bpy)_3]^{3+}$使其形成激发态的$[Ru(bpy)_3]^{2+*}$。$[Ru(bpy)_3]^{2+}$不稳定,很快发射出一个波长为620nm的光子,回复成基态的$[Ru(bpy)_3]^{2+}$。这一过程可以在电极表面周而复始地进行,仅消耗TPA,而作为标记物的$[Ru(bpy)_3]^{2+}$不被消耗,因此一个$[Ru(bpy)_3]^{2+}$可产生许多信号光子,大大增强了信号强度。

(二) 电化学发光特点

电化学发光免疫检测系统是以三联吡啶钌$[Ru(bpy)_3]^{2+}$为标记物,标记抗原或抗体。三联吡啶钌是高度稳定性的水溶性小分子物质,分子量小、结构简单,可以标记抗原、抗体、核酸等各种分子。

(三) 仪器与试剂

ECLI是由全自动的免疫分析设备与配套试剂组成,是封闭试剂系统。试剂由校准品、链霉亲和素包被的微粒、生物素化的羊抗体、Ru(bpy)标记物、缓冲液、测量池洗液、附加洗液、清洗液,检测过程均按预设程序自动完成。

三、时间分辨荧光免疫分析

时间分辨荧光免疫测定(time resolved fluoroimmunoassay，TRFIA)用具有长寿命荧光物质作荧光标记物，标记抗原或抗体，通过测定荧光量定性或定量分析抗原或抗体。常用的是镧系元素铕(Eu)和铽(Tb)，这些稀土元素的螯合物可与抗原、抗体结合，在紫外光的激发下，可产生持续一定时间、一定光峰的荧光，而其他非特异荧光寿命短，采用延迟测量就会消除短寿命的非特异性本底荧光的干扰。用稀土元素的原子为标记物，标记后不会影响被标记物的空间立体结构，不影响被标记荧光物质的生物活性，还实现了多位点标记，使一个试剂盒能够同时检测两种或两种以上的待测物。

四、液相色谱 - 质谱联用技术

液相色谱 - 质谱联用技术（liquid chromatography-mass spectrometry，LC-MS）是一种专属性强、快速、灵敏的现代化高级分析技术，主要应用于复杂背景下目标化合物的准确测定。LC-MS 它是以质谱仪为检测手段，样本被质谱部分的流动相所分离并被离子化后，经质谱的质量分析器将离子碎片按质量数分开，经检测器得到质谱图。

LC-MS 是集高效液相色谱高分离能力与 MS 高灵敏度和高选择性于一体的分离分析方法。LC-MS 可以对不挥发性化合物、极性化合物、热不稳定化合物和大分子量化合物进行分析测定；对高沸点、难挥发和热不稳定化合物的分离和鉴定具有独特的优势，是一种理想的快速分析手段，可大大缩短分析时间，减少原料浪费，单个样本的测试成本更低，特异性更好。

LC-MS 因其自身的优点而被越来越多的应用于临床。它的高灵敏度、低检测限、样本用量少、高通量、检测速度快、样本前处理简单的优势显示出巨大的生命力，是临床分析不可或缺的方法，并已经成为新生儿遗传性疾病筛查的金标准。LC-MS 在维生素 D、类固醇类激素、儿茶酚胺类激素、氨基酸、脂肪酸、肉碱、治疗药物监测等微量物质检测及毒物鉴定方面具有明显的优势。

LC-MS 的优点：①分析范围广；②分离能力强；③定性分析结果可靠；④检测限低；⑤分析时间快。

第三节　体外分析实验室质量管理

核医学体外分析实验室指利用各种体外分析技术，开展集医疗、教学、科研为一体的检测工作场所，实验室隶属核医学科，其建设、执业行为、质量保证和安全保障均由核医学科统一负责和管理。

体外分析实验室的质量控制（管理）：人（实验室员工）、机（检测仪器、器材、设备）、料（试剂与标本）、法（检测方法与程序）、环（检测环境）与分析前、分析中、分析后等按照医学临床实验室质量管理（办法、准则、要求、规范、指南）的要求进行全方位的管理，并建立适合本实验室的质量管理体系。以保证检测结果的准确、按时、客观。

一、实验室质量管理

实验室应高度重视质量管理，建立全面质量管理体系，向临床提供高质量的检测报告。

1. 实验室人员

（1）人员资质要求：具备专业教育经历，掌握相应的专业技术知识，接受医疗、生物、辐射安全知识和法规制度培训，并考试合格。

（2）人员培训、考核和授权：工作人员应进行岗前培训和考核，合格者方可授权上岗。在岗人员应定期接受技术能力和职业规范的培训考核，合格者方能继续留岗，并定期参加复训和考试。

（3）人员档案管理：建立员工个人档案。

2. 设备配置和技术要求

（1）设备采购、配置和技术要求：采购过程符合国家相关法律规定，制定接收标准，设备安装和使用前应验证其性能是否达到标准。

（2）设备的档案及标识：①建立设备档案；②制定维护计划和维护记录。

（3）建立设备标准操作规程（SOP）。

(4)计量器具和设备的检定和校准：强制检定的计量器具须送法定计量检定机构检定，合格后方可使用，检测系统校准后要求进行分析性能验证。

(5)应对设备定期进行维护和保养，设备故障时，应贴停用标志，涉及加样、温控、检测系统的维修，应在维修后进行校准。

3. 试剂、耗材的质量保证

(1)试剂、耗材采购和验收制度：试剂、耗材的采购应符合国家规定。

(2)试剂、耗材保管和使用制度：由专人按储存要求存放并记录；试剂、耗材在有效期内使用，不同批号试剂不能混用；试剂或耗材的使用说明应易于获取；放射性试剂应在专门的工作区域使用。

4. 方法学评价 在使用新的检测试剂和设备前、设备重大维修和校准后、设备搬迁到新场所、试剂配方出现调整时，实验室应根据实际情况，按照需要逐步进行方法学评价(方法参考相关标准)。定量检测项目可对准确性、精密度、灵敏度、线性范围、临床可报告范围、生物参考区间等方面进行验证和评价。定性检测项目可对符合率、检出限等进行评估。

5. 分析前质量保证 分析前阶段包括检测申请、患者准备和识别、原始标本采集、运送、处理、实验室内传递与保存。

(1)检测申请：实验室应为临床提供检测项目指南。

(2)患者准备：患者准备是标本质量的内在和前提条件。患者状态和生物学变异对检测结果有直接影响，请按临床项目检测指南进行。

(3)患者识别：标本采集前必须认真核对患者姓名、标本容器和检测申请单信息是否一致，防止出现差错。

(4)标本采集：应制定标本采集手册。

(5)标本运送：标本运送人员必须经过培训合格并授权。标本采集后应按运送要求送检。

(6)标本接收和储存：实验室应评估接收的标本，对所接收的标本记录(登记本或计算机)，对有缺陷标本，接收人员应记录问题，并在报告中注明和提示临床。

(7)分析前质量指标：标本类型错误率、标本容器错误率、标本采集量错误、血培养错误率、抗凝标本凝集率、检验前周转时间中位数。

6. 分析中质量控制

(1)SOP：检测程序或相关作业活动必须有 SOP，并定期评审、及时更新。

(2)室内质量控制：定量检测项目建议选用第三方质量控制品，RIA、IRMA 可选用试剂厂商提供的质量控制品，定性检测项目应使用弱阳性和阴性质量控制品。质量控制品的正确使用与保存应严格按质量控制品 SOP 进行。①质量控制图；②质量控制规则：建议使用 Westgard 多规则控制方法；③有失控原因分析及处理措施，同时要检查失控之前对患者标本检测结果的影响；④应定期对质量控制品有效期内的质量控制数据进行汇总、统计处理、评估。

(3)室间质量评价：必须参加地方学会、省级、国家级临床检验中心开展的室间质量评价项目。

(4)实验室间的比对：没有参加室间质量评价的项目，应通过与其他实验室比对的方式判断检验结果的可接受性。

(5)实验室内部比对：如果采用手工操作或同一项目使用 2 套及以上检测系统时，每年至少进行 1 次实验室内部比对，包括人员、不同方法或检测系统间的比对。

(6)分析中质量指标：室内质控开展率、室内质量控制项目变异系数(CV)不合格率、室间质评项目参加率、室间质评项目不合格率、实验室间比对率(用于无室间质评计划检验项目)、实验室内周转时间中位数。

7. 分析后质量管理

(1)建立相应的检测结果审核报告程序：对基本信息、项目结果完整性和技术性问题进行全面审核。

(2)检测报告：报告格式和内容应与临床科室协商后确定。

(3)危急值：危急值的确定由医院医务管理和质量管理部门组织临床专家确定。

(4)数据管理：定期进行原始数据与信息系统中数据一致性的核查、记录备份并异地保存。

(5)检测后标本保存：实验室应明确检测后标本的保存条件和保存期限。

(6)医患沟通：实验室每年至少有 1 次与临床医师的座谈会，了解临床对于实验室的需求和意见反馈，督促实验室进行持续性改进，了解患者的需求并听取意见和建议。

(7) 分析后质量指标：检验报告不正确率、危急值通报率、危急值通报及时率、实验室信息管理系统性能符合要求率、实验室服务满意度。

二、实验室安全管理

1. 场所、设施和环境的安全标准

(1) 场所建筑安全要求：包括豁免实验室和非豁免实验室的通用要求，前者符合其工作需要和质量管理要求；后者还要符合有关辐射安全防护、环境保护等标准和规定，设有独立操作放射性物质的区域，有电离辐射警示标识。

(2) 设施安全要求：实验台应耐磨、耐腐、耐火、耐高温、防水及易清洗等；设置应急喷淋器及眼睛冲洗器；应在生物危害评估的基础上，按防护级别的要求选择适当的个人防护用品。

(3) 环境安全要求：根据工作要求制定环境要求。

2. 安全管理制度

(1) 辐射防护安全管理：按所使用放射性核素的种类、活度、毒性正确穿戴和使用个人防护用品及设备，制定放射安全事故处理程序。

(2)生物安全管理：必须符合国家对临床实验室生物安全管理规则，有生物安全注册，制定生物安全手册、实施生物安全检查、放置生物危险警示标识、正确处理医疗废物。

(3) 化学危险品安全管理：应专人负责化学危险品的日常管理和安全检查，并严格执行登记制度。

(4) 信息安全管理：建立和实施信息系统管理办法，保证计算机信息安全。

(5) 消防安全管理：设立消防安全员，建立健全消防安全检查制度，实行区域负责制，责任到人；配备相应的消防器材和器具，应人人会用。定期进行消防安全教育和培训，制定火灾发生时的应急预案，并定期演练。

三、实验室风险管理

实验室风险是指存在于整个检测过程中发生损失和不安全事件的不确定性和可能性。风险的大小可通过风险事件发生的概率和风险事件的影响程度来衡量。

风险是具有存在的客观性和普遍性，表现形式呈多样和多层次性、未知和不可预测性、隐蔽性和后果严重性。风险管理的目的是通过风险识别、风险评估、风险控制和风险监测的持续改进过程，在检测分析前、中、后各个环节对设备、实验和环境设施等建立特定的风险管理程序，从而使损害发生的概率和影响最小化，以促进临床实验室的持续质量改进，保证实验结果准确以及工作人员和患者的安全，风险管理小组应建立监控机制监测风险管理运行的有效性。应定时进行有效性评估。

第四节　体外分析的临床应用

体外分析技术已广泛应用于临床诊断和医学研究，主要包括激素、肿瘤标志物和体内各种微量生物活性物质的检测，本节对常用的检测项目做简单介绍。

一、甲状腺生物标志物

（一）甲状腺生物标志物应用原则

1. TSH、FT_3、FT_4、T_3、T_4

(1) TSH 是甲状腺功能评价的首选指标，TSH 正常，则认为甲状腺功能正常；TSH 是诊断甲亢、甲减、调整左甲状腺素片用量最灵敏、最重要的客观依据。

(2) TSH、FT_3、FT_4 是评价甲状腺功能的首选组合项目。

(3) TSH、T_3、T_4、FT_3、FT_4 联合检测，能排除各种因素的干扰，更客观地评价甲状腺功能。

2. 甲状腺球蛋白(Tg)　Tg 是甲状腺分泌的、与甲状腺素合成密切相关的蛋白质。

(1) 分化型甲状腺癌、甲状腺肿、甲状腺组织炎症或损伤、甲亢等多种甲状腺疾病均可引起血清 Tg 增高，但血清 Tg 不能作为甲状腺结节良恶性判断的指标。

(2) 血清 Tg 是分化型甲状腺癌患者手术及清甲治疗后疗效评估与随访的特异指标。

3. TPOAb、TgAb

(1) 两者是慢性淋巴细胞性甲状腺炎（桥本氏甲状腺炎）重要的诊断指标，主要用于桥本氏甲状腺炎的诊断、鉴别诊断和预后判断，但 TPOAb、TgAb 水平与疾病程度无关。

(2) 桥本氏甲状腺炎伴甲亢的患者在治疗过程中，如 TPOAb、TgAb 长期处于高值或不下降，则患者容易发生甲低或甲亢复发。

(3) 毒性弥漫性甲状腺肿（Graves 病）TPOAb、TgAb 阳性率 50%~80%，一般抗体浓度会随着甲亢的好转而降低。

(4) 高水平 TgAb 会影响 Tg 的检测，因此 TgAb 也是评价分化型甲状腺癌 ^{131}I 治疗后的指标。

(5) 分化型甲状腺癌 ^{131}I 治疗后需进行 TSH、FT_3、FT_4、Tg、TgAb 联合检测。

4. 促甲状腺素受体抗体（TRAb）　TRAb 是 Graves 病诊断的首要指标，用于 Graves 病的诊断、鉴别诊断和预后判断。桥本氏甲状腺炎中血清 TRAb 水平升高是引起甲亢的因素之一。血清 TRAb 水平恢复正常且持续较长时间是 Graves 病停药的客观指标。

5. 影响甲状腺功能检测的因素

(1) 年龄，如儿童、老年人。

(2) 孕期，评价孕妇（早、中、晚孕期）甲状腺功能需结合不同孕周相应的甲状腺激素参考范围进行评价与结果判断。

(3) 甲状腺激素类治疗患者，应结合甲状腺功能检验报告和患者的自身状态而合理用药。

(4) 某些药物，如胺碘酮、皮质醇、多巴胺等均会影响检测结果。

(5) 非甲状腺疾病，如老年慢性疾病、肝脏疾病等，因可能影响甲状腺激素代谢，影响检测结果。

(6) 检验仪器、试剂均会导致检验误差，应在同一实验室的同一种仪器上进行复检，或选择相同方法学的不同实验室进行复检，如实验室与方法学不同，只能看趋势，而不能进行数值上的比较。

（二）常用甲状腺生物标志物临床应用（表 15-3）

表 15-3　常用甲状腺生物标志物临床应用

名称	缩写	临床应用
三碘甲状腺原氨酸	T_3	①诊断甲状腺功能亢进与甲状腺功能低下的必检项目，是甲状腺疾病治疗前后疗效评价指标 ②TSH、FT_3、FT_4 是首选指标；TSH 是新生儿甲减的筛查指标，但确诊需做 TSH、FT_3、FT_4 ③孕妇、婴幼儿需根据相对应的参考范围来评价甲状腺功能。
甲状腺素	T_4	
游离三碘甲状腺原氨酸	FT_3	
游离甲状腺素	FT_4	
超敏促甲状腺素	sTSH	
反三碘甲状腺原氨酸	rT_3	
甲状腺球蛋白抗体	TgAb	甲状腺疾病标志物。用于诊断 Graves 病、慢性淋巴细胞性（桥本氏、自身免疫性）、甲状腺癌等甲状腺疾病；这些标志物与甲状腺功能标志物联合应用，对于各类甲状腺疾病的诊断、鉴别诊断、治疗疗效评价和预后均有明确意义
甲状腺微粒体抗体	TMAb	
甲状腺过氧化物酶抗体	TPOA	
促甲状腺素受体抗体	TRAb	
甲状腺球蛋白	Tg	
降钙素	CT	甲状腺髓样癌诊断、治疗疗效评价、预后和检测复发均有明确意义
尿碘	UI	甲状腺功能亢进、甲状腺肿的诊断、辅助诊断
甲状旁腺激素	PTH	甲状旁腺功能亢进、骨代谢异常的应用。

二、内分泌生物标志物

垂体、性腺、肾上腺、胰腺是内分泌系统重要的组成部分，所分泌的激素对促进胚胎发育、个体生长发育、性器官成熟、副性征发育、能量代谢等有着重要作用。检测这些生物标志物是评价垂体 - 性腺、肾上腺、胰腺功能的客观指标（表 15-4）。

表 15-4 常用内分泌生物标志物及临床应用

名称	缩写	临床应用
促黄体生成素	LH	是评价垂体 - 性腺的重要指标，用于垂体 - 性腺功能异常而导致疾病的诊断、鉴别诊断、治疗疗效评价及预后判断。如原发性性功能低下、真性性早熟、多囊卵巢综合征、不孕、不育、流产等
促卵泡激素	FSH	
泌乳素	PRL	
雌二醇	E_2	
孕酮	P	
雌酮	E_1	
睾酮	T	
抗缪勒管激素	AMH	AMH 是评价卵巢储备功能首选方法，不受月经周期等影响，在不孕、不育、月经稀发、闭经的诊断等方面明显优于其他指标
促肾上腺皮质激素	ACTH	诊断垂体 - 肾上腺皮质功能的主要指标，用于肾上腺皮质功能亢进与低下的诊断与疗效评价
皮质醇	Cor	
醛固酮	ALD	用于因醛固酮分泌增多引起的继发性高血压的诊断、鉴别诊断
生长激素	GH	用于生长发育异常（矮小症、巨人症、肢端肥大症等）诊断、治疗疗效评价
胰岛素	INS	是评价胰岛功能的重要指标，用于糖尿病和代谢性疾病的诊断、治疗疗效评价，胰岛素治疗的糖尿病患者，用 C-P 评价胰岛功能
C- 肽	C-P	

三、肿瘤生物标志物

肿瘤标志物（TM）是指恶性肿瘤发生和发展过程中，由肿瘤细胞合成分泌或是由机体对肿瘤细胞反应而产生和 / 或升高的、可预示肿瘤存在的一类物质。这类物质通常是增加的糖类抗原、激素、受体、酶、细胞代谢产物、癌基因和抑癌基因及其相关微量物质，存在于血液、体液、细胞或组织中（表 15-5）。

（一）TM 临床应用的基本原则

1. 由于 TM 灵敏度不高，不能排除假阴性与假阳性结果，通常不能用于（AFP、β-HCG、CT 除外）诊断。
2. TM 基本上不能对肿瘤定位（PSA、Tg、AFP 除外）。
3. 大多数 TM 与疾病分期有关，浓度通常与肿瘤大小有关。
4. 一般不适合对无症状人群进行 TM 普查。
5. TM 在初始治疗前需检测，并须在初治完成后的复查。
6. TM 水平下降与半衰期、手术或治疗有效有关。
7. 同一实验室的结果具有可比性，如实验室或方法学不同，只能看趋势。

（二）TM 用于疗效观察参照标准

1. **无效** TM 浓度与治疗前相比下降 <50%。
2. **改善** TM 浓度与治疗前相比下降 >50%。
3. **有效** TM 浓度与治疗前相比下降 >90%。
4. **显效** TM 浓度下降至临界值以下。

（三）肿瘤标志物的联合应用（表 15-5）

1. 对于 TM 阳性的肿瘤，TM 检测可早于影像学 1~3 个月发现肿瘤。

2. 一种肿瘤可分泌多种 TM，不同的肿瘤可分泌同一个 TM。

3. 大多数 TM 敏感性或特异性偏低。

4. 为提高 TM 辅助诊断价值和确定何种 TM 可作为治疗后的随访监测指标，可合理选择几项灵敏度、特异性能互补的 TM 构成最佳组合进行联合检测。

5. 联合检测的指标须经科学分析、严格筛选。

6. TM 联合检测可以提高检测灵敏性。

表 15-5　常用肿瘤生物标志物和临床应用

名称	缩写	临床应用
胃蛋白酶原 I	PG I	胃癌癌前病变（早期）筛查指标
胃蛋白酶原 Ⅱ	PG Ⅱ	
促胃液素	Gas	胃泌素瘤诊断、胃癌的辅助诊断指标
癌胚抗原	CEA	腺癌标志物，胃、肠、肺、卵巢癌首选
甲胎蛋白	AFP	原发性肝细胞癌首选指标
异常凝血酶原	PIVKA Ⅱ	
糖链抗原 125	CA12-5	腺癌标志物，卵巢癌首选
糖链抗原 19-9	CA19-9	腺癌标志物，胰腺癌首选
糖链抗原 72-4	CA72-4	腺癌标志物，胃癌首选
糖链抗原 242	CA242	腺癌标志物，胃、肠、胰腺癌首选
糖链抗原 50	CA50	腺癌标志物，胃、肠、胰腺癌首选
糖链抗原 15-3	CA15-3	腺癌标志物，乳腺癌首选
神经元特异性烯醇化酶	NSE	肺癌标志物，尤其是小细胞肺癌的首选指标
胃泌素释放肽前体	ProGRP	
细胞角蛋白 19 片段	Cyfra21-1	鳞状细胞癌标志物，尤其是非小细胞肺癌、宫颈鳞癌的首选指标
鳞状上皮细胞癌相关抗原	SCC	
人附睾蛋白 4	HE4	卵巢癌首选标志物，与 CA12-5 联合检测更好
人类表皮生长因子受体 2	HER-2	乳腺癌标志物，浸润性乳癌首选
β_2 微球蛋白	β_2-MG	广谱肿瘤标志物，淋巴瘤首选标志物
铁蛋白	Ferr	广谱肿瘤标志物，缺铁性贫血首选指标
总前列腺特异性抗原	tPSA	前列腺癌特异性标志物，用于前列腺癌的诊断、治疗疗效判断和预后预测；也可用于 50 岁以上的男性前列腺癌筛查
游离前列腺特异性抗原	fPSA	

四、心血管生物标志物

心血管疾病是严重威胁人类健康的重大疾病，发病率高、病死率高、致残率高、复发率高、并发症多，轻者致残，重者丧命。这些疾病的生物标志物的临床应用，不仅用于诊断，同时也用于危险分层、预后判断与治疗决策（表 15-6）。

表 15-6　常用心血管、胰腺生物标志物和临床应用

名称	缩写	临床应用
肌红蛋白	Mb	用于心肌缺血、心肌梗死的诊断、鉴别诊断、治疗疗效评价和预后评估
肌钙蛋白 I	cTnI	
肌钙蛋白 T	cTnT	
脑利钠肽前体	ProBNP	用于心功能衰竭的诊断与疗效评估
同型半胱氨酸	HCY	HCY 型高血压的诊断与疗效评估

（马庆杰　刘增礼）

参 考 文 献

[1] 中华医学会核医学分会体外分析学组 . 核医学体外分析实验室管理规范 . 中华核医学与分子影像杂志 , 2015, 35 (4): 327-334.
[2] 王治国 . 临床检验 6s 质量设计与控制 . 北京 : 人民卫生出版社 , 2012.
[3] 王治国 . 临床检验质量控制技术 . 3 版 . 北京 : 人民卫生出版社 , 2014.
[4] 北京协和医院 . 北京协和医院检验科诊疗常规 . 2 版 . 北京 : 人民卫生出版社 , 2012.

第十六章　放射性药物治疗概论

核医学是利用放射性核素对疾病进行诊断、治疗和研究的一门学科，放射性药物治疗就是利用放射性核素对疾病进行治疗（简称“核素治疗”），是核医学临床工作中非常重要的组成部分。放射性核素治疗的第一次尝试最早始于1901年，H.Danlos和E.Bloch用天然放射性核素镭接触结核性皮肤病变，随后更多的研究者用镭进行了包括肿瘤在内的多种疾病的治疗探索。1936年，J.Lawrence利用人造放射性核素^{32}P的亲骨髓性治疗白血病。1941年1月，美国麻省总院S.Hertz首先利用回旋加速器生产的放射性碘（^{130}I和^{131}I）治疗甲状腺功能亢进症患者。历经一个多世纪的探索和实践，放射性药物治疗已成为多种疾病治疗的重要手段之一，特别是在甲状腺疾病和恶性肿瘤的治疗方面发挥越来越重要的作用，其靶向性特征正为人类疾病的治疗打开一道令人憧憬的大门。

随着生物医学工程技术的发展，放射性药物治疗从最初的单纯利用放射性核素本身的靶向性治疗，发展为今天多种放射性核素标记种类繁多的靶向药物，以及多种技术形式的放射性药物治疗，如放射免疫治疗、受体介导核素靶向治疗、基因介导核素靶向治疗、放射性粒子植入治疗、核素介入治疗、核素敷贴治疗等。随着医学技术的飞速发展，学科之间的分界越来越小，交叉融合和精准医疗并进的发展趋势也引领着核医学的放射性药物治疗步入新的发展阶段。

第一节　放射性药物治疗疾病的基本原理

放射性药物治疗是通过不同的途径将放射性药物（包括放射性核素标记的化合物、放射性核素本身或者载有放射性核素的介质）引入患者体内，靶向聚集于病变或病变周围，或在体外贴敷于表浅病变，放射性核素所发射的核射线产生的电离辐射生物学效应，可以引起细胞功能、代谢和结构的变化，起到抑制或杀伤细胞的作用，最终达到治疗的目的。不同的放射性药物治疗方法，其靶向性的原理各不相同，但放射性核素所发射的核射线产生的电离辐射生物学效应是放射性药物治疗的最基本的共性原理。

电离辐射生物学效应的机制非常复杂，当放射性核素衰变发出射线（包括带电粒子，如α粒子、β粒子、俄歇电子、质子等，和不带电粒子，如γ射线、特征X线、中子等），射线粒子在组织中运动，发生能量传递引发一系列非常复杂的反应变化，包括物理、化学和生物学方面的变化。当射线作用于病变或机体的瞬间，射线的部分或全部能量消耗引起被作用的分子（以生物大分子和水分子为主）发生电离或激发。这种电离或激发可以直接作用于生物大分子，如核酸、蛋白质等，引起其化学键断裂等变化（包括DNA断裂、解聚、黏度下降等），以及直接破坏膜系分子结构，如线粒体、溶酶体、内质网等，干扰细胞器的正常功能，也可以通过射线对水分子作用产生大量的自由基和水化电子等，间接引起生物大分子发生生化损伤，出现代谢异常、细胞功能和结构损伤、细胞凋亡或基因突变，起到抑制或杀伤细胞的作用。由于机体多数细胞含水量在70%以上，细胞内生物大分子又是存在于大量水分子的环境中，因此间接作用在生物大分子的损伤具有更重要的实际意义。

相关知识点：不同类型细胞对辐射的敏感性不同，高敏感细胞包括淋巴细胞、造血细胞、生殖细胞、胃肠上皮细胞等；中度敏感细胞包括感觉器官、内皮细胞、皮肤上皮细胞、肝、肾、肺组织的上皮细胞、唾液腺等；轻度敏感细胞包括神经节细胞、内分泌细胞、心肌细胞等；不敏感细胞包括肌肉组织、结缔组织、软骨和骨组织。此外，细胞分裂周期对细胞的敏感性影响更大，处于细胞分裂期的细胞敏感性最高。

第二节　治疗用放射性药物的特点

核素治疗所用的放射性药物为含有放射性核素标记的化合物或放射性核素本身的化合物，因此放射性核素在放射性药物治疗中非常重要，不同的治疗方法所选用的放射性核素各有不同。治疗用的放射性核素与诊断用的放射性核素既有相同之处又有其独特的特征。

一、治疗用放射性核素的特性

评价治疗用放射性核素主要根据核素及其发射核射线的物理和生物学特性。常用的评价指标有传能线密度（linear energy transfer，LET）、相对生物效应（relative biological effectiveness，RBE）、物理半衰期（$T_{1/2}$）、作用容积等。

1. 传能线密度　LET是指射线粒子在单位长度运动径迹上释放的平均能量，单位keV/μm。LET的大小与射线粒子的能量和射程有关。一般情况下，LET越高，其电离辐射损伤越大，杀伤病变细胞能力越强，同时对临近正常组织的损伤越小，说明电离辐射的靶向性好。LET与射线粒子的射程呈反比。γ射线的LET最低，射程最长，β粒子其次，LET<1keV/μm，α粒子和俄歇电子的LET分别为100~200keV/μm和10~25keV/μm，以α粒子的杀伤细胞能力最强。

2. 相对生物效应　在剂量相同的条件下，LET高的核素所产生的电离辐射生物效应大于LET低的核素，因此就引入RBE这个概念来表达这种差别。RBE通常是以X射线和^{60}Co发射的γ射线为参照，上述射线引起某种电离辐射生物效应（机体某种损伤）所需要的吸收剂量与某种放射性核素的电离辐射引起相同生物效应所需要的吸收剂量的比值，即为该种放射性核素引起的电离辐射的RBE。X射线和^{60}Co发射的γ射线的RBE=1。RBE主要取决于LET、肿瘤细胞生长状态和病灶大小等。

3. 半衰期　放射性核素的物理半衰期直接影响放射性药物在机体内的有效半衰期（T_{eff}），有效半衰期是影响靶病灶能否接受足够量的电离辐射的关键因素之一。治疗用放射性核素的物理半衰期通常在数小时到数天，半衰期过短的核素不适用于放射性核素内照射治疗。此外，影响放射性药物在机体内T_{eff}的还有生物半衰期，暨生物体本身对放射性药物的排泄作用。不同放射性药物在机体内的生物半衰期不尽相同，同一种放射性药物在不同个体间、不同病理状态下亦有所不同，在临床进行放射性药物治疗时要综合考虑。

4. 作用容积　作用容积是指以放射性核素发射的射线粒子最大射程为半径的球形空间。因为放射性核素衰变可向4π空间的任一角度发送射线，射线粒子所携带能量的释放是在这个球形空间内而非某个方向上，所以作用容积作为评价射线作用的一项指标，更能准确描述射线杀伤病变细胞的能力。作用容积越小，射线杀伤病变细胞的效率越高。α射线的作用容积明显小于β射线的作用容积，因此α射线的杀伤细胞能力更强。

二、治疗常用的放射性核素

放射性药物治疗常用的放射性核素主要有三类。

1. 发射β射线的核素　β射线是低LET射线（<1keV/μm），RBE相对较恒定，半衰期多为数小时到数天，相对α射线，其作用容积较大，杀伤病变细胞的作用较弱。常用的核素主要有^{131}I、^{90}Y、^{153}Sm、^{32}P、^{177}Lu、^{188}Re、^{166}Re、^{67}Cu等。利用β射线进行的核素治疗仍然是目前临床应用最多的放射性药物治疗方法。

2. 发射α射线的核素　α射线是高LET射线（平均LET为100~200keV/μm），能量为1~10MeV，在生物组织内的射程为50~90μm，约为10个细胞直径的距离。α射线在几个细胞的距离内就释放出巨大能量，具有强大的杀伤力。常用的核素主要有^{211}At（砹）、^{212}Bi（铋）、^{223}Ra（镭）和^{225}Ac（锕）。靶向α粒子治疗是目前发展最快，也是最有应用前景的放射性核素治疗方法。

3. 发射俄歇电子的核素　放射性核素在发生电子俘获或内转换过程中可以发射出俄歇电子，多数俄歇电子的能量为50~500eV，LET为10~25keV/μm，生物组织内射程多为1~10nm。常用的核素为^{125}I。发射俄歇电子的核素多伴有其他射线发射，如γ射线、α射线和正电子。同时发射俄歇电子和α射线，治疗作用相加可望提高疗效，而同时发射俄歇电子和γ射线或正电子，则可以在治疗的同时进行显像及疗效评价，实现诊疗一体化。

放射性药物治疗除了利用放射性核素发射的β射线、α射线和俄歇电子，还有光子(γ射线和特征X射线)和中子等。利用发射的光子进行治疗的放射性核素有 ^{60}Co、^{137}Cs、^{192}Ir、^{125}I和 ^{103}Pd。^{252}Cf是中子发射体，通过自发的核裂变产生中子，可用其进行中子治疗。

三、放射性药物治疗的特点

放射性药物治疗最显著的特点就是靶向性和多样性。

首先放射性药物治疗是一种靶向性治疗，利用放射性核素本身的特性或其标记化合物的靶向特性，或依托载体集中分布在靶病灶或病灶周围，核射线主要作用于靶器官或靶组织，邻近组织器官和全身的副反应较小。

其次，其多样性一方面体现在所用放射性核素的多样性，可以根据治疗的具体需求选择不同特性的放射性核素；第二方面，放射性药物的给药途径和方式多样，如口服、静脉注射、腔内注射、瘤体内注射、各种介入方式和近距离治疗等；第三方面，治疗方法多，靶向原理各不相同，可按疾病分类，也可按放射性核素发射射线不同进行分类，具体的治疗方法参见本章第三节。

此外，放射性药物治疗需要注意辐射防护、内照射辐射吸收剂量的计算精度差及个体敏感性不同等特点。临床上应依据治疗的目标和放射性药物治疗特点，合理选择放射性核素，选择恰当的给药途径和治疗方法，实现最优效价比的放射性药物治疗。

第三节　放射性药物治疗方法

放射性药物治疗的方法很多，按疾病种类分为 ^{131}I治疗Graves甲亢、^{131}I治疗分化型甲状腺癌和 ^{89}Sr治疗骨转移癌等；按核素射线种类主要分为β射线、α射线和俄歇电子治疗等。近年，核医学放射性药物治疗有了很大发展，治疗的病种、方法都有了拓展，按照治疗方法进行分类可以更好地了解每种方法的共性和个性。

一、介导性核素靶向治疗

利用放射性核素化合物本身，或其标记物，或其载体对病变的高度亲和的生物特性，将放射性核素特异性地导入靶病变进行治疗的方法，称为介导性核素靶向治疗(guided radionuclide targeting therapy)。

1. 化合物介导核素靶向治疗　化合物包括放射性核素本身的化合物和放射性核素所标记的化合物。前者，如Na^{131}I治疗Graves甲亢和分化型甲状腺癌，利用 ^{131}I$^-$ 可以被正常的甲状腺滤泡上皮细胞或分化型甲状腺癌细胞膜上的NIS蛋白特异性摄取到细胞内并滞留较长时间，实现 ^{131}I杀死甲状腺细胞或甲状腺癌细胞的靶向治疗目的。后者，如 ^{153}Sm-EDTMP治疗骨转移癌，利用EDTMP的亲骨性能够浓聚于骨组织，尤其是骨转移灶，实现 ^{153}Sm靶向治疗骨转移灶。

2. 放射免疫治疗　放射免疫治疗(radioimmuno therapy，RIT)始于20世纪60年代，用放射性核素标记特异性抗体，利用抗原和抗体的特异性结合的免疫原理，放射性核素标记的抗体浓聚于表达相应特异抗原的靶病变，实现靶向治疗的目的。如美国FDA批准的治疗淋巴瘤的药物 ^{90}Y-ibritumomab tiuxetan(Zevalin)，就是用 ^{90}Y标记抗CD20鼠源性抗体，在治疗化疗后复发或难治性淋巴瘤取得了较好的疗效。国内CFDA批准的用于治疗进展期肺癌的 ^{131}I-chTNT-1/B mAb(Cotara®)，就是用 ^{131}I标记多克隆抗体chTNT-1/B，与实体肿瘤坏死组织中的抗原DNA-bound histone H1特异性结合，实现放射性核素浓聚于实体肿瘤的靶向目的。

3. 受体介导核素靶向治疗　用放射性核素标记配体，利用受体-配体特异结合的机制，实现将放射性核素特异性地引入到有相应受体表达的靶病变达到治疗的最终目的。如美国FDA 2018年初批准的治疗胃肠胰神经内分泌肿瘤的 ^{177}Lu-DOTA-TATE，就是用放射性核素标记生长抑素受体的配体，实现靶向治疗生长抑素受体阳性的神经内分泌肿瘤。

4. 基因介导核素靶向治疗　如用放射性核素标记反义寡核苷酸，反义寡核苷酸与相应的靶基因结合，一方面封闭靶基因(反义基因治疗)，另一方面将放射性核素引入到靶基因所在病变(核素靶向治疗)，实现双效治疗的目的。

二、放射性核素介入治疗

放射性核素介入治疗是指利用介入的方法(机械的或非静脉注射的方法)将开放型放射性药物引入体内

靶病变部位进行内照射治疗的方法。主要依靠各种不同的介入手段和技术将放射性药物机械性地送达靶目的地，某些情况下需要外科或介入科医技人员的帮助与参与。目前常用的有各种腔内病变治疗、动脉介入治疗和实体瘤内直接注入治疗等。

1. 放射性核素胸腹腔内治疗　将能够主要存留在胸腹腔内的放射性药物注入胸腔或腹腔内，利用射线有效地杀伤胸腔积液或腹水中游离的癌细胞和胸膜或腹膜上散在的转移病灶，达到减轻或控制恶性胸腹水的目的。常用的放射性药物主要有 ^{32}P 胶体。

2. 实体瘤内注射核素治疗　把放射性胶体、微球或其他放射性核素标记物直接注入实体瘤内进行治疗称为实体瘤内注射核素治疗。通常在 B 超或 CT 引导下将放射性药物注入到实体瘤组织内，并使其在组织内均匀分布，肿瘤细胞受到大量射线照射而死亡，达到治疗的目的。常用的放射性药物有放射性胶体，如 ^{32}P 胶体和 ^{90}Y 胶体；放射性微球，如 ^{32}P 和 ^{90}Y 玻璃微球；放射性核素标记物，如放射性核素标记抗体、放射性核素标记尿嘧啶脱氧核苷等。

3. 放射性核素关节腔内治疗　将放射性核素胶体注入关节腔后，胶体颗粒附着在滑膜表面，被滑膜细胞特异性吸收，通过电离辐射生物效应使滑膜硬化达到滑膜切除的目的。

4. 放射性核素囊肿腔内治疗　将放射性药物直接注入囊肿腔内，利用射线对囊壁组织的照射，抑制或完全控制囊壁的囊液分析，最终实现囊腔缩小或闭合的目的。如放射性药物注入囊腔治疗颅咽管瘤、甲状腺腺瘤囊性变、颌骨囊肿等。

5. 放射性核素动脉内介入治疗　通过选择性动脉插管将放射性药物注入到靶病变，实现放射性核素治疗的目的，可同时注入栓塞或化疗药物，主要用于肿瘤的治疗。常用药物有放射性胶体、放射性微球、^{131}I 标记的碘油或碘苯酯和抗体类载体等。

三、放射性核素近距离治疗

利用封闭型放射性药物近距离照射病变，主要是针对皮肤或体内病变的表面或内部进行近距离的照射治疗，称为放射性核素近距离治疗。

1. 核素敷贴治疗　主要利用纯 β 发射体制成封闭型放射源，β 射线作用于病变皮肤的有效射程为 3~4mm，因此主要作用在皮肤的浅层，对邻近深层组织无损害。病变皮肤受到一定剂量的 β 射线照射后，由于辐射生物学效应，细胞的生长和增殖受到抑制或完全停止生长而死亡，达到治疗的目的。经 β 射线照射后，病变皮肤一开始会出现红斑，随后出现色素沉着、干燥或裂纹、脱毛(发)、表皮剥脱，最后病变消退、皮肤再生、毛发恢复，疾病痊愈，如皮肤血管瘤的核素敷贴治疗，瘢痕的核素敷贴治疗，顽固性炎症组织的治疗等。常用的 β 射线敷贴器有 ^{32}P 敷贴器、^{90}Sr-^{90}Y 敷贴器等。

2. 腔内核素近距离治疗　将封闭型放射性药物放入空腔器官或囊腔内进行局部放射治疗，如食管癌腔内放射治疗癌性狭窄、血管内近距离治疗防治血管再狭窄、脑瘤术后残腔 ^{125}I 囊近距离治疗等。

3. 放射性粒子植入治疗　又称籽源组织间植入治疗，其定义为将封闭的放射性核素埋入组织内进行局部放射治疗。具体而言就是将含有放射性核素的微型封闭粒子，直接植入到靶病变，如肿瘤组织等，利用放射性核素持续释放的射线(主要利用低能量 γ 射线和特征 X 射线)对肿瘤细胞进行照射，使其停止生长或消亡，达到治疗的目的。常用的粒子有 ^{125}I 粒子和 ^{103}Pd 粒子。^{125}I 的半衰期是 59.49 天，衰变方式电子俘获，释放能量为 35.5keV γ 射线和 27.2~31.7keV 的特征 X 射线。由于其能量低，穿透距离较短，80% 的能量被 1cm 内组织吸收。^{125}I 粒子适用于永久性间质植入治疗。^{103}Pd 的半衰期为 17 天，衰变方式电子俘获，发射能量为 21keV 的特征 X 射线。放射性粒子植入治疗目前主要用于治疗前列腺癌以及对常规治疗手段效果不佳的或复发的实体肿瘤，如头颈部肿瘤、颅内肿瘤、肺癌、肝癌、胰腺癌等。

放射性粒子植入治疗的优势在于放射性粒子在局部长期持续性释放低剂量 γ 射线和 / 或特征 X 射线，局部肿瘤组织能够获得足够高的剂量，具有在靶组织外短距离内剂量迅速衰减和靶组织剂量很高的特点。这种持续低剂量照射使细胞停滞于静止期并不断消耗肿瘤干细胞，使肿瘤细胞全部失去繁殖能力。此外，还能使处于敏感期的细胞受到不可恢复的杀伤，因此，乏氧细胞进入敏感期会被杀伤，部分克服了肿瘤乏氧细胞对辐射损伤的抵抗性。

(王　辉)

第十七章　甲状腺疾病的放射性药物治疗

第一节　甲状腺功能亢进症的 ^{131}I 治疗

甲状腺毒症(thyrotoxicosis)是指血循环中甲状腺激素过多,引起以神经、循环、消化等系统兴奋性增高和代谢亢进为主要表现的一组临床综合征,甲状腺合成和分泌甲状腺激素的功能可以增高或不增高。引起甲状腺毒症的原因包括:甲状腺本身合成的甲状腺激素增多;甲状腺内储存的激素被动释放入血(如亚急性甲状腺炎、无痛性甲状腺炎、手术损伤);甲状腺外的因素,外源性甲状腺激素摄入过多、卵巢甲状腺肿(struma ovarii)和功能性甲状腺癌广泛转移等。其中由于甲状腺本身功能亢进,合成和分泌甲状腺激素增加所导致的甲状腺毒症称为甲状腺功能亢进症(hyperthyroidism),简称"甲亢"。其他原因导致的甲状腺毒症,甲状腺的功能并不亢进,不能称为甲亢。可见于任何年龄,多见于30~50岁的女性,国外报道的发病率为每年0.4‰~0.9‰,我国报道的发病率为每年2‰~3‰,西方国家报道的患病率为1.1%~1.6%,我国报道的患病率为1.2%,女性显著高于男性,女∶男=(4~6)∶1。

一、甲亢的病因

引起甲亢的常见病因有Graves病(GD)、多结节性甲状腺肿伴甲亢(也称毒性多结节性甲状腺肿,TMNG)、甲状腺自主性高功能腺瘤(TA),其他病因有家族性先天性甲状腺功能亢进症(familial congenital hyperthyroidism)、妊娠性甲状腺毒症(gestational thyrotoxicosis)、垂体性甲亢、β-绒毛膜促性腺激素(β-hCG)相关性甲亢等。在碘充足地区以GD最为常见,占所有甲亢的85%左右。GD为自身免疫性疾病,主要是因为TRAb刺激促甲状腺激素受体,促进了甲状腺素的合成和释放。但在老年甲亢患者中,TMNG的发生率较GD高,尤其在低碘饮食或碘缺乏地区。

二、甲亢的临床表现

临床表现主要由循环中甲状腺激素过多引起,其症状和体征的严重程度与病史长短、激素升高的程度和患者年龄等因素相关。

1. 主要症状

(1)高代谢症状:怕热、多汗、皮肤湿暖、乏力、体重下降。

(2)精神神经系统:急躁易怒、不安失眠、手和眼睑震颤。

(3)心血管系统:心慌、心累、心悸、胸闷、气短。

(4)消化系统:食欲亢进、多食易饥、大便次数增多、腹泻、肝功能异常、偶有黄疸、剧烈呕吐。

(5)骨骼肌系统:可伴发周期性瘫痪(亚洲、青壮年男性多见)和近端肌肉进行性无力、萎缩,后者称为甲亢性肌病,以肩胛带和骨盆带肌群受累为主。

(6)骨骼系统:骨代谢转换增加,骨骼脱钙而至骨质疏松。

(7)生殖内分泌系统:女性月经稀少或闭经,男性阳痿。

(8)造血系统:贫血、白细胞减少。

部分老年患者临床表现不典型,甚至出现相反的表现,为乏力、心悸、厌食、抑郁、嗜睡、体重明显减少,称为淡漠型甲亢(apathetic hyperthyroidism)。少数患者表现不典型,以心律失常、低钾周期性瘫痪、腹泻或阵发性高血压为首发表现。

2. 体征

(1)甲状腺:GD表现为不同程度的甲状腺弥漫性肿大,质地可软、中等或偏韧,无压痛,甲状腺较大时可触及震颤,闻及血管杂音,也有少部分患者甲状腺不肿大。结节性甲状腺肿伴甲亢的患者可触及肿大的甲状腺,呈结节感;甲状腺自主性高功能腺瘤较大时(如直径>2cm)可扪及孤立结节。

(2)心血管系统表现:心率增快、心脏扩大、心律失常(如心房纤颤)、脉压增大等。

(3)皮肤:少数患者可能合并肝功能损伤,可见皮肤黄染。少数病例下肢胫骨前皮肤可见黏液性水肿。

(4)眼睛:Graves眼病(GO)的患者,可有上睑肥厚、挛缩,眼球突出,睑裂增宽,眼睑闭合不全,眼睑充血水肿,结膜充血水肿,甚至角膜溃疡,视功能受损。

GO眼征包括:① Stellwag征,瞬目减少;② von Graefe征,双眼向下看时,由于上眼睑不能随眼球下落,出现白色巩膜;③ Joffroy征,眼球向上看时,前额皮肤不能皱起;④ Mobius征,双眼看近物时,眼球辐辏不良。

三、诊断与鉴别诊断

甲状腺毒症的诊断思路首先明确是否有甲亢,然后需要明确导致甲亢的病因。诊断需要结合详细的病史、准确的体征和实验室检查。

1. 甲亢的诊断

(1)临床高代谢的症状和体征。

(2)血清激素:T_4、FT_4、T_3、FT_3增高,TSH降低。亚临床甲亢可以表现为TSH降低,T_4、FT_4、T_3、FT_3不增高;T_3型甲亢时仅有T_3、FT_3升高。

(3)甲状腺体征:甲状腺肿和/或甲状腺结节,少数病例无甲状腺体征。

需要满足上述3条才能诊断为甲亢。

2. 甲亢的病因诊断

(1) GD的诊断:甲亢患者如果伴有弥漫性甲状腺肿大、GO,可以诊断为GD,不需要进一步的检查。但如果甲亢患者有非结节性甲状腺肿,没有GO,则需要查甲状腺TRAb,阳性可以诊断GD,TRAb的敏感性和特异性为99%,如果TRAb为阴性或者不能明确诊断,需要结合甲状腺吸碘功能试验(RAIU)或者甲状腺显像,如果RAIU增高或者甲状腺显像为弥漫性摄取增高可以诊断为GD。

(2) TA或TMNG的诊断:除了满足甲亢的诊断标准外,触诊及超声检查甲状腺有单结节或多结节,TA甲状腺核素显像结节表现为摄取明显增强(热结节),结节周围及对侧甲状腺组织受抑制,表现为显影浅淡或不显影,而TMNG的摄取通常为多灶增强。

(3)其他类型的甲亢:①垂体性甲亢的TSH可正常或者升高,FT_3、FT4也可升高,垂体CT或者MRI扫描可发现垂体占位。② β-hCG相关性甲亢一般发生在孕早期,伴恶心与呕吐,但甲状腺肿及高代谢症状不明显,hCG显著升高,无甲状腺自身免疫性疾病的特征;妊娠14~18周时,随着hCG的下降,甲状腺功能逐渐恢复正常,妊娠期甲亢通常要排除hCG相关性甲亢方可诊断。③胺碘酮导致的甲亢通常有该药物使用史,TSH减低,FT_3可能减低,FT_4增高。

3. 甲亢的主要鉴别诊断 与非甲状腺本身合成分泌激素增多的甲状腺毒症相鉴别,主要有无痛性甲状腺炎、亚急性甲状腺炎、摄入甲状腺素过多、滤泡性癌肺转移、卵巢甲状腺肿等。

(1)亚急性甲状腺炎:患者常有发热、颈部疼痛,为自限性,早期血中FT_3、FT_4水平升高,C反应蛋白和血沉升高;随后可有一过性甲减,部分患者随后甲状腺功能恢复正常,部分患者可以出现甲减。亚甲炎早期超声表现为不规则的减弱回声区,^{131}I摄取率明显降低(即血清甲状腺激素升高与^{131}I摄取率减低的分离现象),$^{99m}TcO_4^-$甲状腺显像表现为甲状腺不显影或显影减淡。

(2)无痛性甲状腺炎:可发生在干扰素治疗、肿瘤靶向药物或免疫治疗中,也可出现在产后(又称产后甲状腺炎),一般没有前驱症状,有自身免疫性疾病的病史,可检测到自身抗体的存在。

(3)功能性甲状腺癌广泛转移和卵巢甲状腺肿:可进行影像学检查以鉴别。

四、甲亢治疗方法的选择

(一)选择原则

甲亢的主要治疗方法有抗甲状腺药物(antithyroid drug,ATD)、手术和^{131}I治疗。甲亢患者的治疗方法选择要根据患者的甲状腺大小、病情轻重、病程长短、有无并发症、是否妊娠或哺乳、生育计划、治疗费用和医疗条件等因素综合判断。医师应如实地向患者介绍各种方法的优缺点，并根据患者的病情和意愿及医疗条件提出适当的建议，由患者选择治疗方法，并签署知情同意书。GD 可选择上述 3 种方法中的任何一种，TA 和 TMNG 可选择手术或 ^{131}I 治疗。

（二）各种甲亢治疗方法的适应证和优缺点

1. ATD 治疗

(1) ATD 的适应证：①初发患者；②甲状腺病情轻；③甲状腺不大；④不愿选择手术或 ^{131}I 治疗；⑤伴有中到重度活动性 GO；⑥需要在短期内减低甲状腺激素水平以帮助相关并发症治疗。

(2) ATD 的选择：ATD 有甲巯咪唑（methimazole，MMI）、丙硫氧嘧啶（propylthiouracil，PTU）和卡比马唑（Carbimazole），作用机制均是抑制甲状腺内过氧化物酶，从而抑制甲状腺内碘化物的氧化及酪氨酸的耦联，阻碍 T_4 和 T_3 的合成。PTU 存在严重的暴发性肝坏死的不良反应，因此 ATD 治疗推荐首先选用 MMI 治疗。PTU 引起胎儿畸形严重程度较 MMI 轻，所以妊娠早期（1~3 个月）规定使用 PTU。因 PTU 还可抑制 T_4 向 T_3 转换，因此在甲亢危象时推荐首选 PTU 控制甲状腺功能。当对甲咪唑治疗过敏或不敏感，同时又拒绝 ^{131}I 治疗或手术治疗者，也可试用 PTU 治疗。

(3) ATD 的剂量：MMI 体内清除半衰期较 PTU 长（分别约为 6h 和 1.5h），MMI 可分次或一日顿服，而 PTU 需分次服用。MMI 每天用量不超过 30~40mg，起始剂量根据甲状腺激素水平确定。给药方案：① FT_4 为正常上限 1~1.5 倍，起始给予 5~10mg；② FT_4 为正常上限 1.5~2 倍，给予 10~20mg；③ FT_4 为正常上限 2~3 倍，给予 30~40mg（建议 15mg 或 20mg，每日 2 次）。MMI 与 PTU 以 1∶20 进行剂量转化，如 MMI 15mg，每日 1 次，则 PTU 100mg，每日 3 次。服用 ATD 后如患者甲状腺功能好转，可减少 MMI 剂量为 30%~50%，4~6 周后复查甲状腺功能，一旦最小药物剂量能够将甲状腺功能维持在正常水平，可间隔 2~3 个月进行复查。治疗疗程 1.5~2 年，如果 TSH 及 TRAb 保持正常，可以考虑停药或最小药物剂量维持，停药后应间隔 1~3 个月检测一次甲状腺功能，FT_3 和 FT_4 正常而 TSH 仍处于明显抑制或者 TRAb 仍较高，提示可能复发。出现复发需及时就诊。

(4) ATD 的副作用及处理

1）常见的副作用有皮疹、荨麻疹和关节疼痛。严重的不良反应包括严重过敏反应、粒细胞缺乏、血小板减少甚或全血细胞减少、中毒性肝损害和血管炎。

2）处理：①轻微皮肤反应可给予抗组胺药治疗，不必停 ATD，如果症状持续出现，可考虑换用 ATD 药物，但两药的交叉反应发生率为 50%。严重过敏反应应停用抗 ATD 药物，选择其他治疗方案。②粒细胞缺乏虽比较少见，1‰~3‰，却可能因出现严重感染，败血症而危及生命；粒细胞缺乏发生时间不确切，可发生在服药的任何时间，大多发生在 ATD 治疗后 2~3 个月，也可超过 4 个月后发生，或 ATD 停药后甲亢复发再次 ATD 治疗时才出现。在治疗前应告知患者，如出现发热、咽痛或者其他感染性症状需及时就诊。粒细胞缺乏发生率虽低，且出现时间无规律，常规复查血常规不能有效发现异常，但仍建议 ATD 治疗中定期检查白细胞，若中性粒细胞少于 1.5×10^9/L，应当立即停药，且不建议换用另外一种 ATD 治疗。③美国 ATD 引起的肝功能损害约 3%，中位发生时间为治疗后 120 天。中国台湾地区及大陆数据显示，MMI 导致的肝细胞性肝炎较 PTU 多（0.25% 和 0.08%），且两者引起胆管淤滞性肝炎概率没有差别（0.019% 和 0.016%）。ATD 引起肝衰竭概率约 0.03%，PTU 导致的严重肝损害概率高于 MMI。甲亢患者有 30% 伴有转氨酶增高，因此在用 ATD 前需检查患者的肝功能，以区别治疗过程中出现的肝功能异常是否是药物的副作用。治疗过程中应定期复查肝功，并告知患者如果出现厌食、恶心、黄疸等症状应及时就诊，如果转氨酶水平超过正常上线 3 倍，应停用 ATD 药物，进行保肝治疗同时择机选择 ^{131}I 治疗。④ PTU 可诱发 40% 的 GD 患者产生抗中性粒细胞胞浆抗体（ANCA），而 MMI 罕见引起 ANCA。ANCA 阳性的患者少数表现为血管炎，呈现急性肾功能异常、关节炎、皮肤溃疡、血管炎性皮疹、鼻窦炎、咯血等。停药后多数病例可以恢复。少数严重病例需要大剂量糖皮质激素、环磷酰胺或血液透析治疗。有条件者在使用 PTU 治疗前应检查 ANCA，对长期使用 PTU 治疗者定期监测尿常规和 ANCA。

2. 手术治疗

(1) 适应证：①甲状腺大（≥ 80g），对周围器官有压迫或者胸骨后甲状腺肿大；②不耐受 ATD 治疗且不愿接受 ^{131}I；③证实或者怀疑合并甲状腺恶性肿瘤；④存在无功能或低功能较大结节；⑤合并甲状旁腺功能亢进症需要手术治疗者；⑥在未来 6 个月内计划妊娠；⑦合并中重度活动性 Graves 眼病；⑧若妊娠甲亢药物控制不佳，可于中期行手术治疗。

(2) 手术方式和并发症：一般选择甲状腺全切或次全切手术，甲状腺次全切后的远期甲亢复发率较 ^{131}I 治疗略低。主要并发症有术中和术后出血，全麻导致的并发症，血管、喉返神经损伤及甲状旁腺功能减退导致低钙血症。

3. ^{131}I 治疗　70 多年的临床实践证实，^{131}I 治疗甲亢具有安全有效、治愈时间短、复发率低、费用低廉等优点，可作为治疗甲亢的首选方法之一。^{131}I 治疗后，50%~90% 患者的甲亢将于 3~12 个月缓解，不同研究之间的成功率不尽相同。^{131}I 治疗甲亢目标为达到非甲状腺功能亢进状态，即恢复正常甲状腺功能，或经治疗发生甲减后，通过补充甲状腺激素达到并维持正常甲状腺功能，达到这两种状态之一均为达到治疗目标。

五、^{131}I 治疗 Graves 甲亢

(一) ^{131}I 治疗 Graves 甲亢原理

碘是合成甲状腺激素的原料，甲状腺滤泡上皮细胞通过其基底细胞膜上的钠 / 碘转运体（sodium iodide symporter，NIS）从血液中摄取 ^{131}I，经过氧化物酶氧化并与甲状腺球蛋白耦联，存储在甲状腺滤泡腔内。Graves 甲亢患者甲状腺滤泡细胞增生，碘合成相关蛋白功能和表达数量上调，对 ^{131}I 摄取明显高于正常甲状腺组织。通过 ^{131}I 衰变释放 β^- 粒子产生的电离辐射生物效应使甲状腺萎缩；其平均射程 1mm，能量几乎全部释放在甲状腺组织内，而对甲状腺周围的组织和器官影响较小；同时由于"交叉火力"（cross fire）效应，使甲状腺中心部位接受的辐射剂量大于腺体边缘部位，如给予适当剂量的 ^{131}I，则可利用放射性"切除"部分甲状腺组织而又保留一定量的甲状腺组织，达到治疗目的，使甲状腺功能恢复正常。

(二) 适应证和禁忌证

1. 适应证　Graves 甲亢患者为 ^{131}I 治疗的适应证。^{131}I 治疗尤其适用于下列情况。

(1) ATD 治疗后出现严重药物不良反应，如严重皮肤过敏、肝功能损伤、粒细胞缺乏等。

(2) ATD 治疗效果差或者治疗后复发。

(3) 出现下列合并症：合并甲亢性心脏病，合并白细胞或血小板减少，合并低钾周期性瘫痪，或合并其他严重疾病等。

(4) 计划 6 个月以后怀孕的女性。

(5) 有手术风险疾病者、曾经接受过手术或颈部外照射者。

(6) 儿童和青少年甲亢患者：使用 ^{131}I 安全有效，年龄并不是限制使用 ^{131}I 治疗的因素。5 岁以下的患者应先采用 ATD 治疗，到大于 5 岁以后再考虑是否行 ^{131}I 治疗。但 5 岁以下的患者，当完成一疗程的 ATD 治疗后，疗效差或者复发；或 ATD 治疗不良反应明显，也均可以考虑采用 ^{131}I 治疗。

2. 禁忌证

(1) 绝对禁忌证

1) 妊娠及哺乳期患者。

2) 在未来 6 个月内计划妊娠的女性患者。

3) 巨大甲状腺肿合并明显气道压迫。

(2) 相对禁忌证

1) 活动性中重度 GO 患者，不宜 ^{131}I 治疗，但 ATD 治疗存在风险时也可行 ^{131}I 治疗，需积极进行眼病处理。

2) 甲亢危象，甲亢合并严重的心、肝、肾功能损害，感染等不宜立即行 ^{131}I 治疗，需积极控制内科情况，待病情得到有效改善后进行 ^{131}I 治疗。对甲亢合并甲癌但药物治疗有禁忌的患者，仍可采用 ^{131}I 治疗来控制甲状腺功能。

(三) 治疗前准备

1. 禁碘　含碘食物及药物内的碘化物会抑制甲状腺滤泡细胞对 ^{131}I 的摄取，因此 ^{131}I 治疗前患者应低碘饮食及停用含碘食物、药物和影响碘摄取的药物。药物主要包括 ATD、胺碘酮、含碘的中药、外用含碘消毒液、含碘增强对比剂，食物主要有海带、紫菜等。低碘饮食 2~3 周，使用含碘造影剂后应停用 6~8 周或更长时间，使用胺碘酮后应停用 3~6 个月或更长（表 17-1）。但甲亢患者碘代谢更新快，无需过长等待禁碘时间，可根据甲状腺吸碘率判断是否需要等待更长的时间，特别是无法使用 ATD 药物控制甲状腺功能的患者需要尽快接受 ^{131}I。

表 17-1 降低 RAIU 的含碘食物，药物及推荐停用时间

药物 / 食物	停用时间
水溶性的碘造影剂	肾功能正常，至少 6~8 周
脂溶性的碘造影剂	1~6 个月
甲状腺素片	3~4 周
三碘甲状腺原氨酸	10~14 天
抗甲状腺药物	5~7 天
含碘的营养物质	7~10 天
海带、琼脂、卢格氏液	2~3 周，取决于碘的含量
碘化钾溶液	2~3 周
皮肤用消毒碘	2~3 周
胺碘酮	至少 3~6 个月

2. 详细询问病史 包括临床症状和治疗经过，注意询问是否有药物过敏史，对于女性患者，尤其要询问月经史和生育史。

3. 完善体格检查 主要包括生命体征、意识状态、眼征和活动度评估、甲状腺专科检查，心肺腹查体、下肢水肿与否、双手是否震颤。

4. 完善辅助检查 包括甲状腺功能（TSH、FT_3、FT_4、TGAb、TPOAb、TRAb）、甲状腺显像、甲状腺摄碘率测定、颈部超声、血常规、肝肾功、电解质、心电图、尿常规、大便常规、育龄期妇女需要行妊娠试验。合并眼病时需要检查眼压、眼球突出度测定。

5. 评估疾病严重性 尚无明确的单独指标可以评价甲亢疾病的严重性，临床上要综合评估患者的病情。血清 FT_4、FT_3 和临床症状相关性并不高，但可作为疗效观察的指标之一；心脏评估很重要，特别是老年甲亢患者，需行心房尿钠肽、心电图和 / 或动态心电图、心脏超声检查；甲状腺肿大程度，有无压迫症状；眼病的严重程度。若有其他合并症，如白细胞减低、肝功能受损等，需仔细完整地评估相应的合并症。

6. 充分沟通 与患者充分沟通，使其了解各种治疗方法优缺点、副作用、费用，向患者提供合理方案的建议，由患者选择治疗方法。如患者同意行 ^{131}I 治疗，需重点向患者介绍 ^{131}I 治疗的目标、注意事项、潜在风险、治疗后的辐射防护，并请患者签署 ^{131}I 治疗甲亢知情同意书。

7. 合并症的治疗 ^{131}I 治疗前应对患者主要的合并症给予治疗，主要包括：肝功能受损、粒细胞减少、感染、心衰、心律失常等。房颤患者在使用 β 受体阻滞剂同时，需要评估患者是否需要抗凝治疗。

8. ATD 和 β 受体阻滞剂 治疗前如患者症状明显，激素水平较高（FT_4 水平为正常上限 2~3 倍）可使用 ATD 治疗控制症状后，停用 MMI 2~3 天再行 ^{131}I 治疗，治疗后 3~7 天后可恢复 ATD 治疗。患者如没有禁忌，^{131}I 治疗前可使用 β 受体阻滞剂，减低基础代谢率，减轻心悸、震颤、焦虑和怕热症状，同时改善肌无力、运动耐受的程度。推荐使用普萘洛尔，常规剂量为 20~30mg/d，可以使用直至甲状腺功能恢复正常。

（四）治疗方法和注意事项

1. 治疗剂量的确定 ^{131}I 治疗剂量的确定方法可分为固定剂量法和计算剂量法。尽管许多学者尝试多种方法探索最佳剂量治疗甲亢，目前学界在活度制定方法上仍未取得共识。固定剂量法欧美国家采用较多，在国内学者主张采用第二种方法。剂量估算法需要估算甲状腺重量以及测定吸碘率，临床经常会遇到增加和减少因素并存的情况，甲状腺吸碘率（简称甲吸率）测定的稳定性不一致，并且甲状腺重量估算没有确切标准，影像学检测与手法触诊估算甲状腺重量都有误差。^{131}I 的活度直接影响着甲亢的治疗效果，整体而言，活度的确定主要依据治疗目标、甲状腺重量、考虑常规用量。因此，^{131}I 剂量的制定，更是一个综合权衡的过程。临床实践中不断校正甲状腺估重、甲状腺吸碘率测定等导致的系统误差，建立剂量 - 反应曲线，提高疗效，提高目标实现率。

（1）固定剂量法：该方法简便易行，根据估算的甲状腺重量确定剂量，较小甲状腺（$<30g$）剂量为 185MBq

(5mCi),中等大小甲状腺(30~50g)剂量为370MBq(10mCi),较大甲状腺(50g以上)剂量为555MBq(15mCi),可通过触诊、甲状腺超声或者甲状腺核素扫描估算甲状腺重量。

(2)计算剂量法:根据甲状腺重量和RAIU进行计算。通常每克甲状腺组织的剂量范围为2.59~4.44MBq(70~120μCi)。如以非甲状腺功能亢进状态为治疗目标,则使用的^{131}I剂量应偏高,可明显提高一次治疗成功率,降低复发率;如以恢复正常甲状腺功能为目标,则使用的^{131}I剂量应偏低,可导致一次治疗的成功率低,复发率高,但降低了早发甲状腺功能减退症(甲减)的发生率,计算公式:

$$^{131}\text{I剂量(MBq或μCi)}=\frac{\text{计划量(MBq或μCi/g)}\times\text{甲状腺重量(g)}}{\text{甲状腺最高(或24h)摄}^{131}\text{I率(\%)}}\times 100$$

这一公式是基于有效半衰期为5天的设计,如有效半衰期差异较大,则按照实际有效半衰期计算。

(3)青少年采用^{131}I治疗:推荐每克>5.55MBq(150μCi),目标为摧毁甲状腺,减少癌变风险。

2. ^{131}I活度的修正 多种因素可能影响^{131}I的疗效,所以应根据患者的具体情况对计算的^{131}I剂量进行修正。至于增加或减少活度的具体数量,目前没有统一标准,要根据患者的具体情况详细分析。

(1)增加活度的因素

1)甲状腺较大和/或质地较硬者。

2)年龄大、病程长、ATD治疗不良反应明显、长期ATD治疗效果不佳者。

3)有效半衰期较短者。

4)首次^{131}I治疗疗效差或无效者。

5)伴有甲亢性心脏病、甲亢性肌病、低钾周期性瘫痪等严重合并症者等。

(2)减少活度的因素

1)病程短、甲状腺较小者。

2)未进行任何治疗或术后复发者。

3)经一次^{131}I治疗后疗效明显,但未完全缓解者。

4)有效半衰期较长者。

3. 给药方法 为保证充分吸收,应禁食2h后口服^{131}I,通常采用一次性口服。给药时应认真核对患者信息和服碘剂量。

4. 治疗后注意事项

(1)口服^{131}I后至少禁食2h。

(2)注意休息,避免感染、劳累和精神刺激。

(3)不要按压甲状腺。

(4)服^{131}I后一周内尽量避免与婴幼儿及孕妇密切接触。

(5)治疗后1个月内低碘饮食。

(6)治疗后6个月内应避孕。

(7)告知患者^{131}I治疗后2周左右开始出现疗效,治疗作用可持续6个月,甚至更长时间。

(8)病情严重者,治疗后3~7天继续使用MMI及其他对症、支持治疗。

(9)一般在^{131}I治疗后2~3个月复查,如病情需要可在^{131}I治疗后1年内每1~2个月随访一次。治疗后,不论何时若出现甲减的相关症状,应该及时就诊。应注意TSH早期可能还未上升,但FT_4和或FT_3已低于正常值,此种情况也应诊断为甲状腺功能减退给予甲状腺激素治疗。

(五)辐射防护

建议向所有^{131}I治疗患者提供辐射防护的书面指导材料。多数Graves甲亢单次^{131}I治疗剂量的辐射量低,可采用门诊治疗,少数需要大剂量(>400MBq)^{131}I治疗的Graves甲亢患者,宜采用住院隔离式治疗。^{131}I治疗后2天内应该鼓励患者多饮水、多排尿,保证每日排便以减少对周围人群和自身的辐射剂量。^{131}I治疗出院患者或者门诊甲状腺功能亢进^{131}I治疗患者离开核医学科推荐使用私人交通工具,^{131}I治疗患者居家推荐分床睡眠,与成年家庭成员的期望距离是0.3m,与小于16岁、孕妇、婴儿的家庭成员的期望距离则至少1.8m。患者治疗后的一个月内,尽量减少与儿童和孕妇的近距离接触。育龄期的患者,^{131}I治疗后的6个月内,均需要进行避孕。

(六) 治疗后反应和处理

1. 早期反应 大部分甲亢患者接受 ^{131}I 治疗后无不适反应,部分患者在 ^{131}I 治疗后的几天内可出现乏力、恶心、皮肤瘙痒等症状,建议观察并对症处理。少数患者可因放射性甲状腺炎出现甲状腺肿胀、颈部疼痛病状,可持续数周,必要时可采用非甾体抗炎药治疗,部分患者需用糖皮质激素缓解疼痛。个别患者会出现白细胞降低,心动过速,必要时可采用升高白细胞药物和控制心率药物治疗。部分患者可能会出现突眼和加重。

^{131}I 治疗导致的甲状腺危象很罕见,但一旦发生致死率很高。其表现为高热、大汗、心动过速、呕吐、腹泻、烦躁、焦虑等症状。对甲状腺危象应以预防为主,^{131}I 治疗后,应避免感染、腹泻、较强烈的精神刺激或过度劳累等诱因,对甲亢症状严重者,可先用抗甲状腺药物 MMI 控制症状,停药 2~3 天再行 ^{131}I 治疗,^{131}I 治疗后 3~7 天可继续 MMI 治疗,直到甲状腺功能恢复正常后逐渐减量停药。

如果发生甲状腺危象,应按照以下方法治疗:①去除诱因;②保证足够的热量及液体补充,每日补充液体 3 000~6 000ml;③使用大剂量的硫脲类药物和无机碘,抑制甲状腺激素的合成和分泌,优先使用 PTU,因为 PTU 可阻断外周组织中 T_4 向 T_3 转换,首剂为 600mg,口服或胃管注入,之后可 200mg,每 8h 一次;也可以 MMI,首剂 60mg,之后 20mg,每 8h 一次;使用抗甲状腺药物之后 1h 使用碘剂,复方碘溶液(Lugol 氏液)5 滴,每 6h 一次;④糖皮质激素(地塞米松 2mg 或氢化可的松 50~100mg 静脉滴注,每 6~8h 一次);⑤ β 受体阻滞剂(首选普萘洛尔,20~40mg,每 6h 一次)和抗交感神经药物(如利血平、胍乙啶等),减少体内儿茶酚胺的数量并阻断其作用;⑥其他治疗:物理降温、给氧、纠正电解质紊乱及调节酸碱平衡、控制感染、营养支持、呼吸支持及重症监护等。经上述治疗后如病情在 1~2 天内明显改善,一周内恢复者可将碘剂及糖皮质激素逐渐减量直至停药;如果效果不满意者,可采用血浆置换、腹膜透析等。

2. ^{131}I 治疗甲亢后出现甲减的认识和治疗 甲亢治愈后出现甲状腺功能减退(甲减)是疾病过程中的一种自然转归,临床研究表明使用 ATD 或外科手术治疗甲亢患者,经治愈后也可能发生甲减,甚至未经任何治疗的患者也可出现甲减。甲亢治愈后甲减的发生是不可预测、不可避免的。因此,^{131}I 治疗甲亢后出现的甲减不是 ^{131}I 治疗的并发症,而是疾病过程的转归,其发生与患者对射线的个体敏感性差异和其自身免疫功能紊乱有一定关系,目前不能有效地预防。

患者在服 ^{131}I 后 1 年内出现的甲减,称早发甲减,治疗后 1 年以后发生的甲减称晚发甲减。如果使用较低剂量 ^{131}I 治疗,仅能降低早发甲减的发生率,而且是以降低一次性治愈率为代价,晚发甲减的发生与 ^{131}I 使用剂量无关,一般情况下,每年以 2%~3% 的比例增加。甲减能通过补充甲状腺激素获得理想的控制,早发甲减、晚发甲减都应及时给予甲状腺激素制剂治疗,部分患者的甲状腺功能可能恢复,部分患者需长期甚至终身使用甲状腺激素替代治疗。亚临床甲减患者的治疗需依据患者的 TSH 值、是否有甲减症状、TPOAb、患者年龄、是否合并妊娠、甲状腺是否有结节实行个体化治疗。

^{131}I 治疗后需定期复查甲状腺功能,有条件可每个月复查,避免出现明显甲减才开始给予甲状腺激素补充治疗。部分患者 ^{131}I 治疗后甲状腺功能甲状腺激素水平低于正常范围,但 TSH 没有升高甚至低于正常,也应考虑甲减。对接受 ^{131}I 治疗的患者应进行甲减知识的宣教,定期到医院监测甲状腺功能,出现甲减后可用左甲状腺素钠或甲状腺片进行替代治疗,使甲状腺激素水平维持正常,在替代治疗期间应坚持定期随访复查。不推荐单独应用 L-T_3 作为甲减的替代治疗药物,不推荐干甲状腺片作为甲减的首选替代治疗药物。甲减的个体化替代治疗方案应根据患者病情、年龄、体重和心脏功能状态制定。^{131}I 治疗后甲减所需要的 L-T_4 和甲癌术后有所不同,可低剂量逐渐递增。L-T_4 服药方法首选每日晨起空腹服药一次,至少 0.5h 后进食,或者采用晚上睡前服用(睡前 3h 不进食),与其他药物服用间隔应在 4h 以上。补充甲状腺激素后,初期每间隔 4~6 周测定血清 TSH 和 FT_4,根据 TSH 和 FT_4 水平调整 L-T_4 剂量,直至达到治疗目标后维持治疗剂量。治疗达标后,至少需要每 6~12 个月复查。甲减患者的甲状腺功能变化可能和患者服药方式、依从性、合并用药、季节性、应激压力和体重有关。

(七) Graves 眼病的评估和治疗

GO 是与 Graves 病相关的炎性眼病,大多数(90%)GO 与 GD 同时发生或发生于 GD 之后。GO 又被称为甲状腺相关眼病(thyroid associated orbitopathy,TAO)或甲状腺眼病。大约 1/3 的 GD 患者伴有 GO,多数程度较轻,约 5% 的患者为中重度。GO 常见的治疗方法包括局部治疗、激素治疗、眼眶放疗、外科手术治疗,目的是阻止疾病的进展与恶化。GO 的治疗不仅仅是改善患者的临床症状,还包括患者生活质量、精神因素的改善。GO 患者是否需要治疗以及采取何种治疗方法需要根据临床活动性和严重度性评估结果。

1. 活动度与严重性评估　活动度评估采用 CAS（clinical activity score）评分，严重程度评估通常使用欧洲 Graves 眼病协作组 EUGOGO 评估标准。

活动性评分主要包括：自发球后疼痛、眼球活动时疼痛、眼睑充血、眼睑水肿、结膜充血、结膜水肿、泪阜水肿。每项 1 分，一共 7 分，评分≥ 3 分为活动性，<3 分为非活动性。2016 年欧洲甲状腺协会 / 欧洲格雷夫斯眼病专家组将 GO 严重性分为轻度、中重度和极重度，具体标准（表 17-2）。

表 17-2　GO 严重程度分级

	轻度	中重度	极重度
标准	具备以下 1 项及以上：眼睑回缩 <2mm，轻度软组织损害，眼球突出 < 相同族群和性别正常上限的 3mm，无复视或间歇性复视，角膜暴露对于润滑性眼药水有效	通常有 2 种以上表现：眼睑退缩≥ 2mm，中度或重度软组织受累，眼球突出或≥ 3mm，稳定或间歇性复视	视神经病变和 / 或角膜溃疡

2. GO 的治疗　甲亢或甲减都会影响 GO 的病程，因此 GO 治疗的首要任务是快速恢复并维持甲状腺功能在正常状态。吸烟是 GO 的危险因素，因此 GO 患者需要戒烟。评估眼部状况并使用人工泪液，如角膜暴露需要使用高级别保护，包括凝胶或油膏。非活动性 GO 不需要特殊治疗，大多数轻度活动性 GO 患者仅需随访观察，一般呈自限性，不需要特别的辅助治疗。欧洲 Graves 眼病专家组眼病指南指出病程短的轻度活动性 GO 患者，特别是硒缺乏地区，推荐使用硒酵母片。中重度活动性 GO 患者首选大剂量静脉糖皮质激素（GCs）治疗。除此以外，可行眼眶局部注射曲安奈德，眼眶放疗；生长抑素、抗 CD20 单克隆抗体、胰岛素生长因子受体抗体可作为一线治疗失败后的尝试治疗。中重度非活动性 GO 应考虑康复治疗，眼眶减压术、斜视矫正术、眼睑延长术和眶周整容术均应列入考虑范围。

3. ^{131}I 治疗后 GO 的防治　^{131}I 治疗后 8%~30% 患者可能出现 GO 或 GO 加重，须告知患者相关风险，并签署知情同意书。甲状腺功能长期异常、甲亢症状反复发作，是导致 GO 恶化的主要因素；吸烟也可诱发或加重 GO。

对于甲亢 ^{131}I 治疗后 GO，尤其是突眼的防治问题，可采用这样的方案：① ^{131}I 治疗前无 GO 或 GO 为非活动性，治疗后注意随访，若出现甲减及时采用甲状腺激素替代治疗，若出现 GO 或 GO 加重，应根据严重程度使用糖皮质激素等综合治疗；② ^{131}I 治疗前合并轻度活动性 GO 者，不管是否有危险因素，建议常规使用糖皮质激素治疗，治疗后 1~3 天开始使用强的松，对于有危险因素者可给予 0.3~0.5mg/（kg·d），对于无危险因素者，可给予 0.2mg/（kg·d），持续 6~8 周，起效后逐渐减至维持量，疗程不少于 3 个月；③合并中重度活动性 GO 患者，不建议 ^{131}I 治疗，应首选手术或者 ATD 治疗，如无法进行手术或 ATD 治疗而需采用 ^{131}I 治疗时，联合口服泼尼松（30~60mg/d）、眼眶局部注射曲安奈德和 / 或眼眶放疗，根据眼病病变调整激素用量；④ ^{131}I 治疗后定期检测甲状腺功能，出现甲低尽快采用 L-T_4 替代治疗；⑤出现新的突眼或原突眼加重者的治疗同前。

其他 ^{131}I 治疗后的常见反应、病理生理、症状和推荐治疗方法见表 17-3。

表 17-3　^{131}I 治疗后的常见反应、病理生理、症状和推荐治疗

常见反应	出现时间	病理生理	症状	治疗
甲状腺肿胀	早期	辐射产生的炎症反应	甲状腺疼痛及肿胀、甲状腺较大时可产生呼吸困难	一般可自行缓解，可使用非甾体抗炎药，糖皮质激素也可缓解症状
放射性甲状腺炎和治疗后甲状腺毒症	早期	一过性的 FT_3 和 FT_4 升高	甲亢症状的加剧；甲状腺危象（极少）	正确选择碘治疗时机；β 受体阻滞剂；碘治疗前后使用 ATD；甲状腺危象需进一步治疗
放射性腮腺炎	早期 / 晚期	腮腺表达 NIS 蛋白摄碘	肿胀、疼痛、口干、味觉异常	治疗后 24h 使用酸刺激
免疫改变	早期	滤泡细胞破坏，抗原释放，进而 TRAb 升高	短暂的 TRAb 升高	治疗前 ATD 治疗

续表

常见反应	出现时间	病理生理	症状	治疗
一过性或永久性的甲减	晚期	一过性甲减：病因不明。永久甲减：辐射导致的永久甲状腺滤泡破坏	一过性甲减一般没有明显的症状及体征；永久甲减具有典型甲减的症状和体征	一过性的甲减几个月后可以自行恢复；永久性的甲减需要 L-T_4 替代治疗
甲状腺相关眼病	晚期	细胞因子释放所致的B细胞和巨噬细胞激活	甲状腺眼病的加重	请参考本节“GO的治疗”相关内容
肿瘤	晚期	甲状腺、骨髓、膀胱受到辐射	碘治疗甲状腺良性疾病后，肿瘤发病率目前无大样本数据参考	目前无相关证据证明碘治疗后易增加恶性肿瘤风险，限制剂量及患者教育可以降低风险
致畸和性腺功能	晚期	性腺细胞受到辐射	不会增加不孕、流产、死产、新生儿死亡率、先天性缺陷	孕期禁忌碘治疗；碘治疗前查hCG；碘治疗后6个月内避孕

（八）治疗后的随访和疗效评价

1. 治疗后随访　在治疗后1~2个月开始复查甲状腺功能（T_3、FT_4、TSH）、血常规、肝肾功能、甲状腺超声，在治疗后6个月内复查间隔为4~6周，或者直到出现甲低。重症甲亢、有合并症者，临床表现变化较大者，应根据需要密切随访相关指标及症状体征变化。

2. 疗效评价

（1）治愈：治疗后随访半年以上，患者达到非甲状腺功能亢进状态，即甲状腺功能恢复正常或经治疗发生甲减后，通过补充甲状腺激素达到并维持甲状腺功能正常水平的机体状态。

（2）缓解：患者的症状和体征部分消失，甲状腺激素水平降低，但未完全恢复正常。

（3）治疗无效：患者的症状和体征未得到缓解或反而加重，甲状腺激素水平未见减低。

（4）复发：治疗达到治愈标准之后，再次出现甲状腺激素水平升高，伴或不伴甲亢症状和体征。

3. 再次 ^{131}I 治疗　^{131}I 治疗后随访6个月，如果未达到治愈，可再次 ^{131}I 治疗，对于症状较重而治疗3个月病情仍然较重者可以缩短间隔时间。对于治疗后TSH持续处于抑制状态但 FT_3、FT_4 正常患者可继续观察，待出现复发可再行 ^{131}I 治疗。

六、毒性多结节性甲状腺肿和自主高功能腺瘤的 ^{131}I 治疗

1. 毒性多结节性甲状腺肿和自主高功能腺瘤治疗方法选择　TMNG或TA患者根治性治疗可以采用手术治疗或者 ^{131}I，对于手术并发症风险大、预期寿命短和6个月内计划怀孕和不愿意选择 ^{131}I 和手术治疗的患者也可采用长期MMI治疗控制甲状腺毒症。医师应告知患者每一种治疗方法的优缺点、风险、治疗费用，并根据每个患者的情况和意愿给出最佳治疗方案建议，由患者最终选择治疗方案。对于核素甲状腺显像上结节呈热区而结节周边组织被广泛抑制者适合 ^{131}I 治疗，若患者的TSH正常或者升高，应避免采用 ^{131}I 治疗。

2. ^{131}I 治疗 TMNG 及 TA 原理　当给予患者治疗剂量的 ^{131}I 时，自主功能性结节摄取大量 ^{131}I，^{131}I 发出的β射线发挥治疗作用；被抑制的正常甲状腺组织不摄取或极少量摄取 ^{131}I，所以接受的辐射剂量很小，不被损害或损害较小。

3. 禁忌证　妊娠和哺乳期患者；6个月内计划妊娠的女性；临床上不适于采用甲状腺激素作为 ^{131}I 治疗前后辅助用药的患者；自主功能性结节摄 ^{131}I 率过低的患者。

4. 治疗方法

（1）治疗前准备及治疗后注意事项：为减少正常甲状腺对 ^{131}I 摄取，当甲状腺显像“热结节”周围甲状腺组织抑制不明显时，应当用外源性甲状腺激素抑制其 ^{131}I 摄取，T_3 25μg每日3次，共7天；或甲状腺素50~100μg，每日3次，连续7天，但应观察患者甲状腺激素治疗后临床症状，老年、合并并发症特别是心律失常患者慎用。由于 ^{131}I 治疗后有可能短期内加重甲亢的症状，因此即使无临床症状也建议常规使用β受体阻滞剂（尤其是老年患者和有合并症患者），对于治疗后有可能甲亢症状加重的老年患者和有合并症患者，可以先用MMI控制症状后停用2~3天再用 ^{131}I 治疗，治疗后3~7天可以继续MMI治疗。对于虽然功能自主结

节为恶性的概率低，但报道有 6% 的患者为恶性，治疗前进行常规彩超检查，必要时进行细针穿刺活检。其他治疗前准备及治疗后注意事项同 ^{131}I 治疗 Graves 甲亢相似。

(2) 给药方法：活度制定方法。

1) 标准法：大部分学者认为，由于结节重量不易估算，尤其是多发的毒性甲状腺结节。结节外甲状腺组织处于抑制状态，可一次性给予 ^{131}I 555~1 110MBq(15~30mCi)，并参考有效半衰期、^{131}I 摄取率及患者的其他情况酌情增减。

2) 计算法：根据结节重量、^{131}I 摄取率和有效半衰期进行计算，使每克结节组织的吸收剂量达 200~300Gy。

$$^{131}\text{I 剂量(kBq)}=\frac{\text{cGy/g}\times\text{结节重量(g)}\times 247}{T_{\text{eff}}\text{(天)}\times{}^{131}\text{I 摄取率(\%)}}$$

结节重量(g)=4/3π·X·Y^2；X=1/2 结节长径；Y=1/2 结节短径

5. 治疗后随访及疗效评价　在治疗后 1~2 个月开始复查甲状腺功能(FT_3、FT_4、TSH)、血常规、肝肾功能、甲状腺超声，在治疗后 6 个月内复查间隔为 4~6 周，或直到出现甲低。TMNG 患者 RAI 治疗后若出现颈部肿胀、呼吸困难及喘鸣音，应该仔细评估和检测，必要时采用糖皮质激素治疗。结节可在治疗后 2~3 个月逐渐缩小，甲亢的症状和体征也随之逐渐改善。3~4 个月后甲状腺显像可见热结节消失，被抑制的结节外甲状腺组织功能恢复；或结节变小，周围甲状腺组织功能未完全恢复，这时可严密观察，如 6 个月后还未痊愈者，结合临床症状、体征及相关的实验检查结果，可考虑进行再次 ^{131}I 治疗，最短治疗间隔时间为 3 个月。

七、基于病例的实战演练

【病例 1】

(1) 病史摘要：患者，男，52 岁，因怕热、心悸 3 个月以上，双下肢无力 1h 就诊。3 个月前患者感怕热、多汗、心悸、情绪易激动，无畏光、流泪、复视、斜视及视力下降等。饭量无增加，大小便正常，体重无明显变化。1h 前下蹲后出现双下肢无力，不能站立，伴肌肉酸痛，入我院急诊科。既往史：曾出现下肢无力两次，休息后自行恢复，未予重视。查体：体温 36.5℃，脉搏 90 次 /min，呼吸 20 次 /min，血压 126/80mmHg；眼睑充血，结膜无充血、水肿，双眼轻度突出，眼睑闭合全；甲状腺Ⅲ°肿大，质中，未扪及结节；双肺呼吸音清，心率 90 次 /min，律齐，未闻及杂音；腹软，无压痛，反跳痛，双上肢肌力 4 级，双下肢肌力 1 级，双下肢不肿。患者有吸烟史 20 年。

(2) 初步诊断：甲亢。

(3) 完善辅助检查结果，结果如下。血常规未见异常，甲状腺功能 TSH <0.005mIU/L(0.3~4.5)，FT_3 26.96pmol/L(1.86~6.44)，FT_4 69.75pmol/L(12.0~22.0)，TPOAb 30IU/ml(<60)，TGAb 27.2IU/ml(<115)，TG 4.09ng/ml(1.4~78)，TRAb 30IU/L(<3)。肝肾功未见异常，电解质：钾 2.73mmol/L(3.5~5.3)，镁 0.64mmol/L(0.67~1.04)。小便常规未见明显异常；心电图：窦性心律 T 波低平。甲状腺彩超：甲状腺右侧叶前后径约 20mm，上下径约 78mm，左右径约 25mm；左侧叶前后径约 20mm，上下径约 65mm，左右径约 24mm；峡部厚约 3mm。甲状腺回声欠均匀，未见确切占位。双侧颈部未见异常淋巴结。甲状腺摄碘功能测定：3h 吸碘率 45.6%，24h 吸碘率 73.8%。甲状腺核素显像如图 17-1 所示。

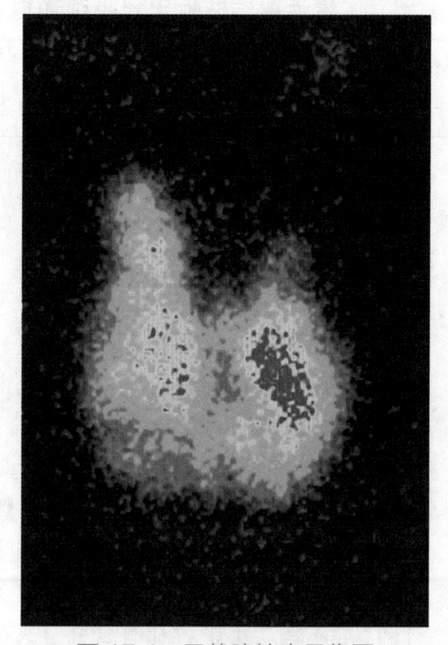
图 17-1　甲状腺核素显像图

(4) 临床诊断：Graves 甲亢；低钾周期性瘫痪；Graves 眼病。

(5) 诊断依据：具有高代谢症状，甲状腺弥漫性肿大(触诊和超声证实)；血清甲状腺激素水平增高，TSH 降低；甲状腺 TSH 受体抗体(TRAb 或 TSAb)阳性；反复肌力下降病史，查体四肢肌力减低，下肢为重，血钾降低(低钾周期性瘫痪)；在甲亢基础上出现眼病体征(Graves 眼病)。

(6) 鉴别诊断

1) 桥本氏甲状腺炎：桥本氏甲状腺炎可有一过性甲状腺激素增高，甲状腺吸碘率也可能升高，该患者 TGAb 和 TPOAb 均不高，不支持桥甲炎。

2）重症肌无力：重症肌无力临床主要表现为部分或全身骨骼肌无力和易疲劳，活动后症状加重，经休息后症状减轻，也有晨轻暮重特点，主要先表现为小肌群受累，如眼睑下、咀嚼无力、吞咽困难，然后是大肌群受累，可伴有胸腺增生或胸腺瘤，一般无低钾表现。

3）TMNG：本例甲状腺显像提示放射性分布不均匀，左叶中心部放射性分布较右叶高，但甲状腺彩超未发现甲状腺结节，TRAb 阳性，不支持甲状腺高功能腺瘤。

（7）治疗

1）低钾治疗：补钾治疗，避免大量饮酒、饱食、进食大量甜食。

2）甲亢治疗：该患者无禁忌证，可以采用 ^{131}I 治疗、ATD 药物治疗或手术治疗中任何一种治疗。

3）GO 处理：减少不良因素刺激，如戒烟、避免二手烟和强光刺激，该患者为轻度非活动性 GO，但有吸烟高危因素，如选择 ^{131}I 治疗，可考虑小剂量糖皮质激素预防 GO 加重。

【病例 2】

（1）病史摘要：患者，女，47 岁，因劳力性心悸、气促 1 年余，加重 3 个月余入院。患者于入院前 1 年一般体力活动后出现心悸、气促，夜间喜高枕卧位，无胸痛、胸闷，无多食、易饥，无进行性消瘦，无眼球外突、眼胀、眼痛、复视、视力下降等。3 个月前，患者活动耐力明显下降，水平步行 500m 即感心悸、乏力、气促，伴腹胀、少尿及双下肢水肿。患者无咳嗽、咳痰，无呕心、呕吐等不适。门诊给予复代文、倍他乐克等治疗后，上述症状无明显缓解，并进行性加重，穿衣、吃饭等活动后即感乏力、气促，入院治疗。患者既往体健，既往史及家族史无特殊。

查体：体温 36.3℃，脉搏 120 次 /min，呼吸 18 次 /min，血压 90/70mmHg。神志清楚，查体合作。巩膜轻度黄染，颈部浅表淋巴结未及肿大。突眼（-），咽部无充血，扁桃体未见肿大。甲状腺右叶扪及一包块，质中，活动，无压痛，杂音（-），震颤（-），颈静脉怒张。心率 120 次 /min，心界向左下扩大，心律不齐、二尖瓣区闻及 4/6 级收缩期吹风样杂音。双肺及腹部查体阴性。手颤（+），双下肢重度凹陷性水肿。

实验室检查：血常规未见异常。甲状腺功能：TSH<0.005mIU/L（0.27~4.2），FT_3 14.36pmol/L（3.6~7.5），FT_4 32.93pmol/L（12~22），TgAb 11.51IU/ml（<115），TPOAb 9.22IU/ml（<34），TRAb <0.3IU/L（≤ 3）；proBNP 9 378pg/ml（0~153）；凝血常规：凝血酶原时间 22.7s（9.6~12.8），国际标准化比值 2.43（0.88~1.15），活化部分凝血活酶时间 35.2s（20~40）。肝功能：总胆红素 79.8μmol/L（5~28），直接胆红素 72.4μmol/L（≤ 8.8），白蛋白 34.8g/L（40~55），其余指标均未见明显异常。肾功能未见明显异常。心电图：快室率心房颤动。甲状腺摄碘功能测定：3h 吸碘率 11.2%、24h 吸碘率 43.7%。甲状腺彩超：甲状腺右侧叶见大小 33mm × 18mm × 18mm 囊实混合回声团块，边界清晰、形态规则，周边见血流信号环绕；左侧叶及峡部未见占位（图 17-2 A 和 B）。$^{99m}TcO_4^-$ SPECT 甲状腺显像：甲状腺右侧叶结节区明显放射性摄取，而左侧叶很浅淡放射性显影（图 17-2 C）。胸部 CT：双侧胸腔积液、双下肺感染、心脏增大。心脏彩超：风湿性心脏病、左房增大、二尖瓣轻度狭窄伴中度反流、主动脉瓣轻度反流、心包少量积液、左室收缩功能正常（65%）。

（2）诊断

1）甲状腺功能亢进症、甲状腺右叶高功能腺瘤。

2）慢性风湿性心脏病、二尖瓣狭窄（轻度）伴反流（中度）主动脉瓣反流（轻度）、心脏增大、心房纤颤、心功能Ⅳ级。

3）肺部感染，胸腔积液。

4）肝功能异常、胆囊结石。

5）腹腔积液。

（3）治疗：患者甲状腺功能亢进，通过彩超、甲状腺显像、TRAb 测定判断为自主高功能腺瘤。自主高功能腺瘤 / 毒性结节性甲状腺肿治疗方法包括手术、^{131}I 和抗甲状腺药物（ATD）三种。手术最为彻底，但该患者因合并严重的合并症，手术风险大；且患者合并肝脏损害，ATD 药物治疗有可能加重肝损伤；所以患者选择 ^{131}I 治疗相对安全。而 ^{131}I 治疗后早期甲状腺激素水平升高，可能加重心律失常、心力衰竭，因此在 ^{131}I 治疗前，采用 β 受体阻滞剂和洋地黄类药物控制心室率，β 受体阻滞剂、利尿剂和醛固酮受体拮抗剂控制心力衰竭，并给予抗感染、保肝等对症治疗，患者病情相对平稳后进行 ^{131}I 治疗。而 ^{131}I 治疗则以甲减为目的，所以在计算剂量的基础上增加到 15mCi，^{131}I 治疗后密切关注病情变化，继续控制心室率、纠正心力衰竭等对症治疗。

（4）治疗疗效：图 17-2 D 为 ^{131}I 治疗后的 $^{99m}TcO_4^-$ 甲状腺显像图像，显示右侧叶原结节区显像剂分布较治疗前明显减低，可见双侧甲状腺组织显影，提示甲亢得到改善，治疗有效。

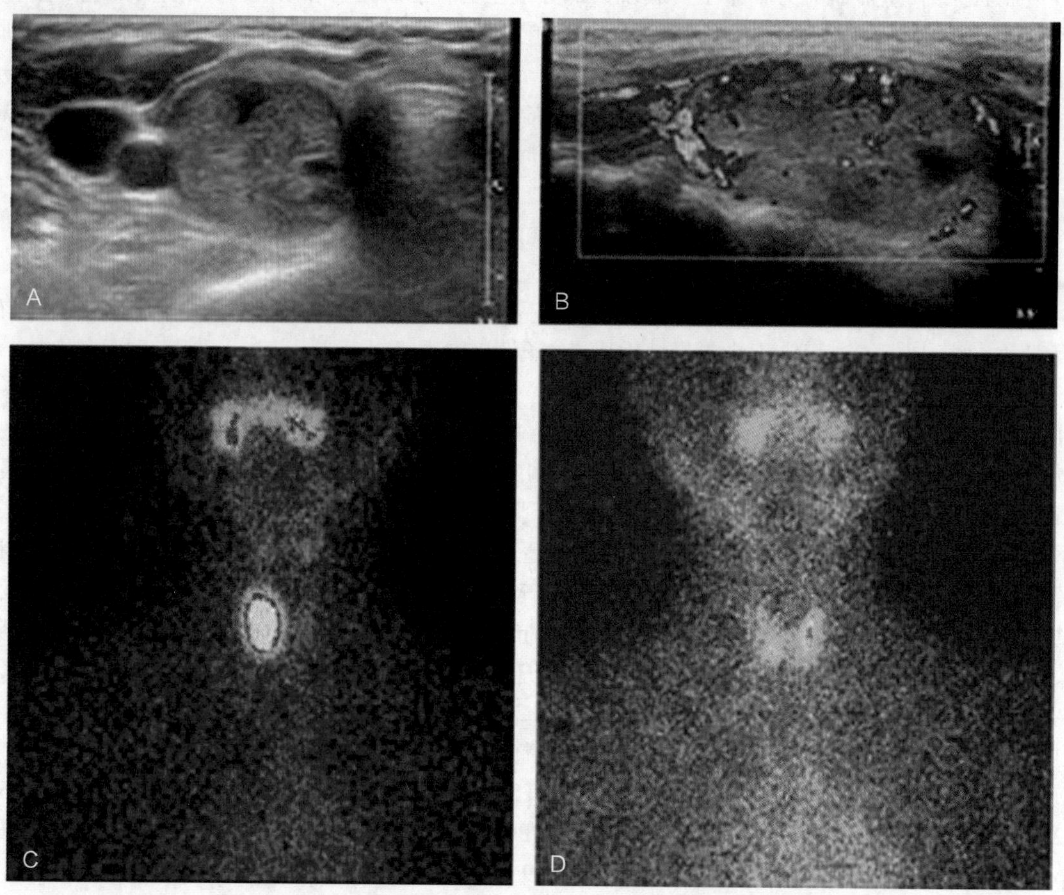

图 17-2 甲状腺超声和 $^{99m}TcO_4^-$ SPECT 甲状腺显像图

（A 彩超示甲状腺右侧叶查见大小约 33mm×18mm×18mm 囊实混合回声团块；B 超声示结节边界清、形态规则，周边见血流信号环绕；C $^{99m}TcO_4^-$ 甲状腺显像示甲状腺右侧叶结节区明显放射性摄取，而左侧叶很浅淡放射性显影；D ^{131}I 治疗后复查 $^{99m}TcO_4^-$ 甲状腺显像示右侧叶结节区放射性较治疗前明显减低，可见双侧甲状腺组织显影）

（田 蓉）

第二节 ^{131}I 治疗分化型甲状腺癌

甲状腺癌是头颈部和内分泌系统最常见的恶性肿瘤，约占全身恶性肿瘤的 1.1%，其发病率已列恶性肿瘤前 10 位，且在世界范围内呈逐年上升趋势。甲状腺癌可分为多种类型，以分化型甲状腺癌（differentiated thyroid cancer，DTC）最为常见，约占甲状腺癌的 90%。

绝大部分 DTC 表达钠碘转运体（NIS）具备摄碘能力，因此，^{131}I 治疗成为 DTC 患者甲状腺全切 / 近全切除术后的重要辅助治疗手段之一。摄碘性病灶对 ^{131}I 治疗有较好疗效反应，^{131}I 治疗可显著降低 DTC 患者复发、转移和死亡风险，明显提高其 5 年和 10 年生存率。

一、^{131}I 治疗分化型甲状腺癌前评估

DTC 的术后分期和复发危险度分层有助于预测患者的预后，指导术后决策 ^{131}I 和 TSH 抑制等个体化治疗和随访方案，以期降低复发率和死亡率，便于医师间交流。

（一）DTC 术后 TNM 分期

目前最常使用的 DTC 术后分层系统是美国癌症联合委员会（American Joint Committee on Cancer，AJCC）与国际抗癌联盟（Union for International Cancer Control，UICC）联合制定的 TNM 分期，第 8 版分期（表 17-4）以最新科学研究为证据，在第 7 版的基础上进行了更加合理的补充和调整，将 DTC 分期的诊断年龄切点值从

45 岁放宽至 55 岁；重新定义了 T_3 分期；将Ⅶ区淋巴结转移从侧方淋巴结转移（N_{1b}）更改为中央区淋巴结转移（N_{1a}），为临床决策和预后判断（尤其是死亡风险）提供了更为精准的参考依据。

表 17-4　分化型甲状腺癌 TNM 分期（第 8 版）

基础指标	定义	分期	不同年龄的分期标准	
			<55 岁	≥ 55 岁
T_X	原发肿瘤无法评估			
T_0	无原发肿瘤证据			
T_1	肿瘤最大直径≤ 2cm，局限于甲状腺内	Ⅰ期	任何 T，任何 N，M_0	$T_1N_{0/X}M_0$ $T_2N_{0/X}M_0$
T_{1a}	肿瘤最大直径≤ 1cm，局限于甲状腺内			
T_{1b}	肿瘤最大直径 >1cm 但≤ 2cm，局限于甲状腺内			$T_1N_1M_0$
T_2	肿瘤最大直径 >2cm 但≤ 4cm，局限于甲状腺内			$T_2N_1M_0$
T_3	肿瘤最大直径 >4cm 且局限于甲状腺内，或肉眼可见甲状腺外侵犯仅累及带状肌	Ⅱ期	任何 T，任何 N，M_1	$T_3N_0M_0$
T_{3a}	肿瘤最大直径 >4cm，局限在甲状腺内			$T_3N_1M_0$
T_{3b}	任何大小肿瘤，伴肉眼可见甲状腺外侵犯仅累及带状肌（包括胸骨舌骨肌、胸骨甲状肌、甲状舌骨肌、肩胛舌骨肌）			
T_4	肉眼可见甲状腺外侵犯超出带状肌	Ⅲ期	无	$T_{4a}N_0M_0$
T_{4a}	任何大小的肿瘤，伴肉眼可见甲状腺外侵犯累及皮下软组织、喉、气管、食管或喉返神经			$T_{4a}N_1M_0$
T_{4b}	任何大小的肿瘤，伴肉眼可见甲状腺外侵犯累及椎前筋膜，或包绕颈动脉或纵隔血管	ⅣA 期	无	$T_{4b}N_0M_0$ $T_{4b}N_1M_0$
N_X	区域淋巴结无法评估			
N_0	无淋巴结转移证据			
N_{0a}	一个或更多细胞学或组织学确诊的良性淋巴结			
N_{0b}	无区域淋巴结转移的放射学或临床证据			
N_1	区域淋巴结转移	ⅣB 期	无	任何 T， 任何 N， M_1
N_{1a}	Ⅵ和Ⅶ区淋巴结转移（气管前、气管旁、喉旁 /Delphian、上纵隔淋巴结），可为单侧或双侧病变			
N_{1b}	转移至单侧、双侧，或对侧颈侧淋巴结（Ⅰ、Ⅱ、Ⅲ、Ⅳ、Ⅴ区）或咽后淋巴结			
M_0	无远处转移			
M_1	远处转移			

（二）复发危险度分层

DTC 发病率逐年升高，复发率最高可达 60% 以上，但其死亡率仅约 0.5/10 万，且始终无明显变化，因此，对 DTC 患者的术后评估更侧重于其复发风险。2009 年美国甲状腺学会（American Thyroid Association，ATA）指南中依据肿瘤大小、淋巴结转移特征、血管侵犯程度及分子病理特征等将 DTC 复发危险度分为低危、中危、高危，为临床决策起到了重要的指导意义，我国 2014 版《^{131}I 治疗甲状腺癌指南》的术后复发风险分层在 2009 版 ATA 指南基础上，将 *BRAF* 基因突变纳入中危分层，并在高危分层中对 ^{131}I 治疗前刺激性 Tg 可疑增高作了进一步界定。2015 版 ATA 指南对其又进行了更新（表 17-5）。

表 17-5　分化型甲状腺癌复发危险度分层（以下简称“2015 版 ATA 指南”）

复发危险度分层	符合条件
低危	符合以下全部条件者： ——无局部或远处转移 ——所有肉眼可见的肿瘤均被彻底清除 ——肿瘤没有侵犯周围组织 ——肿瘤不是侵袭性组织学亚型（如高细胞型、柱状细胞型、实性亚型，弥漫硬化型、低分化型等），并且无血管侵犯 ——如果该患者清甲后行 ^{131}I 全身显像，甲状腺床外没有发现异常放射性碘摄取 ——临床未发现有淋巴结转移，或病理检查发现≤ 5 个淋巴结微转移（最大径 <0.2cm） ——局限于甲状腺内的 FV-PTC ——局限于甲状腺内、单灶或多灶的 PTMC（包括伴有 $BRAF^{V600E}$ 基因突变） ——局限于甲状腺内、伴有包膜侵犯的高分化 FTC，伴或不伴微血管侵犯（<4 个病灶）
中危	符合以下任何条件之一者： ——初次手术病理检查可在镜下发现肿瘤有甲状腺周围软组织侵犯 ——有颈部淋巴结转移或清甲后行 ^{131}I 全身显像，发现有甲状腺床外异常放射性碘摄取 ——肿瘤为侵袭性组织学亚型（如高细胞型、柱状细胞型、实性亚型，弥漫硬化型、低分化型等），或有血管侵犯 ——临床发现淋巴结转移或病理检查发现 >5 个淋巴结转移，所有转移淋巴结最大径 <3cm ——局限于甲状腺内的 PTC，原发肿瘤大小在 1~4cm 之间，$BRAF^{V600E}$ 突变 ——多发的 PTMC 伴甲状腺外侵犯和 $BRAF^{V600E}$ 突变
高危	符合以下任何条件之一者： ——肉眼可见肿瘤侵犯周围组织或器官 ——肿瘤未能完全切除，术中有残留 ——伴有远处转移 ——全甲状腺切除术后，血清 Tg 水平仍较高 ——病理检查发现淋巴结转移，且任一转移淋巴结最大径≥ 3cm ——FTC 伴有广泛血管侵犯（>4 个病灶）

注：PTC，papillary thyroid cancer 甲状腺乳头状癌；FV-PTC，follicular variant of papillary thyroid cancer，甲状腺乳头状癌滤泡亚型；PTMC，papillary thyroid microcarcinoma，甲状腺微小乳头状癌；FTC，follicular thyroid cancer 甲状腺滤泡癌。

^{131}I 治疗决策中，TNM 分期及术后复发风险分层是主要基于围手术期获得的临床资料进行的单点静态评估，未能充分反映出手术等治疗干预对患者预后的影响，因此 ^{131}I 治疗前还需完善相关血清学（如 Tg、TgAb、TSH 等）和影像学［颈部超声、诊断性 ^{131}I 全身显像（diagnostic whole body scan，Dx-WBS）等］检查，旨在评价手术等治疗干预对患者预后的影响，实时动态评估患者的复发风险及预后，明确 ^{131}I 治疗指征、目标和患者的可能获益。

如 ^{131}I 治疗目的仅为清甲，动态评估未发现残余甲状腺组织（除外稳定碘负荷影响），可直接过渡至 TSH 抑制治疗；对于原发灶较小（≤ 1cm），不伴有周围组织的明显侵犯、淋巴结转移、远处转移及其他侵袭性特征者可不行 ^{131}I 治疗；但甲状腺全切术后的患者，为除外残余甲状腺组织分泌 Tg 及 WBS 图像浓聚 ^{131}I 的干扰、简化随诊检查内容可行清甲治疗；对于血清学 Tg 无可疑增高、影像学评估未发现残存、复发和转移灶，可判断治疗目的为清甲；若动态评估中发现残存复发或转移病灶，如 Dx-WBS 显像上提示肺部弥漫放射性摄取增高，治疗目的则为清灶治疗。

二、不同复发风险患者的 ^{131}I 治疗目标及其获益

^{131}I 治疗可显著降低 DTC 患者的复发和死亡风险，但并非所有 DTC 患者均可从中获益。对于不同危险

分层的患者，^{131}I 治疗的目标及相关获益存在差异（表 17-6）。

表 17-6　不同复发危险分层的患者经 ^{131}I 治疗的获益

治疗目标	ATA 复发风险分层	患者获益
清甲治疗：清除甲状腺全切或近全切手术残留的甲状腺组织。^{131}I 剂量一般为 30mCi	低危	^{131}I 治疗对肿瘤最大径≤ 1cm、无其他高危因素存在的低危患者，在提高患者的肿瘤特异性生存期或无病生存期、降低复发率方面无明显获益，此类患者可不行 ^{131}I 治疗。若考虑到便于随诊，监测病情进展，可行清甲治疗
辅助治疗：清除术后可能残存的癌细胞，包括隐匿于术后残余甲状腺组织的微小癌病灶、已侵袭到甲状腺外的隐匿转移灶。^{131}I 剂量为 100~200mCi	中危	对于存在不良甲状腺癌组织学、结节体积增加、颈中央组外淋巴结转移、年龄增加等危险因素的患者，^{131}I 治疗可降低复发及肿瘤相关死亡风险
清灶治疗：治疗无法手术切除的局部或远处转移病灶。对于肺转移的治疗，一般采用 100~150mCi，若治疗有效，每隔 6~12 个月可再次行 ^{131}I 治疗；对于骨转移灶，剂量为 100~200mCi	高危	^{131}I 治疗可降低高危患者的复发率，延缓疾病进展，改善肿瘤特异性生存期及无病生存期，提高患者的生活质量

三、^{131}I 治疗条件和准备

对于 DTC 术后患者，应根据手术病理特征、血清学和影像学等检查综合评估是否有组织侵犯、淋巴结转移、远处转移及患者意愿等进行术后复发风险分层及其获益，确定是否进行 ^{131}I 治疗。

（一）适应证

具有下列复发高危因素之一的患者需行 ^{131}I 治疗。

1. 肿瘤病灶直径 >1cm。
2. 肿瘤组织侵犯到甲状腺被膜外（如浸润甲状腺周围组织、包绕喉返神经等）。
3. 肿瘤组织表现为高侵袭性病理亚型（如实体亚型、高细胞型等），或伴有与侵袭性及不良预后密切相关的血管侵犯、*BRAF*^{V600E} 基因突变等。
4. 伴颈部淋巴结转移或远处转移。
5. 血清 Tg 异常升高，如术后非刺激性 Tg（TSH<30μIU/ml 时）>1ng/ml。

（二）禁忌证

妊娠期、哺乳期女性；计划 6 个月内妊娠者；无法遵从放射防护要求者。

（三）^{131}I 治疗前准备

1. TSH 准备　由于 DTC 保留了依赖于 TSH 的生长方式，因此升高 TSH 可显著增加残余甲状腺滤泡上皮细胞或 DTC 细胞 NIS 对 ^{131}I 的摄取。^{131}I 治疗前需升高血清 TSH 的水平至 30μIU/ml 以上。

2. 低碘准备　^{131}I 治疗的疗效依赖于进入残留甲状腺组织和 DTC 内的 ^{131}I 剂量。为了减少体内稳定碘对 ^{131}I 的竞争作用，提高 ^{131}I 治疗疗效，在 ^{131}I 治疗前 1~2 周应保持低碘饮食(<50μg/d)。避免行增强 CT 的检查，或增强 CT 后 1~2 个月行 ^{131}I 治疗。因个人体质及代谢等不同，具体还应结合患者的尿碘及尿碘肌酐比值测定结果来把握 ^{131}I 治疗时机。

3. 育龄女性妊娠试验　实施 ^{131}I 治疗前，对育龄女性需除外其妊娠状态，妊娠者禁行 ^{131}I 治疗。

四、随访和动态评估

^{131}I 治疗后 24~72h 应恢复甲状腺激素治疗，以尽快达到 TSH 抑制治疗目的。通过定期监测血清学如 TSH、Tg、TgAb 水平变化及影像学检查如颈部超声、Dx-WBS、胸部 CT 甚至 PET/CT 等指标动态评估、随访，以便进行 DTC 再分期，及时修订治疗和随诊方案。

考虑到 DTC 患者随着个体治疗反应的不同及病情的自然变化，其复发及死亡风险在不断地发生着改

变，因此，连续动态危险度评估将有助于实时监测评估疾病的风险和转归，从而及时调整患者的DTC分期和复发危险度分层，修订后续的随访和治疗方案，并对不同治疗反应的患者进行个体化治疗。2015年ATA指南将初始治疗后的动态临床转归总结为四种反应，即疗效满意、疗效不确切、疗效不满意（血清学）、疗效不满意（影像学）。其中，疗效满意是指无疾病存在的临床、血清学及影像学证据；疗效不确切是指血清学或影像学存在非特异性改变，但不能明确其良恶性；疗效不满意（血清学）是指异常的血清Tg水平或TgAb水平呈上升趋势，但无明确病灶存在；疗效不满意（影像学）则是指影像学检查可见明确的局部或远处转移癌灶存在（表17-7）。

表17-7　2015年ATA指南 ^{131}I治疗后疗效评估标准

评估标准	疗效满意 excellent response (ER)	疗效不确切 indeterminate response (IDR)	疗效不满意（血清学） biochemical incomplete response (BIR)	疗效不满意（影像学） structural incomplete response (SIR)
血清学指标变化	抑制性Tg<0.2ng/ml或刺激性Tg<1ng/ml	抑制性Tg可测但≤1ng/ml或刺激性Tg≤10ng/ml，TgAb稳定或下降	抑制性Tg>1ng/ml或刺激性Tg>10ng/ml或TgAb呈上升趋势	血清Tg或TgAb呈任何水平
影像学检查	影像学检查结果阴性	影像学检查未见特异性病变，无影像学证实的或功能性疾病存在证据；治疗后诊断性 ^{131}I全身显像甲状腺床区微弱显影	影像学检查结果阴性	具备影像学证实的或功能性疾病存在证据

^{131}I治疗后疗效反应不同的患者，其复发及死亡风险亦存在差异，应根据不同情况选择个体化的治疗及随诊方案，具体原则如下。

(1) 鉴于ER患者的复发率仅1%~4%，肿瘤相关死亡风险不足1%，应及时终止对其不必要的 ^{131}I治疗，放宽TSH抑制治疗目标，相应降低其随访强度及频率。

(2) IDR患者在随访过程中15%~20%出现结构性病变，但死亡风险小于1%，应定期监测血清Tg水平，对可疑恶变的非特异性病灶可行结构或功能性显像甚至病理活检。

(3) BIR患者出现结构性病变的概率为20%，死亡风险小于1%。这类患者多表现为Tg(+) ^{131}I(-)。Tg(+) ^{131}I(-)是指甲状腺已完全清除的患者，刺激性Tg（stimulated thyroglobulin，sTg）可疑升高或呈升高趋势，但Dx-WBS未发现转移病灶，这提示疾病存在复发或转移的可能。2015版ATA指南根据sTg升高的水平将此类患者分为两类，并做出了相关建议：①停服L-T_4所致的sTg<10ng/ml或应用rhTSH所致的sTg<5ng/ml，仍建议此类患者继续行TSH抑制治疗，并密切随访；②停服L-T_4所致的sTg>10ng/ml或应用rhTSH所致的sTg > 5ng/ml或Tg/TgAb水平持续升高。对于该部分患者，推荐行 ^{18}F-FDG PET/CT进一步明确病灶或直接行100~200mCi的经验性 ^{131}I治疗，但若治疗后WBS仍为阴性，将其归为碘难治性分化型甲状腺癌（radioactive iodine refractory-DTC，RAIR-DTC）的范畴，不建议再次 ^{131}I治疗，根据病情选择TSH抑制治疗或RAIR-DTC相关的其他治疗方案。

(4) SIR患者50%~85%呈疾病持续状态，局部转移者死亡风险为11%，远处转移者死亡率高达50%，针对摄碘性病灶可考虑再次 ^{131}I治疗，如间隔6~12个月的后续评估提示 ^{131}I有效（影像学提示病灶缩小和Tg等血清学指标成降低趋势），可考虑重复 ^{131}I治疗。如经 ^{131}I治疗后病情稳定，可行TSH抑制治疗并密切随诊；如病情进展，则考虑为RAIR-DTC，终止 ^{131}I治疗，选择放疗、化疗、靶向治疗或其他治疗方法。

(5) RAIR-DTC的诊断主要依据患者治疗后病灶摄碘情况及疗效，而非病理学诊断，其界定仍存争议。目前普遍认为，在无外源性碘负荷干扰及TSH刺激状态时（TSH>30μIU/ml）出现以下情况之一即可判定为RAIR-DTC：①在初次清甲成功后首次 ^{131}I治疗病灶即不浓聚碘；② ^{131}I治疗过程中原碘浓聚的肿瘤组织逐渐丧失摄碘能力；③WBS示多发转移病灶部分具有碘浓聚能力，部分无碘浓聚能力；④转移灶有摄碘功能，但 ^{131}I治疗后疾病仍进展。

RAIR-DTC患者其预后差，十年生存率不足10%。目前尚没有确定的治疗方案，依据指南主要推荐治疗及随访策略如下：①对于血清学稳定，影像学未观察到病灶明显进展的，应采取继续TSH抑制治疗，3~12个月复查，监测病情变化；②对于进展迅速的患者，可选择放疗、化疗、靶向治疗等。目前，我国仅有索拉非尼获批用于 RAIR-DTC。对于以上治疗的疗效反应均差的患者可经充分知情同意、筛选合格后进入相关药物临床试验。

五、基于病例的实战演练

1. 清甲治疗

【病例】

(1)病史摘要：患者，女，48 岁。患者行双侧甲状腺全切术，术后病理示双侧甲状腺乳头状癌，最大径 0.7cm，侵及甲状腺被膜及周围软组织。淋巴结转移癌 4/12。^{131}I 治疗前甲状腺功能：TSH 43.997μIU/ml；Tg 3.54ng/ml；TgAb 15.15IU/ml；Dx-WBS：颈部残余甲状腺。于我院行 ^{131}I 治疗，剂量 30mCi。

(2) ^{131}I 治疗后动态评估

Rx-WBS：颈部残余甲状腺(图 17-3)。

10 个月后停服左甲状腺素钠片 2 周。

甲状腺功能：TSH 73.107μIU/ml，Tg 0.97ng/ml，TgAb 10.41IU/ml。

颈部超声：甲状腺切除术后，甲状腺床未见明显异常。

Dx-WBS：未见异常摄取增高灶(图 17-4)。

(3)诊治要点

1) ^{131}I 治疗前评估：患者年龄小于 55 岁，TNM 分期为 $T_{1a}N_1M_0$，I 期，病灶侵及甲状腺被膜及周围软组织，复发风险为中危。综合治疗前血清学及影像学评估，提示患者仅残存甲状腺组织，未明确残存、复发及转移病灶存在证据，结合无 TgAb 干扰下的低刺激性 Tg 水平，考虑清甲。

2) 疗效评估：清甲治疗后复查根据 2015 年 ATA 指南的复发危险分层，此患者 ^{131}I 治疗后刺激性 Tg<1ng/ml，影像学检查为阴性结果，疗效反应为 ER。

3) 远期随访方案：ER 患者复发率仅 1%~4%，肿瘤相关死亡风险不足 1%，继续 TSH 抑制治疗，定期监测血清学(TSH、Tg、TgAb)及影像学(颈部超声、胸部 CT 等)情况。

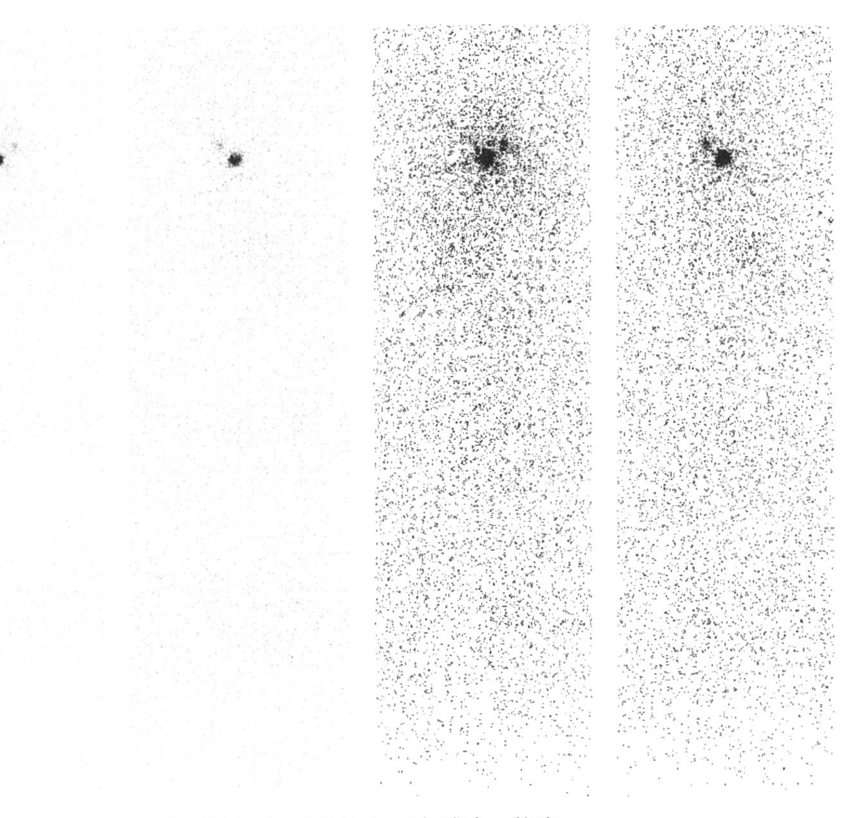

图 17-3　Rx-WBS 示颈部残余甲状腺

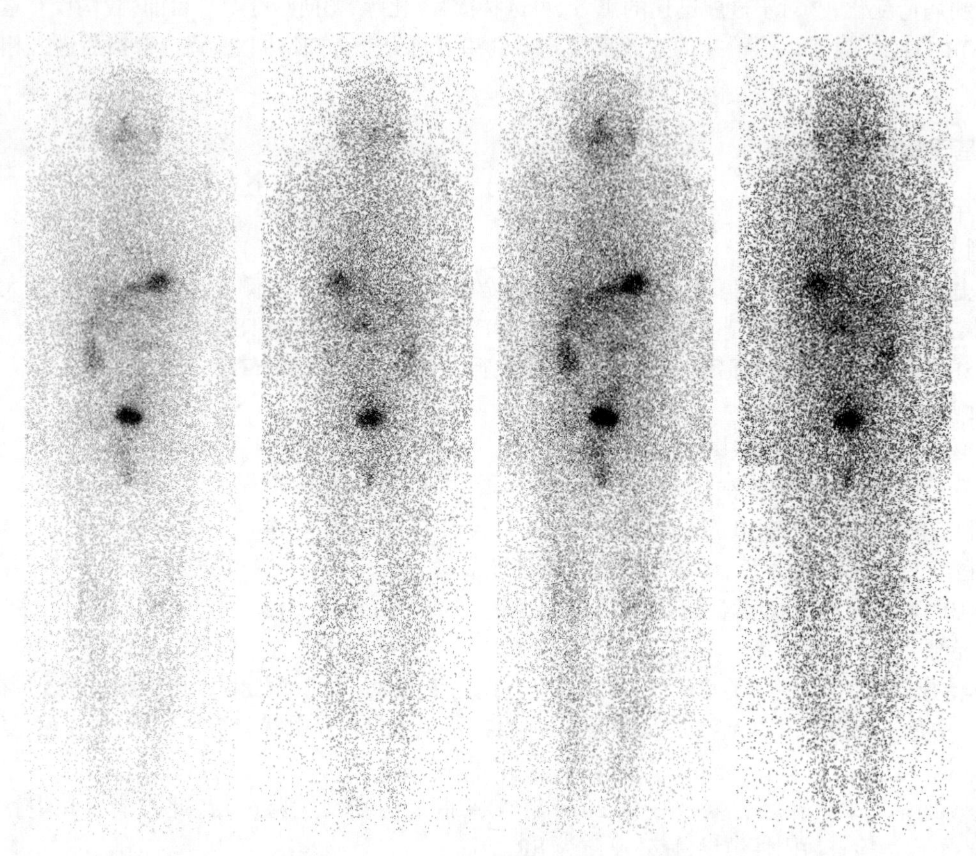

图 17-4 Dx-WBS 未见异常摄取增高灶

2. RAIR-DTC 和远处转移

【病例】

(1)病史摘要：患者，男，56 岁。5 年前行甲状腺癌根治术 + 淋巴结清扫术。术后病理：双侧甲状腺乳头状癌，最大径 2.3cm，侵及甲状腺被膜；淋巴结转移癌。^{131}I 治疗前甲状腺功能：TSH 100.0μIU/ml；Tg 9.66ng/ml；TgAb 10IU/ml；颈部超声：少量残余甲状腺，转移淋巴结可能。于当地医院行第 1 次 ^{131}I 治疗，剂量 100mCi。

(2)^{131}I 治疗后动态评估

Rx-WBS：颈部摄碘结节，少量残余甲状腺可能性大，不除外转移淋巴结可能(图 17-5)。

半年后，停服左甲状腺素钠片 2 周，低碘饮食，行 ^{131}I 治疗后评估。

甲状腺功能：TSH 97.760μIU/ml；Tg 8.30ng/ml；TgAb 10IU/ml。

Dx-WBS：颈部未见残余甲状腺，未见明确甲状腺癌转移征象(图 17-6)。

2 年后随诊

颈部超声：甲状腺床未见异常，左颈根部淋巴结肿大，考虑转移。

胸部 CT 平扫：双肺多发小结节影。

停左甲状腺素钠片，低碘饮食评估。

甲状腺功能：TSH 99.565μIU/ml；Tg 208.50ng/ml；TgAb <10IU/ml。

(3)第 2 次 ^{131}I 治疗，剂量 150mCi。Rx-WBS：未见残余甲状腺及转移灶(图 17-7)。

第 2 次 ^{131}I 治疗后 8 个月，停服左甲状腺素钠片 2 周。

甲状腺功能：TSH 110.927μIU/ml，Tg 306ng/ml，TgAb 11.55IU/ml。

颈部超声：甲状腺床未见明显异常，左颈部淋巴结结构异常，不除外转移。

胸部 CT 平扫：双肺结节较前增多、增大(图 17-8)。

^{18}F-FDG PET/CT：双肺转移，右肺门淋巴结转移(图 17-9)。

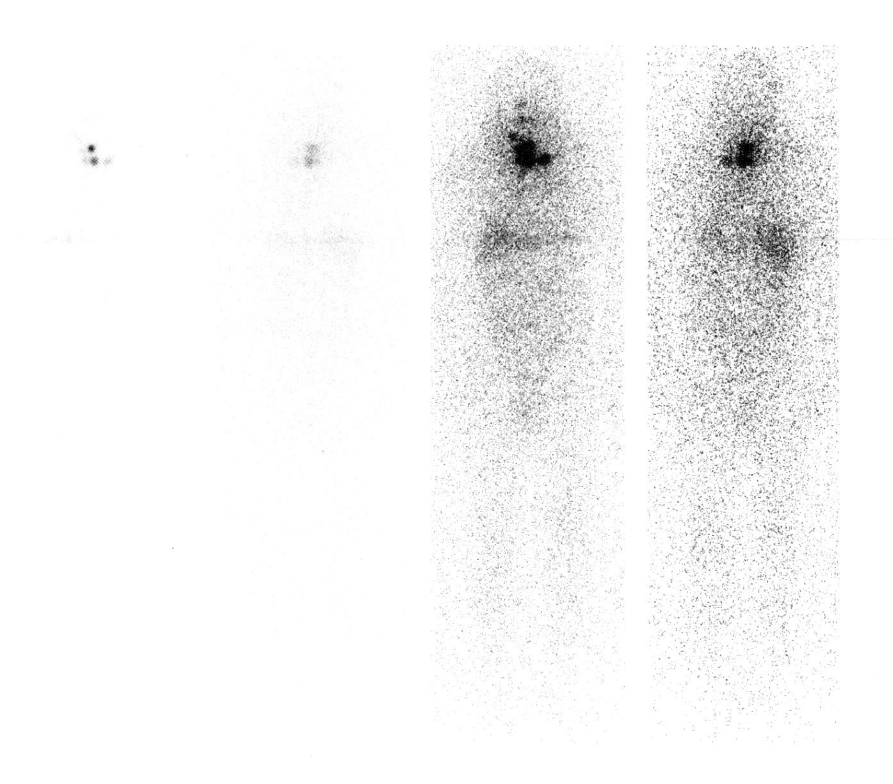

图 17-5　Rx-WBS 示少量残余甲状腺及转移淋巴结可能

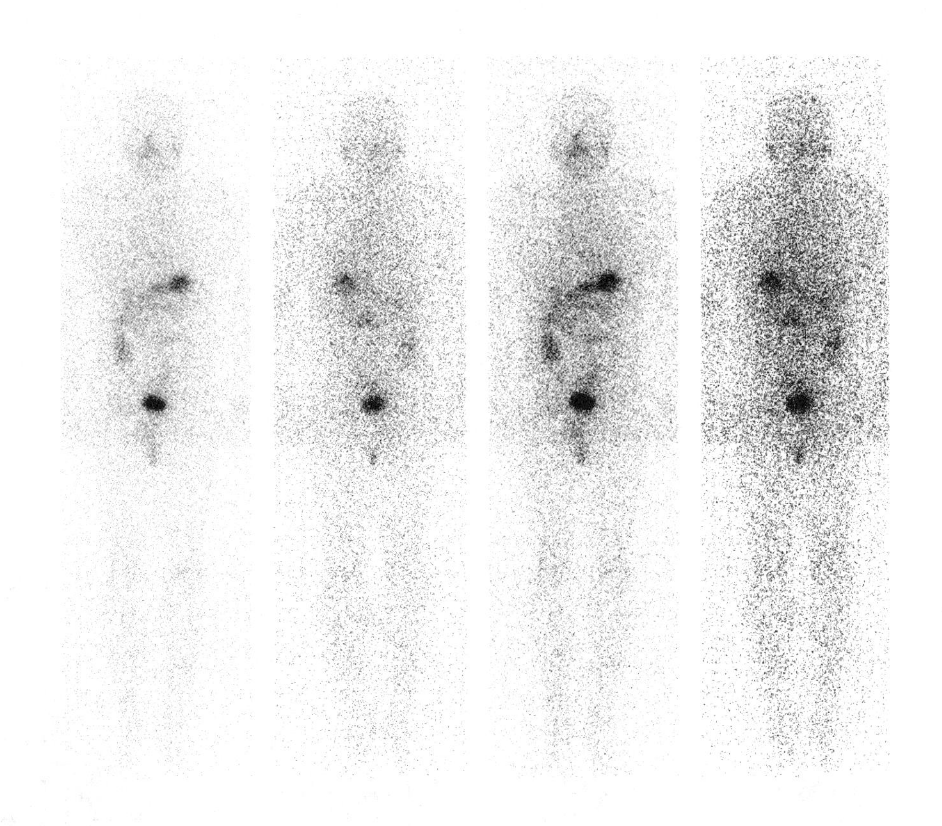

图 17-6　Dx-WBS 未见摄取增高灶

图 17-7　再次 ^{131}I 治疗后 Rx-WBS 未见摄取增高灶

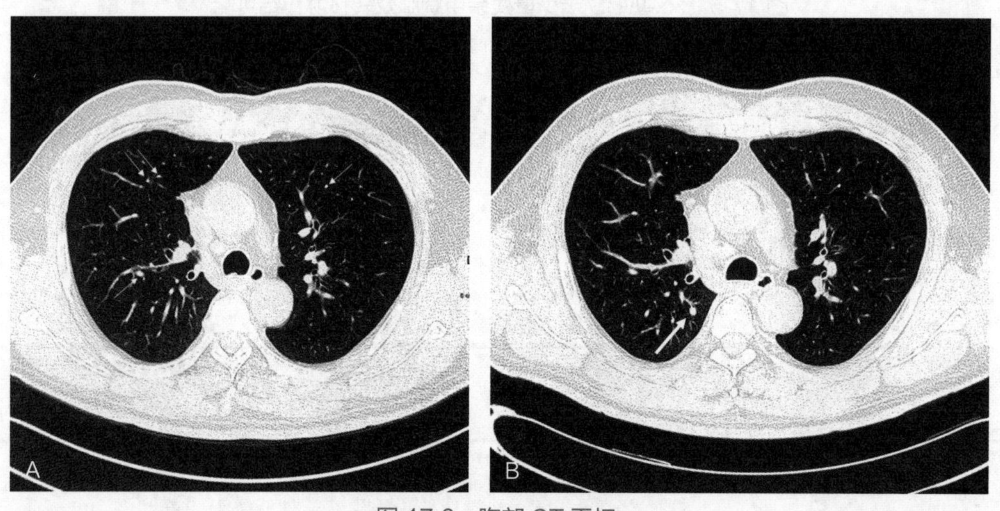

图 17-8　胸部 CT 平扫
（A 箭头示双肺多发小结节；B 箭头示右肺新见结节）

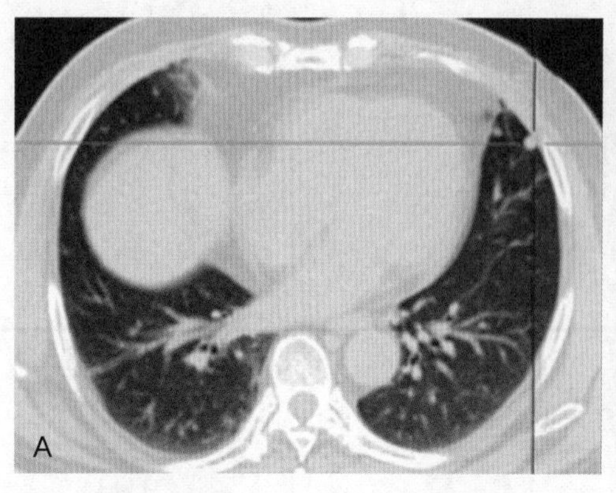

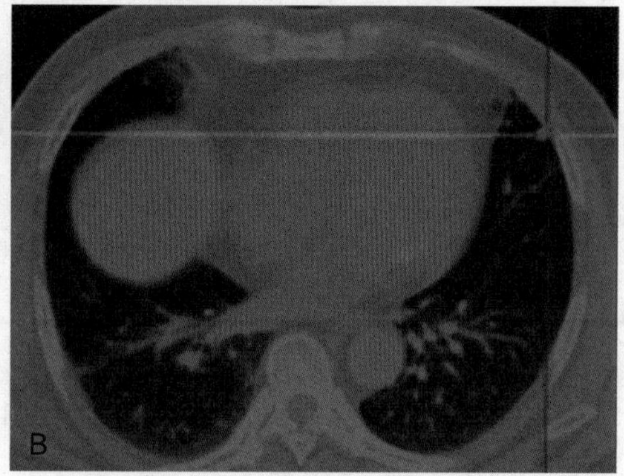

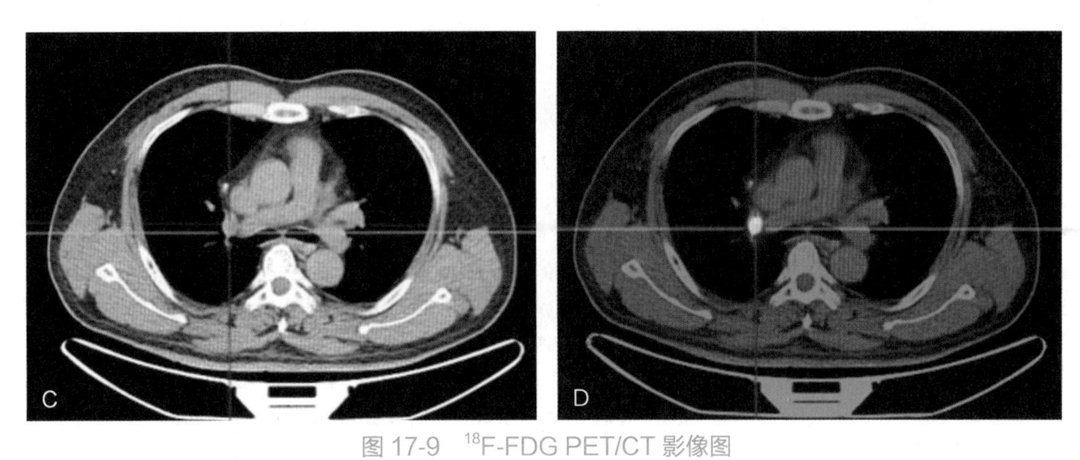

图 17-9　^{18}F-FDG PET/CT 影像图

（A、B 示左肺结节代谢未见增高；C、D 示右肺门淋巴结肿大伴代谢增高）

(4) 诊治要点

1) ^{131}I 治疗前评估：患者，男，56 岁，术后 TNM 分期 $T_2N_1M_0$，Ⅱ期，复发风险分层属于中危。综合影像学和血清学结果评估，提示残余甲状腺和淋巴结转移可能，进行 100mCi 清甲及辅助清灶治疗；后随访过程中发现淋巴结转移和肺转移，分期转变为 $T_2N_1M_1$，ⅣB 期，高危，遂行第 2 次 ^{131}I 治疗（清灶治疗）。

2) 疗效评估：患者第 2 次 ^{131}I 治疗后 Rx-WBS 未见病灶摄碘，复查刺激性 Tg 水平仍高，超声提示颈部淋巴结转移可能，胸部 CT 发现双肺结节较前增多、增大，^{18}F-FDG PET/CT 提肺转移及肺门淋巴结转移灶糖代谢水平增高，因此评估为 SIR。

(5) 后期方案：患者刺激性 Tg 水平增高，Rx-WBS 阴性提示病灶不摄碘，考虑为 RAIR-DTC。依据指南该患者已无法从再次 ^{131}I 治疗中获益，因此，应及时终止不必要的 ^{131}I 重复治疗。目前胸部 CT 提示病情进展，应选择靶向治疗、化疗、放疗等其他治疗方案。

小　结

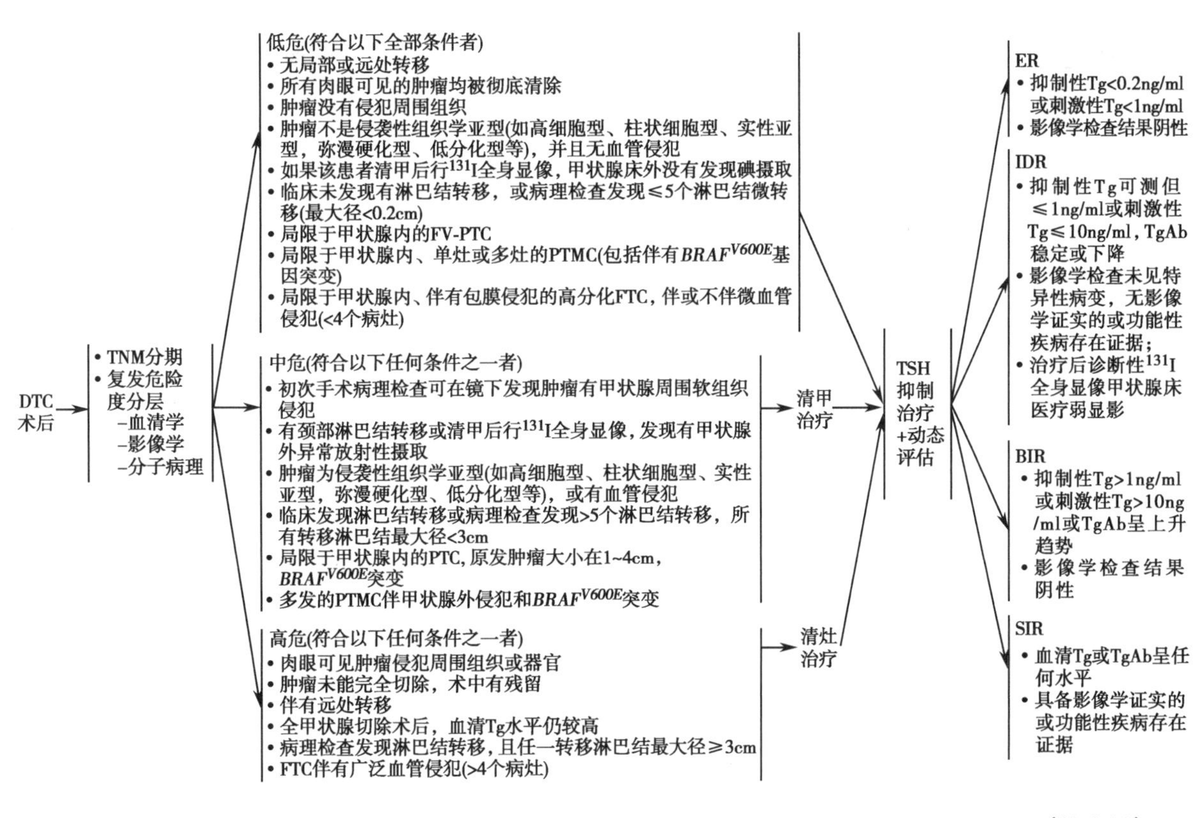

（林岩松）

参 考 文 献

[1] 匡安仁，李林. 核医学. 2版. 北京：高等教育出版社，2017: 247-253.

[2] GEORGE J K, LUIGI B, LAZLO H, et al. European Thyroid Association guideline for the management of Graves'hyperthyroidism. European Thyroid Journal, 2018, 7 (4): 1-20.

[3] ROSS D S, BURCH H B, COOPER D S, et al. American Thyroid Association guidelines for diagnosis and management of hyperthyroidism and other causes of thyrotoxicosis. Thyroid, 2016, 26 (10): 1343-1421.

[4] 中华医学会核医学分会. ^{131}I治疗格雷夫斯甲亢指南. 中华核医学与分子影像杂志，2013, 33 (2): 83-94.

[5] BARTALENA L, BALDESCHI L, BOBORIDIS K, et al. The 2016 European Thyroid Association/European Group on Graves'orbitopathy guidelines for the management of Graves'orbitopathy. European Thyroid Journal, 2016, 5 (1): 9-26.

[6] 中华医学会内分泌学分会. 成人甲状腺功能减退症诊治指南. 中华内分泌代谢杂志，2017, 33 (2): 167-180.

[7] 中华医学会核医学分会. ^{131}I治疗分化型甲状腺癌指南(2014版). 中华核医学与分子影像杂志，2014, 34 (4): 264-278.

[8] HAY I D, HUTCHINSON M E, GONZALEZ L T, et al. Papillary thyroid microcarcinoma: a study of 900 cases observed in a 60-year period. Surgery, 2008, 144: 980-987.

[9] ROSS D S, LITOFSKY D, AIN K B, et al. Recurrence after treatment of micropapillary thyroid cancer. Thyroid, 2009, 19 (10): 1043-1048.

[10] KIM H J, KIM K, CHOI H, et al. Radioactive iodine ablation does not prevent recurrences in patients with papillary thyroid microcarcinoma. Clin Endocrinol, 2013, 78 (3): 614-620.

[11] BAUDIN E, TRAVAGLI J P, ROPERS J, et al. Microcarcinoma of the thyroid gland: the GustaveRoussy Institute experience. Cancer, 1998, 83 (3): 553-559.

[12] CREACH K M, SIEGEL B A, NUSSENBAUM B. Radioactive iodine therapy decreases recurrence in thyroid papillary microcarcinoma. ISRN Endocrinol, 2012: 816386.

[13] LIN H W, BHATTACHARYYA N. Survival impact of treatment options for papillary microcarcinoma of the thyroid. Laryngoscope, 2009, 119 (10): 1983-1987.

[14] HAUGEN B R, ALEXANDER E K, BIBLE K C, et al. 2015 American Thyroid Association Management Guidelines for adult patients with thyroid nodules and differentiated thyroid cancer. Thyroid, 2015, 26 (1): 1-133.

[15] JONKLAAS J, SARLIS N J, LITOFSKY D, et al. Outcomes of patients with differentiated thyroid carcinoma following initial therapy. Thyroid, 2006, 16 (12): 1229-1242.

第十八章　恶性肿瘤骨转移灶的放射性核素治疗

第一节　放射性药物治疗骨转移瘤的概论

一、临床相关基础概述

许多恶性肿瘤发展到一定阶段可出现骨转移，以晚期前列腺癌、乳腺癌、肺癌等最为多见。按放射影像学表现，骨转移通常分为以破坏正常骨为特征的溶骨性骨转移和伴随新生骨沉积的成骨性骨转移，这种区分并不是绝对的；许多骨转移患者同时具有溶骨性和成骨性病变，单独的转移病损可以同时包含溶骨性和成骨性成分。骨受累的直接并发症包括：许多患者最为突出的剧烈疼痛、病理性骨折、行动困难及神经压迫症状（如硬膜外脊髓压迫症）。除了这些局部反应，溶骨性骨转移可导致危及生命的高钙血症，是晚期肿瘤患者严重降低生活质量并影响预后的重要原因之一。骨转移癌的治疗目标为缓解骨痛及减少或消除病灶。目前常用的治疗手段包括手术、外放疗、化疗、放射性核素治疗、激素疗法、二磷酸盐类药物以及各种止痛剂（非甾体消炎药和皮质醇类激素）等。其中放射性核素治疗近年来发展较快，临床应用及研究表明其可用于转移性和原发性骨肿瘤；不仅用于骨痛的控制，对骨转移性病灶也具有缓解作用。目前 FDA 批准市售的是 ^{153}Sm、^{89}Sr 和 ^{223}Ra。

二、治疗原理

用于治疗骨转移灶的放射性药物应与骨组织有较高的亲和性，由于骨组织受到破坏，成骨修复过程相对活跃，可聚集大量的放射性药物。经过静脉给药后，放射性药物被骨转移灶摄取，在局部通过发射 α 或 β 射线起到内照射治疗的目的。由于给药方便、多灶兼治、可与其他治疗手段并用以提高疗效等优点，放射性核素治疗已经逐步应用于骨转移的临床治疗中。

三、骨转移癌治疗用放射性药物

一种理想的骨转移癌治疗用放射性药物应具有以下特点：主要浓聚于骨转移灶；骨髓毒性较低；正常骨组织及其他器官摄取较少。目前应用于骨转移灶治疗或在试验阶段的放射性核素主要有 ^{153}Sm、^{89}Sr、^{223}Ra、^{131}I、^{186}Re 及 ^{188}Re 等。近期研究表明，放射性核素镥 -177（^{177}Lu）标记的前列腺特异性膜抗原（PSMA）靶向治疗有效。对常规疗法无效的 PSMA 高表达的患者使用 ^{177}Lu-PSMA 治疗，表现出高反应率。使疼痛减轻、血液中前列腺特异性抗原（PSA）显著减低。

四、治疗适应证与禁忌证

（一）适应证

1. 凡临床、X 线、CT、MRI、病理检查证实者，尤其是全身骨显像可见多发性放射性异常浓聚区的转移性骨肿瘤者，骨转移引起的骨痛。

2. 原发骨肿瘤伴有骨内多发性转移者，白细胞计数 $>3.5\times10^9/L$，血小板 $>80\times10^9/L$ 者。

（二）禁忌证

1. 绝对禁忌证　妊娠或哺乳期患者。

2. 相对禁忌证

（1）由于放射性药物可能产生的骨髓毒性，血细胞计数低至一定范围是使用 ^{89}Sr 的相对禁忌证，但目前还未明确定义相关指标准确的低限。

(2)在没有合并弥散性血管内凝血(disseminated intravascular coagulation，DIC)的情况下，权衡利弊，血细胞计数的下限可放宽至白细胞总数 >2.4×10^9/L，血小板≥ 60×10^9/L。血肌酐 >180μmol/L 和 / 或 GFR<30ml/min 的患者应避免接受 ^{89}Sr 治疗。

(3)脊髓压迫和病理性骨折急性期患者应避免单独接受 ^{89}Sr 治疗，也不宜用于预期生存短于 8 周的患者。

第二节　^{153}Sm-EDTMP 治疗骨转移瘤

一、治疗原理

^{153}Sm- 乙二胺四甲撑磷酸(-EDTMP 或 -Lexidronam)^{153}Sm 的物理半衰期为 1.9 天，其发射的 β 射线最高能量为 0.81MeV，平均 0.23MeV，在组织内平均射程为 0.6mm，另外还伴随能量为 103keV 的 γ 射线，可采用显像手段监测骨病灶摄取情况。^{153}Sm-EDTMP 可浓聚于骨骼系统，与成骨活性正相关。当静脉注射该药物后 5h，仅不足 1% 滞留于血液中，大约 65% 被骨骼所吸收。^{153}Sm-EDTMP 和骨有较高的结合率，在血液中可以快速清除。

二、治疗方法

^{153}Sm-EDTMP 的单次剂量为 18.5~92.5MBq/kg。重复给药至少间隔 6~8 周后进行。

三、治疗反应和疗效

^{153}Sm-EDTMP 用于放射性核素骨扫描上增强的已确认的成骨性骨病变患者以缓解疼痛，可有效地缓解疼痛，有效率为 40%~95%。也用于经适形放疗、立体定向放疗或其他治疗后仍有持续性或复发性多灶性骨痛患者。疗效多发生在治疗后 1~4 周内，最多可持续 11 个月。

四、注意事项

^{153}Sm-EDTMP 是相对安全并可耐受的，血细胞减少及与骨髓抑制无关的不良反应较为少见。随着剂量的增加，最为显著的毒副作用为骨髓抑制引起的血小板减少症和中性粒细胞减少症。一般会在治疗 2~4 周可出现血小板及血细胞下降，后基本可恢复至治疗前水平，最终 87% 的患者血细胞可恢复至基线水平。

五、基于病例的实战演练

【病例 1】

(1)病史摘要：患者，男，68 岁，查体发现前列腺肿物，血清前列腺特异抗原(PSA)60.42ng/ml(正常值 <5.00ng/ml)，fPSA 11.9ng/ml(正常值 <1.00ng/ml)，前列腺肿块穿刺病理活检为低分化腺癌。

(2)核医学全身骨显像：(手术前)全身骨骼见多发性骨转移灶(图 18-1 A)，并进行双侧睾丸切除术。

(3)核素治疗：术后 1 个月开始口服比卡鲁胺片和首次 ^{153}Sm-EDTMP 治疗，处方剂量是 2 220MBq。患者 1 周后骨痛减轻，以后每隔 1 个月应用 ^{153}Sm-EDTMP 治疗。

(4)疗效和观察：连续治疗 3 次后骨转移灶的数量明显减少，之后持续治疗 3 年，每次间隔 3~6 个月，共治疗 8 次，最后一次全身骨显像显示多发性骨转移灶基本消除(图 18-1 B)，其间应用升白细胞药物协同治疗，血常规均维持在正常水平，PSA 逐渐恢复正常。

(5)典型病例示教分析要点：^{153}Sm-EDTMP 治疗前列腺癌骨转移灶是常用治疗骨转移瘤的放射性核素，^{153}Sm 的物理半衰期较短(1.9 天)，除了释放 β 射线，还伴随能量为 103keV 的 γ 射线，可采用核医学显像监测骨病灶摄取情况。^{153}Sm-EDTMP 可浓聚于骨骼系统，与成骨活性正相关。

【病例 2】

(1)病史摘要：患者，男，55 岁。诊断为肺腺癌 3 年。近期出现全身不适，后背痛，渐加重，夜间为著，服用止痛剂后缓解时间缩短，难以耐受，为进一步诊治，来核医学科就诊。骨显像提示肿瘤全身骨转移(图 18-2)。

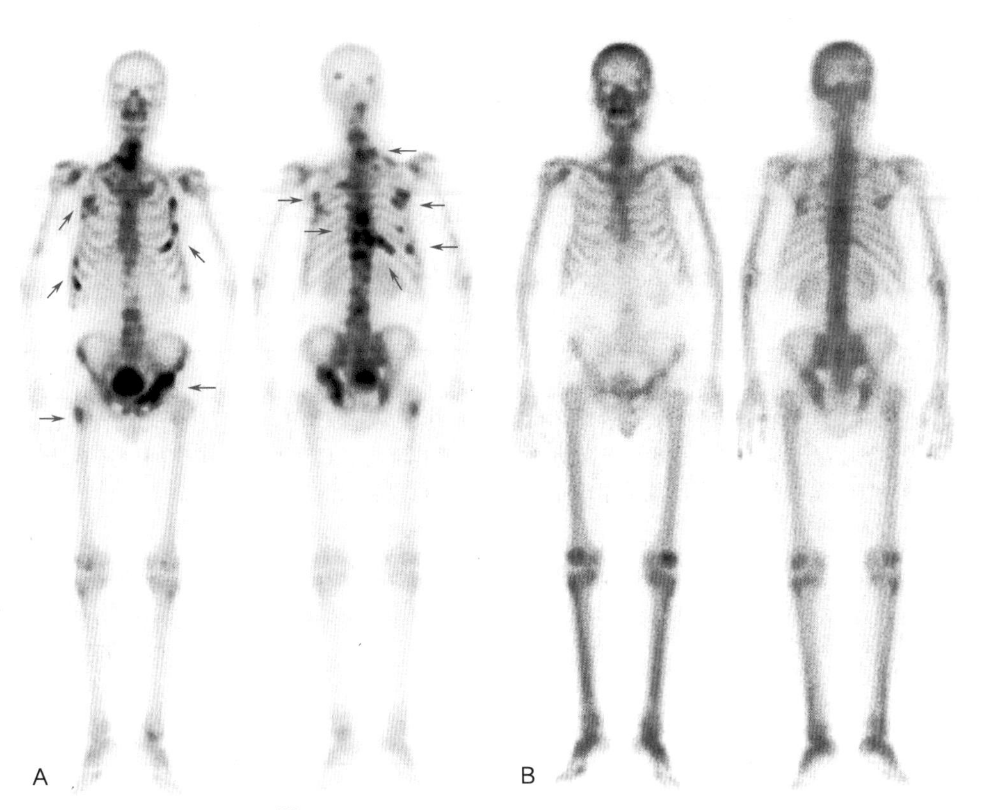

图 18-1 ^{153}Sm-EDTMP 治疗骨转移癌的核医学全身骨显像
（A 患者术前全身骨显像示多发性前列腺癌骨转移；B ^{153}Sm-EDTMP 治疗后全身骨显像示多发性骨转移基本消除）

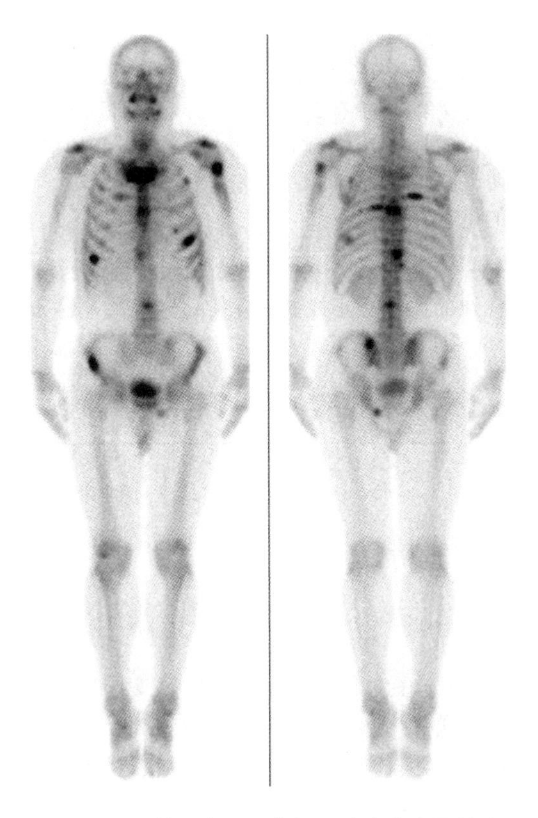

图 18-2　核医学骨显像提示肿瘤全身骨转移

(2)诊断要点:恶性肿瘤全身骨转移。

(3)治疗前评估

1)治疗前还应做的检查:测量身高和体重,CT,病理学,血常规检查,肝、肾功能检查,电解质和酶学检查。

2)采用ECT显像观察病灶对放射性药物的摄取。

3)为便于疗效观察,可就患者食欲、睡眠、生活状态和疼痛等临床情况进行治疗前观察,相关量化参考标准见表18-1。

表18-1 食欲、睡眠、生活状态及疼痛量化参考标准

	Ⅰ级	Ⅱ级	Ⅲ级	Ⅳ级	Ⅴ级
生活质量和体力状况	活动能力正常,与其发病前活动能力无差异	能自由走动,能从事轻度体力劳动(包括一般家务或办公室工作),但不能从事较重的体力劳动	能走动,生活能自理,但已丧失工作能力。日间一半时间可以起床活动	生活仅能部分自理,日间一半时间卧床或坐轮椅	卧床难起,生活完全不能自理
疼痛	无疼痛	轻度疼痛,能忍受,睡眠不受干扰,不需服用止痛剂	中度疼痛,正常生活和睡眠受到干扰,要求服用止痛剂	重度疼痛,正常生活和睡眠受严重干扰,须用较大剂量止痛剂治疗	
食欲	正常	食量减少1/3	减少1/2	减少2/3或无食欲	
睡眠	正常	略差,不需要服用安眠药物	服药后方能入睡	服用药物也难入睡	

(4) ^{153}Sm-EDTMP治疗后评价

1)骨痛反应的评价标准:观察期间应密切注意和记录骨痛消失,开始缓解、缓解维持和复发的时间。

2)疗效评价标准:Ⅰ级(完全缓解)、Ⅱ级(部分缓解)、Ⅲ级(好转)和Ⅳ级(无效)(表18-2)。

表18-2 骨痛反应及疗效评价标准

	Ⅰ级	Ⅱ级	Ⅲ级	Ⅳ级
骨痛反应	完全缓解:所有部位的骨痛完全消失	部分缓解:至少有25%以上部位的骨痛消失;或者骨痛明显减轻,必要时服用少量的止痛剂	骨痛减轻不明显,或无任何改善和加重	
疗效评价	完全缓解:X线或CT、骨显像检查证实所有部位的转移灶出现钙化或消失	部分缓解:X线检查证实转移灶的体积减小或其钙化>50%;或者骨显像显示转移灶数目减少50%以上	X线检查证实转移灶的体积减小或其钙化>25%,或者骨显像检查证实转移灶数目减少>25%	无效:X线检查证实转移灶体积或其钙化小于原来的25%,或无变化,或者骨显像显示转移灶数目小于原来的25%或无变化

第三节 $^{89}SrCl_2$治疗骨转移瘤

一、治疗原理

^{89}Sr通常以氯化物的形式注射,为纯β发射型的放射性核素,物理半衰期为50.5天,其发射的β射线最大能量为1.49MeV,在人体组织内最大射程大约7mm,平均2.4mm。由于锶在元素周期表中与钙属同族元素,其代谢与钙相似,主要集中于骨骼系统,并且与成骨活性呈正相关,^{89}Sr对骨转移性癌亲和性可达正常骨组织的10倍。经过静脉注射后,大多数药物会被骨病灶所摄取,其余未被吸收的药物80%经过肾排泄,20%经过胃肠道系统排泄出体外。尽管该药物的生物半衰期为4~5天,大约20%的药物则会在体内滞留90天,对

病灶起到治疗的作用。

二、治疗方法

^{89}Sr 的单次剂量为 148MBq 或者 1.48~2.2MBq/kg。重复给药间隔应根据患者个人对治疗的反应情况、一般状态、血液学反应等制定(以下放射性药物同),通常建议至少间隔 90 天再进行重复治疗。

三、治疗反应和疗效

^{89}Sr 主要用于疼痛性骨转移患者,可有效地缓解疼痛,也用于经适形放疗、立体定向放疗或其他治疗后仍有持续性或复发性多灶性骨痛的患者,有效率为 40%~95%,缓解骨痛的平均时间为 3 个月,最长可达 15 个月,研究显示,^{89}Sr 对骨痛的平均缓解率和完全缓解率分别为 76% 和 32%。64% 的患者在给药后 2~7 天内骨痛开始得到缓解,90% 的患者 1 个月内可获得最大的缓解效果。反跳痛或称闪烁现象是 ^{89}Sr 治疗中的反应之一。有 5%~10% 的患者可出现反跳痛,即给予 ^{89}Sr 后患者出现短暂的疼痛加重,一般发生在给药后 5~10 天,持续 2~4 天,通常预示有好的疗效。

四、注意事项

1. 需在具有放射防护措施的场所,由具有相关资质的医护人员来完成 ^{89}Sr 的治疗。
2. 暂时性的骨髓抑制是 ^{89}Sr 主要的毒副作用,通常发生在几周内,以 5~8 周最为明显,然后逐渐恢复。引起骨髓抑制的原因与原发病灶、已接受过的治疗(如化疗、外照射治疗)、^{89}Sr 的使用等有关。DIC 是 ^{89}Sr 治疗后引起严重血小板减少症的危险因素,在 ^{89}Sr 治疗前应行凝血功能检测以排除亚临床 DIC,尤其应注意近期有血小板急剧降低的患者。因此建议至少每 2 周检测 1 次患者外周血细胞数量的变化。
3. 需要注意的是,在 ^{89}Sr 治疗前 4~8 周内、治疗后 6~12 周内应停用具有长效骨髓抑制作用的化疗药物。
4. 考虑到外放射治疗可能导致骨髓抑制,除非患者需通过紧急的外照射治疗用来预防骨折和脊柱瘫痪,通常建议 ^{89}Sr 治疗后 3 个月内避免大野外照射治疗。
5. 应排除非骨肿瘤导致的骨痛患者,如脊髓压迫、肿瘤组织压迫等,如受肿瘤侵犯的骨骼有 50% 以上的骨质破坏(尤其是四肢骨),或者伴有病理性骨折,应避免单独使用 ^{89}Sr 治疗。

五、基于病例的实战演练

【病例 1】

(1)病史摘要:患者,男,65 岁,前列腺癌术后 3 个月出现明显腰、腿疼痛,影响饮食和睡眠,生活不能自理。核医学全身骨显像诊断为前列腺癌术后全身多发性骨转移(图 18-3 A),随后选择 $^{89}SrCl_2$ 内照射治疗,处方剂量(活度)为 148MIBq(4mCi)/ 次,连续治疗 4 疗程,每疗程间隔 3 个月,未附加其他药物治疗。首次治疗后 1 周骨痛明显减轻,$^{89}SrCl_2$ 治疗 3 个月后复查全身骨显像,发现全身骨转移瘤明显减少,脊柱、骨盆和肋骨仍见有部分骨转移灶存在。之后又进行三个疗程 $^{89}SrCl_2$ 治疗,每次治疗后血常规化验正常。$^{89}SrCl_2$ 治疗 2 年后复查全身骨显像:骨转移瘤基本消除(图 18-3 B),患者生活质量恢复正常。

(2)相关知识点:前列腺癌容易发生骨转移,其转移灶对常规的放化疗并不敏感,临床多用抗雄激素药物治疗,但对骨转移瘤的治疗效果多不理想。放射性核素 $^{89}SrCl_2$ 具有一定的趋骨性,是目前治疗骨转移瘤较好的方法,尤其对前列腺癌骨转移瘤的疗效最佳。$^{89}SrCl_2$ 除了对骨转移瘤具有治疗作用外,还有较好的止痛效果。该例患者术后全身骨显像发现广泛骨转移,骨痛明显,已严重影响患者的生活质量。采用 4 次 $^{89}SrCl_2$ 治疗后,骨痛从缓解到消失,全身骨显像提示 $^{89}SrCl_2$ 治疗后骨转移灶消除,患者生活恢复正常。

【病例 2】

(1)病史摘要:患者,男,64 岁。发现颈下肿物 10 年余,近两年来左侧颈下肿物逐渐增大,质地变硬,不可活动,局部肿胀感,表面无破溃。左侧颌下腺恶性混合瘤切除术后 9 月余。近 3 个月出现左下肢疼痛,行走困难,活动后加剧,有麻木感,呈逐渐加重趋势。超声检查示左侧颈部、额下、颊下、右侧颌下腮腺内多发实性结节,肿大淋巴结伴结构异常可能。双侧颈动脉中膜增厚伴多发斑块形成,左侧颈内动脉起始处闭塞。

(2)术后病理:多形性腺瘤恶变(恶变成分主要为唾液腺导管癌伴淋巴结转移),癌组织侵犯切缘,多发淋巴结癌转移。

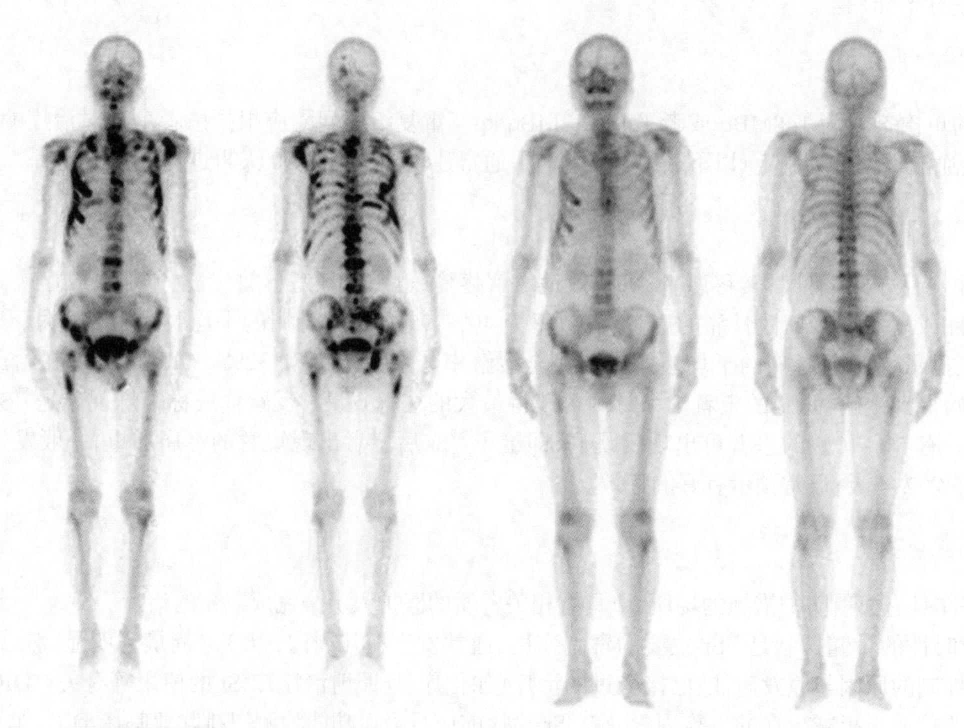

图 18-3　前列腺癌骨转移全身骨显像图

（A 内照射治疗前全身骨显像；B 第 4 次 $^{89}SrCl_2$ 内照射治疗后骨显像）

(3) 脊柱 MRI 检查：多发腰椎椎体和附件信号异常、转移可能（图 18-4）。

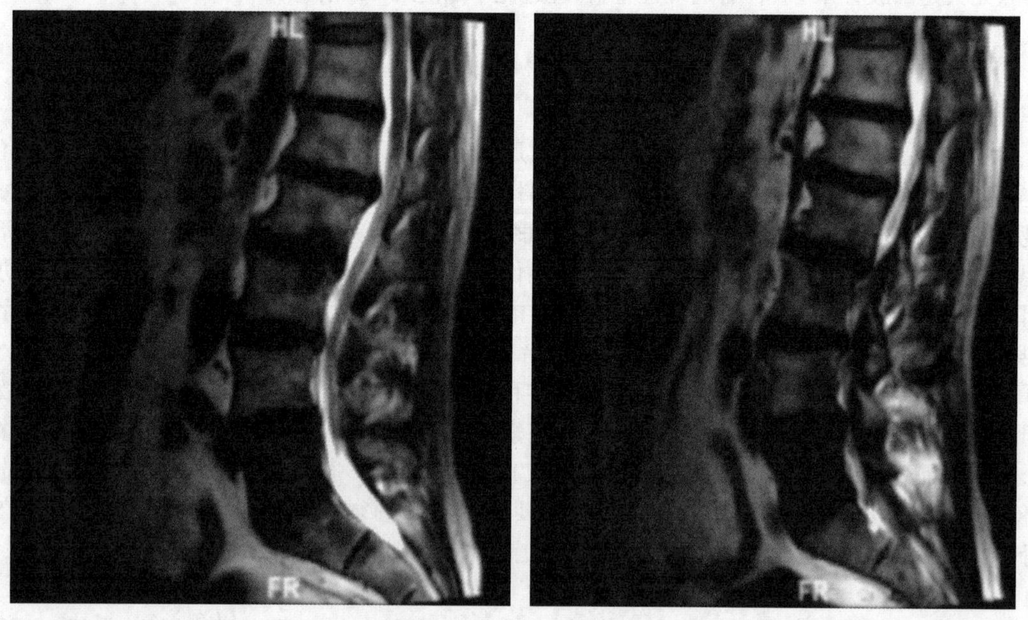

图 18-4　脊柱 MRI 检查

(4) 核医学全身骨显像：提示全身多发骨转移（图 18-5）。

(5) 核素治疗：行 ^{89}Sr 治疗，虽然疼痛明显减轻，但半年再次核医学全身骨显像，仍提示全身多发骨转移（图 18-6）。核素治疗具有止痛疗效，可作为综合治疗的一个疗法，但不一定能够消除病灶。

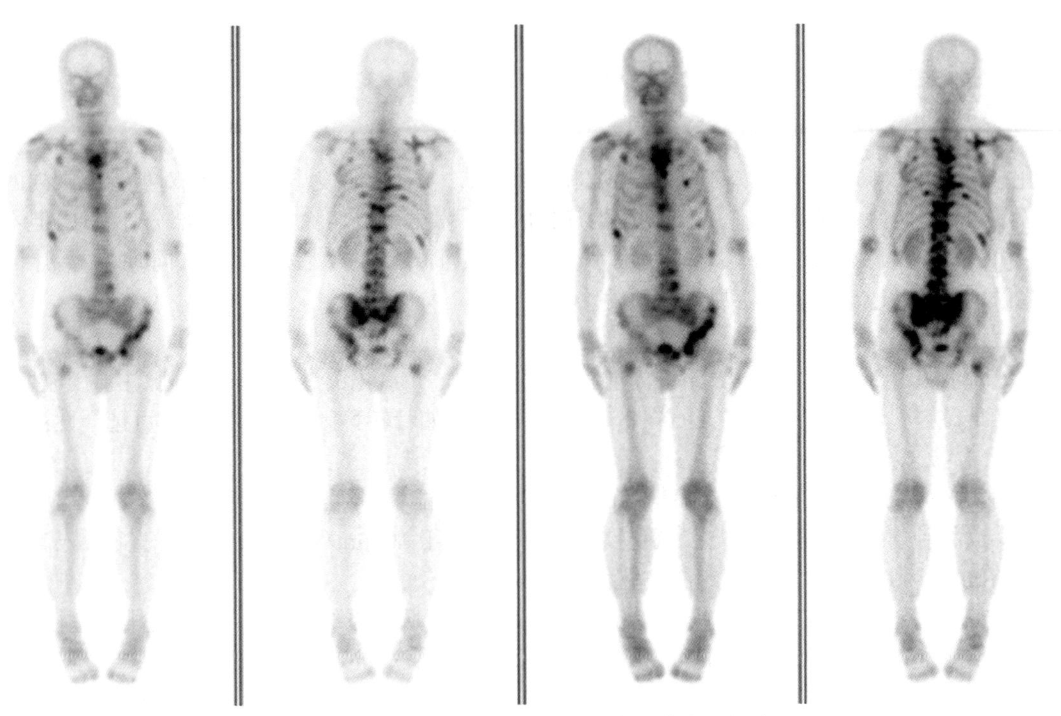

图 18-5　核医学全身骨显像提示全身多发骨转移

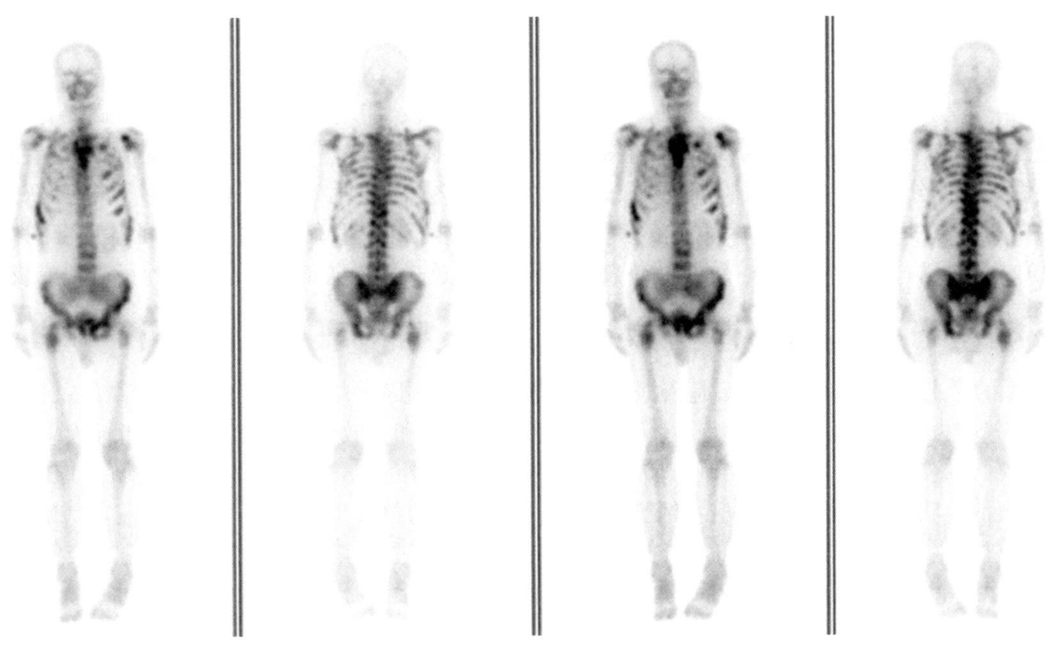

图 18-6　行 ^{89}Sr 治疗后半年，再次核医学全身骨显像

第四节　其他放射性核素药物及应用

一、原理

(一) ^{131}I 治疗甲状腺癌骨转移

分化较好的甲状腺癌转移癌，转移灶可摄取和浓聚 ^{131}I，^{131}I 衰变时发出的 β 射线对射程范围内的组织产生电离辐射，抑制和杀灭 DTC 细胞，达到临床治疗目的。手术虽可以切除全部或大部分骨病灶，但术后辅以 ^{131}I 治疗，可进一步清除术后残存病灶，避免因手术切除不尽而导致的术后局部复发，同时 ^{131}I 治疗可以消除微小及隐匿的病灶及改善患者生存质量和预后。

(二) ^{223}Ra

1. ^{223}Ra 的物理半衰期为 11.4 天，组织内射程不到 0.1mm。二氯化镭是一类新型静脉注射用放射性药物，与钙离子相似，能与骨矿物质中轻磷灰石在骨转换增强区域（如骨转移区）形成复合物，可选择性被骨转移灶大量摄取。

2. 发射的 α 粒子（5.64MeV）能在短得多的距离内聚集高能辐射，可使邻近细胞双链 DNA 高频断裂，从而对骨转移起抗肿瘤作用。但是来自二氯化镭的粒子范围小于 100μm（小于 10 倍分子直径），限制了对周围正常组织的破坏，因此对周围正常组织的破坏程度较小。

3. 二氯化镭在血液中的清除速率快，24h 后仅不到 1%，胃肠道系统是 ^{223}Ra 的主要排泄途径，经泌尿系统的排泄不到 5%。FDA 已批准其用于治疗去势抵抗性前列腺癌、症状性骨转移且无已知内脏转移的男性患者。

二、治疗方法

^{131}I 治疗甲状腺骨转移之前要禁碘或低碘饮食，停用左甲状腺素，并进行治疗前评估，尤其是要确定转移病灶是否摄碘。^{223}Ra 的单次推荐剂量为 50kBq/kg，一般间隔 4 周。

三、治疗反应与疗效

(一) ^{131}I 治疗甲状腺癌多发性骨转移

^{131}I 治疗是分化型甲状腺癌的多发性骨转移的有效治疗手段，能缓解骨疼痛，对部分骨病灶有消除作用。特别是当病变位于脊椎和骨盆时，因手术切除的局限性和手术难度大，^{131}I 是一种有效的治疗选择，而且安全和耐受性好。但分化型甲状腺癌骨转移的预后比软组织转移差，其生存率要低于肺转移及淋巴结转移者，这是因为是骨转移灶对 ^{131}I 摄取差，对 ^{131}I 治疗不如肺转移或淋巴结转移敏感。^{131}I 治疗的急性毒副作用主要为急性放射性疾病，症状大多为短暂性、可恢复和自限性，通过采取预防措施及对症治疗可避免或减轻症状。未见有严重骨髓抑制的报道。

(二) ^{223}Ra 治疗前列腺癌的骨转移灶

FDA 的批准 ^{223}Ra 应用于临床，是依据一项随机、双盲、安慰剂对照的Ⅲ期临床试验结果。受试者为有骨转移症状的去势抵抗性前列腺癌患者，评估了本药的安全性和有效性，首要疗效终末指标为总存活率，关键的次要疗效终末指标为第一次出现骨骼症状事件（SSE）的时间。SSE 包括体外放射治疗（EBRT）以减轻骨症状、新的症状性病理性骨折、发生脊髓压迫或与肿瘤相关的整形手术干预。该研究证实 ^{223}Ra 可延长此类患者的总体生存期和首次发生症状性时间，试验结果显示，接受本药治疗的患者对比使用安慰剂的患者，前者的总存活率显著优于后者。临床试验中常见的不良反应包括恶心、腹泻、呕吐和外周水肿。

四、基于病例的实战演练

【病例】

（1）病史摘要：甲状腺全切术 + 双侧喉返神经探查 + 左侧Ⅵ区淋巴结清扫术后 3 个月，左叶甲状腺乳头状癌，经典型，癌组织侵犯甲状腺被膜，并累及横纹肌组织，可见脉管内癌栓，未见明确神经束侵犯；右叶结节性甲状腺肿改变，伴腺瘤样结节形成。左颈部Ⅵ区淋巴结 2/2 转移。TSH 24.56IU/ml；Tg>500ng/ml；Tg-Ab

429.9IU/ml。

(2)术前 PET/CT:甲状腺左叶区域结节,代谢轻度增高,考虑甲状腺癌;左侧颈部Ⅵ区、纵隔淋巴结转移;双肺多发转移;骶 1 椎体骨转移(图 18-7)。

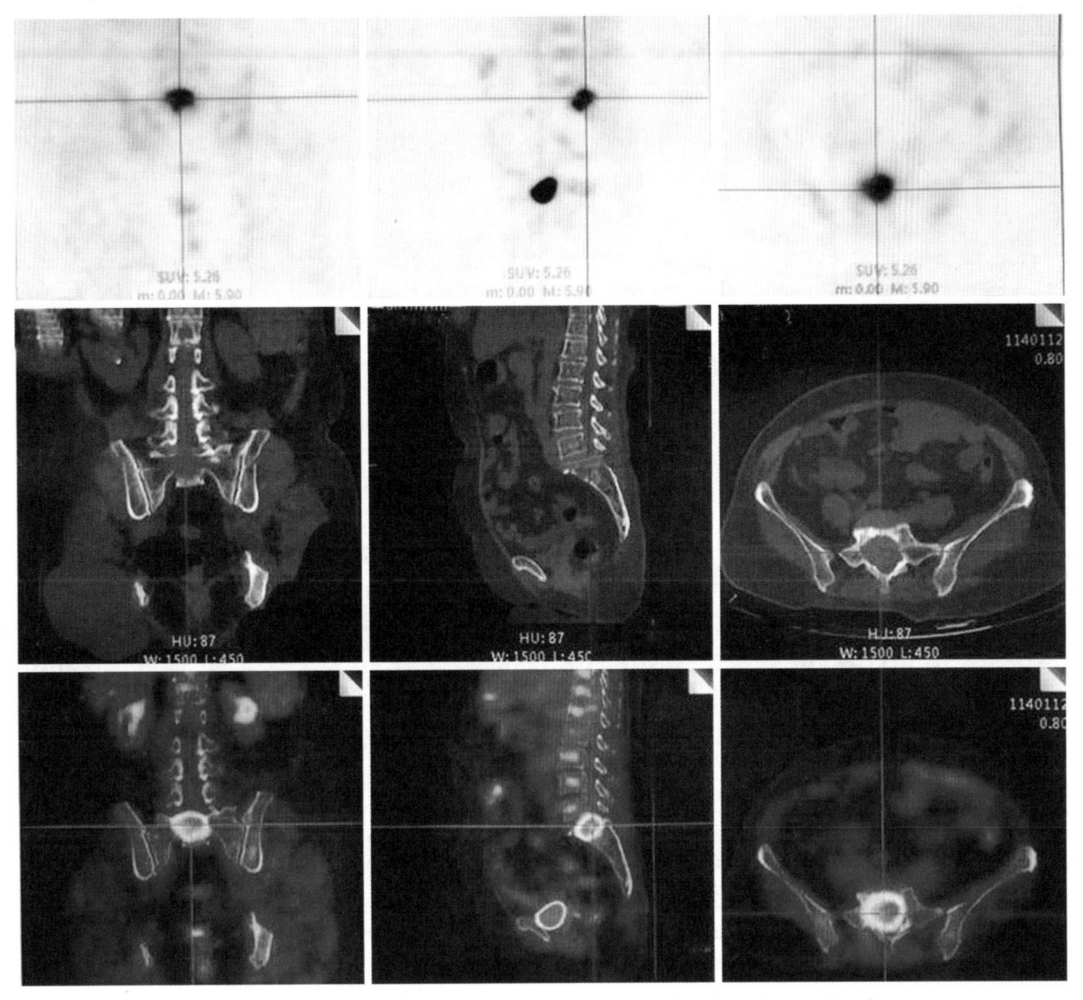

图 18-7　骨盆 PET-CT 显像(病理诊断甲状腺乳头状癌骶骨转移)

(3)骨科行穿刺活检病理:甲状腺癌(乳头状癌)骨转移。

(4)核素治疗:给以口服 ^{131}I(175mCi)。全身 ^{131}I 显像,口服 ^{131}I-NaI 175mCi 72h 后行全身显像(前位、后位),颈前区可见多发团块状异常放射性摄取,双侧胸部可见轻度放射性摄取,口鼻腔、胃肠消化道和膀胱内可见少量放射性摄取,余未见明显异常放射性浓聚区出现。影像诊断:甲状腺癌术后颈前区多发摄碘灶,考虑残留甲状腺或多发淋巴结转移可能大;双侧胸部轻度浓聚影,考虑双肺转移可能(图 18-8)。

(5)相关知识点:恶性肿瘤骨转移是由于原发肿瘤细胞经由血管、淋巴系统等途径侵犯到骨骼的不同部位。骨髓和骨基质是肿瘤生长的好发部位,一般说来,原发肿瘤所累及的血管分布区域可影响骨转移灶的分布。如膀胱癌易转移至骨盆,当椎静脉受到侵犯,可发生脊椎骨转移。结合 X 线表现,骨肿瘤的病理改变可分为成骨型和破骨型两大类。成骨型表现为病变部位的骨沉积,称为反应骨。有肿瘤样的类骨产生。破骨型改变为骨质的破坏与吸收,X 线表现为溶骨性缺损,在骨组织的破坏吸收过程中,可发现病理性骨折,若骨修复过程占优势,病理性骨折可以愈合;反之,骨折难以修复。

ER-18-4-1　骨转移癌相关治疗方法

骨痛是骨肿瘤的重要特征。疼痛是由于敏感性较高的骨内膜和骨外膜受到肿瘤生长所产生的张力和压力所致,如骨膜受到转移灶的直接侵犯,亦可引起疼痛,当骨痛突然加剧,应注意有病理性骨折的可能。

目前骨转移癌诊断技术当以核素骨显像为最敏感,且可做全身显像,发现多发性转移灶,这是 X 线检查

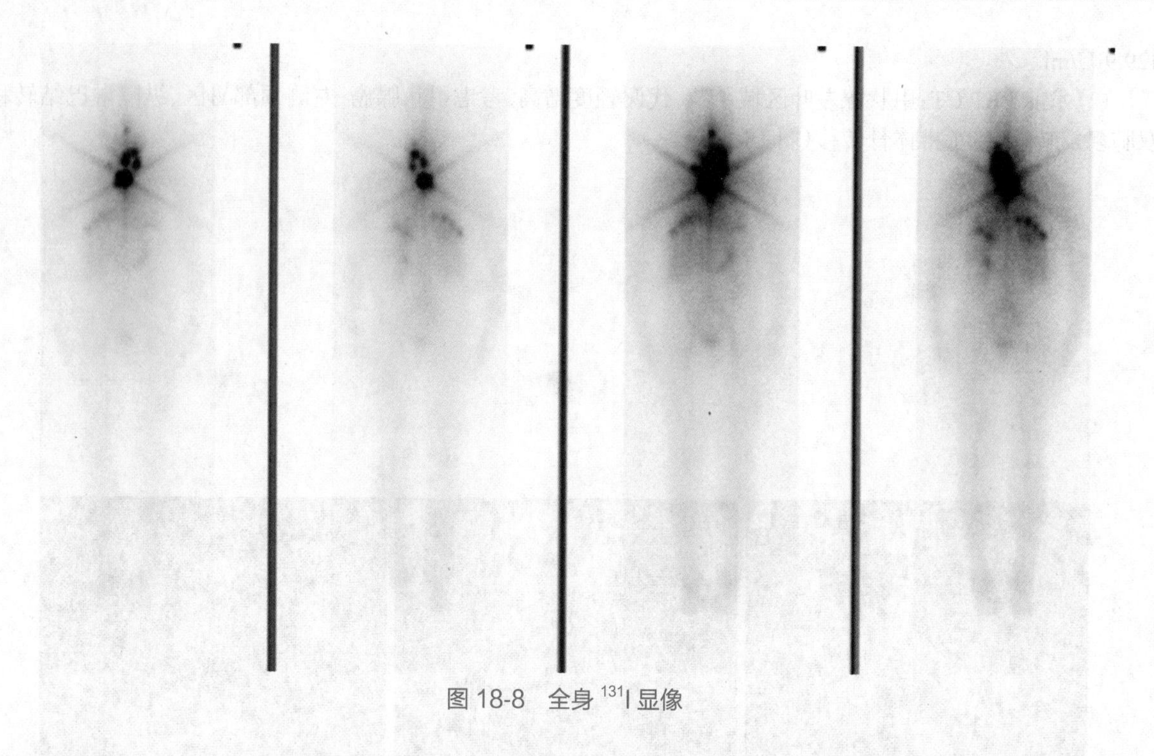

图 18-8　全身 ^{131}I 显像

所不能比拟的。骨显像图的骨转移灶表现为放射性异常浓聚影，这也是可利用骨显像剂进行骨转移灶治疗的病理生理基础。

（李小东）

参考文献

[1] 王荣福，安锐. 核医学. 9 版. 北京：人民卫生出版社，2018.
[2] 安锐，黄钢. 核医学. 3 版. 北京：人民卫生出版社，2015.
[3] 黄钢. 核医学与分子影像临床操作规范. 北京：人民卫生出版社，2014.
[4] PAIGE B, UMESH D O. Diagnostic imaging nuclear medicine. 2nd. New Jersey: Wiley, 2016.
[5] ZIESSMAN H A, O'MALLEY J P, THRALL J H. Nuclear Medicine: The reuisites. Philadelphia: Elsevier Mosby, 2014.

第十九章　诊断操作规范

第一节　甲状腺显像

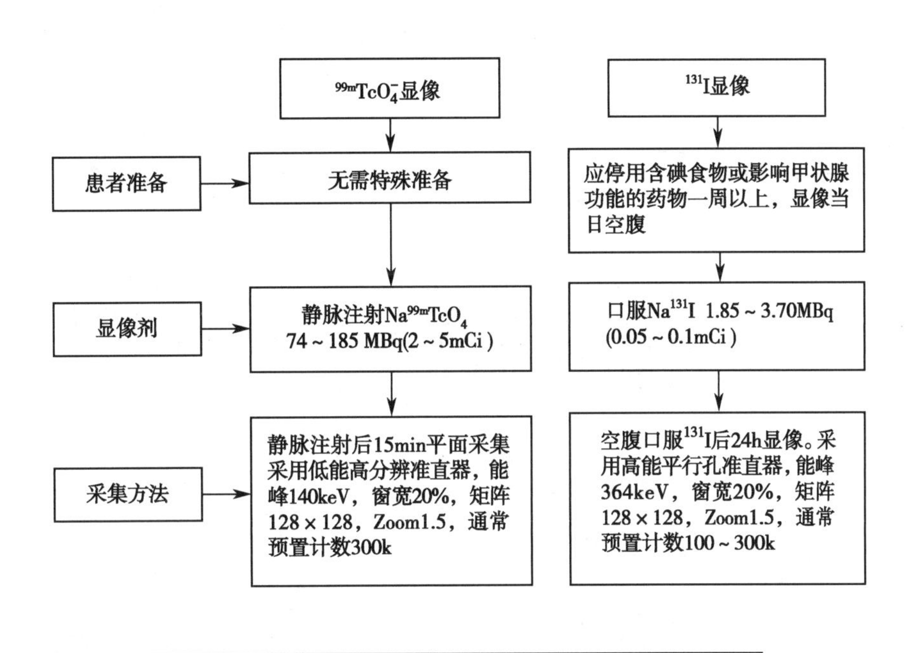

禁忌证：妊娠及哺乳期患者

第二节 甲状腺断层融合显像（SPECT/CT）

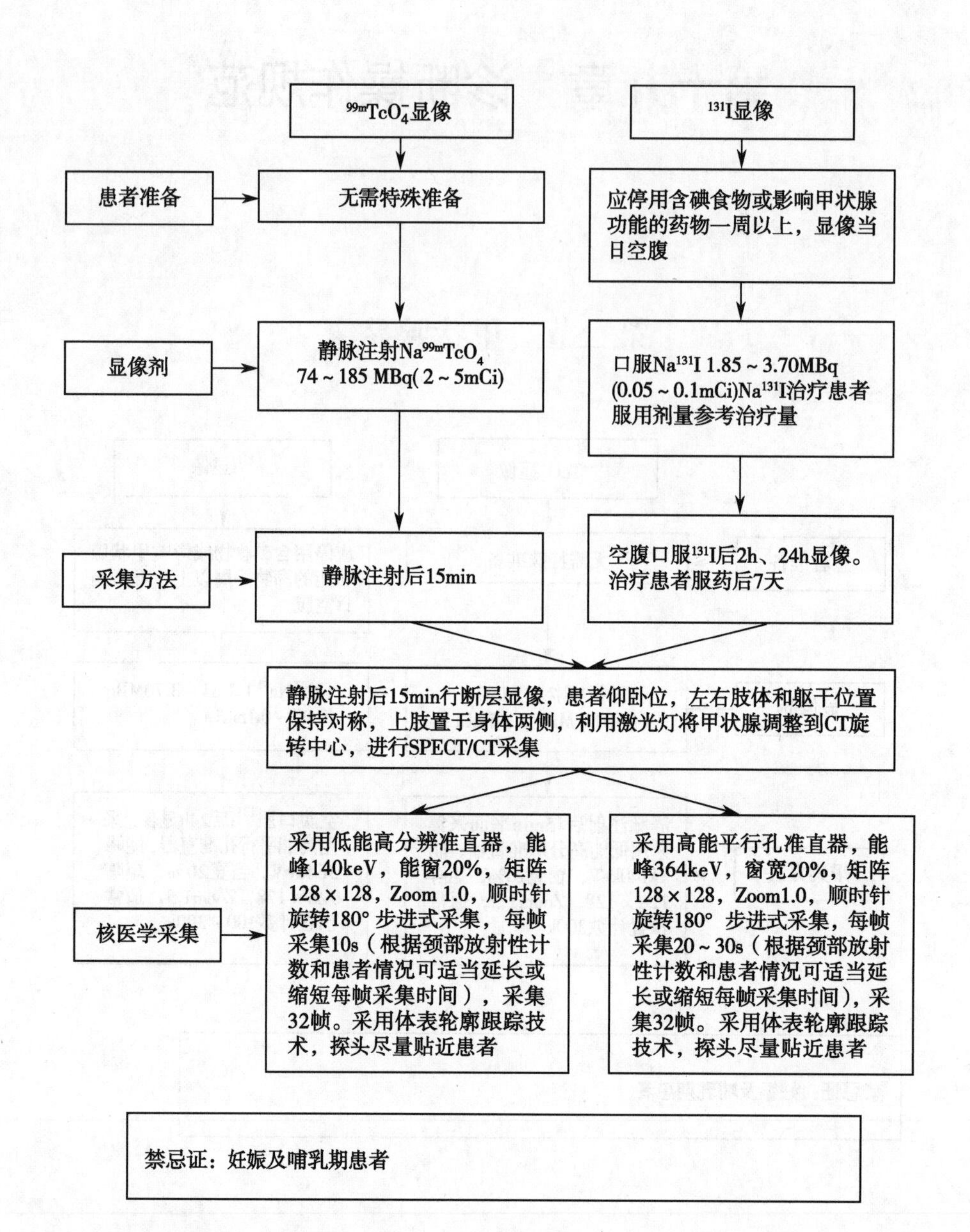

第三节　骨平面显像

一、骨血流血池显像

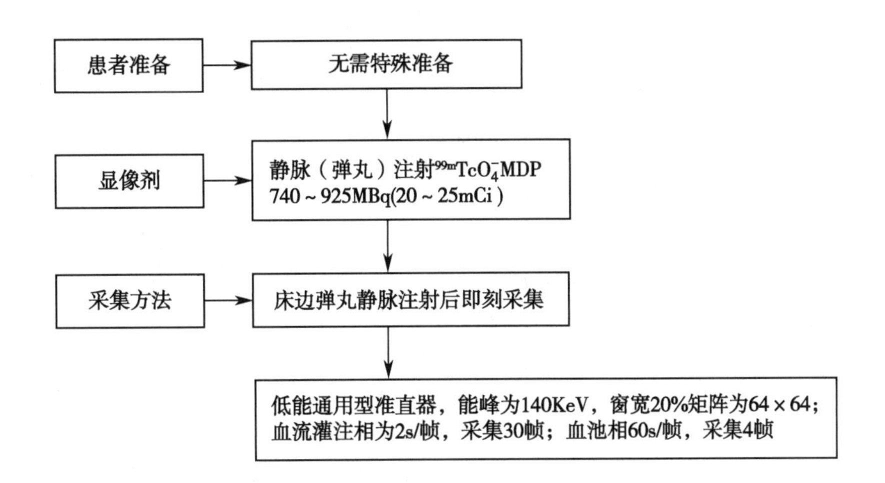

二、骨延迟显像

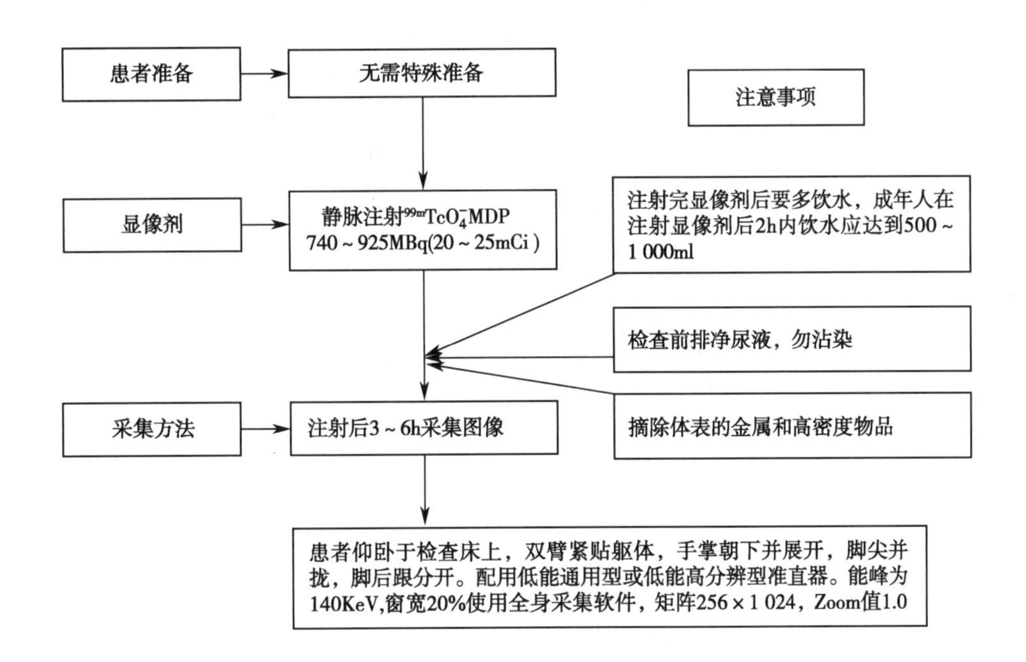

三、局部静态显像

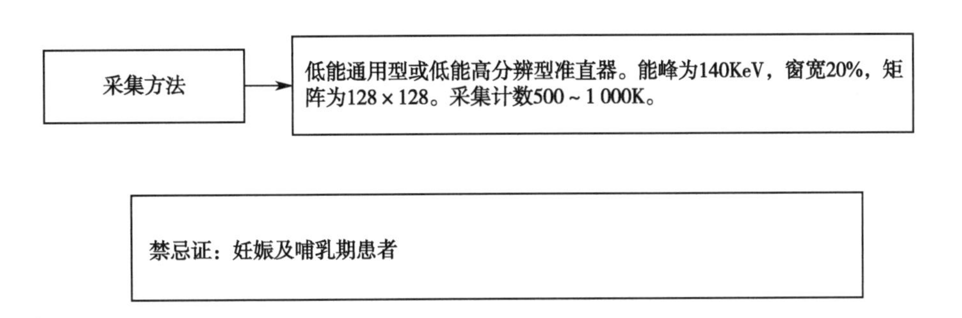

第四节　骨断层融合显像（SPECT/CT）

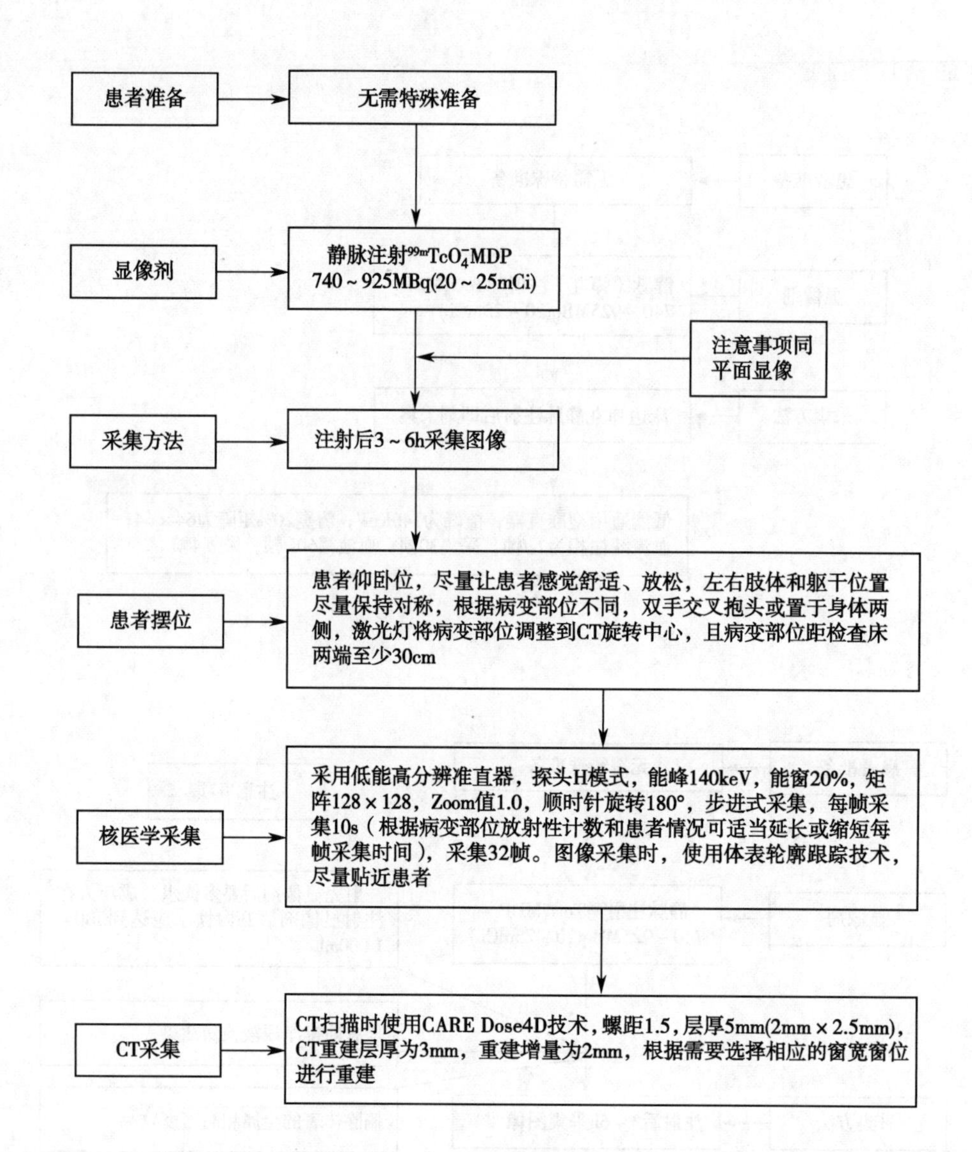

第五节　心肌灌注显像

一、静息心肌灌注显像

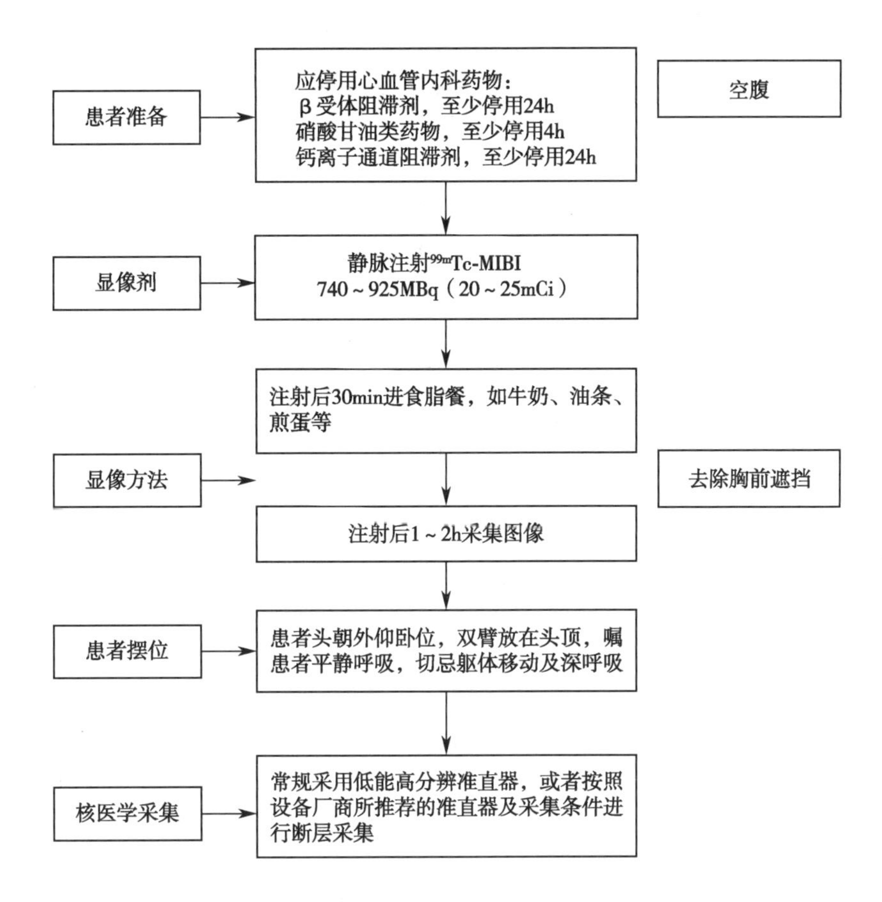

二、负荷心肌灌注显像

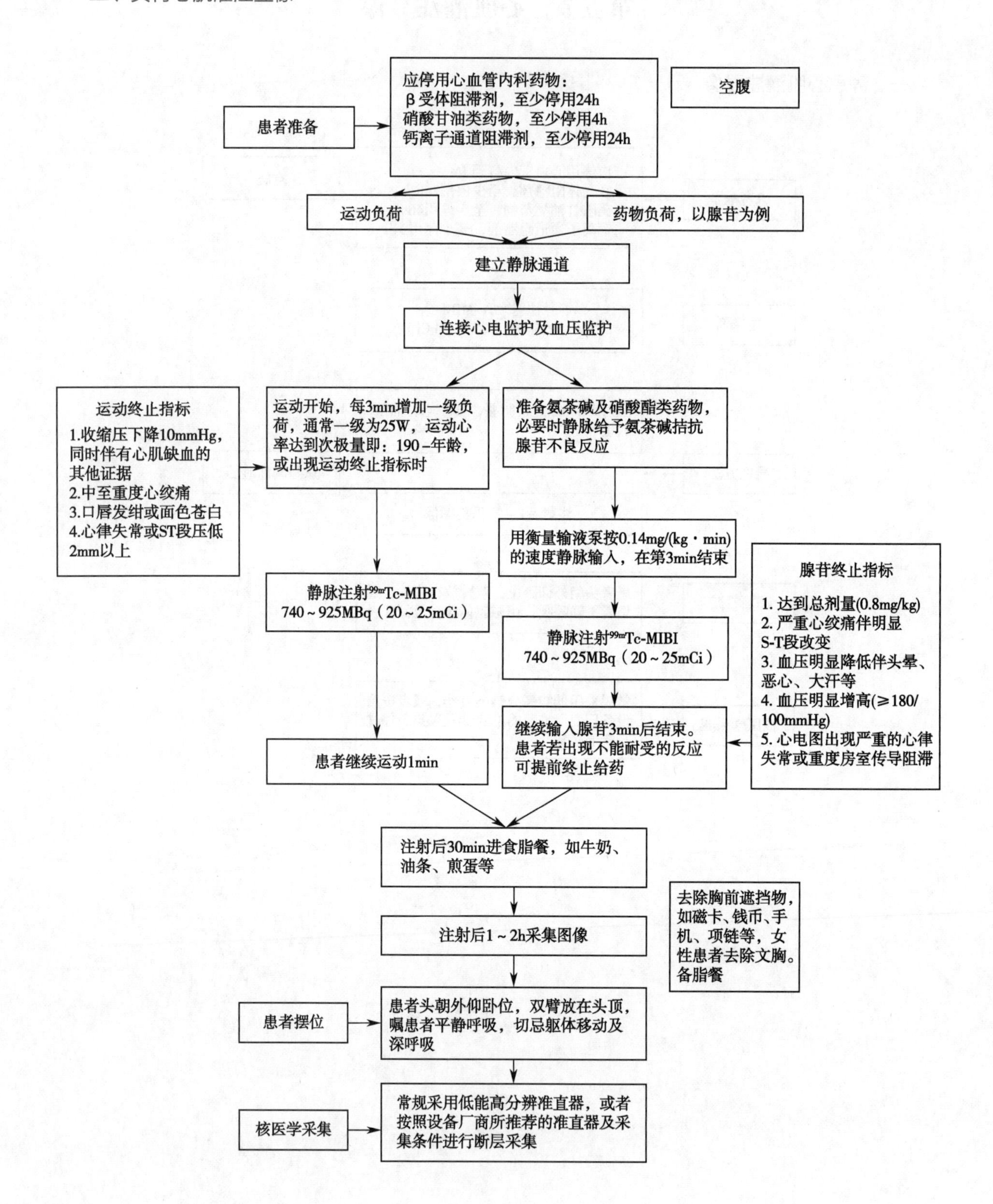
患者准备
应停用心血管内科药物：
β受体阻滞剂，至少停用24h
硝酸甘油类药物，至少停用4h
钙离子通道阻滞剂，至少停用24h
空腹
运动负荷
药物负荷，以腺苷为例
建立静脉通道
连接心电监护及血压监护
运动终止指标
1.收缩压下降10mmHg，同时伴有心肌缺血的其他证据
2.中至重度心绞痛
3.口唇发绀或面色苍白
4.心律失常或ST段压低2mm以上
运动开始，每3min增加一级负荷，通常一级为25W，运动心率达到次极量即：190－年龄，或出现运动终止指标时
准备氨茶碱及硝酸酯类药物，必要时静脉给予氨茶碱拮抗腺苷不良反应
用衡量输液泵按0.14mg/(kg·min)的速度静脉输入，在第3min结束
腺苷终止指标
1. 达到总剂量(0.8mg/kg)
2. 严重心绞痛伴明显S-T段改变
3. 血压明显降低伴头晕、恶心、大汗等
4. 血压明显增高(≥180/100mmHg)
5. 心电图出现严重的心律失常或重度房室传导阻滞
静脉注射99mTc-MIBI 740～925MBq（20～25mCi）
静脉注射99mTc-MIBI 740～925MBq（20～25mCi）
继续输入腺苷3min后结束。患者若出现不能耐受的反应可提前终止给药
患者继续运动1min
注射后30min进食脂餐，如牛奶、油条、煎蛋等
去除胸前遮挡物，如磁卡、钱币、手机、项链等，女性患者去除文胸。备脂餐
注射后1～2h采集图像
患者摆位
患者头朝外仰卧位，双臂放在头顶，嘱患者平静呼吸，切忌躯体移动及深呼吸
核医学采集
常规采用低能高分辨准直器，或者按照设备厂商所推荐的准直器及采集条件进行断层采集

三、门控心肌灌注显像

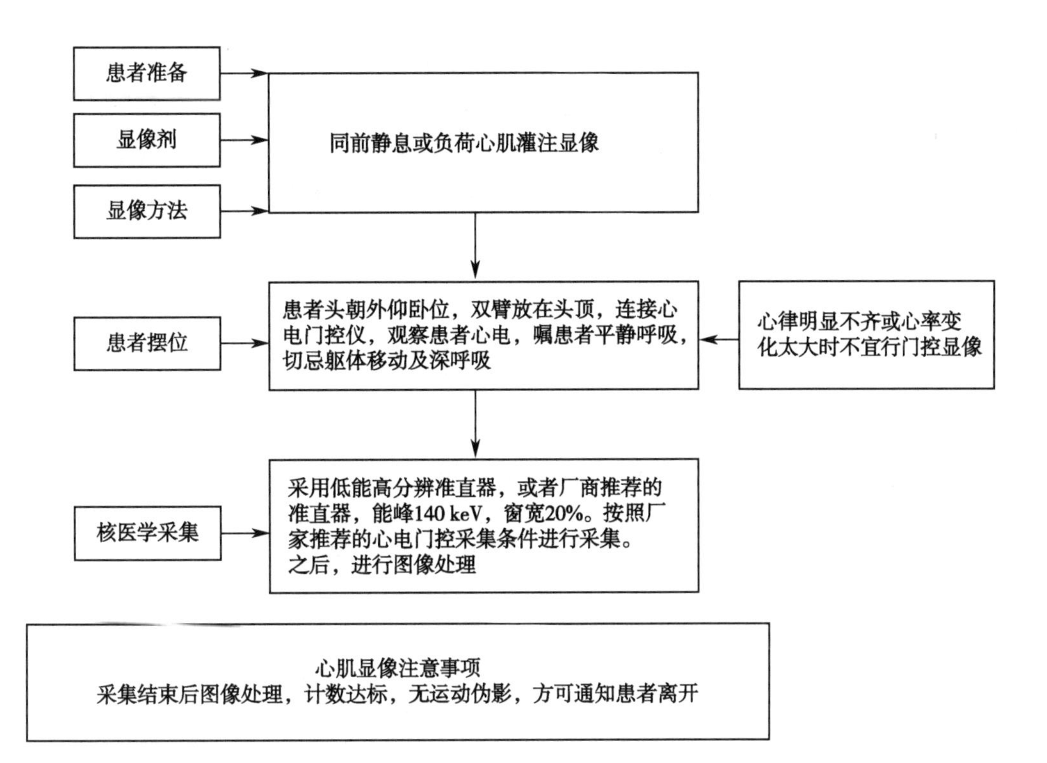

第六节　肾动态显像

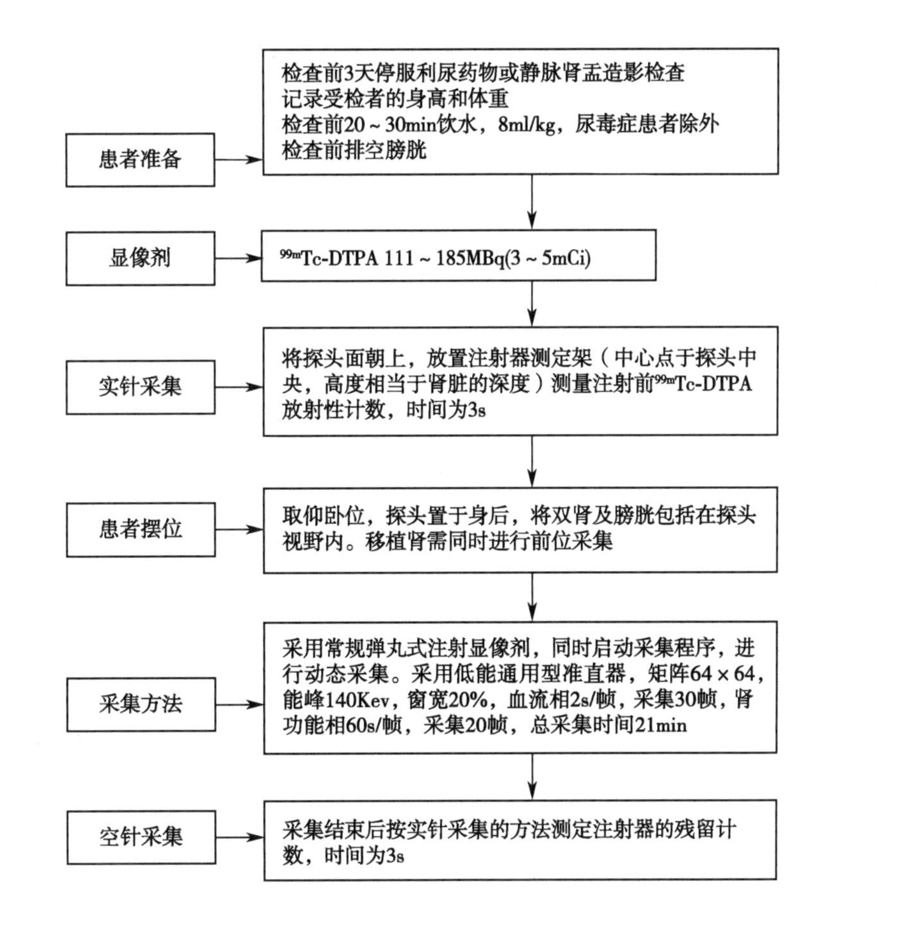

第七节 正电子发射计算机断层显像

^{18}F-FDG PET/CT 显像

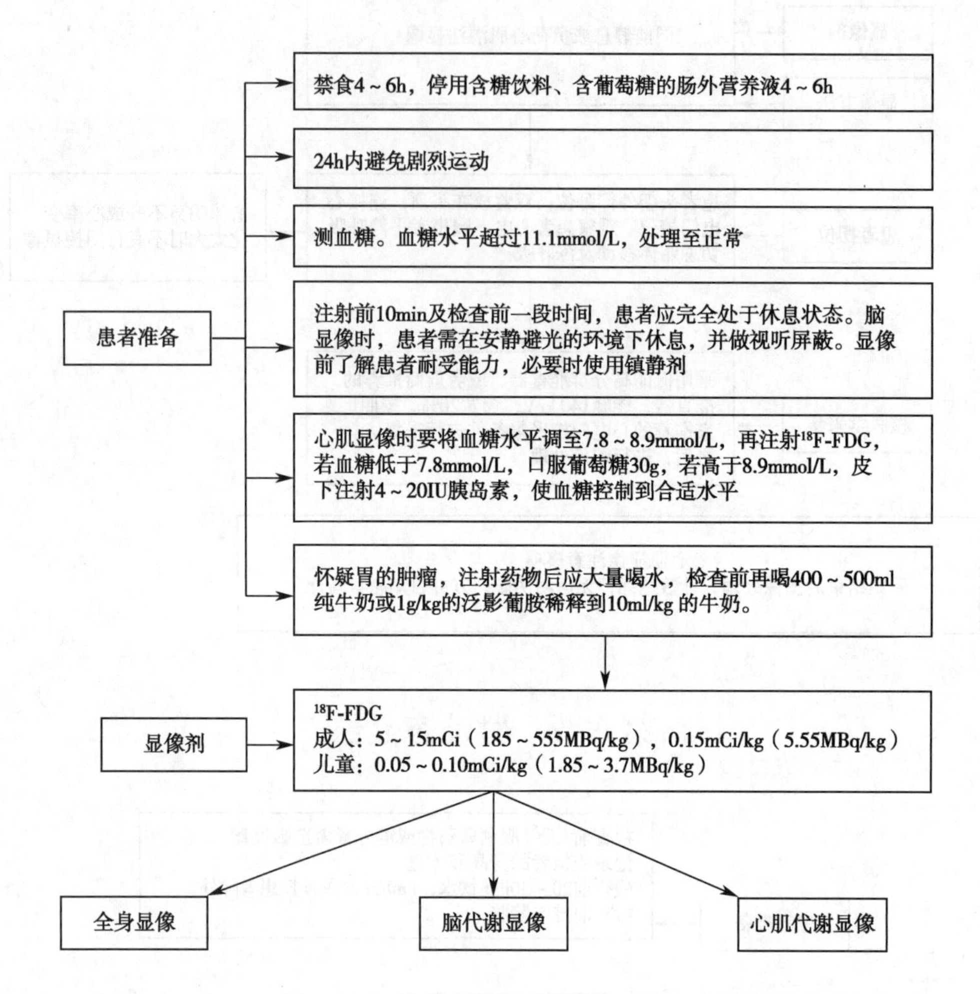

一、全身显像

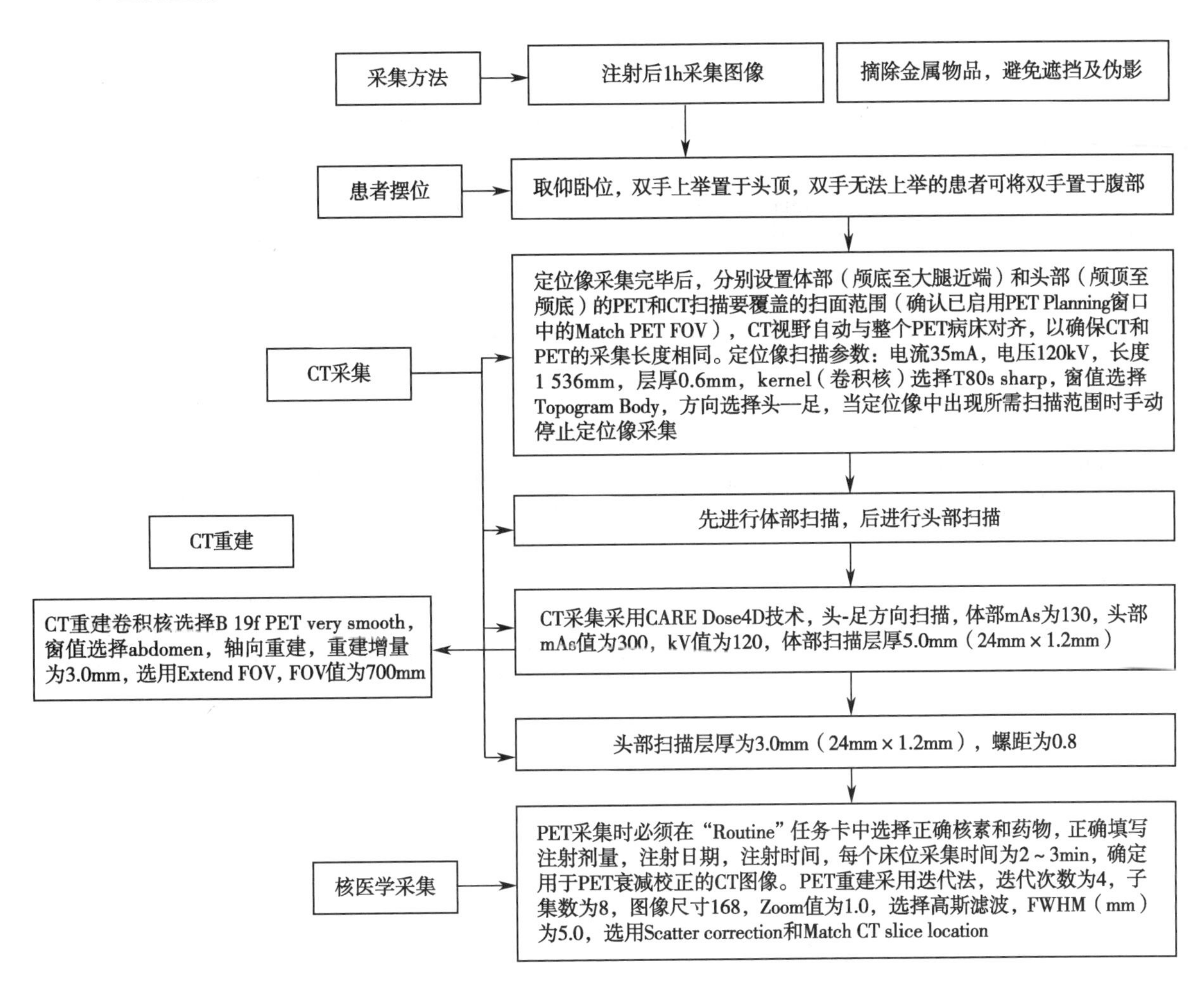

二、脑代谢显像

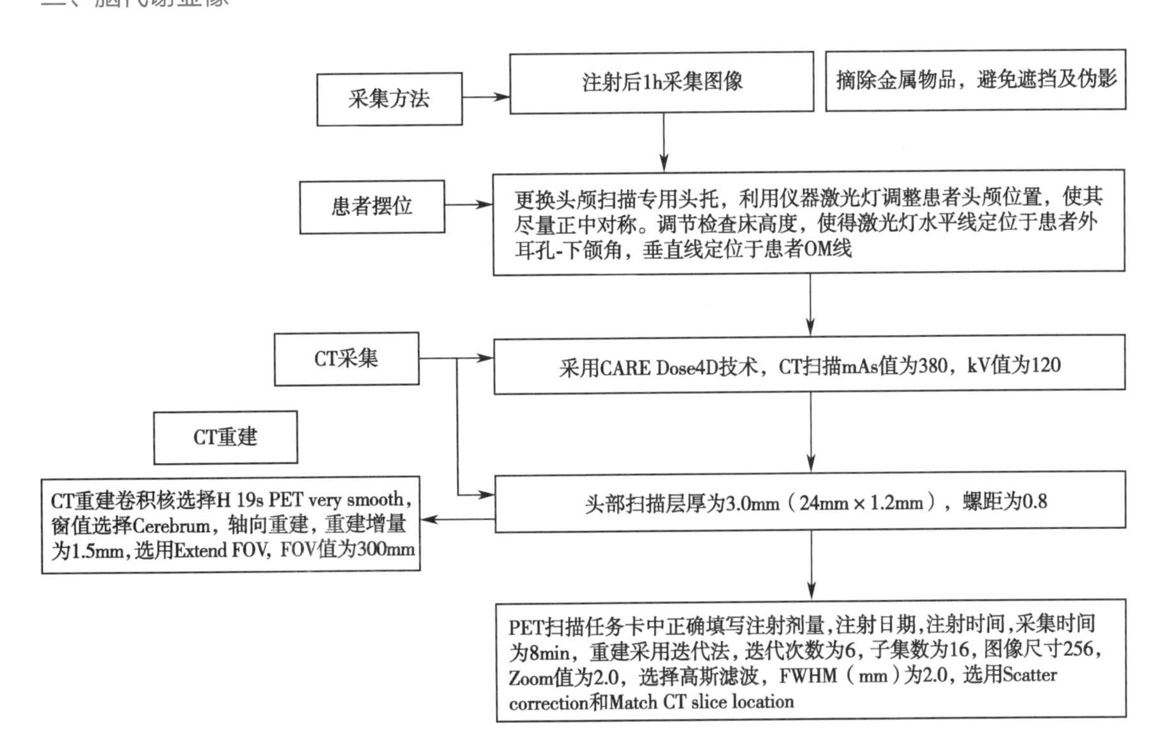

三、心肌代谢显像

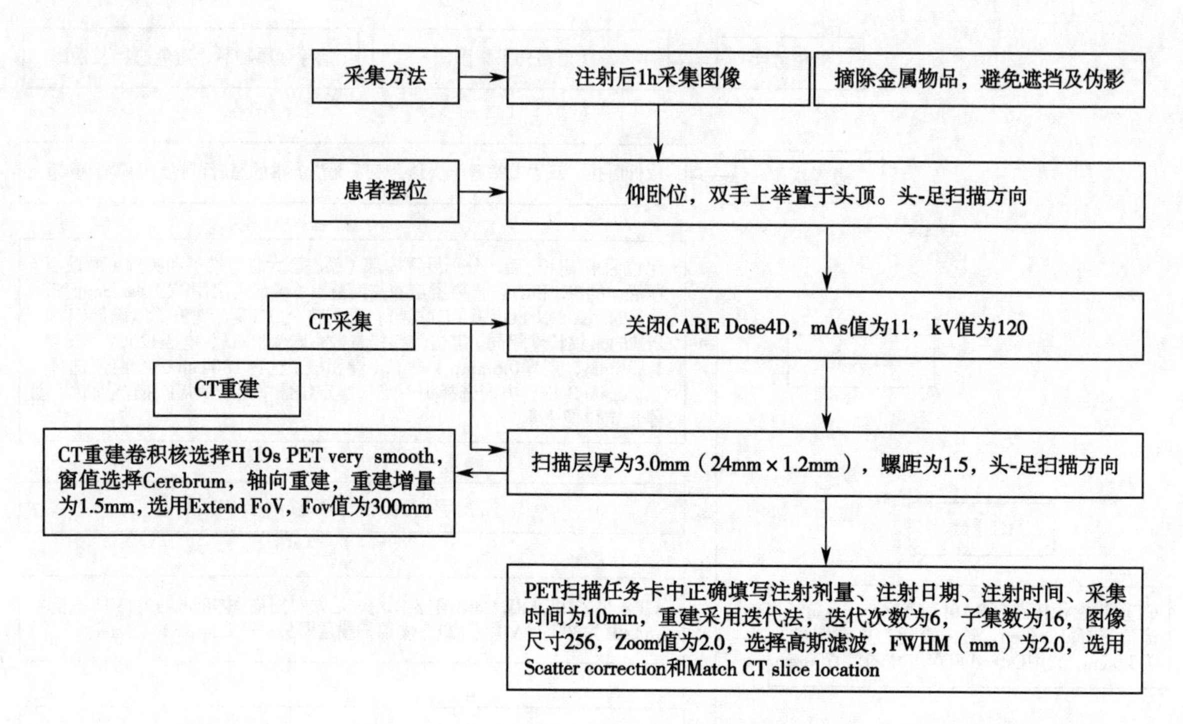

（汪　静　丁　虹）

第二十章　放射性核素治疗规范

第一节　^{131}I 治疗格雷夫斯甲亢

适应证

^{131}I 治疗可以作为成人格雷夫斯甲亢的首选治疗方法之一。^{131}I 治疗尤其适用于下述情形：

1.对ATD过敏或出现其他不良反应

2.ATD疗效差或多次复发

3.有手术禁忌证或手术风险高

重复治疗

^{131}I治疗3～6个月后随访证实未缓解、无效的患者，可建议再次行^{131}I治疗

禁忌证

1.妊娠及6个月内计划妊娠的女性和哺乳期患者

2.已确诊或临床怀疑伴有甲状腺癌的患者

患者准备

1.^{131}I治疗格雷夫斯甲亢前，必须签署^{131}I治疗甲亢知情同意书

2.^{131}I治疗格雷夫斯甲亢前，建议低碘饮食至少1～2周

3.对合并严重基础疾病的患者，应在^{131}I治疗前，给予规范的治疗，使其病情相对稳定

4.如果无用药禁忌，所有具有甲亢症状的格雷夫斯甲亢患者均宜在^{131}I治疗前使用β受体阻滞剂

5.对有明显甲亢症状、血清甲状腺激素水平明显升高的患者、老年患者以及伴有在甲状腺毒症加重时可能有更高风险的严重疾病的格雷夫斯甲亢患者，可考虑在^{131}I治疗之前应用ATD预治疗

6.^{131}I治疗格雷夫斯甲亢前，向患者提供书面放射性治疗安全指导

^{131}I剂量

每克甲状腺组织常用的推荐剂量为2.6～4.44MBq (70～120μCi)

$$剂量(MBq或μCi)=\frac{计划量(Bq或μCi/g甲状腺组织)\times 甲状腺重量(g)}{甲状腺最高(或24h)摄^{131}I率(\%)}\times 100$$

调整剂量

增加^{131}I剂量的因素：①甲状腺较大和质地较硬者；②年龄大、病程较长、长期ATD治疗效果不佳者；③有效半衰期较短者；④首次^{131}I治疗疗效差或无效者；⑤伴有甲亢性心脏病、甲亢性肌病等严重合并症者等

减少剂量的因素：①年龄小、病程短、甲状腺较小者；②未进行任何治疗或术后复发者；③经1次^{131}I治疗后疗效明显，但未完全缓解者；④有效半衰期较长者

治疗后随访

注意事项

空腹口服^{131}I，服^{131}I后2h方能进食，嘱患者注意休息，防止感染和避免精神刺激，不要挤压甲状腺，低碘饮食一个月，一周内避免与婴幼儿及孕妇密切接触，^{131}I治疗后半年内应采取避孕措施

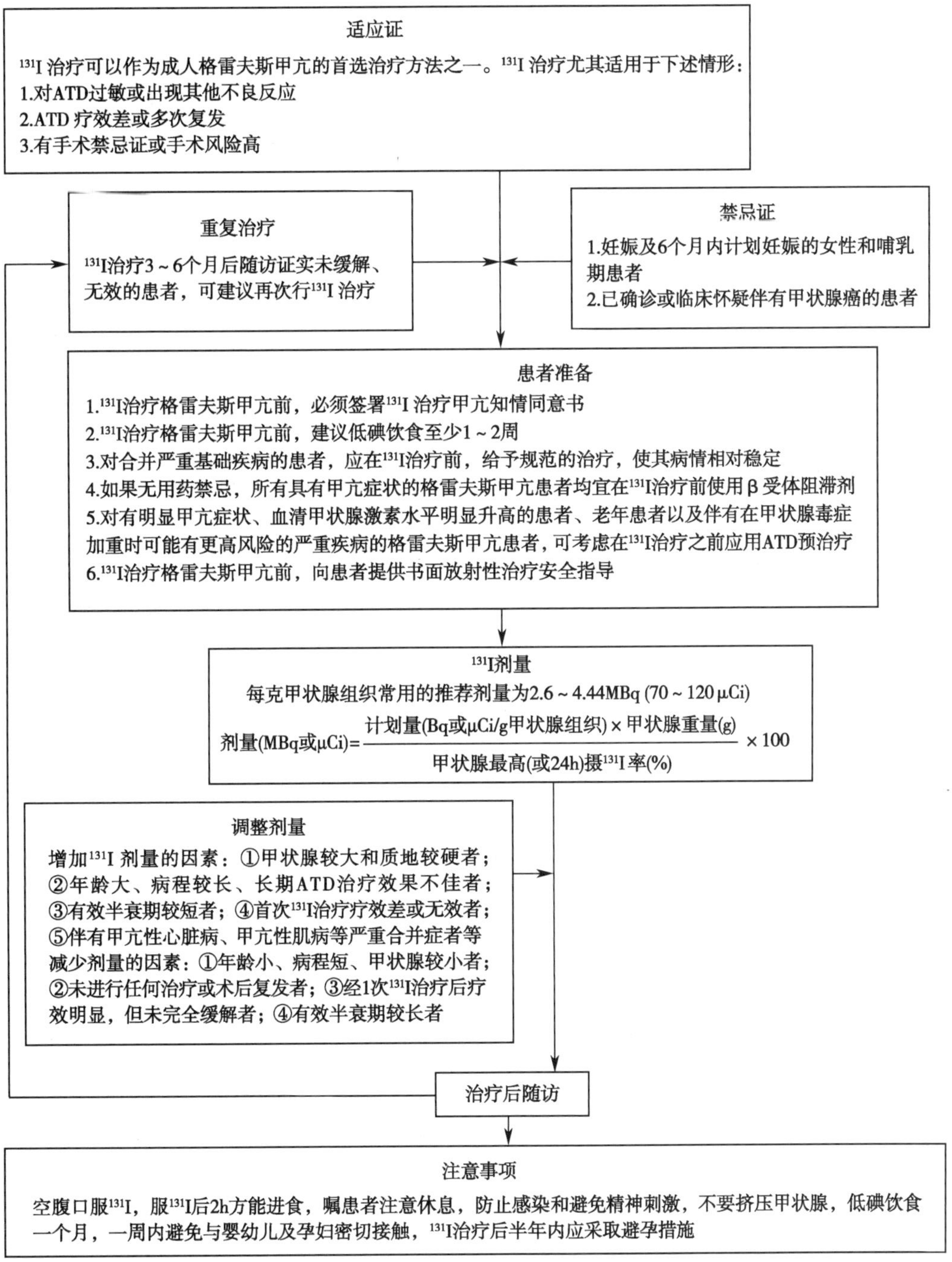

第二节 ^{131}I治疗自主功能性甲状腺结节

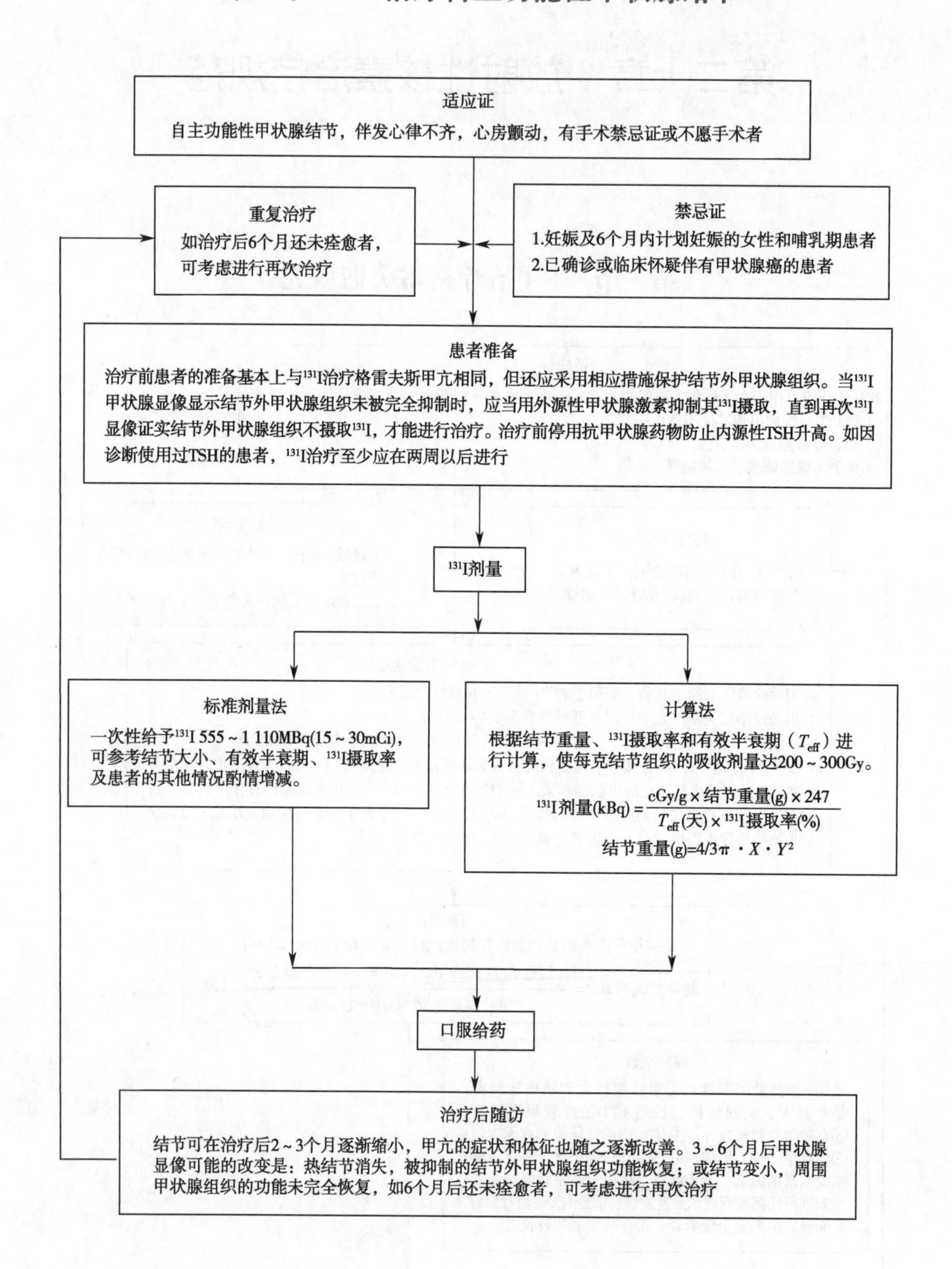

第三节　^{131}I治疗非毒性甲状腺肿

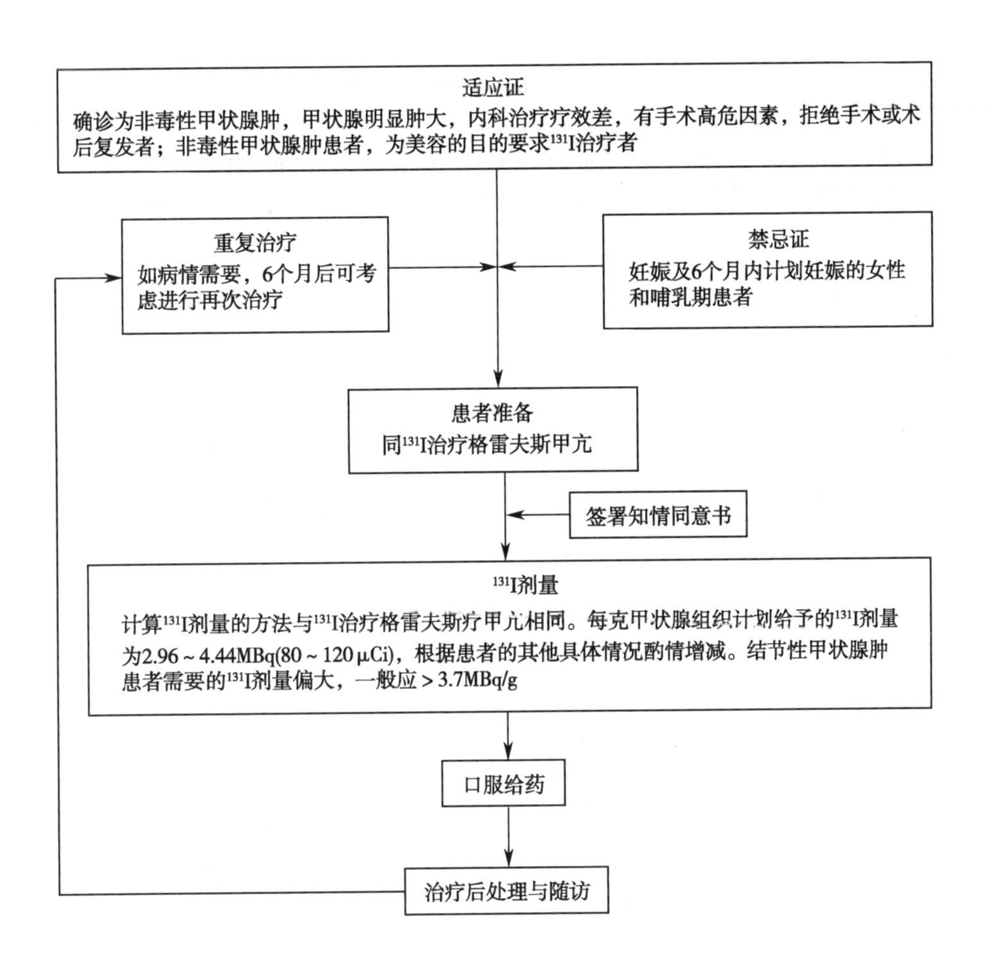

第四节　^{131}I 治疗分化型甲状腺癌

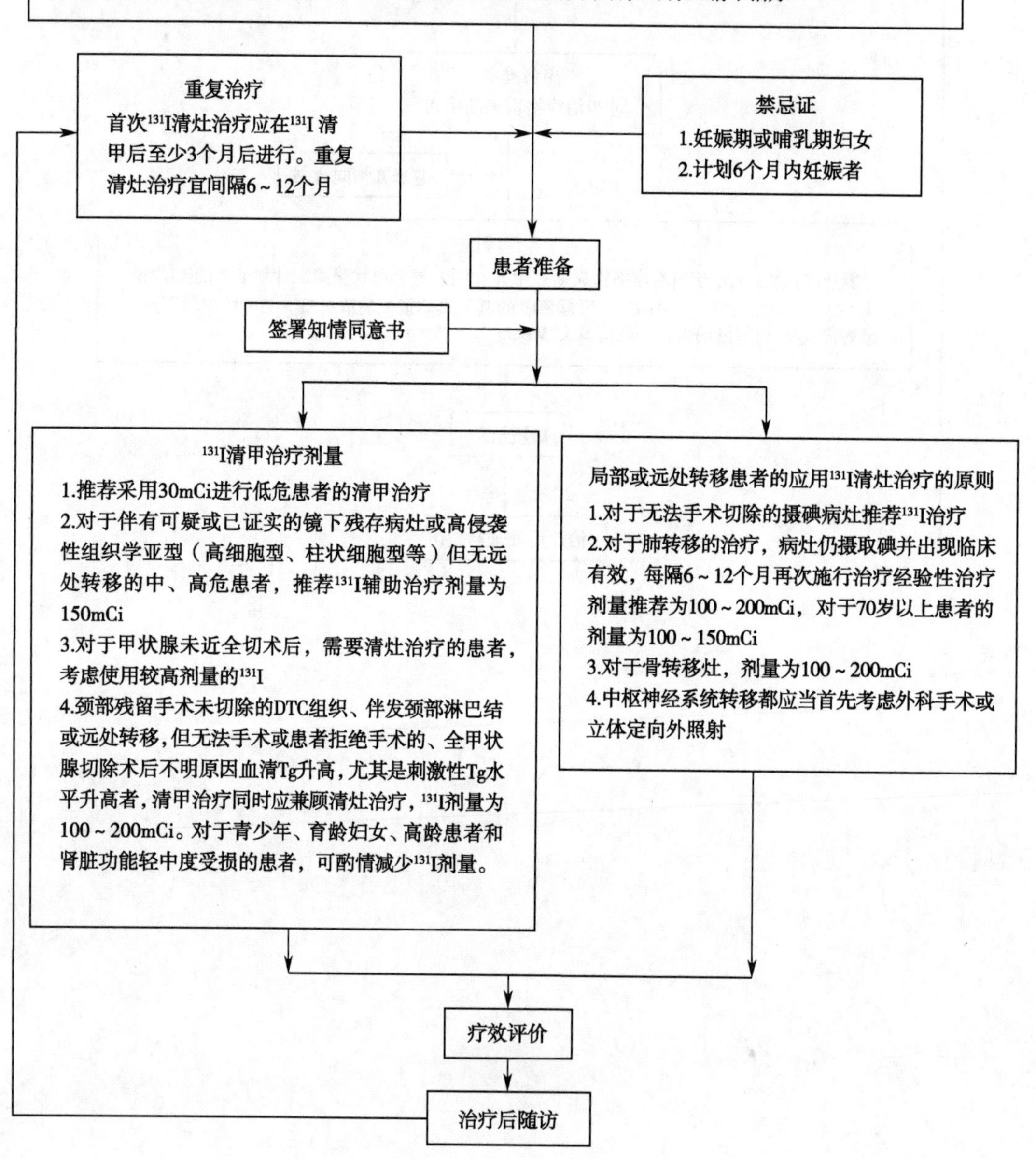

第五节　氯化锶[^{89}Sr]治疗转移性骨肿瘤

适应证

1.诊断明确的多发性骨转移肿瘤，^{99m}Tc-MDP骨显像证实骨转移病灶处有浓聚

2.即使X线检查为溶骨性病灶，只要骨显像该病灶浓聚^{99m}Tc-MDP，^{89}Sr治疗就可能获得疗效

3.原发性骨肿瘤未能手术切除或术后残留病灶或伴骨内多发转移者，^{99m}Tc-MDP骨显像证实病灶处有浓聚

4.治疗前1周内的血红蛋白>90g/L，白细胞≥3.5×10^9/L，血小板≥80×10^9/L

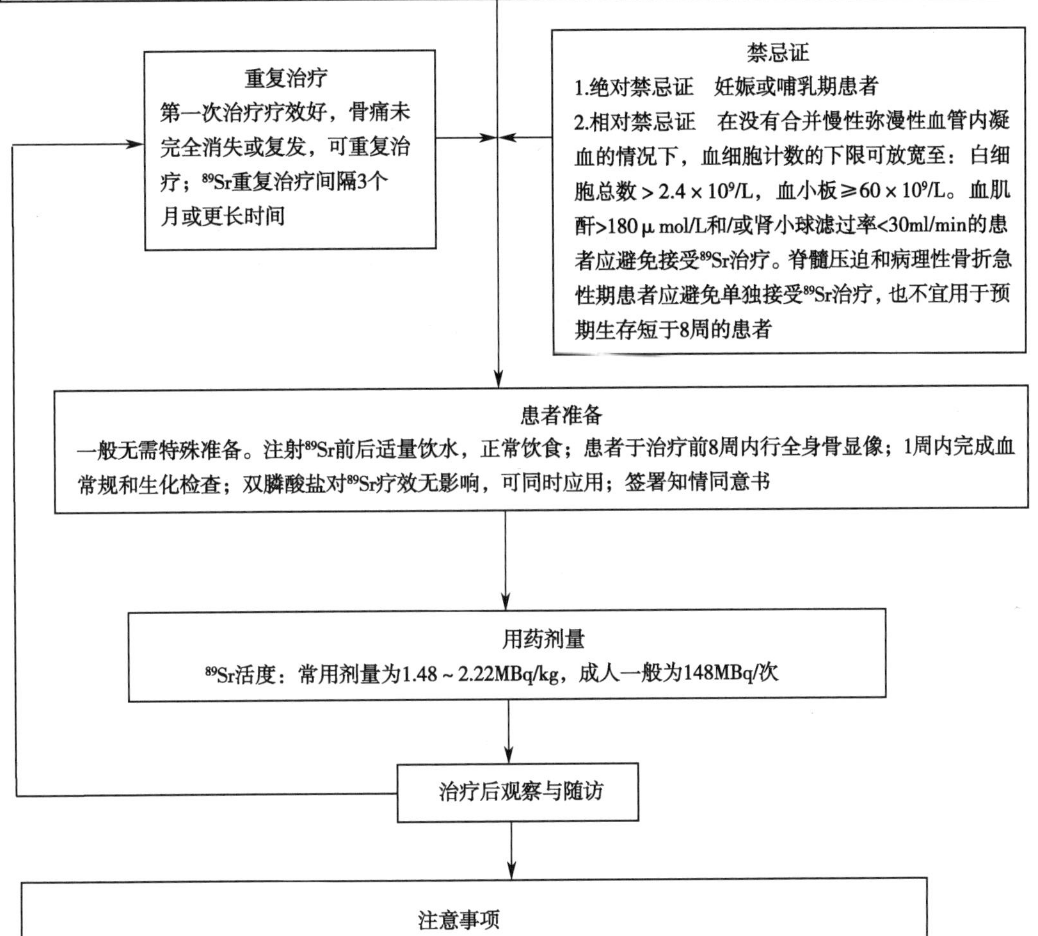

注意事项

1.须在具有放射防护措施的场所，由具有相关资质的医护人员来完成^{89}Sr的治疗

2.^{89}Sr治疗前后行局部放疗是安全的，但治疗前后3个月内应避免行大野放疗(半身放疗)

3.在^{89}Sr治疗前4～8周内、治疗后6～12周内应停用具有长效骨髓抑制作用的化疗药物

4.DIC是^{89}Sr治疗后引起严重血小板减少症的危险因素，在^{89}Sr治疗前应行凝血功能检测以排除亚临床DIC，尤其应注意近期有血小板急剧降低的患者

5.应排除非骨肿瘤导致的骨痛患者，如脊髓压迫、肿瘤组织压迫等，如受肿瘤侵犯的骨骼有50%以上的骨质破坏(尤其是四肢骨)，或者伴有病理性骨折，应避免单独使用^{89}Sr治疗

第六节 放射性核素敷贴治疗

适应证

1. 皮肤毛细血管瘤、瘢痕疙瘩、慢性湿疹、鲜红斑痣、局限性神经性皮炎和银屑病等
2. 口腔黏膜和女阴白斑
3. 角膜和结膜非特异性炎症、溃疡、翼状胬肉、角膜移植后新生血管、腋臭等

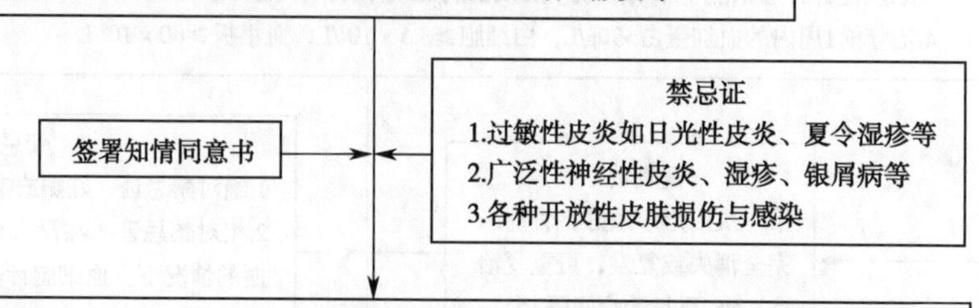

签署知情同意书

禁忌证

1.过敏性皮炎如日光性皮炎、夏令湿疹等
2.广泛性神经性皮炎、湿疹、银屑病等
3.各种开放性皮肤损伤与感染

治疗剂量与疗程

一般采用分次疗法，如治疗一个疗程总剂量需5~10Gy(500~1 000rad)，可分4次敷贴，每周1~2次；皮肤血管瘤总剂量需15~25Gy(1 500~2 500rad)，可分8~10次敷贴，每周1~2次，小儿酌减量；眼科疾患总剂量为15~50Gy(1 500~5 000rad)，每次3~10Gy(300~1 000rad)，每周一次。达到预定剂量或出现干性皮炎及眼部不适反应即结束治疗。皮肤瘢痕应适当增加总剂量，手术瘢痕最好在伤口愈合拆线后及时治疗

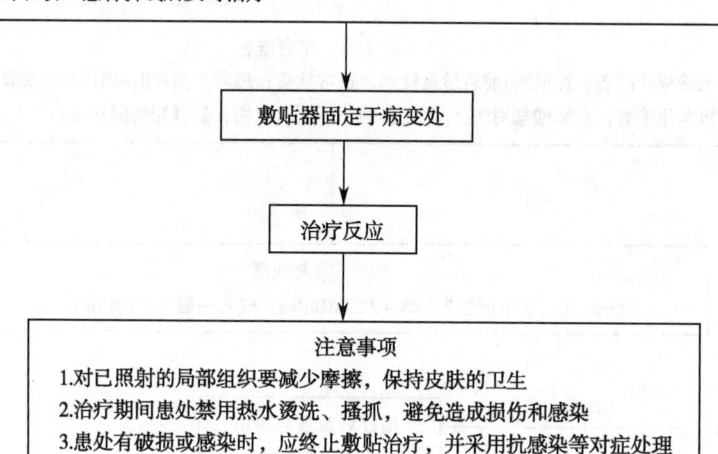

敷贴器固定于病变处

治疗反应

注意事项

1.对已照射的局部组织要减少摩擦，保持皮肤的卫生
2.治疗期间患处禁用热水烫洗、搔抓，避免造成损伤和感染
3.患处有破损或感染时，应终止敷贴治疗，并采用抗感染等对症处理

（李亚明）

中英文名词对照索引

W

X

Y

Z